JN457807

의료보장과 구매이론

이 규 식

계축문화사

| 머리말 |

필자가 이 책을 집필하게 된 계기는 2015년 졸저 『보건의료정책』을 발간하면서 OECD에서 발표되는 각국의 의료이용 지표를 비교하다 생긴 의문 때문이다. 우리나라가 유럽 국가들과 비교하여 건강보험의 본인부담률이 훨씬 높은 데도 불구하고 외래는 물론 입원에서 이용률이 2~3배나 높다는 점이다. 물론 그 전에도 OECD Health Data에서 우리나라의 이용률이 높게 나타났지만 유럽에 비하여 우리나라는 환자의뢰체계도 제대로 구비되지 않았고, 의료이용에 대한 정부 간섭이 적었기 때문에 발생하는 일로 치부하고 지나쳤던 것이다.

책을 발간하고 난 후에 이 문제를 본격적으로 다루어보니 유럽 국가들이 입원일수를 제한하거나 외래 방문횟수를 법으로 제한하는 등 의료이용을 규제하는 특별한 제도나 조치들을 찾아볼 수 없었다. 그리하여 나름대로 문제의 원인을 찾다보니, 의료보장제도 하의 의료시장에 대한 인식의 차이가 있음을 알게 되었다. 우리나라는 의료서비스 시장이 환자와 공급자 간에 성립하는 것으로 간주하여 서비스 배분을 수요를 토대로 하는 반면에, 유럽은 서비스 배분을 시장에 맡기는 것이 아니라 배급을 하고 있다는 점이다. 유럽의 의료보장 국가들은 의료의 접근성이 기본권이라는 이념에 의하여 보장되기 때문에 서비스 배분을 시장에 맡기지 않고 필요도를 토대로 배급하는 패러다임을 갖고 있다.

유럽의 의료보장 국가들은 의료이용에 따른 본인부담률이 우리나라에 비하여 매우 낮다. 본인부담률이 낮으니 의료가격은 환자에게는 전혀 제약조건이 되지 않았던 것이다. 의료보장적용자에게 의료서비스의 가격이 의미가 없게 됨에 따라 의료시장이 성립될 수가 없는 것이다. 따라서 이용자의 수요를 토대로 의료서비스를 제공하였더라면 유럽 국가들은 벌써 의료보장제도는 물론 의료체계가 재정난으로 붕괴되었을 것이다.

유럽 국가들은 의료보장제도가 도입된 이후부터 적용자의 수요가 아니라 보험자나 정부가 설정한 필요도를 토대로 의료서비스를 배급한다는 점을 필자가 깨닫게 되었다. 그렇다 보니 항상 필요도보다 수요가 커 모든 의료보장국가들이 환자의 의료수요를 충족시킬 수 없으니 의료이용을 위한 대기(waiting)가 일상적이 되었다. 그리고 수요를 토대로 의료서비스를 배분할 수 없으니 의료보장제도에서 의료의 구매자는 환자가 아니라 보험자가 되어야 하고 구매자인 보험자의 역할이 강조되어 전략적 구매이론으로 발전되었다는 점이다.

그런데 이와 같은 이론이 각국의 제도 설명이나 의료개혁을 다룬 보고서에 전혀 언급이 없으니 우리 같은 외국인으로서는 알 수가 없는 일이다. 필자가 이러한 유럽 의료보장국가의 원리를 어렴풋이 짐작할 수 있었던 것은 1998년 Melhado가 *Journal of Health Politics, Policy and Law*에 논문을 발표한 것이 계기가 되었다. Melhado는 이 논문을 통하여 필요도가 결정되는 방법, 필요도를 원만하게 배분하기 위해서는 공급자의 위계화와 이에 상응하는 이용체계, 그리고 의료계획(planning for need)이 중요함을 설명하고, 이와 같은 의료는 공공재가 된다고 하였다. 그리고 의료보장의료가 아닌 의료는 일반 상품과 같다(health care as a commodity)고 주장하면서 의료보장의료와 상품으로서의 의료를 구분해야 함을 언급하였다. Melhado의 논문을 읽다 보니, 필자가 1985년 Aaron and Schwartz 교수가 Harvard Business Review에 발표한 논문이 회상되었다. 두 교수는 NHS 당국이 병원에 예산을 할당해주면 병원에서는 그 예산으로 1년을 버텨야 하기 때문에 영국 병원 의사들은 모두 비용-편익 분석가가 되어 고령자에게는 높은 비용이 소요되는 서비스는 어떠한 이유를 붙여서라도 제공하지 않는다는 내용을 설명하면서 영국 NHS는 배급제(rationing)라는 내용이 떠올라 유럽 의료보장 국가들이 우리보다 본인부담률이 낮고 보장성은 높은데도 불구하고 의료이용도가 우리보다 훨씬 낮은 이유의 실마리를 찾을 수 있었다.

이러한 조각난 정보로는 책을 쓸 수는 없었다. 먼저 필자가 두 논문에서 유럽 의료보장제도에 대한 힌트를 얻은 후 이 분야 문헌을 찾으니 필요도와 우선순위 설정에 관련되는 여러 국가들의 보고서들이 있었다. 1995년에는 Øvretveit가 *Purchasing for Health*라는 책자를 발간하였고, 2005년 WHO Europe은 *Purchasing to Improve Health Systems Performance*라는 책자를 발간하여 수 편의 논문을 수록하였다. 두 권의 책자 외에 수많은 논문들이 각종 Journal에 발표되어 있어서 이 책을 집필할 수 있었다.

우리나라 의료보장제도는 아무런 이념도 없이 급하게 설계되었고 개혁도 세계 보편적인 방향과는 다르게 진행되었기 때문에 이제 새로운 개혁이 필요한 시점이 되었다. 지금부터 제도의 틀을 전면적으로 바꾸는 작업을 하지 않으면 고령화가 보다 진전이 되는 2030년대에 이르면 의료보장제도가 붕괴될 우울한 전망을 하게 된다. 그런데 현재의 틀은 고령화 시대를 맞이하여 환자는 의료를 마음대로 이용할 수 있어 만족하고, 의료기관은 환자가 많은데 비급여서비스마저 법적으로 인정하고 있으니 영리적으로 운영할 수 있어 만족하고 있는 실정이다. 아무도 불평이 없는 제도라는 착각 속에 편안하게 지내고 있는데 필자가 전면적인 의료보장의 틀(paradigm)을 바꾸자고 주장하니 독자들은 상당히 당혹감을 가질 것으로 여겨진다. 그러나 현재의 국가 부채와 고령화 속도, 그리고 국민 경상의료비의 증가속도를 생각할 때 의료개혁을 서두르지 않으면 2030년대 중반 쯤 의료보장제도의 재정파탄은 불을 보듯 뻔하다.

이 책을 대하는 독자들 가운데 많은 분들은 지금의 의료보장 틀에 젖어있어 필요도 접근으로 바꾸어야 한다는 필자의 주장에 선뜻 동의하기 어려울 것이다. 그러나 유럽에서 공영의료제도든 건강보험제도든 의료보장제도를 운영하는 국가들의 정책을 면밀히 분석하고 문헌을 고찰한다면 필자의 주장을 거부할 수 없을 것이다.

이 책의 원고를 읽고 비판과 수정 의견을 주신 서울시립대 도시보건대학원의 최병호 원장님, 필자가 책을 집필할 때마다 항상 힘든 원고를 읽고 코멘트와 수정을 해준 한국보건의료연구원의 이슬기 박사, 그리고 원고 교정을 해준 이종원 조교와 책의 출판을 맡아준 계축문화사의 주영일 사장님께 감사를 드린다.

2021년 7월

서초동 건강복지정책연구원에서

이규식

| 차 례 |

제1부 의료보장과 구매이론

제3부 구매제도의 개혁

제 1 부

의료보장과 구매이론

제1장

의료보장제도의 발전과 구매이론

1. 의료보장제도와 구매이론의 등장

의료보장제도의 구매이론은 1990년대 의료개혁 과정에서 등장하게 된다. 그러다 보니 의료보장에 대한 많은 문헌에서 구매이론이 제대로 설명되지 않고 있다. 구매이론이 늦게 등장하게 된 배경을 이해하기 위해서 의료보장제도의 발전과정을 살펴볼 필요가 있어 [표 1-1]과 같이 3단계로 정리해 보았다.

[표 1-1] 의료보장제도의 발전 과정

발전단계	1단계	2단계	3단계
기간	1880년대-1940년대	2차 대전 종전-1980년대	1990년대 이후
시대적 특징	산업혁명 이후 근로자 동요, 자유방임경제	경제성장(Golden age)과 복지국가의 등장, 개인의 의료비 부담 증가, 혼합경제	저성장 경제, 고령화, 복지국가의 종언과 신자유주의 등장, 의료개혁 대두
지배적 이념	근로자 생활안정 사회연대	기본권으로서의 의료보장	효율성, 형평성, 반응성
제도의 특징	상병수당 중심, 동일위험군에 의한 질병금고 설립	의료서비스 중심, 보편적 적용, 포괄적 급여, 공영의료제(NHS, RHS) 등장	중앙금고를 통한 재정통합, 보험자의 전략적 구매자 역할, 통합의료등장, 지속가능성, Semashko 모형 폐기와 SHI 도입(구공산권)
규제 전략	보험원리에 따른 수지상등 원칙	command and control에 의한 직접적인 규제, 전통적 관료 행정	전략적 구매를 통한 steer and channel 방식의 규제, 스튜어드십 이론의 등장

출처: 이규식(2017a)의 표를 수정하였음

독일은 산업혁명을 통하여 자본주의 시장경제가 등장하면서 근로자들은 생활에 대한 불안감이 극심하였다. 이에 1883년 비스마르크가 근로자들의 생활상의 불안감을 잠재우기 위한 3대 사회보험의 하나로 질병보험을 도입하게 된다. 이때부터 의료보장제도의 1단계가 시작된다. 그러나 비스마르크 접근은 의료를 개인의 특권(privilege)으로만 간주하였지 사회적인 책임으로 간주하지 않았다. 당시는 의료수준이 매우 낮았기 때문에 병에 걸려도 의사들이 제공할 수 있는 의료서비스가 제한적이었기 때문에 치료비 부담보다는 일을 하지 못하여 임금을 받을 수 없는 것이 근로자들에게 더 큰 부담이 되었다. 그래서 질병보험의 적용대상도 근로자 중심이었으며, 보험급여도 임금을 일부 보상해주는 상병수당 중심이 될 수밖에 없었다[1]. Rimlinger(1971)는 비스마르크 질병보험이 의료를 사회적인 책임으로 간주하지 않은 것에 대하여, 구빈제도나 공적부조는 조세가 바탕이 되기 때문에 대상자가 제한되지 않지만 질병보험은 보험료가 바탕이 되기 때문에 근로자로 제한한데서 그 이유를 찾고 있다. 이 당시 사회보험의 특징은 근로자들의 동요를 방지하여 자본주의 체제 유지를 위한 수단으로 활용되었다. 따라서 질병보험도 지배적인 이념은 근로자의 생활안정에 있었고, 위험이 유사한 집단끼리 질병금고를 만들어 사회연대원리를 토대로 제도를 운영하였다. 당시는 자본주의 초기의 자유방임시대였기 때문에 정부는 질병금고의 관리에 특별히 관여하지도 않았다. 이 기간 중에 특징적인 사실은 공중보건이 공공재로 간주되었다는 점이다.

자유방임적인 자본주의 시장경제는 1930년대 세계적 경제공황으로 인하여 심각한 위기에 직면하게 되었다. 자본주의 초기의 자유방임 시장경제는 경제의 기본문제(무엇을, 어떻게, 그리고 누구를 위하여 생산하느냐) 해결을 전적으로 시장 가격기구에 맡기고 있었다. 그러나 자본주의 시장경제는 두 가지 문제에 직면하였다. 첫째, 시장에서 수요와 공급이 일치하여 안정을 이룬다는 것은 사후적인 것으로써 실제 시장에서는 수요와 공급이 일치하기 어려워 경기변동이라는 문제를 야기하였다. 둘째, 사유재산을 인정한 시장경제는 빈부격차를 초래시키는 문제가 있었다.

자본주의 경제에서 경기변동은 불가피한 것으로써, 그 이유는 공급자들이 주문 생산하는 것이 아니라, 시장 수요를 예측하여 공급을 하기 때문에 수요와 공급이 일치하는 것은 거의 불가능하다. 따라서 공급이 수요보다 적으면 인플레이션이 일어나고, 반대로 공급

1) 1885년 독일의 질병보험의 보험급여비에서 상병수당이 차지하는 비중이 63.0%나 되었다(Busse and Blümel, 2014).

이 수요를 초과하면 재고가 쌓이고 재고가 모두 팔릴 때까지 생산을 줄이기 때문에 불경기가 일어나 경기변동은 불가피해진다.

제1차 세계대전(1914~1918) 이후 세계경제의 중심은 영국에서 미국으로 이동하였다. 미국은 제1차 세계대전 이후 공산물이나 농산물의 생산이 과잉되었으며, 유럽 대륙에서도 1920년대 중반 이후 전후 복구가 이루어짐에 따라 생산이 증가하고 세계적으로 공급과잉을 빚게 되었다. 공급 과잉은 결국 불황으로 연결되어 1929년 뉴욕 증시의 주가 폭락으로 경제공황이 촉발되었다. 경제공황으로 대규모의 실업이 발생하게 되었고, 미국의 경제공황은 바로 유럽 대륙으로 번져나갔다. 특히 독일은 제1차 세계대전 후의 전후 복구와 전쟁 배상에 허덕이는 가운데 미국의 경제공황으로 그 타격은 말이 아니었다.

세계 경제공황의 발생은 자본주의 시장경제의 불완전성을 노출시키는 계기가 되었으며, 경제공황 문제는 1930년대 영국 경제학자 케인스(Keynes)가 유효수요이론을 제시하여 해결을 보게 된다. 즉, 당시 불황의 근본 원인이 공급과잉이었기 때문에 케인스는 정부가 나서서 유효수요를 인위적으로 창출하여야 이를 막을 수 있음을 주장하였다. 유효수요 창출을 위한 케인스의 처방은 정부로 하여금 재정정책이나 금융정책을 사용하여 시장에 개입하여야 한다는 것으로 자유방임경제 시대의 종지부를 찍고 혼합경제 시대를 열게 하였다.

미국에서는 유효수요 창출을 위하여 뉴딜정책이 채택되어 불황을 타개하게 되었다. 뉴딜정책의 하나로 1935년 사회보장법[2)]이 제정되었고, 이 법을 토대로 사회보장제도가 등장하여 빈부격차를 해결하기 위한 다양한 복지 프로그램이 정부의 개입에 의하여 이루어지게 되었다. 사회보장제도란 과거 자유방임 시대에는 모든 것을 시장에서 해결토록 하였으나, 시장에 맡겨둘 경우 장애 등으로 시장에 진입하기 어려운 사람이 생기고, 실업으로 시장경쟁에서 탈락하는 사람, 그리고 고령으로 시장에서 밀려나 독자적으로 생활을 영위하기 어려운 사람이 생겨나기 때문에 정부가 개입하여 그들의 생활을 보호하자는 제도이다.

한편 1900년대 이후 의학 및 의료기술의 급속적인 발전에 힘입어 의료비가 증가하게 되었다. 의료비의 증가는 근로자만의 문제가 아니라 모든 국민들의 부담을 가중시켜 의료에 대한 접근성이 사회적인 과제가 되었다. 이에 영국은 기존의 비스마르크 형의 질병

2) 미국은 사회보장법에 의료보장을 제외시켰다가, 1965년 법 개정을 통하여 Medicare와 Medicaid라는 제한된 범위의 의료보장제도를 도입하게 되었다.

보험으로는 한계가 있음을 깨닫고 다양한 개혁방안을 모색하게 되었다. 영국에서는 국민들의 여망에 따라 1926년 처음으로 보험과는 별개로 공적 자금에 의해 지원되는 단일의 의료서비스를 요구하는 제안이 나왔다(Goodman, 1980). 그리고 1942년 영국의사회는 놀랍게도 정부 계획으로 조성되는 공적 의료서비스(centrally planned public medical service)를 요구하는 보고서를 발간하기에 이른다(AMA, 1976). 같은 해에 유명한 베버리지 보고서가 발간되었다. 이 보고서는 지불능력에 관계없이 의료에 관해서는 포괄적 서비스를 받아야 한다는 주장을 하여 많은 국민들의 지지를 얻었다. 이에 1943년 처칠 수상이 '모든 계층과 모든 목적을 위하여 요람에서 무덤까지의 강제적인 국민보험(national compulsory insurance for all classes for all purposes from cradle to the grave)'을 발표하기에 이른다(Lynch and Raphael, 1973). 베버리지 보고서가 이론적인 토대가 되어 영국은 1948년 7월 질병보험제도를 국영의료제도(National Health Service, NHS)로 바꾸어 전국민을 적용하였으며, 의료를 개인적 권리가 아니라 공공재로 간주하고 의료서비스의 제공에 집단주의 접근법을 강조하게 되었다(Klein, 1995). 영국에서 NHS제도를 출발시킨 1948년 유엔은 제3차 총회를 파리에서 개최하고 12월 10일 세계인권선언[3)]을 채택하고 의료를 기본권의 하나로 포함시켰다. 세계인권선언은 의료가 인간의 기본 권리의 하나라는 사실을 국제적으로 인정하는 계기(UN, 1948)가 되어, 이후부터 의료는 국제사회에서 사회적 재화로 공식화 되었다(Blendon et al., 2003; Barr, 2007). 의료를 기본권으로 간주한 세계인권선언을 서유럽의 산업화 국가들이 받아들임으로써 정부가 전국민의 의료를 보장하는 방법으로 발전되어 갔다. 그리하여 제2차 세계대전 이후 영국에 이어 독일이나 다른 유럽 국가들은 지금까지 실시하던 질병보험을 개혁하여 전국민의료보장을 하게 되는 의료보장제도 발전의 제2단계로 접어들게 되었다[4)].

이러한 과정을 거치면서 미국과 남아프리카공화국을 제외한 대부분의 산업화 국가들은 의료서비스를 인간의 기본적인 권리(fundamental right)로 인정하였다(Patel and Rushefsky, 1995; Barr, 2007). 이제 의료보장제도의 이념은 사회연대(social solidarity)에서 인간

3) 세계인권선언(Universal Declaration of Human Right)은 파리에서 개최된 제3차 유엔 총회에서 결의되었다. 인권선언 제25조에 의료를 필수적 서비스, 제22조에 사회보장권, 제35조에 생명권을 명기하여 의료를 기본권으로 간주하게 되었다. 인권선언 제25조의 원문을 보면 "Everyone has the right to a standard of living adequate for the health and well-being of himself and of his family, including food, clothing, housing and medical care"라고 기술하고 있다.

4) 제2차 세계대전 이후 유럽 국가들은 근로자 가족이나 자영자들을 건강보험에 적용하였으나, 소득 상위 계층은 적용에 제외시킴에 따라 전국민의료보장은 우리나라보다 늦게 달성하게 된다.

의 기본권 보장이라는 이념으로 발전하게 되었다[5].

1930년대의 세계경제공황을 극복하고, 제2차 세계대전 이후 미국을 위시한 유럽 국가들은 경제성장의 황금기(golden age)를 맞게 된다. 제2차 세계대전으로 파괴된 유럽은 미국의 Marshall Plan을 통한 전후 복구를 위한 경제원조와 NATO군 창설을 통한 방위비 부담 그리고 생산인구가 부양인구를 초과하는 인구구조 및 세계교역량의 증가 등의 요인으로 경제가 성장하여 황금시대를 맞이함에 따라 복지국가 시대를 열게 되었다. 그러다 1970년대 두 차례에 걸친 오일 쇼크, 인구고령화 등으로 경기의 장기 침체가 시작되면서 복지국가의 위기가 닥쳤다. Fox(1998)는 복지국가가 위기를 맞게 된 원인으로 대략 다음의 다섯 가지를 열거하고 있다. ① 경제적 비효율과 함께 복지제도의 유지를 위한 조세부담이 노동비용을 높였으며, ② 제조업 중심의 산업구조가 서비스업 중심으로 전환됨에 따른 구조적 실업의 증가와 복지비 지출로 재정 부담이 높아졌으며, ③ 1970년대의 두 차례 오일 쇼크로 석유가격의 상승[6]과 국제금융제도의 형성으로 재화나 서비스의 가격의 전반적인 상승으로 경제가 장기침체(stagflation)에 직면하였으며, ④ 인구고령화의 가속으로 노인들에 대한 의료와 소득유지를 위한 비용의 증가로 근로자 계층의 부담이 증가하였으며, ⑤ 의료나 복지서비스 수혜자의 증가로 개인들의 근로에 대한 인센티브가 감소하였다.

복지국가는 의료분야에서도 새로운 문제를 야기하게 되었다. 복지국가론에 따라 사회보험이나 조세를 통하여 무료에 가까운 의료서비스가 제공되었음에도 불구하고 건강수준의 불형평은 오히려 악화되었다는 문제가 있다. 그리고 무료에 가까운 의료서비스의 제공은 자기책임 의식을 약화시켜 의료비 부담을 가중시켰다. 증가하는 의료비 문제에 대응하여 필요도를 관리하고 공급을 제한하는 등의 조치들을 취하였으나 병원에서의 환자적체로 인한 대기문제, 소비자 만족 문제, 공급의 자율성 문제 등이 제기되었다. 또한 1950년대 이후 경제의 황금시기 경제성장에 따른 소득증가로 의료에 대한 기대감 증가, 인구고령화로 인한 수요 증가, 상병구조의 변화, 의료기술의 급속적인 발전 등의 요인이 의료수요를 급증시켜 높아지는 의료비 부담이 사회적인 문제가 되었다(Figueras, Saltman and

5) WHO Europe 본부에서는 사회연대를 위험분산(risk pooling)으로 달성된다고 간주하여 기본권 이념도 사회연대란 이념 속에 포함시키는 특징이 있다(Saltman and Figueras, 1997). 필자는 제2차 대전이후 세계인권선언을 통한 의료가 기본권으로 간주되었다는 점을 중시하여 사회연대 이념과 기본권 이념을 분리하여 정의하고자 한다.

6) 1973년에 1차 오일쇼크는 제4차 중동전쟁의 결과로 발생하여 배럴당 3달러 수준이던 석유가격이 11.65달러로 급등하였으며, 2차 오일쇼크는 1979년 이란의 팔레비 정권 붕괴 후의 중동정세의 불안으로 발생하여 1980년에는 배럴당 47달러까지 치솟았다.

Sakellarrides, 1998).

이와 같은 문제는 의료보장제도의 개혁이라는 변화를 이끌게 되어 의료보장제도는 발전의 제3단계로 접어들게 되었다. 케인스 경제학에 기반을 둔 혼합경제가 정부의 지나친 개입으로 자본주의 시장경제의 동력이 떨어짐에 따라 1980년대에 들어서면서 경제의 장기침체를 극복하기 위한 방안으로 시장경쟁의 회복이라는 신자유주의가 등장하게 되었다. 신자유주의 이념은 의료분야에서도 개혁이 요구되어 1990년대 서유럽 지역의 의료개혁을 이끄는 동력이 되었다. 1990년대 의료개혁을 주도한 이론가인 Enthoven(1977)은 이미 1970년대 후반부터, 의료분야에 있어서 정부의 규제나 통제를 통하여 모든 문제를 해결하기보다는 경쟁을 도입하자는 이론을 제기하였다. 신자유주의 이념에 따른 경쟁 모형은 1989년부터 네덜란드에서는 '관리된 경쟁에 의한 개혁'을 1991년부터 영국에서는 '내부시장에 의한 개혁'이 대두되어 오늘날까지 지속되고 있다. 두 모형의 핵심은 의료의 구매자가 환자가 아니라 보험자 혹은 정부가 되며, 구매자(보험자나 정부)가 환자를 대리하여 공급자와 시장에서 경쟁을 하도록 제도를 개혁해야 한다는 것이다.

2. 의료시장 분석을 위한 기본개념의 이해

1) 수요와 필요도의 정의

의료정책을 수립함에 있어서 '수요(demand)를 기준으로 하느냐 필요도(need)를 기준으로 하느냐'의 문제는 매우 중요하다. 경제학 이론에 의하면 다른 사정이 동일하다면(ceteris paribus) 수요란 주어진 가격에서 소비자가 구매하기를 원하는 재화(서비스 포함)의 양이라고 정의하고 있다. 가격 외에 수요에 영향을 미칠 수 있는 요소로는 소득, 소비자의 선호, 다른 재화의 가격 등이 있다. 따라서 수요는 주로 경제적인 변수에 의하여 좌우된다.

의료필요도는 인구학적, 역학적, 의과학 및 의료기술적 요인을 감안하여 정부나 보험자가 전문가의 자문을 통하여 결정된다. 그리고 의과대학에서 발전되고 확산되는 의료에 관한 과학과 기술이 의료의 적용가능성을 결정짓고, 인구학적 및 역학적 요인은 필요도의 배분을 결정짓는다(Melhado, 1998)[7]. 따라서 필요도는 소비자 선호와 같은 시장의

---

7) Melhado는 필요도의 결정요인을 이론적으로 기술하였고, 필요도 추정에 관한 실증적 연구들은 의료보장제도가 도입된 국가들에서 많이 이루어졌다.

수요 요인과는 전혀 다른 접근이 필요하다.

의료시장에서 수요와 필요도는 [그림 1-1]과 같이 나타낼 수 있다. 먼저 수요는 가격의 함수이기 때문에 우하향의 기울기를 갖는다. 반면 필요도는 가격과 무관하게 전문가의 자문으로 정부나 보험자가 결정하기 때문에 수직선(Q_n)으로 나타낸다. 의료기술 수준이 낮고, 인구구조가 젊을 경우 필요도는 Q_0가 될 수도 있고, 반대로 의료기술 수준이 높고 인구구조가 고령화되면 필요도가 Q_1이 될 수도 있다.

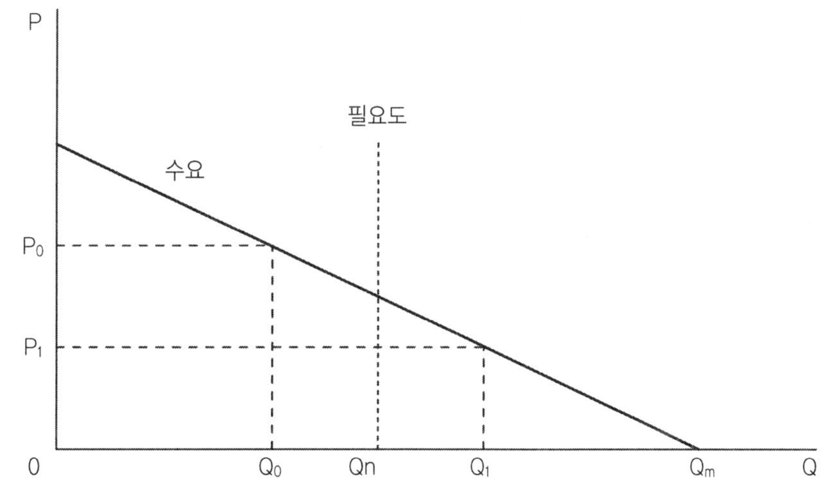

[그림 1-1] 수요와 필요도

2) 수요 접근과 미충족 의료의 오해

우리나라에서 많은 연구자들이 원용하는 미충족 의료(unmet needs)를 [그림 1-1]에서 설명하면, 필요도를 Q_n으로 설정하였는데 의료공급 능력이 Q_0에 그칠 경우 발생하는 차이(Q_n-Q_0)가 미충족 의료가 된다. 건강보험제도가 도입되고 본인부담이 P_1이 되면 의료이용은 Q_1만큼 할 수 있고, 이때는 필요도(Q_n)보다 Q_1-Q_n 만큼 의료이용에서 과잉이 발생한다.

만약 소비자(환자)에게 지난 2주 동안 의료가 필요한데 병의원에 가지 못한 일이 있었느냐고 질문을 하게 되면 소비자는 Q_m-Q_1 만큼 이용하지 못하였다는 응답을 하게 된다.

일부 연구자들이 이것을 미충족 의료라고 정의하고 있는데 이는 미충족 의료가 아니라 미충족 수요(unmet demands)로 보아야 한다[8]. 수요 접근을 하면 소비자는 의료가격을 인지하지 못하기 때문에 수요를 Q_m까지 원한다. 만약 건강보험에서 본인부담을 제로(0)로 하게 되면 의료이용을 Q_m까지 할 수 있어 미충족 수요가 없어진다. 그러나 본인부담이 P_1이 되면 수요를 Q_1 만큼 할 수밖에 없기 때문에 항상 미충족 수요가 발생하게 된다. 미충족 의료를 논의하려면 먼저 필요도(Q_n)를 설정하고 의료이용을 필요도(Q_n) 만큼하고 있느냐 여부로 결정하여야 한다.

3) 수요 접근과 도덕적 해이(moral hazard)[9]

필요도는 가격과 무관하게 정해지기 때문에 도덕적 해이는 필요도 접근에서는 발생할 수 없다. 도덕적 해이가 발생하는 이유는 수요곡선이 [그림 1-2]에서와 같이 가격탄력성이 제로(0)가 아니라 기울기를 갖기 때문이다. 자유로운 의료시장에서 사람들은 의료이용에 따른 한계편익(marginal benefit, MB)과 이용을 위하여 지불하는 한계비용(marginal cost, MC)을 따져서 이용량을 결정한다. 즉 MB = MC가 될 때 이용량이 결정된다. [그림 1-2]에서 한계편익은 수요곡선으로 나타나며, 한계비용은 가격이 된다. 즉, 가격이 P_0라면 의료를 한 단위 더 이용할 때 추가되는 비용(즉, 한계비용)이 P_0가 된다. 그리하여 가격 P_0와 수요곡선이 만나는 Q_n에서 MB = MC가 성립한다. 따라서 이때는 도덕적 해이 문제가 일어나지 않는다.

그런데 의료보험에 가입하게 되면 사정이 달라진다. 의료가격은 P_0라 하여도 본인은 의료이용을 할 때 돈을 내지 않거나 소액만 내기 때문에 의료가격을 거의 인식하지 않게 되어, 의료이용에 따른 한계비용(MC)도 거의 제로(0)에 가까워진다. 따라서 보험가입자는 한계편익(MB)이 제로가 될 때까지 이용을 하게 된다. [그림 1-2]에서 MB = MC = 0가 되는 점은 Q_m이다. 즉, 보험가입자는 의료를 MB = MC = 0가 될 때인 Q_m까지 이용하며 이러한 소비자의 행동을 도덕적 해이라 한다. 소비자의 도덕적 해이는 의료의 수요곡

8) OECD(2009)에서도 미충족 의료를 지난 12개월 동안 의료의 필요성이 발생하였는데 치료를 받지 못하였을 때로 정의하고 있으나, OECD의 정의는 미충족 수요에 해당되는 것이지 미충족 의료(unmet needs)로 간주할 수 없다(이규식, 2018).

9) 여기에서 공급자의 도덕적 해이를 언급하지 않은 것은 공급자를 옹호하기 위해서가 아니라 구매이론의 본질이 의료보장제도에서 서비스의 배분(이용)에 관한 것을 다루기 때문에 공급자의 도덕적 해이는 논의의 핵심과는 다른 차원이기 때문이다.

선이 탄력적이기 때문에 발생하는 것으로 수요자의 입장에서는 지극히 합리적인 소비 행동이 된다(Feldstein, 2005). 그러나 보험에 가입하지 않았을 때 Q_1만 이용하던 사람이 보험에 가입하게 되면 Q_m까지 이용하게 되어 의료비 지출이 대폭 증가하는 비효율 문제가 발생한다.

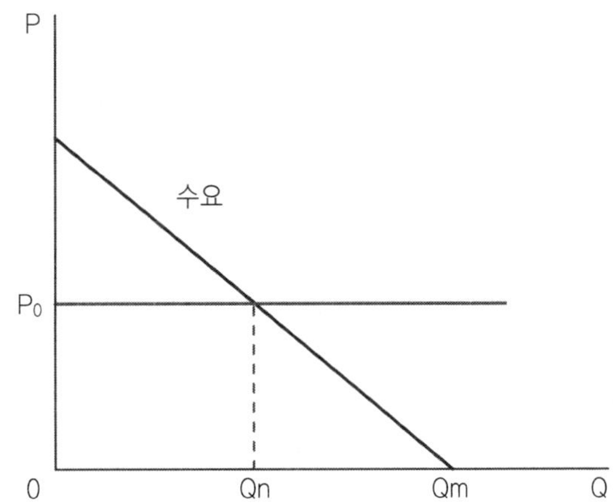

[그림 1-2] 수요측면의 도덕적 해이

3. 의료보장제도 도입 전의 의료시장

의료보장제도가 1883년 독일에서 질병보험으로 시작되었지만, 당시는 의료서비스가 아니라 상병수당의 제공이 주 목적이었기 때문에 의료보장제도가 도입되었지만 의료시장에는 아무런 영향이 없었다. 의료보장제도가 의료시장에 영향을 미치기 시작한 것은 의료서비스 제공이 주 목적이 된 제2차 세계대전 이후부터라 할 수 있다. 따라서 여기서 의료보장제도 도입 전이라 하여 1880년대 이전을 의미하는 것은 아니라 제2차 세계대전 전의 의료보장제도가 의료서비스가 아닌 상병수당 중심으로 운영되던 시기를 의료보장제도 발전의 제1단계로 하였다.

1) 수요를 토대로 한 의료시장

(1) 수요를 토대로 하는 의료시장

의료보장제도가 등장하기 이전에는 의료서비스도 다른 재화(서비스를 포함)와 동일하게 시장에서 거래가 이루어진다. 따라서 의료서비스의 가격은 수요와 공급에 의하여 결정되며, 거래량 역시 시장에서 결정된다. 그리고 각 개인은 시장에서 결정된 가격과 자신의 소득을 견주어 보면서 의료를 수요하게 된다. 즉 시장의 수요가 서비스 배분을 결정하게 된다. 이와 같은 시장형태를 수요를 토대로 하는 시장으로 표기하였다[10].

수요를 토대로 서비스 배분이 이루어지기 때문에 의료정책도 수요를 토대로 하는 접근(demand approach) 전략을 사용하게 된다. 수요를 토대로 하는 국가로는 미국이 대표적이며, 건강보험제도가 없는 국가들은 수요 접근을 하고 있다. 우리나라는 1989년 전국민이 의료보장에 적용되었음에도 불구하고 아직까지 수요 접근을 하고 있다. 수요 접근을 토대로 의료정책이 운영됨에 따라 국민들이 편리하게 의료를 이용할 수 있는 이점은 있으나 의료이용이 과다하여 우리나라는 세계에서 의료이용도가 가장 높은 국가(외래는 1위, 입원은 2위)가 되었고, 경상의료비의 증가 속도가 세계에서 가장 빨라 제도의 지속가능성을 우려해야 할 정도에 이르고 있다.

(2) 수요를 토대로 하는 의료시장과 구매자

전통적으로 의료보장제도가 도입되기 이전의 의료는 일반적인 재화와 동일하게 시장에서 거래된다. 이 경우에는 [그림 1-3]에서 볼 수 있는 바와 같이 의료수요자인 환자가 공급자에게 직접 진료비를 지불하고 그 대가로 서비스를 제공받기 때문에 환자가 당연히 구매자가 된다. 따라서 의료서비스의 배분은 자연스럽게 구매자인 환자와 공급자인 의료기관으로 형성되는 서비스 시장에서 이루어진다. 이 제도에서 의료이용은 진료비를 지불하는 환자가 직접 관리하게 된다. 즉, 환자가 의료서비스의 가격을 보고 구매량을 결정하기 때문에 꼭 필요한 정도의 의료만 구매하는 관계로 도덕적 해이(moral hazard) 문제는 발생되지 않는다. 그리고 의료서비스 구매에 정부가 개입하지 않기 때문에 보험재정

---

10) 시장은 수요와 공급에 의하여 운영되는데 공급은 언급하지 않고 수요를 토대로 한다고 설명하는 이유는 공급은 생산조건에 따라 이루어지기 때문에 경쟁시장이나 독점시장이나 그리고 의료보장시장에서나 같은 형태를 띠고 있어 수요가 강조되고 있다.

과 같은 재정관리 문제 또한 발생하지 않는다. 구매자가 환자인 경우에는 의료의 남용문제는 없어지는 장점이 있으나, 진료비 지불이 어려운 사람들은 의료의 접근성이 어려워지는 문제가 발생한다.

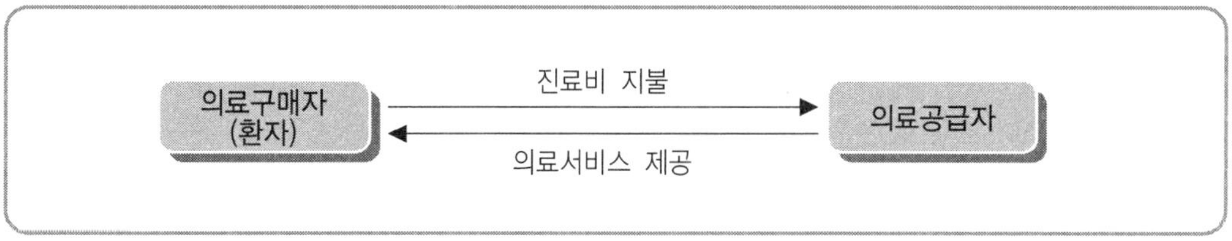

[그림 1-3] 의료보장 도입 전의 지불과 서비스 흐름

2) 의료시장의 특성과 문제점

의료보장제도가 도입되기 전의 의료시장은 환자와 공급자가 직접 경쟁하는 경쟁의료시장이 된다.

(1) 경쟁적 의료시장

① 경쟁시장의 조건

경쟁시장이 되기 위해서는 다음과 같은 조건이 요구된다(이규식, 2018).

첫째, 시장 참여자는 누구나 가격 수용자(price taker)여야지 가격 설정자(price setter)가 되어서는 안 된다. 그러기 위해서는 수요측면과 공급측면 모두 시장에 다수가 참여하여 어느 누구도 가격을 좌우할 수 없어야 한다.

둘째, 시장에서 거래되는 생산물은 동질적(homogeneity)이어야 한다. 만약 생산물의 동질성이 무너지면 다른 시장이 된다. 생산자는 자기 상품의 특화를 통해 이질성(heterogeneity)을 유지시킴으로써 독점이윤을 얻을 수 있다.

셋째, 시장에 대한 진입이 자유로워야 한다. 진입에 제한이 없어야 초과이윤이 발생할 경우 새로운 공급자가 즉각 진입하여 공급을 늘리게 됨에 따라 가격이 하락하여 초과이윤은 사라진다.

넷째, 거래되는 시장 상품에 대하여 수요자 및 공급자 모두 완전한 시장 정보를 가질 수 있어야 한다(symmetry of information).

이상의 4가지 조건 외에 Santerre and Neun(1996)은 다음의 세 가지 조건을 추가하고 있다. 첫 번째는 소비자는 거래되는 상품의 모든 가격을 지불해야 한다는 것이다. 이 조건은 소비자는 시장에 공급되는 상품 가격에 민감하게 작용하여 가격이 차이가 나면 즉각적인 반응을 보여야 한다는 것이다. 건강보험제도가 도입되면 소비자인 환자는 가격에 민감하게 반응하지 않기 때문에 소비자를 구매자로 할 수 없다.

두 번째는 모든 공급자들은 이윤극대화 행동을 해야 한다는 것이다. 이 조건은 공급자는 소비자가 원하는 것을 즉각적으로 최소비용으로 생산할 수 있는 재정적인 인센티브를 가져야 한다는 것을 뜻한다.

세 번째는 모든 기업이 생산에서 수확체증이 없는 것을 전제로 한다. 생산규모가 커질수록 수확체증이 일어난다는 것은 규모의 경제가 발생한다는 것을 의미한다. 규모의 경제가 일어나면 대기업만이 시장에 남아 자연독점이 발생한다.

② 경쟁시장의 이점

자본주의 시장경제에서 경쟁시장은 소비자의 만족도를 극대화시킬 수 있고, 생산에서 효율을 극대화하여 최소비용으로 생산을 할 수 있는 장점이 있다. 의료체계가 수요를 토대로 운영된다는 것은 의료서비스의 구매자가 환자(소비자)가 되며, 소비자 주권(consumer sovereignty)에 의하여 의료이용이 결정되고 자원배분도 시장이라는 가격기구를 통하여 결정되는 것을 의미한다. 따라서 시장경제를 토대로 하는 자본주의 국가에서 의료보장제도가 없다면 의료서비스는 시장에서 거래되어 가격이 형성되고 이용량의 배분이 이루어짐과 동시에 의료의 질도 결정된다. 환자(소비자)의 수요에 의하여 좌우되는 의료체계는 소비자 주권에 의하여 의료이용이 결정되기 때문에 과잉이용 문제가 발생하지 않고, 소비자 만족도가 극대화될 수 있는 이점이 있다. 그리고 공급측면에서는 최소비용으로 최대의 생산량, 즉 최소의 가격으로 가장 높은 수준의 질로 서비스를 공급할 수 있어 효율의 극대화를 기할 수 있는 장점이 있다. 소비자 만족도나 생산 효율을 극대화할 수 있는 의료체계가 되기 위해서는 의료시장도 경쟁의 조건이 충족되어야 한다[11].

11) 현실적으로 완전경쟁이 성립되는 분야는 아무 곳도 없다. 그러나 완전경쟁이 갖는 이점으로 인하여 자본주의 경제는 완전경쟁의 달성을 위하여 노력하게 된다. 의료가 상품으로 간주될 경우에는 의료분야도 경쟁을 추구하게 된다.

(2) 의료서비스와 경쟁시장의 문제

의료서비스가 갖는 여러 특성이 경쟁을 어렵게 하여 경쟁시장의 성립을 위협하게 된다[12]. 여기서는 시장실패와 경쟁의 불완전을 구분하지 않고 시장에 반하는 경우(the case against a free market)를 간략하게 설명하기로 한다.

① 공공재

공공재는 시장에 맡겨두면 생산이 이루어지지 않아 정부가 불가피하게 개입하여 생산을 담당하는 것을 말한다. 경제이론에서는 공공재의 예로 국방, 치안 그리고 공중보건서비스를 들고 있다. 의료보장제도가 없으면 의료서비스는 일반상품과 같기 때문에 의료는 공공재가 될 수 없다.

② 외부효과

시장경제란 생산물 시장에서 수요나 공급의 변화로 생산물의 가격이 변동하거나 생산요소 시장에서 수요나 공급이 변화하여 생산요소의 가격변화가 발생하여 소비자의 효용이나 생산자의 이윤이 변동하게 된다. 그런데 외부효과가 발생하면 시장은 무용지물이 되는 시장실패가 일어나 사회적으로 필요한 양을 생산할 수 없다(이규식, 2018).

외부효과에는 두 가지가 있는데 첫째는 공해와 같은 외부비효과가 있다. 외부비효과가 있는 산업을 시장에 맡길 경우에는 시장 산출량이 사회적인 최적 산출량 보다 많아지기 때문에 정부는 공해산업에 대하여 벌금을 부과하거나 공해방지장치를 설치할 것을 명하여 시장 산출량을 규제하게 된다.

반대로 의학연구와 같이 수많은 사람의 생명을 구하는 외부효과가 있다. 외부편익이 발생하는 의학연구를 시장에만 맡겨두면 사회적인 적정 산출량보다 적어지는 문제가 있다. 이 때 정부가 개입하여 연구비를 지원하는 등의 조치를 취한다면 의학연구에서 사회적 최적수준을 생산할 수 있게 된다(이규식, 2018).

---

12) 학자에 따라 시장실패와 경쟁의 불완전을 모두 시장실패로 다루기도 하고 분리하여 다루기도 한다. 영국의 OHE (2007)는 시장에 반하는 경우(the case against a free market)를 시장실패로 정의하고 불확실성, 정보의 비대칭성, 만족 극대자로서의 소비자 행동, 불완전 경쟁, 외부효과, 형평성 등을 다루고 있다. 그리고 대부분의 경제학자들이 시장실패와 경쟁의 불완전을 모두 시장실패로 다루고 있다. 반면 Feldstein(2005)은 시장실패와 경쟁의 불완전을 분리하여 시장실패로는 공공재, 규모의 경제와 외부효과를 언급하고 있다. 경쟁의 불완전에는 정보의 비대칭성, 진입장벽, 최소비용 인식 결여, 소비자 보호 등을 예시하고 있다.

한편 Feldstein(2005)은 '소비의 외부효과'를 논의하고 있다. Feldstein은 건강하고 부유한 사람들이 자기보다 가난한 사람들이 병이 나도 필요한 의료서비스를 받지 못하는 것을 딱하게 여겨 가난한 사람들을 위하여 기꺼이 치료비를 기부하겠다면, 이것이 '소비의 외부효과'가 된다고 하였다. 즉, 같은 동네에 사는 가난한 사람(the poor)이 병이 나도 치료 받을 돈이 없어 고통스런 얼굴을 하고 다니는 것은 부유한 이웃의 마음을 불편하게 만든다. 그래서 부유한 이웃이 가난한 사람들의 치료를 위하여 약간의 돈을 각출하는데서 '소비의 외부효과'가 나타난다. 이때 가난한 사람은 치료를 받아 고통이 없어지겠지만 돈을 내는 부유한 사람도 병으로 고통 받는 사람들을 보지 않아 마음이 편해지는 효용을 느끼게 된다. 소비의 외부효과는 치료를 받게 된 가난한 사람의 효용이 아니라 돈을 내는 사람들의 효용이 증가하는 것을 의미한다(이규식, 2018). 그래서 정부는 이와 같은 일반인들의 희망을 대신하여 일반인들에게 소액의 세금을 부과하여 가난한 사람들에게 수요보조를 하게 된다(이규식, 2018)[13].

③ 의료분야와 규모의 경제

일반적으로 '규모의 경제(economies of scale)'가 이루어지면 규모가 커질수록 비용조건이 유리해지기 때문에 자연스럽게 독점이 이루어져 시장이 작동하기 어려워진다. 그러나 의료분야는 규모의 경제가 발생하여도 일반적인 재화시장과는 달라서 자연독점을 형성할 정도로 규모가 커질 수 없다(Feldstein, 2005). 그러나 병원 규모가 커질수록 평균비용이 떨어져 지역사회 단위로는 독점적 지위를 유지할 수 있다. 의료분야에서는 규모의 경제와 함께 범위의 경제(economies of scope)로 인하여 대형병원일수록 비용조건이 유리해지는 현상을 많이 볼 수 있다. 범위의 경제란 두 가지 이상의 생산물을 동시에 생산할 때의 총 비용이 따로 생산할 때의 총 비용보다 적어지는 것을 말한다(Santerre and Neun, 1996). 응급의료와 심정지를 한 병원에서 동시에 치료하는 것이 다른 병원에서 각각 치료받는 것보다 비용을 낮출 수 있는데, 대형병원일수록 두 가지 서비스를 동시에 받기가 용이하여 범위의 경제가 일어날 수 있다(OHE, 2007).

13) 이와 같은 개인 간의 재정 이전을 Phelps(1997)는 재정적 외부효과(financial externalities)라 부르기도 한다.

④ 위험과 불확실성 문제

의료에서는 불확실성과 위험성 문제가 발생하므로, 이에 대처하기 위하여 의료보험[14]이 등장한다. 의료보험은 의료서비스가 필요하든 않든 보험료를 지불하고, 의료를 이용하면 보험자가 진료비를 지불하게 된다. 시장경제는 효율적인 의료보험시장을 요구하지만 보험시장은 도덕적 해이 문제라는 시장실패가 나타나 효율적이지 못해지는 문제가 있다(OHE, 2007).

도덕적 해이 문제는 이용자 측면과 공급자 측면에서 발생한다. 이용자 측면에서 도덕적 해이는 의료보험제도의 도입으로 이용자가 의료서비스에 대한 가격인지를 하지 못할 경우(즉 가격을 제로로 인식)에 나타난다. Feldstein은 수요자의 도덕적 해이만 언급하고 있지만 OHE에서는 공급자의 도덕적 해이까지 언급하고 있다. 의사들은 환자가 포괄적인 의료보험에 가입하고 있다는 것을 알게 되면 한계편익이 제로에 가까운 서비스도 제공하려는 유혹이 일어난다. 의사가 이러한 유혹을 이기지 못하고 과잉 진료를 하게 되는 것을 '공급자의 도덕적 해이'라 하고 의료비를 증가시키는 비효율 문제를 야기한다.

⑤ 정보의 비대칭성에 따른 시장의 불완전성

의료시장은 정보의 비대칭성으로 인하여 완전하게 작동하기 어려워진다. 정보 비대칭성의 대표적 사례로 의사와 환자 간의 정보 비대칭성이다. 의료에 관한 정보의 비대칭성으로 환자는 자신의 병이 얼마나 중증이고 어떠한 치료가 필요한지 알 수 없으나 의사는 알고 있다. 환자가 의료시장에 들어오는 것은 본인이 결정하지만, 일단 의료시장에 들어오면 의사의 지시에 따라 의료서비스를 받게 된다. 이때 의사는 환자의 의료이용을 결정하는 대리인(agent) 기능을 하게 된다. 의사는 상황에 따라 환자에 대하여 합리적 대리인이 될 수도 있고 비합리적 대리인이 될 수도 있다. 비합리적 대리인이 되면 환자가 의료에 관하여 충분한 정보가 없는 것을 이용하여 의사는 수요를 유인하는 도덕적 해이에 빠지게 되어 시장실패를 낳게 된다(OHE, 2007)[15].

---

14) 이 때의 의료보험은 민간보험을 의미한다.

15) 비합리적인 대리인이 되어 수요를 유인하는 크기는 유인수요로 얻게 되는 소득이라는 효용과 불필요한 서비스를 제공하는데 따르는 양심이라는 비효용(psychic cost)이 trade-off(교환) 되어 결정된다. 불필요한 서비스를 제공하는데 따르는 양심의 가책이 소득보다 크면 유인수요는 적어진다. 의사의 양심에는 정부의 의료정책이 큰 영향을 끼친다. 의사의 생각으로 의료정책이 불합리하다고

또 다른 정보의 비대칭성에 기인하는 시장의 불완전성은 의료보험 시장이다. 여기서는 가입자와 보험회사 간의 정보의 비대칭성 문제가 대두된다. 가입자는 자신의 건강에 대하여 어느 정도의 정보를 갖고 있으나 보험회사는 전혀 정보가 없다. 그래서 가입자가 건강상태가 좋지 못하다고 생각될 때 보험에 가입하고 병이 나면 보험 혜택을 받은 후, 건강을 회복하면 보험에서 탈퇴하는 역선택 문제가 발생하여 시장실패를 낳게 된다.

⑥ 경쟁의 불완전성

완전경쟁의 전제조건이 충족될 때 경쟁시장은 효율적이 된다. 의료시장에서 가장 중요한 경쟁의 전제조건은 소비자와 공급자가 모두 완전한 시장정보를 가져야 한다는 것, 자원의 이동이 자유로워야 한다는 것, 그리고 환자나 공급자는 의료서비스를 이용하고 공급하는데 있어 최소비용으로 하겠다는 인센티브가 있어야 하는 것이다.

의료자원의 이동성과 관련하여서는 다양한 형태의 진입장벽이 존재한다. 대표적인 사례가 면허제도와 의과대학 인증제도가 있다. 그 외의 진입장벽으로는 직종에 따른 업무 규제(restrictions on the tasks)라는 업무 위임을 제한하는 장벽이 있다.

시장경쟁이 불완전해지는 다른 이유로 의료공급자가 비영리적 동기로 의료기관을 경영(비영리법인)함에 따라 최소비용에 대한 인식이 없어서 발생하는 비효율이다. 공급자의 비용인식 결여는 경쟁시장에서 수요 접근 방법인 최적화 기법의 적용16)을 불가능하도록 만들어 경쟁시장 분석을 어렵게 하는 문제가 있다. 의료소비자인 환자도 건강보험 적용을 받으면 의료가격에 구애를 받지 않게 되어 비용인식이 없어진다. 소비자인 환자의 비용인식 결여는 서비스를 구매할 때, 가장 낮은 가격으로 구매하겠다는 인센티브를 없애기 때문에 시장경쟁을 어렵게 한다.

그 외에도 경쟁을 제한하는 것은 소비자 보호를 목적으로 하는 정부의 개입이 원인이 되고 있다. 즉, 소비자 보호를 명분으로 하는 의료기관에 대한 시설 및 인력기준 설

판단되면(일반 국민의 판단과는 별개임) 유인수요를 늘려도 양심에 큰 부담을 느끼지 않게 된다. 이러한 유인수요가 공급자의 도덕적 해이가 된다. 의료정책에서 의사들의 의견을 반영하려는 이유 중 하나가 의사의 유인수요를 최소화하는데 도움이 되기 때문이다.

16) 최적화 기법(optimization techniques)이란 수요자에 대해서는 주어진 소득이라는 제약조건에서 효용을 극대화하는 수요곡선의 도출에 적용하고, 공급자에 대해서는 주어진 투자액이라는 제약조건에서 이윤을 극대화하는 공급곡선의 도출에 적용하는 기법을 말한다. 시장분석은 최적화 기법을 통하여 도출된 수요곡선과 공급곡선이 만나는 균형분석(equilibrium analysis)을 통하여 이루어진다.

정, 의료서비스에 대한 가격통제, 의료 질 보장을 위한 정부의 규제 등의 다양한 방법들이 경쟁을 제한한다.

3) 경쟁시장과 정부 개입[17]

(1) 효율성 개선을 위한 정부 개입

시장형 의료체계에 대한 정부의 개입은 효율성과 형평성 개선이라는 두 가지 측면에서 이루어진다. 효율성 개선을 위한 정부의 개입은 경쟁의 불완전에 따른 문제를 최소화하기 위한 것으로 다음과 같은 정책이 있다.

첫째, 소비자 보호를 위한 개입으로 면허제도, 의료시설에 대한 기준설정, 의료 질의 표준적 기준제시 등이 있다.

둘째, 외부효과가 발생할 때, 정부의 지원과 공해와 같은 외부비효과가 발생할 경우 정부가 규제하는 정책이 있다.

셋째, 규모의 경제가 발생할 때는 정부의 적당한 개입 수단이 없으나, 의료분야에서 규모의 경제는 일어나기 어렵다.

넷째, 위험 및 불확실성에 대하여 정부가 개입하게 된다. 도덕적 해이의 방지는 본인부담제도로 완화할 수 있으며, 역선택의 방지를 위해서는 보험에 강제가입으로 해결할 수 있으나 이 정책은 역선택 방지보다는 기본권 보장이라는 이념에 의하여 이루어진다.

다섯째, 공급자의 비합리적 대리인 기능은 보험에서 동료 전문심사제도(peer review)를 통하여 어느 정도 방지 가능하다. 동료 전문심사를 통하여 과잉진료나 유인수요를 야기한 의사를 발견할 때 진료비를 일부 환수하거나 의료보험과 계약을 할 수 없게 제재를 가하는 방법이 있다.

(2) 형평성 제고를 위한 정부 개입

의료서비스의 배분을 시장에 맡겨둘 때 발생하는 문제가 의료의 접근성에 대한 형평성 문제이다. 의료이용에서의 형평성 문제를 해결하기 위한 정부의 개입은 수요보조와 공급보조정책이 있다.

---

17) 이 부분은 이규식(2018)을 요약・정리하였다.

① 형평성 개선을 위한 수요보조정책

의료접근의 형평성 개선을 수요보조(demand subsidy) 정책으로는 직접적인 수요보조와 간접적인 수요보조정책으로 나눈다. Feldstein(2005)은 미국에서 직접적인 수요보조정책으로 Medicaid 제도를 간접적 수요보조정책으로 Medicare를 들고 있다. 수요보조정책이 타당성을 갖기 위해서는 본래 목적인 재분배 효과가 나타나야 하는 것이다. Feldstein(2005)은 미국의 Medicaid는 보험료 부담 없이 저소득층들이 무상으로 의료서비스를 이용하기 때문에 수요보조 혜택이 저소득층에 집중되어 재분배 효과가 매우 잘 나타나고 있다고 밝혔다. Medicare는 수혜자가 지불하는 보험료(사회보장세로 부름)로 운영되는데 보조 혜택은 소득계층에 구분 없이 균등하게 제공되지만 보험료 부담의 상한선이 설정되어 있어 재분배 효과는 Medicaid에 비하여 매우 미약하게 나타나고 있다고 밝히고 있다.

② 형평성 개선을 위한 공급보조정책

공급보조정책도 직접적인 보조정책과 간접적인 보조정책이 있다. 직접적인 공급보조정책으로 공공병원의 운영이 있고, 간접적인 보조정책으로 비영리병원에 대한 조세감면, 병원 건립이나 장비도입에 대한 지원금 제도, 의료 인력 양성을 위하여 의과대학에 대한 보조금 지원정책 등이 있다. 미국에서 직접적인 공급보조정책으로써 보건지소의 의료서비스 제공과 공공병원의 운영에 대하여 평가한 내용을 검토하기로 한다. 공급보조정책에서 중요한 것은 수혜 대상을 특정할 수 있느냐 하는 점이다. 미국은 1960년대 존슨 대통령 시절 빈곤과의 전쟁의 일환으로 저소득층 밀집지역에 설치하여 의료서비스를 제공한 보건지소인 Neighborhood Clinic의 경우는 대상자가 뚜렷하기 때문에 재분배라는 목적을 달성할 수 있었다고 Feldstein(2005)은 분석하였다. 그 이유로 수요보조정책인 Medicaid는 빈곤층을 대상으로 제한적으로 제공되기 때문에 일반적인 저소득층은 Neighborhood Clinic을 통하여 접근성 문제를 많이 해결할 수 있었고, Neighborhood Clinic이 집 근처에 위치하기 때문에 교통비나 시간을 줄일 수 있는 이점이 있었다는 평가이다. 그러나 이와 같은 Clinic은 그 숫자가 많지 않기 때문에 큰 의미가 없고, 대부분의 공급보조는 연방정부가 운영하는 원호병원과 주 정부나 지방정부가 운영하는 공공병원에서 이루어진다.

원호병원의 경우, 이용자가 원호대상자보다는 병원 인근의 저소득층이 대부분이며,

주 정부가 운영하는 병원이나 지방 정부가 운영하는 병원도 상당수의 이용자가 의료취약계층으로 Medicare와 Medicaid의 수혜층과 겹친다. 미국에는 의료취약계층 가운데 상당수가 Medicaid와 같은 수요보조정책의 수혜를 받지 못하면서 의료보험이 없거나 불법이민자들로서, 이들의 마지막 피난처가 공공병원이기 때문에 공공병원의 존재 가치가 있다. 만약 취약계층이 모두 수요보조정책의 대상자가 된다면 공공병원의 필요성은 그만큼 줄어들 것이다. 경쟁시장에서 공공병원이 존재한다는 것은 수요보조가 충분치 못하여 커버하지 못하는 인구계층이 존재하거나 수요보조가 적어 이러한 취약계층을 민간분야가 충분히 수용하지 못한다는 징표로 해석할 수 있다(Feldstein, 2005). 수요보조가 충분하다면 굳이 공공병원과 같은 공급보조정책이 필요하지 않다. 그리고 간접적인 공급보조정책의 결과 의료가격을 낮추었다 하여도 의료이용자는 의료취약계층만이 대상이 아니라 부유한 계층도 이용하기 때문에 재분배 차원의 형평성에서도 문제가 제기되고 있다(Santerre and Neun, 1996).

(3) 불필요한 의료계획[18]

의료보장제도가 도입되지 않은 시장형 의료체계에서는 의료의 수요와 공급을 통하여 가격과 의료공급량이 결정되기 때문에 계획이 필요하지 않다. 한 때 미국에서도 의료계획을 수립하였다. 미국은 제2차 세계대전 직후인 1946년 Hill-Burton 법에 의하여 의료계획을 수립하기 시작하여 1981년 레이건 정부가 집권할 때까지 지속되었다. Hill-Burton 법은 지역 간 병상 수의 적정분포를 유도하기 위하여 지역별로 병상 수의 필요도를 조사하여 병상 수가 부족한 지역에 대하여 연방정부가 matching fund 방식으로 자금을 지원하였다. 1967년에는 The Comprehensive Health Planning Act(소위 CHP 법)를 제정하여 종합적이고 포괄적인 지역단위 의료계획을 시도하였다. 그러다 1974년 The National Health Planning and Resources Development Act(일명 Health System Agency, HSA 법)를 제정하여 진료권(인구 50만명에서 300만명 기준)별로 HSA기구를 설립하였다. HSA는 자신의 진료권내의 필요도를 평가하여 의료자원이 부족한 지역에 대하여 연방자금을 사용할 수 있도록 필요면장(certificate of needs, CON)을 발급하였다(이규식, 1997). 레이건 정부가 들어서면서 진료권 단위로 필요도를 평가하고 이를 토대로 필요면장을 발급하는데 엄청난 재정이 소모된다는 비판이 제기됨에 따라 1986년부터

18) 이 부분은 이규식(2015)의 내용을 정리하였다.

HSA에 대한 연방정부의 재정지원을 중단하고 1987년 필요면장 제도도 폐지하였다. 그러나 주 정부 차원에서는 여전히 많은 주가 필요면장 법률을 유지하고 있으나 그 실효성은 미미해지게 되었다[19]. 1981년 레이건 행정부가 집권하면서 신자유주의의 등장으로 의료계획은 시장경제원리에 부합하지 않기 때문에 폐지하고 오늘에 이르고 있다.

4. 의료보장과 의료시장의 변화

1) 수요를 토대로 하는 경쟁의료시장의 무의미

(1) 의료보장제도의 등장과 의료가격의 무의미

의료보장제도는 인간의 기본권인 의료를 보장하기 위한 제도인데, 가장 손쉬운 방법은 의료보장을 받는 사람(즉, 환자)이 의료가격을 인지할 수 없도록 무료에 가깝게 의료서비스를 제공하는 것이다. 영국과 같은 공영의료제도(NHS)에서는 의료이용을 할 때 환자는 거의 무료에 가까울 정도의 본인부담액만 지불한다. 그리고 독일이나 네덜란드와 같은 건강보험국가들도 의료이용 시 본인부담이 매우 적어 이용자들은 의료수가를 거의 인지하지 않고 있다. 그렇다고 의료서비스 가격을 완전히 없애는 것은 구 공산권 국가의 배급제 경제에서 의료를 보장하기 위한 세마쉬코 모형(Semashko model)[20]에서나 할 수 있는 일이고, 자본주의 국가에서 의료서비스 가격을 없애면 의료공급이 불가능하기 때문에 가격은 존재하되 단지 이용자가 이를 인지할 수 없도록 제도화 하는 것이다. 즉 의료서비스의 생산을 위한 재정의 조달은 정부 재정(세금)으로 하든, 건강보험료로 하든 의료이용과 별도로 하고, 의료이용을 할 때는 이용자가 가격을 인지할 수 없도록 하는 제도가 의료보장제도이다. 이용자가 의료가격을 인지하지 못하도록 하였으니 지리적 접근성 문제

19) CON 제도가 실효성을 갖게 된 것은 10만 달러 이상의 투자(고가 장비 구입이나 병실 신축 또는 개보수 포함)에 대하여 CON을 발급받지 않고 병원이 투자를 강행하였을 경우, Medicare 및 Medicaid에서 이 부분에 대해서는 진료비를 보상하지 않았기 때문이었다. 그런데 1983년 11월부터 Medicare에서 병원 진료비 지불을 비용토대상환방식(cost-based reimbursement)에서 DRGs로 전환함에 따라 CON 발급을 받지 않아도 적절한 제재를 가하기 어려워졌기 때문에 유명무실해지게 되었다. 그리고 CON 제도가 당초의 의도대로 중복투자를 예방하여 의료비 절감에 기여하는 역할보다는 진입장벽으로 작용하여 오히려 의료체계의 효율성을 떨어뜨리는 문제가 제기되는 등 많은 비판에 직면하게 되었다.

20) 세마쉬코 모형은 이규식(2019)에 설명되어 있다.

만 없다면 의료이용의 형평성은 완벽히 보장되는 셈이다. 따라서 의료보장제도에서 공급의 효율성은 중요한 기준이 되지만 의료이용에서 환자 선호(preference)의 충족은 그렇게 중요하지 않다(Feldstein, 2005).

의료이용자가 의료가격을 인지할 수 없도록 제도를 만들고 보니 문제는 이용자가 의료가격이 없는 것으로 간주하여 [그림 1-2]에서 본다면 이용을 Q_m까지 하게 되는 문제가 생긴다. 즉, 의료이용에 따른 비용이 없으니 한계비용이 제로(MC = 0)가 되며, 의료이용은 한계편익이 제로(MB = 0)가 되는 Q_m까지 하여 도덕적 해이가 일반화 된다. 자본주의 국가에서 모든 국민(의료보장의 가입자)이 의료이용을 Q_m까지 하게 되면, 의료 인력의 양성이나 시설의 구비를 위한 의료재정이 국가 재정의 블랙홀이 될 것이다. 즉, 국민이 경제 활동을 하여 번 돈의 얼마를 의료재정에 쏟아 부어야 할지 모르게 된다. 의료이용자가 가격에 대한 인식이 없다는 것은 소비자 시장이 없어지는 것과 마찬가지이다. 즉, 가격이 없어짐에 따라 의료보장 적용자(환자)와 공급자 간에 경쟁시장이 성립하지 않는다.

의료보장의 가입자들은 의료를 Q_m까지 이용하기를 원하지만 재정의 한계가 그와 같은 정도의 이용을 허용할 수도 없지만, 의료 소비자 시장이 성립하기 어려워 의료서비스의 배분 문제가 생기게 된다.

(2) 필요도를 토대로 한 의료서비스의 배급

의료보장제도의 도입으로 소비자 시장이 없어짐에 따라 서비스 배분을 시장에 맡길 수 없어진다(Feldstein, 2005). 따라서 시장이 아닌 다른 방법을 찾지 못하면 의료의 배분이 무질서해진다. 만약 의료재정이 Q_m까지 이용을 허용하기 어려울 경우, 가격인식이 없는 가입자들이 의료를 이용하기 위하여 새벽부터 의료기관에 진을 치든가, 그렇게 하지 못하면 의료이용을 하기 어려워 질 것이다[21]. 의료재정이 제한된 가운데 시민들이 공평하게 의료를 이용할 수 있게 하려면 불가피하게 수요(demand)가 아니라 필요도(need)를 토대로 서비스를 배급해야만 한다.

필요도는 가격에 무관하게 정해지기 때문에 시장에서 결정되는 것이 아니라 보험자(정부)가 전문가의 자문을 받아 인구구조, 상병구조, 의료기술, 경제수준 등을 토대로 결정한다. 즉, [그림 1-2]에서 필요도는 가격과 무관하게 Q_n과 같이 수직선의 형태가 된다.

---

21) 가격 인식이 없는 가입자들에게 의료이용을 제한하기 위한 방법은 선착순, 공급자 마음대로 혹은 배급방식이 있다.

의료이용을 수요에 맡길 수 없으니 의료의 구매자는 재정 관리자(공영제에서는 정부, 건강보험에서는 보험자)가 된다. 따라서 의료보장제도 하에서 의료시장은 재정관리자와 공급자 간에 형성된다.

즉, 의료재정 관리자(정부 또는 보험자)는 필요도를 보험급여 패키지로 하고 공급자로부터 급여서비스를 구매하여 의료보장 적용자(환자)에게 배급하게 된다. 의료보장제도를 운영하는 국가에서 의료보장제도의 적용자(환자)는 보험자가 구매해 놓은 서비스를 절차에 따라 이용하는 이용자가 된다. 의료보장 적용자가 가격인식을 하지 않는다는 것은 가격을 거의 제로(0)로 인식한다는 의미가 되어 의료수요는 거의 무한정이 된다. 따라서 유럽 국가들의 경우 수요가 항상 필요도를 초과하여 대기가 일상화 되어 있다[22]. 경쟁시장이 없어진 세계에서 정부나 보험자가 수요가 아닌 필요도(needs)를 정하고, 이를 기반으로 서비스를 배급할 수밖에 없기 때문에 의료보장 국가에서 의료계획(planning for need)은 당연히 필요해진다(Melhado, 1998).

건강보험제도를 운영하고 있는 우리나라에서 의료시장에 대한 정부 규제가 타당한가? 등에 대한 논의는 건강보험의료를 '공공성이 강한 사적 재화'로 간주하기 때문에 제기된 것이다. 건강보험제도를 통한 기본권으로서의 의료는 공공재가 되어 의료의 생산과 배분을 시장이 아니라 정부(혹은 보험자)가 책임지기 때문에 정부 개입의 타당성은 논의할 필요조차 없다(이규식, 2018).

의료보장제도는 의료를 인간의 기본권리라는 이념을 바탕으로 운영하고 있기 때문에 유럽의 의료경제학자나 정책전문가들은 의료보장의료에 대한 시장접근은 생각하지도 않는다. 그리고 미국에서도 의료경제학자들은 기본권으로서의 의료에 대해서는 유럽에서와 같은 생각을 하고 있다. 따라서 이 책에서와 같이 필요도 접근에서 의료의 소비자 시장이 성립되지 않는다는 식의 설명을 굳이 하지 않더라도 서비스 배분이 배급제가 된다는 이론을 거의 받아들이고 있다[23]. 만약 의사결정자가 시장 효율성 기준을 받아들이지 않는

22) 우리나라는 의료보장제도를 도입하고도 수요를 토대로 하는 의료시장에서 환자를 구매자로 간주하여 의료를 이용하기 때문에 필자의 설명을 이해하는 것이 쉽지 않을 것이다.

23) 미국의 유명한 의료경제학자인 Feldstein(2005)은 시장접근을 중심으로 다룬 저서 Health Care Economics 제1장에서 시장에 서비스 배분을 맡기는 경제이론에 대한 비판가들은 의료서비스에 대한 접근은 사회에 의한 권리로 간주되며, 그것의 분배는 시장에 맡겨둘 수 없다고 서술하고 있다. "Finally, such critics(시장에 배분을 맡기는 경제이론에 대한 비판) claim that access to medical services is considered a right by society, and its distribution cannot be left solely to the market place".

다면(즉, 의료의 접근성이 권리 개념으로 이루어짐), 소비자의 효용극대화 기준이 아니라 생산의 효율성 기준이 타당해진다. 의료서비스 배분에 필요도 접근(need approach)을 하게 되면, 모든 필요도를 충족시킬 정도로 자원이 충분하지 못하기 때문에 어떠한 필요도를 어떤 인구집단에게 최우선순위(highest priority)로 제공할지를 의사결정자가 선택할 수 있도록 하는 틀이 필요하다는 것이다(Feldstein, 2005).

(3) 의료이용 절차 및 의료계획의 수립

필요도는 가격이나 이용자의 소득 등과는 무관하기 때문에 이를 효율적으로 배급하기 위해서는 필요도의 우선순위 설정과 함께 의료이용 절차가 마련되어야 한다.

필요도 접근에서 중요한 것은 진료권 설정과 환자의뢰체계(patient pathway 혹은 referral pathway)를 정립하는 일이다. 이를 위해서는 두 가지 조건이 필요하다. 첫째는 공급자 조직의 위계화이다. Melhado(1998)는 공급자 조직의 위계화를 위한 구체적 모형으로 Fox(1986)가 주장하는 계층적 지역주의(hierarchical regionalism) 모형을 지칭하였다. 계층적 지역주의 모형은 필요도에 우선순위를 수용하기 위하여 의료기관을 1차, 2차, 3차로 계층화하고 지역 단위(진료권)로 균점 배치하여야 의료의 지리적 접근성이 보장되고 필요도의 배급이 원활해진다. 즉, 1차 의료기관은 주로 1차 의사가 의료보장 적용자의 생활지역과 밀착된 동네 중심으로 개업하도록 배치된다. 즉, 생활권이 1차 의료기관의 진료권이 된다. 2차 의료기관은 병원이나 종합병원 급으로 전문의가 배치되어 있으며, 입원을 할 수 있는 병상이 갖추어져 있다. 2차 의료기관의 진료권역은 기초지방자치단체 권역 정도로 생각할 수 있다[24]. 3차 의료기관은 고도의 전문적인 의료기술을 구비한 대학병원 혹은 'Medical Center' 급의 의료기관으로 진료권역은 광역 지방자치단체 권역 정도로 생각할 수 있다.

두 번째 조건은 의료이용자들을 위해서 필요도를 우선순위에 따라 설정할 필요가 있다. 필요도의 우선순위가 가장 높은 것은 응급의료가 아니라 가장 많은 사람들이 혜택을 볼 수 있는 서비스가 된다. 의료서비스를 필요도의 우선순위에 따라 1차, 2차, 3차 의료가 정해지게 될 것이다. 이와 같은 우선순위 역시 구매자(보험자나 정부)가 전문가들의 자문을 받아 결정하게 된다. 필요도의 우선순위가 결정되면 앞서 설명한 공급자 조직의

24) Healy and McKee (2002)는 유럽에서 주로 2차 의료기관의 역할을 하는 200~600병상 규모의 종합병원은 인구 15만 명에서 1백만 명을 진료권으로 설립되고 있다는 설명을 하고 있다.

위계화와 결합시킨다면 필요도가 최소의 비용으로 차질 없이 배분될 수 있다. 의료공급조직으로 1차 의료기관은 필요도의 우선순위가 가장 높았던 1차 필요도를 제공하도록 하고, 2차 의료기관은 2차 필요도를 3차 의료기관은 3차 필요도를 제공하며, 3차 의료기관에 이르면 임상적으로 유효하고 안전성이 입증되는 모든 서비스가 포함[25]되는 포괄적인 서비스(comprehensive services)를 제공할 수 있게 된다.

이와 같은 두 가지 조건이 충족되면 의료보장 적용자는 병이 나면 먼저 1차 의료기관을 찾고, 여기서 치료가 어려우면 1차 의사의 진료의뢰서를 받아 2차 의료기관을 찾도록 한다. 정책당국은 2차 의료기관이 제공할 수 있는 필요도는 1차보다 범위를 넓게 책정한다. 2차에서도 필요도를 충족시키지 못하면 의료이용자인 보험 적용자는 역시 의사의 진료의뢰서를 받아 3차 의료기관을 찾아 서비스를 받도록 한다. 즉, 공급자의 위계에 따라 정해지는 서비스의 범위가 다르기 때문에 가입자들은 환자의뢰체계(referral pathway)를 따라 가면서 서비스를 받게 된다. 이렇게 공급자의 위계에 따라 필요도를 책정하고 의료보장 적용자는 공급자 조직의 위계적 순서에 따른 환자의뢰체계를 따라 의료를 이용(혹은 필요도에 따른 배분)하게 되면 포괄적인 급여를 효율적으로 충족할 수 있으며, 이때 비급여는 존재할 수 없게 되어 보장성이 높아진다.

이러한 위계적 공급자 조직에 맞추어 필요도가 원활히 제공되기 위해서는 앞에서 Melhado가 주장한 의료계획이 수립되어야 한다. 필요도 접근에서 의료계획(planning)은 의료기관의 질서 정연한 발전을 이루게 하는 장치가 된다는 것이 Melhado의 견해이다. 의료계획은 보험자나 정부가 결정한 필요도를 공급하기 위하여 인력은 어느 정도가 요구되고 병상과 같은 시설은 어느 정도가 필요한지에 대한 계획인 것이다. 수요 접근이 아닌 필요도 접근에서 계획이 없으면 필요도와 공급을 결합시킬 메커니즘이 없게 된다. 따라서 기획가들은 필요도 접근을 할 경우에는 의료분야를 계층적 지역주의에 따른 계획을 통한 공급이 의료분야 발전을 억제하는 것이 아니라 의료이용을 단계적으로 하도록 유도하여 효율성을 발휘할 수 있다고 믿고 있다(이규식, 2018).

25) 의료기술이 빨리 발전함에 따라 유효성과 안전성이 입증되는 모든 서비스를 의료보장에서 제공하기 어렵기 때문에 1980년대 이후부터 유럽 국가들은 의료기술평가(health technology assessment, HTA)를 통하여 유사한 효능을 갖는 서비스나 의약품 등은 경제성 등을 따져 경제성이 떨어지면 제공하지 않고 있다. 한국도 한국보건의료연구원(NECA)과 식약처에서 안전성과 유효성을 사정하고 경제성은 심평원에서 평가하여 보험등재 여부를 결정하고 있다.

2) 구매이론과 새로운 의료시장의 등장

(1) 구매이론의 중요성

우리나라는 의료보장제도를 도입하면서 의료체계의 운영은 의료보장제도가 도입되지 않았을 때와 같이 시장형 의료체계를 유지하여 의료정책이 건강보험제도와 부합하지 못하는 문제가 있다. 의료보장 국가에서 환자에게는 가격이 없는 것이나 같기 때문에 수요란 존재할 수 없다. 따라서 필요도 접근이 불가피하며, 이 때 의료의 구매자는 환자가 아니라 재정관리자인 구매자(정부나 보험자)가 된다.

의료보장제도에서 의료의 구매자는 공급자로부터 서비스를 구매하여 환자들이 적정한 정도만 이용할 수 있도록 제도를 설계하여 의료재정 관리를 할 수 있어야 한다. 구매자의 재정 관리가 중요한 이유는 다음과 같다. 첫째, 구매자는 조달된 재정이 제한된다는 점을 감안하여 가능하면 많은 사람들이 공평하게 의료를 이용할 수 있도록 관리해야 하기 때문이다. 둘째, 구매자는 공급자와 협상을 통하여 가격을 적절히 설정하여 의료재정을 보호하되 공급자가 의료를 재생산할 수 있도록 인센티브를 허용하여 의료의 지속적 공급이 가능하도록 해야 하기 때문이다. 셋째, 구매자는 결정된 가격으로 구매하는 의료가 질이나 감염관리 등의 측면에서 문제가 없도록 하여 환자를 안전하게 보호해야 하기 때문이다.

의료보장제도에서 구매이론이 중요한 것은 구매자가 누구냐에 따라 의료이용 행태나 의료서비스의 이용경로(care pathway 혹은 patient pathway)가 달라져 의료이용의 편의성이나 의료의 질이 좌우되기 때문이다. 구매자가 누구냐에 따라 의료정책의 수용도와 의료정책의 참여자도 달라져, 궁극적으로 의료이용 관리를 통한 재정 관리의 용이성 또한 좌우된다. 따라서 의료보장제도에서는 구매자의 정의가 매우 중요하다. 그런데 우리나라는 의료보장제도가 없었을 때에 환자가 구매자 역할을 하였던 것을, 의료보장제도가 도입되고 40여년이 지났는데도 여전히 환자를 구매자로 간주함에 따라 건강보험정책이나 의료정책이 의료보장제도의 원리에 따라 수립·집행되지 못하고 시장형 의료체계를 유지하는 국가와 유사하게 정책이 구사되어 많은 문제가 파생되고 있다. 우리나라 국민들이 서유럽 국가 수준으로 의료보장성을 높게 유지하면서 의료재정을 안정적으로 관리하고, 적정 수준의 의료 질을 유지하기 위해서는 의료서비스 구매자가 환자가 아니라 보험자라는 점을 분명히 하는 의료정책이 수립되어야 한다. 이러한 점에서 의료보장제도에서 의료의 구매자를 분명히 정립하는 구매이론의 중요성이 강조된다.

(2) 구매이론의 등장

의료서비스를 구매한다는 것은 새로운 행위가 아니다(Øvretveit, 1995). 의료보장제도가 없었을 때도 인간은 의료가 필요하면 값진 것과 교환하여 건강을 유지한데서 구매행위를 찾을 수 있다. 역사적으로 부자나 가난한 사람이나 필요로 할 때 의료를 구매하였다. 현대 의학의 발전으로 의료전문가인 의사가 등장하였고, 이들이 제공하는 의료서비스에 대한 대가를 지불하기 위한 조직과 제도가 발전하였다(Parry and Parry, 1976; Øvretveit, 1995에서 재인용). 사람들은 치료비 부담을 덜기 위해 공동으로 기금(fund)을 조성하고 의료가 필요하면 기금에서 비용을 지불하였다. 이와 같은 것을 제도화한 것이 유럽에서 흔히 볼 수 있는 질병금고이다.

의료보장제도의 도입으로 의료서비스에서 경쟁시장(환자와 공급자 간의 거래)이 성립할 수 없게 됨에 따라 수요를 토대로 서비스를 분배하는 것이 아니라 필요도를 토대로 서비스를 분배하게 되었다. 이때 서비스를 구매하고 환자에게 분배하는 역할은 재정을 조달하는 보험자가 맡을 수밖에 없다. 즉, 보험자가 재정을 조달하고 그 범위 안에서 의료기관으로부터 서비스를 구매하여 환자에게 구매한 서비스를 배분함에 따라 보험자가 당연히 구매자가 되었다. 서비스 배분이라는 용어를 사용하지만 실제는 구매자가 구매한 서비스를 환자에게 급여 패키지를 기준으로 배급하는 형태이다. 보험자(구매자)는 재정의 조달에서부터 서비스의 구매, 그리고 구매한 서비스의 배급에 이르기까지 다양한 역할을 해야 하기 때문에 구매자의 역할에 대한 구매이론이 당연히 필요하였다.

영국은 1990년대 내부시장 모형에 의한 의료개혁을 하면서 건강보험제도와 유사하게 의료서비스의 공급과 구매를 분리하게 되었다. 즉 지금까지 NHS가 직접 의료서비스를 생산·제공하는 구매와 공급이 통합된 형태에서 구매자와 생산자를 분리하여 내부시장 모형을 채택함에 따라 건강보험제도와 유사한 형태로 전환되었다.

비록 건강보험제도가 구매자와 공급자가 분리되어 있었지만 1990년대 구매이론이 등장하기 이전에는 대부분 건강보험국가의 보험자 역할은 공급자가 환자를 진료하고 진료비를 청구하면 이를 심사하여 지불하는 기능(reimbursing)으로 한정하고 있었다[26]. 그러나 1990년대 의료개혁 과정에서 보험자는 필요도의 사정, 필요도를 토대로 하는 서비스의 구매 그리고 배급에 이르기까지 다양한 역할을 통하여 의료체계의 효율성 및 반

---

26) 이 당시 영국과 같은 공영제에서는 구매와 공급이 통합되어 있어서 공급자에게 진료비를 지불(reimbursing)한다는 개념을 갖기 어려웠기 때문에 건강보험국가에 한정하는 표현을 사용하였다.

응성 제고와 같은 목표를 달성시켜야 했다. 따라서 보험자 역할을 단순한 진료비 지불(reimbursing)에만 한정시킬 것이 아니라 구매(purchasing)와 같은 새로운 역할이 요구되어 구매이론이 등장하게 되었다. 따라서 필요도 접근에서 구매이론은 필수적이 되었다.

이와 같은 기능을 갖는 구매에 대하여 영국에서도 1990년대 의료개혁을 할 때까지 그 중요성을 제대로 깨닫지 못하고 있었다. 그러다 1991년 4월 NHS를 내부시장 모형으로 개혁을 단행하면서 구매의 중요성을 인식하게 되었다. 영국 NHS의 CEO인 Nichol(1995)은 NHS의 최상위 정책 의제로 1993년 구매를 꼽으면서, NHS는 환자나 국민 건강을 위하여 의료의 효율을 개선할 수 있는 구매자 주도 시스템(purchaser-driven system)이 되고 있다고 하였다. 그는 영국의 의료개혁이 많은 국가의 관심을 끌고 있는데, 유럽 국가들은 영국이 단행한 내부시장에 의한 경쟁을 통한 의료개혁과 미래시스템에서 구매의 역할에 대하여 이해를 높이고 경험을 공유하게 되었다고 하였다. 공영제를 운영하는 영국에서 구매자와 공급자의 분리모형을 도입하고 정부의 기능은 구매자에 한정하도록 함에 따라 의료서비스에 대한 구매의 역할이 새로운 각광을 받게 되었다(Øvretveit, 1995).

의료분야에 구매이론이 등장하기 시작한 것은 1990년 영국에서 내부시장에 의한 의료개혁과 때를 같이하였다고 Øvretveit(1995)는 설명하고 있다[27]. 또한 그 이후 유럽이나 미국에서도 의료개혁과 함께 구매에 대한 논의들이 있었음을 밝히고 있다. 그러나 구매이론이 일반적으로 의료분야에 널리 적용되기 시작한 것은 2000년대로 여러 국가들이 의료개혁을 통하여 구매자가 보험자나 정부라는 점을 깨닫게 되고 구매를 통한 의료체계의 성과 향상을 이루고자 노력하는데서 찾을 수 있다.

공영제 국가인 영국에서 구매자와 공급자를 분리하고 정부는 구매자 기능에 한정하는 개혁안을 본 일부의 다른 공영제 국가들도 구매자와 공급자를 분리하는 개혁을 시도하였다. 공영제 모형인 영국 NHS에서 구매자 역할이 강조됨에 따라 이미 구매자와 공급자가 분리되어 있던 건강보험국가에서도 보험자의 구매 기능에 유의하게 되었다. 왜냐하면 정부 공영제로 의료체계를 운영하던 국가에서 구매자와 공급자의 기능을 분리하게 되면 건강보험제도와 공영제는 의료체계를 운영하는 틀이 거의 같아지게 되기 때문이다. 즉, 건강보험제도는 제도 자체가 구매자(보험자)와 공급자(의료기관)가 분리되어 있는 구조이기

27) 영국은 NHS 당국이 1989년 *Working for Patient*라는 의료개혁 백서를 발간한 후, 1991년 4월부터 내부시장(internal markets)에 의한 경쟁원리의 도입을 통한 의료개혁이 시작되었다. 그러나 구매이론에 관한 단행본을 발간한 Øvretveit(1995)는 영국의 내부시장개혁이 시작된 시기를 1990년으로 서술하고 있다.

때문에 구매자에 대한 특별한 역할이 강조되지는 않았다. 그러다 네덜란드에서 1989년부터 구매자(보험자)를 선택하는 권리를 가입자에게 허용하여 의료체계 전반에 경쟁원리를 도입하자는 개혁방안인 데커보고서가 발표됨에 따라 구매자 역할에 대한 관심이 나타나게 되었다. 공영제에서 구매자와 공급자를 분리하게 되면 두 제도는 단지 재정을 정부예산에서 조달하느냐 사회보험료에서 조달하느냐의 방법만 달라지기 때문이다.

1990년대 영국에서 의료개혁이 시작되기 이전에는 구매에 대하여 대부분의 의료보장제도를 운영하는 국가들이 큰 관심을 두지 않았는데, 그 이유는 세 가지 측면에서 살펴볼 수 있겠다.

첫째, 제2차 세계대전 이전에는 1883년 비스마르크가 도입한 근로자를 위한 상병수당 위주의 질병보험제도(Sickness Insurance)가 운영되었기 때문에 의료서비스 구매에 대하여 관심을 둘 필요가 없었다. 그러다 1942년 『베버리지 보고서』의 발간으로 의료가 인간의 기본권 개념으로 간주되어 모든 국민에게 의료이용을 보장하기 위한 제도가 설계되기 시작하였다. 이에 따라 영국은 1948년 7월 중앙정부 공영제인 NHS제도를 도입하게 되었다. 유엔은 1948년 12월 세계인권선언을 채택하면서 의료를 기본권으로 인정하였고, 특히 1950년대 이후 서유럽 국가들이 복지국가를 지향하면서 전 국민을 대상으로 하는 새로운 의료보장제도의 틀이 모색되었다. 어떤 국가들은 영국 방식의 공영제를 택하기도 하고, 다른 국가들은 기존의 질병보험을 전 국민을 대상으로 하는 건강보험제도(Social Health Insurance, SHI)로 개혁을 하였다(이규식, 2019). 이와 같은 새로운 의료보장 틀의 등장은 구매와 같은 문제에 관심을 둘 여유를 주지 않았다.

둘째, 건강보험제도는 의료서비스 공급자와 보험자가 분리(provider–purchaser split) 되어 보험자가 구매한다는 개념이었으며, 이미 필요도 접근에 의하여 제도가 운영되었기 때문에 구매자는 환자가 아니라 보험자라는 개념이 묵시적으로 깔려있었다. 그러나 세계인권선언 이후 새로운 개념의 건강보험제도 틀이 등장하면서 필요도 개념이 싹트게 되었지만 당시는 보험자가 서비스를 구매한다는 개념보다는 제3의 지불자 개념에 따라 건강보험 가입자가 서비스를 이용하면 보험자는 진료비를 공급자인 의료기관에 지불하는 개념이 오히려 중시되었던 것이다. 따라서 이 시기에도 구매자 개념이 정립되기 어려웠던 것이다. 그리고 공영제에서는 정부가 재정으로 병원을 직접 운영하여 대상자에게 의료서비스를 제공하였기 때문에 구매자와 공급자 기능이 정부에 집중되어 있어 구매자나 지불자 개념을 생각할 수가 없었다.

셋째, 1950년대 이후 서유럽 국가들은 경제성장의 황금시기(golden age)를 누리고 있어서 의료보장제도의 재정조달과 같은 문제에 큰 관심이 없었다. 건강보험제도에서는 국민이 의료서비스를 이용하고, 의료기관이 보험자에게 진료비를 청구하면 간단한 심사 후에 지불하면 되었기 때문에 구매와 같은 개념을 동원할 필요가 없었다. 특히 당시의 서유럽에서 건강보험제도를 택한 대부분의 국가들은 병원 서비스에 대하여 일당진료비나 예산제[28]로 지불하였기 때문에 보험자가 구매와 같은 문제에 관심을 가질 필요가 없었다. 그리고 공영제 국가들은 정부의 예산으로 병원을 운영하였고, 예산은 의료필요도에 따라 결정되어 예산의 범위 안에서 서비스를 공급하면 되었기 때문에 공영제 국가들도 구매와 같은 문제에 관심을 가질 필요성이 없었다.

그러다 1970년대 두 차례에 걸친 오일 쇼크로 인하여 1970년대 후반에 이르러 전 세계 경제가 장기침체(stagflation)기를 맞이하면서 경제성장의 황금시기가 끝나고 복지국가의 위기가 닥쳤다. 복지국가의 위기를 경험하면서 미국과 서유럽에서는 시장을 중시하는 신자유주의 이념이 등장하게 된다. 신자유주의는 지금까지 케인즈 이론에 따른 정부 개입정책에 대해 Stigler(1971)나 Posner(1974) 등이 규제에 따른 비효율을 비판함에 따라 시장의 중요성을 새롭게 인식하면서 등장하게 되었다[29]. 신자유주의는 1979년 영국에서 대처 수상, 1981년 미국에서 레이건 대통령이 집권하면서 구체적인 정책들이 실행에 들어가게 된다. 이때 등장한 신자유주의 이념은 1990년대 서유럽 지역의 의료개혁을 이끄는 동력이 되었다(Øvretveit, 1995; 이규식, 2019). 1990년대 의료개혁의 핵심은 정부의 규제나 통제를 통하여 의료체계의 여러 문제들을 해결하기 보다는 경쟁원리를 도입하자는 논리였다(Enthoven, 1977). 신자유주의 이론에 따라 영국에서는 1991년 4월부터 내부시장에 의한 개혁이 시작되었다. 내부시장은 지금까지 정부가 직접 의료서비스를 생산하여 공급하는 구매자와 공급자가 통합된 모형에서 벗어나 정부는 구매자 기능[30]을 맡고, 공급자인 병원은 정부 통제에서 벗어나 자율 경영기관[31]으로 독립시켜 구매자와 공

---

28) 당시 건강보험제도를 택한 대부분의 국가는 병원에 대하여 일당진료비제도를 택하고 있었으나, 네덜란드는 병원에 대하여 예산할당제를 택하고 있었다.

29) 시장경제와 자유주의에 대한 이념은 하이에크(Hayek)나 프리드만(Friedman)과 같은 학자들이 꾸준히 주장한 것인데, 1930년대 경제공황 이후 케인즈 경제학이 등장하여 시장에 반하는 정부 개입이 이루어지면서 그 정도가 점점 심해짐에 따라, 1970년대 이에 대한 비판이 등장하게 되었다.

30) 영국 의료개혁에서 구매자는 1차 의사 중에서 선정되는 기금 소유 일반의사(GP Fund Holder)와 통합된 DHA(District Health Authority)/FHSA(Family Health Services Authorities)로 하였다.

31) 공급자는 1차 의사(GPs)와 병원인데, 병원은 자율경영기관인 NHS Trust로 하였다.

급자가 새로운 의료시장을 형성하자는 것이다. 새로운 의료시장은 정부가 인위적으로 NHS 내부에서 구매자와 공급자를 분리시켜 공급자간의 경쟁을 유도하여 의료체계 전반의 효율성, 반응성, 혁신성을 높이고자 하는 모형으로 영국은 내부시장(internal market)에 의한 의료개혁을 시작하면서 commissioning[32)]이라는 포괄적 구매 개념을 도입하였다[33)](Wenzel and Robertson, 2019). 영국의 Commissioner(포괄적 구매자)[34)]는 관할 지역 주민들을 위한 최상의 건강산출물을 얻기 위하여 필요도 사정, 의료계획과 우선순위 설정, 구매, 모니터링의 기능을 수행하는 특징이 있다(NHS England, 2020).

우리나라의 건강보험제도는 구매자와 공급자가 분리된 계약모형(public contract model)을 유지하고 있어 공영의료제 국가들에 비하여 효율성을 유지할 메커니즘은 갖추고 있다. 그런데 현재는 공급자인 의료기관이 보험급여로 정해진 서비스를 국민에게 제공하고, 진료비를 청구하면 단순하게 청구내역을 심사하여 이를 지불하는 지불자의 기능에 구매자 기능을 한정하고 있다. 우리나라가 이와 같은 문제를 지니고 있는 것은 의료보장제도를 도입하면서 필요도 접근으로 전환하지 못하고 여전히 수요 접근을 유지하여 의료서비스의 구매자를 환자로 착각하기 때문이다.

3) 구매이론과 건강보험제도 운영 틀의 변화

(1) 의료보장 초기의 보험자 역할

의료보장제도는 환자가 아닌 보험자가 구매자가 되어야 함에도 불구하고 1990년대 의료개혁이 대두되기 이전까지는 유럽 국가들도 구매의 중요성을 인식하지 못하였던 관계로 구매자를 명확하게 정의하지 않았다. 따라서 전통적인 구매이론 하에서의 건강보험제도의 틀은 [그림 1-4] 혹은 [그림 1-5]와 같이 제시될 수 있다. 이 모형에서 구매자는 환

---

32) Øvretveit(1995)는 구매에서 포괄구매(commissioning)를 가장 넓은 의미로 사용하고, 다음이 구매(purchasing), 그리고 가장 협의의 개념으로 계약(contracting)을 제시하고 있다.

33) 포괄적 구매자는 1991년 GP Fundholders와 DHAs(District Health Authorities)/FHSAs(Family Health Services Authorities)로 하였다. 1997년 내부시장 모형이 통합의료로 대체되면서 1999년 4월에는 GP Fundholder 제도가 폐지되고 구매자가 PCGs(Primary Care Groups)로 바꾸었다. 2002년에는 구매자를 PCTs(Primary Care Trusts)로 바뀌었고, 2013년부터 Health and Social Care Act가 시행되면서 구매자는 임상의료구매단(Clinical Commissioning Groups, CCGs)으로 또 다시 바뀌었다.

34) 영국의 Commissioner는 고유명사로 포괄적 구매자로 번역하는 것이 원칙이지만 구매기능이라는 일반명사로 사용할 경우 구매자로 번역하고 있다.

자가 되었고, 보험자는 재정을 조달하고 청구된 진료비를 심사하여 지불하는 단순한 기능만 한다.

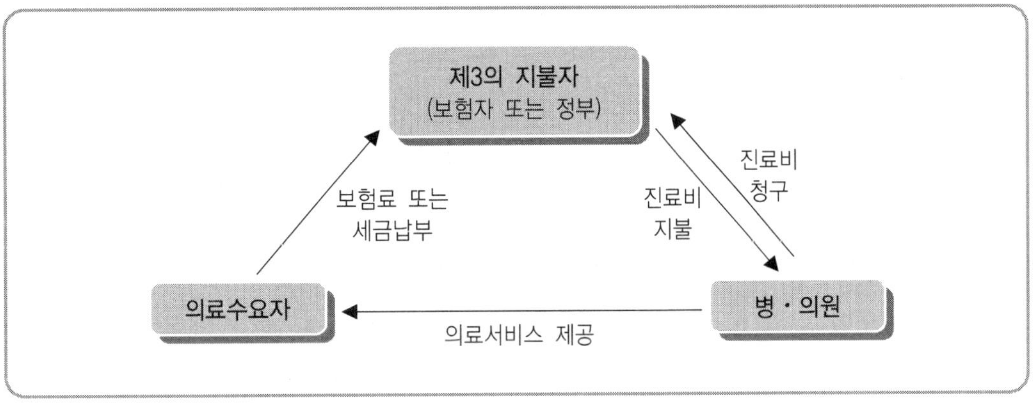

[그림 1-4] 제3자 지불제도에서의 건강보험제도 틀

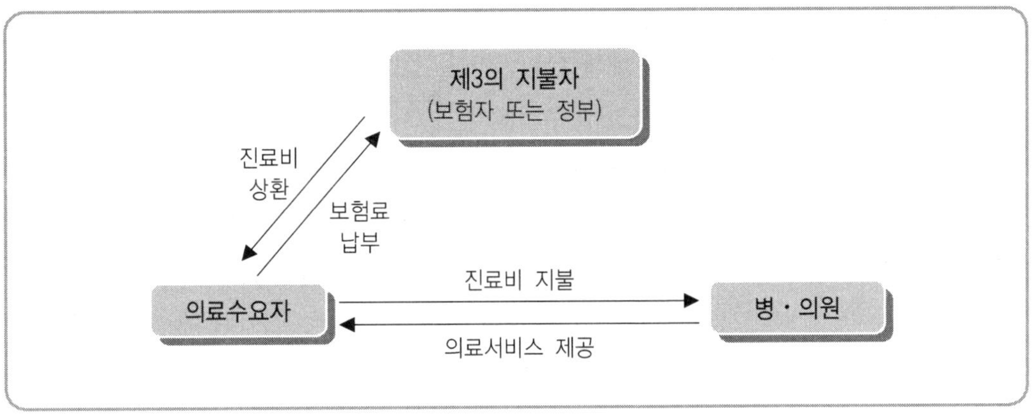

[그림 1-5] 상환제에서의 건강보험제도 틀

[그림 1-4]는 의료이용자가 보험자에게 보험료를 사전에 지불한 후에 의료를 이용하면 공급자인 병·의원은 보험자에게 비용을 청구하여 지불받는 제3자 지불방식이다. 대부분의 건강보험의료는 제3자 지불방법이 적용된다. 그러나 프랑스나 룩셈부르크 등에서 개업의사에 대한 진료비 지불에 한하여 [그림 1-5]와 같은 상환제(償還制)[35]를 사용하고

35) 상환제는 미국의 민간보험 가운데서 Indemnity Insurance에서 사용되고 있으며, 건강보험제도에서는 프랑스를 위시한 일부 국가들이 개업의사에 대한 지불방법으로 사용되고 있다.

있다. 상환제란 이용자가 보험자에게 보험료를 지불하고, 의료이용을 할 때는 개업의사에게 진료비 전액을 먼저 지불한 후에 영수증을 받아 보험자에게 진료비를 청구하여 본인부담액을 제외한 진료비를 상환받는 방법이다. 특히 프랑스의 경우, 정해진 수가는 오직 환자가 상환받기 위한 정가로 작용할 뿐 공급자인 의사는 이 가격을 지키지 않아도 된다. 예를 들어 의사 진료비가 100달러로 정해져 있고 본인부담률이 20%라 할 경우, 의사는 100달러 이상을 받아도 된다. 다만 환자는 보험자에게 진료비 상환을 신청하면 보험자는 정가의 80%인 80달러만 상환해준다. 만약 의사가 120달러를 받았다면 환자는 보험자에게 80달러만 상환을 받을 수 있고, 40달러는 본인이 부담해야 한다.

제3자 지불제도는 구매자가 누구인지 다소 모호한 반면에 상환제는 명확하게 환자를 구매자로 간주하고 있다. 즉, 상환제에서는 환자가 의료서비스를 구매하면서 진료비도 동시에 지불한 후에 보험자로부터 상환을 받는 방식이기 때문에 구매자는 보험자가 아니라 환자라는 점을 확실하게 각인시키는 제도가 된다.

전통적인 보험급여 관리는 보험자가 가입자에게 제공할 서비스(보험급여)의 범위를 결정하고, 가격을 설정하여 의료공급자가 가입자의 의료이용에 불편이 없도록 해 주는데 있었다. 따라서 보험자의 역할은 보험급여 범위(benefit package)의 설정과 급여서비스(의약품이나 치료재료)의 가격 설정에 주어졌다. 동시에 보험자는 의료공급자가 청구한 진료비를 심사하고 이를 제때에 지불하는 것으로 급여 관리의 역할은 끝나게 된다. 그리고 보험급여의 핵심으로 보험진료비를 관리하는 것이었다. 보험진료비 관리에서 중요한 것은 보험수가와 의료이용도의 관리였다. 보험수가는 통상 보험자와 공급자간의 협상으로 결정되었으며, 의료이용도 관리는 구매자인 환자의 도덕적 해이의 관리에 초점이 주어졌다. 여기에 보험자가 구매자 역할을 해야 할 여지는 없었다. 그리고 의료체계의 성과 향상을 위한 책무(accountability)는 공급자에게 지우고 보험자(또는 정부)는 공급자에게 명령과 통제(command and control)를 통하여 책무를 다하는 것으로 간주하였다.

(2) 보험자의 구매자 기능 인식

의료서비스의 구매자를 환자가 아닌 보험자로 인식하게 될 경우, 보험자(구매자)의 역할은 단순하게 급여 패키지 설정과 수가 결정, 진료비 심사・지불로만 끝나지 않고, 필요도의 설정, 의료계획 수립과 같은 업무를 수행하여 의료체계의 성과 향상을 위한 적극적인 활동이 필요해진다[36].

건강보험제도를 필요도 접근에 의하여 의료서비스를 배분해야 하는 것으로 인식하게 되면 수요 접근 때와는 다른 새로운 배분방식이 고안된다. 먼저 필요도(보험급여)를 정할 때 우선순위도 정하고 이를 토대로 의료공급자의 수준에 따른 위계화와 함께 위계에 따른 필요도를 충족시키기 위한 의료계획의 수립, 그리고 공급자의 위계와 부합하는 환자 의뢰체계의 적용과 같은 조치가 필요하다. 이와 같은 조치들이 모두 보험자의 구매행위로 간주되며, 이러한 조치와 함께 의료의 질이나 서비스의 성과 향상을 위한 조치들도 보험자의 역할이 된다. 수요 접근에서는 거래되는 서비스의 양과 질은 물론 의료체계의 성과도 모두 시장에서 결정되지만 필요도 접근에서는 시장이 없기 때문에 시장에서 수행하던 서비스 양이나 질의 결정은 물론 성과 관리가 모두 구매자(보험자)의 역할이 된다.

유럽의 건강보험 국가들은 제도 도입과 함께 필요도 접근을 하였지만 우리나라는 건강보험제도를 도입하면서도 수요 접근을 지속하여 보험자의 업무는 매우 단순하였다. 필요도 접근을 하게 되면 유럽 국가들과 같이 보험자의 업무가 다양해지고 보험관리를 위한 스튜어드십도 전면적으로 바뀌어져야 할 것이다. WHO는 *WHR 2000*[37])에서 보험자는 적극적인 구매자 혹은 전략적 구매자 역할을 통하여 의료체계를 이끌어 나가는 스튜어드십을 갖추어야 함을 강조하고 있다.

(3) 보험자의 구매자 역할과 건강보험의 틀

의료보장제도 아래서 의료서비스 시장은 환자와 공급자에 의하여 형성되는 시장 모형과는 달리 구매자인 보험자와 공급자인 의료기관 간에 형성된다. 보험자가 구매자가 될 때의 건강보험제도 틀은 [그림 1-4]보다 [그림 1-6]으로 나타내는 것이 적절하다. 왜냐하면 전통적으로 사용하던 [그림 1-4]는 보험자를 구매자가 아니라 제3의 지불자로 간주하고 환자를 구매자로 인식하였기 때문이다. 따라서 [그림 1-4]의 틀은 환자가 가장 중요하고, 공급자나 보험자는 환자에게 의료를 제대로 이용하는 것을 도와주는 보조적 기능을 하는 것으로 간주되어 환자보다 상대적으로 중요성이 떨어지고 있다. 왜냐하면 보험제도의 작동이 보험료를 낸 가입자, 즉 피보험자(환자)에서 시작되기 때문이다. 가입자

---

36) 보험자의 구매자 역할을 보다 적극적으로 표현하여 전략적 구매자라고 부르기도 한다. 이 표현은 의료개혁 이전의 보험자도 구매자 기능을 한 것으로 간주할 경우 수동적 구매자로 구분하는 것이다. 그러나 의료개혁 이전에는 보험자를 제3의 지불자로 간주하였기 때문에 구매자 기능을 하였다고 보기는 어렵다.

37) WHO가 2000년에 발간한 *The World Health Report 2000*을 줄여서 표시한 것이다.

가 보험료를 납부하고, 의료를 이용하게 되면 공급자는 치료를 하고 비용을 보험자에게 청구만 하면 되었고, 보험자는 청구된 진료비를 단순히 심사하여 지불만 하면 각자의 역할이 끝나기 때문이다. 이러한 틀을 유지하는 [그림 1-4] 및 [그림 1-5] 모형에서는 시스템을 작동시키는 원천적인 기능을 하는 참여자(actor)란 돈(보험료)을 내는 피보험자(환자)일 수밖에 없다.

그러나 보험자가 구매자가 될 경우, 가입자는 보험료만 납부하고 여타의 일은 구매자인 보험자가 주도하게 된다. 따라서 이때는 건강보험제도의 운영하는 틀을 [그림 1-6]과 같이 바꾸는 것이 현실에 부합한다. 이 그림에서는 가입자인 피보험자(환자)는 의료보장이라는 시스템에서 이용자로서의 기능을 수행하여 공급자나 보험자와 같이 시스템을 움직이는 하나의 참여자(actor)로 끝날 뿐 [그림 1-4]에서와 같이 다른 참여자에 비하여 특별한 비중이 주어질 필요가 없다. 그리고 [그림 1-6] 모형에서는 이용자를 공급자와 직접적으로 연결시킬 필요가 없다. 환자가 공급자로부터 의료서비스를 제공받지만 제공받는 서비스의 범위나 수가는 모두 보험자가 정해주고 환자는 보험자가 정해주는 지침에 따라 이용하고 본인부담만 하면 되기 때문에 [그림 1-4]와 같이 공급자와 연결할 필요가 없다. [그림 1-6]에서는 공급자와 정부 간에도 직접 연결을 짓지 않았는데, 보험급여 서비스의 공급과 관련해서 정부의 직접적인 지시나 통제를 받기보다 구매자인 보험자와 계약을 통하여 공급이 이루어지기 때문이다. 이 모형 하에서는 환자, 공급자, 정부 모두가 구매자를 통해 서비스가 제공되고 관리된다. 따라서 [그림 1-6] 모형에서는 보험자의 스튜어드십이 매우 중요해진다. 물론 의료체계 운영의 전반적인 책임을 갖는 정부가 서비스 이용이나 공급에 전혀 관여하지 않는 것은 아니지만 많은 역할이 구매자를 통하여 이루어지고 정부의 법적인 규제는 별도로 이루어지기 때문에 구매자의 역할이 보다 강조되는 것이다.

Busse(2012)도 필자와 같은 견해로 유럽의 오스트리아, 독일, 이스라엘, 네덜란드, 스위스에서는 제3의 지불자가 공급자에 대한 진료비 지불을 상환(reimbursing)[38]에서 구매(purchasing)로 바꾸었다고 설명하고 있다. 따라서 구매이론을 적용하려면 [그림 1-6]이 타당하다고 볼 수 있다.

---

38) 엄격히 구분하면 [그림 1-4]는 제3자 지불제도, [그림 1-5]는 상환제도라고 부르지만, 제3자 지불제도도 보험자가 의료기관에 진료비를 지불하기 때문에 상환제라고 부르기도 한다. 따라서 Busse가 reimbursing이란 용어를 사용하였다고 제3자 지불제도가 제외되는 것은 아니다.

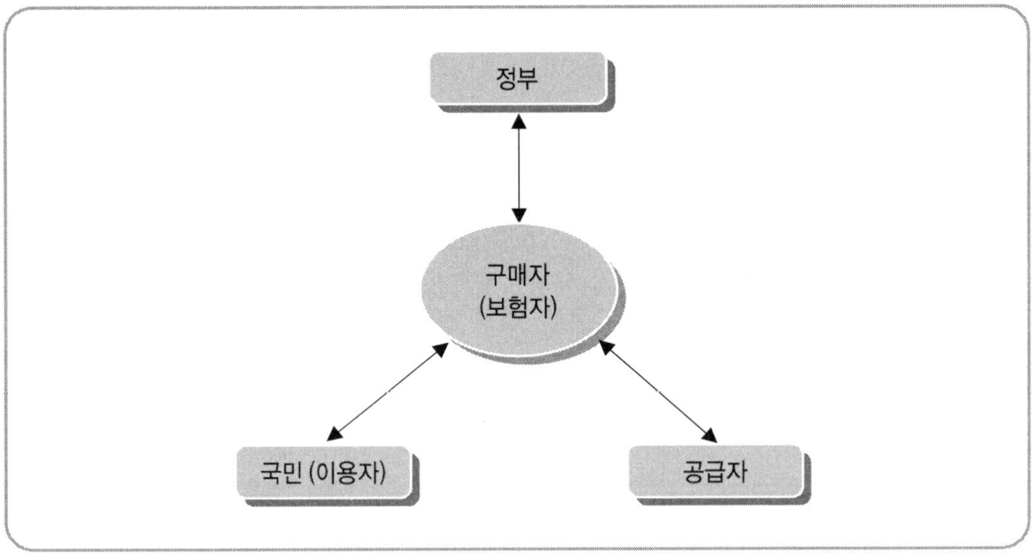

[그림 1-6] 보험자가 구매자가 될 때의 건강보험제도의 틀

의료보장제도 아래서는 보험자가 구매자라는 사실이 매우 중요하다. 우리나라는 의료보장제도를 도입하고도 여전히 의료가격에 좌우되는 수요를 바탕으로 제도를 운영함에 따라 환자의뢰체계도 제대로 작동하지 못하고 있다. 수요 접근에 기인한 의료의 과잉 이용에 따른 재정압박을 피하기 위한 유일한 방법이 수가 통제였기 때문에 저수가로 일관하여 의료의 질 관리를 어렵게 하고 있다. 그리고 수가 통제에 대한 의료계의 불만을 잠재우려고 의사 수를 통제함에 따라 의료 인력이 부족하게 되어 의사소득만 높이는 모순된 정책을 보여주고 있다[39]. 특히 수요를 바탕으로 의료보장제도를 운영함에 따라 늘어나는 수요를 건강보험으로 모두 충족하기 어려워 다양한 비급여를 인정하여 의료의 영리화를 초래시키는 모순도 발생하고 있다.

우리나라는 여전히 [그림 1-4]의 틀로 건강보험제도를 운영함에 따라 피보험자의 역할이 지나치게 강조되어 피보험자를 환자, 보험가입자, 소비자로 역할을 분화시켜 건강보

39) 의료수가를 통제함에 따라 질 관리가 제대로 안 되는 사례는 2015년 6월에 발생한 메르스 사태에서 삼성병원 응급실이 메르스 확산의 진원지가 되었던 점에서 잘 알 수 있다. 보험수가 문제가 제기되면 현재도 의사들의 소득이 높기 때문에 수가가 충분하다는 주장을 하지만 수가와 의사소득을 직접 연결할 수는 없다. 의사소득이 높은 것은 의사의 수요보다 공급이 적어서 발생하는 것으로, 병상의 증설을 무분별하게 허용함에 따라 의사 수요가 높아져 의사소득이 높아지고 있다. 병상수 증설과 의사수를 연결하지 못한 정책의 결과로 의사 구인난이 의사 소득을 결정하고 있다.

험과 관련된 많은 분야의 의사결정에 지나치게 참여하는 문제를 낳고 있다[40]. [그림 1-6]의 틀로 건강보험제도를 운영하게 되면 건강보험과 관련된 의사결정에 피보험자(환자) 대표를 지나치게 관여시킬 필요가 없어진다. 피보험자(환자)는 의료보장이라는 시스템에서 이용자로서의 기능을 수행하여 공급자나 보험자와 같이 시스템을 움직이는 하나의 참여자(actor)로 끝날 뿐 [그림 1-4]에서와 같이 다른 참여자에 비하여 특별한 비중이 주어질 필요가 없다. 따라서 보험자를 구매자로 간주하는 [그림 1-6]의 틀로 제도를 운영한다면 건강보험과 관련된 의사결정 구조도 대폭 바꾸어야 할 것이다.

40) 대표적인 분야가 건강보험정책심의회 구성인데 이 문제는 제2장에서 상세히 언급하기로 한다.

제2장
구매이론과 필요도

1. 구매이론과 보험급여 원칙

1) 포괄적 급여와 최소수준 원칙

건강보험제도 실시와 관련된 원칙은 크게 세 가지로 보험 적용대상자를 누구로 하느냐에 관한 것, 보험에서 제공하는 편익(benefit), 즉 보험급여와 관련된 것, 그리고 재정과 관련된 것이 있다(이규식, 2019).

여기서는 보험급여와 관련된 원칙만 살펴보기로 한다. 보험급여와 관련한 원칙은 1942년에 발간된 베버리지 보고서(Beveridge Report) para 303에서 세 가지 원칙을 제시하고 있다. 하나는 정액의 최저생계비(flat rate of subsistence benefit)이며, 둘째는 적정한 급여(adequacy of benefit), 셋째는 포괄성(comprehensiveness) 이다. 첫 번째의 정액원칙은 누구에게나 최저생계비 수준의 동일한 급여를 언급한 것이며, 두 번째의 적정한 급여는 제공되는 급여가 적시에 적정한 양이 되어야(the benefits are adequate also in time)함을 의미하고 있다. 세 번째의 포괄성 원칙은 대상인구의 포괄성[1]과 필요도의 포괄성을 모두 포함시키고 있다. 대상인구의 포괄성 원칙은 전국민을 적용해야 한다는 의미로 1948년 세계인권선언에서 의료를 기본권으로 천명함에 따라 미국과 남아공을 제외한 모든 산업화된 국가들이 받아들이게 되었다(Barr, 2007). 그러나 보험급여와 관련한 포괄성 원칙의 적용은 다소 복잡하다.

보험급여와 관련하여서는 포괄적인 급여(comprehensive services) 원칙 외에 최소보

---

1) 베버리지 보고서는 적용인구에 대해서도 포괄적 적용(comprehensive coverage)을 제시하였으나, 1952년 국제노동기구(ILO)에서 이것을 보편적 적용(universal coverage)으로 명칭을 바꾼 이후 오늘날에는 보편적 적용이라는 용어를 사용하고 있다.

장(national minimum) 원칙이 추가되어야 한다. 보험급여는 현금급여와 현물급여인 서비스급여의 두 가지가 있어 종류에 따라 적용하는 원칙이 다른 특징이 있다. 즉, 현금급여는 병이 나서 수입이 중단되었을 때 이를 보전하기 위하여 제공하는 상병수당을 말하며 현물급여는 병을 치료해주는 의료서비스 제공을 뜻한다. 먼저 의료기술이 발전하지 못하였던 비스마르크 시대에는 제공할 의료서비스가 빈약하였기 때문에 상병수당이 중요하였으나, 의료기술의 발전으로 의료서비스의 종류도 많아졌고 또한 의료비가 비싸졌기 때문에 오늘날에는 현물인 의료서비스 보장이 보험급여의 대부분을 차지하게 되었다.

보험급여 가운데 상병수당에 적용되는 원칙은 최소보장 한 가지 뿐이다. 상병수당은 현금으로 지급하기 때문에 최소수준의 지급범위를 설정하는 것이 용이하다. 그리하여 상병수당 제도를 갖고 있는 국가들은 상병수당의 지급기준을 평소 일할 때 임금의 몇 %로 하느냐라는 방식으로 지급수준을 제한한다. 1952년 국제노동기구(ILO)는 최소수준의 기준에 대한 원칙을 제시하면서 상병수당의 경우 평소임금의 45%를 최소기준으로 하고 있다. 유럽의 경우 국가마다 보장률이 다른데 대부분의 국가에서 45%를 초과하여 수당을 지급하고, 수당도 일정률로 고정하는 것이 아니라 상병기간이 길어지면 보장률을 체감시키고 있다.

그러나 의료비 보장은 상병수당과 달라 적용되는 원칙이 포괄적 급여와 최소보장 원칙 두 가지가 모두 해당된다. 베버리지 보고서는 급여의 포괄성 원칙을 제시하였으나 구체적인 정의는 내리지 않았다. 최근 WHO Europe 본부가 발간한 보고서에 임상적으로 유효성과 안전성이 입증되면 포괄적으로 적용해야 함을 언급하고 있다(Ettelts et al., 2009)[2].

한편 최소급여 원칙은 급여 범위에 관한 것이 아니라 제공되는 서비스 가운데 고가의 고급서비스(amenity bed나 특별진료 등)는 제외하고 통상적 서비스에 한정한다는 의미이다. 베버리지 보고서는 최소수준의 범위나 정의를 구체화하지는 않았지만 para 9를 보면 고가의 서비스는 보험급여에서 제외함으로써 최소수준을 암시하고 있다. Para 9를 보면 '최소수준(national minimum)을 설정함에 있어서 가입자가 본인이나 가족을 위한 최소 이상(more than that minimum for himself and his family)을 자발적으로 제공하는 행위를 장려하기 위한 여유를 남겨야 한다'라는 것이다.

문제는 의료보장에서 포괄성 원칙을 적용하려니 의료보장 재정, 인력, 시설 등의 부족

2) Ettelts et al.은 안전성은 언급하지 않고 있으나, 안전성은 의료의 기본이기 때문에 필자가 추가하였다.

이라는 여러 가지 한계가 있다. 이러한 한계 때문에 의료보장 국가들이 유효성과 안전성이 입증된다고 하여 모든 서비스나 의약품 등을 보험급여로 제공할 수 없다는 점이다. 특히 재정적 제약은 보험급여를 불가피하게 필요도(needs) 입증과 연계시키게 된다.

2) 의료기술 발전과 보험급여범위의 확대

의과학의 발전으로 새로운 의료서비스가 개발될 경우 이러한 서비스를 보험급여에 포함시키는 문제가 대두된다. 특히 의료보장재정 상황이 여유가 없을 경우에는 새로운 기술이나 의약품 등을 보험급여에 포함하기에는 더욱 어려움이 커진다. 보험급여에 포함 여부는 추가될 서비스(기술, 의약품 등을 포함)의 기술평가(health technology assessment, HTA)를 통하여 안전성이나 유효성과 함께 경제성이나 심리적, 사회적, 윤리성과 같은 요인이 고려되어 필요도가 인정될 경우에 결정이 이루어진다(Busse et al., 2002).

필요도의 판단 대상에는 의료서비스와 같은 기술(의사의 행위와 새로운 장비 사용을 위한 행위)은 물론이고 새로운 의약품이나 의료용 소모품도 포함된다. 필요도의 사정(needs assessment)은 재정의 한계를 감안한 보험급여 범위 확대를 위한 절차로 활용된다.

예컨대 우리나라의 보험급여 확대는 보험수가표에 등재된 진료항목과 의약품 수의 변동을 통하여 확인할 수 있다. 의료보험제도를 도입한 1977년에는 진료항목이 763종, 의약품이 2,961종이었으나 2020년에는 진료항목이 7,858종, 의약품이 23,589종으로 급격히 증가하였는데 이는 의료자원 확충, 의료발전 그리고 이를 수용할 수 있는 보험재정의 확충에 따른 결과라 할 수 있겠다. 물론 그 동안의 제도의 변화 등이 보험급여 범위 확대에 영향을 주었으나 그보다는 의료발전과 경제성장에 따른 재정 확충의 영향이 더 크다고 볼 수 있다. 또한 우리나라는 건강보험제도의 운영을 수요 접근에 의존함에 따라 국민의 보장성에 대한 요구가 강하여 보험급여범위의 확대가 빨랐던 점도 간과할 수 없을 것이다.

2. 필요도 설정의 개념적 틀

1) 의료에서 수요와 필요도의 구분

앞의 제1장에서는 경제학적 차원에서 수요와 필요도의 관계를 [그림 1-1]로 잘 설명하였다. 시장경제에서 수요란 가격이나 소득에 의하여 결정되는 것으로 주어진 가격에서 소비자가 구매하기를 원하는 서비스의 수량이기 때문에 수요와 가격은 역함수 관계로 입증되었다. 필요도는 시장에서 결정되는 것이 아니라 구매자가 의료분야의 전문가들의 자문을 받아 인구학적, 역학적, 의료기술 등의 요인에 의하여 결정되기 때문에 [그림 1-1]에서 수직선으로 정의하였다. 필요도는 가격과 무관하기 때문에 필요도 접근에서는 시장분석을 적용하지 못하는 특성이 있었다.

그러나 의료보장제도가 적용되는 의료정책 현장에서 수요(demands)와 필요도(needs)를 구분하는 것이 용이하지 않은 점이 있어 이를 구분해 보기로 한다. 수요와 필요도에 대하여 Wright, Williams and Wilkinson(1998)은 [그림 1-7]을 통하여 매우 명쾌하게 구분하고 있다. 사람이 어떠한 것을 갈망(wants)하면 이것에 대하여 필요성을 느낀다고(felt needs) 간주할 수 있다. 이러한 갈망을 구체적으로 표출한 것이 수요(demands)가 되며, 이것은 표출된 필요도(expressed needs)로 설명할 수 있다. 사람이 갈망하는 것은 자신의 소득이란 제약조건 하에서 시장 가격에 따라 수요로 표출하게 된다. 따라서 수요를 표출된 필요도로 정의할 수 있다. 그런데 필요도(needs)는 구매자가 전문가의 자문으로

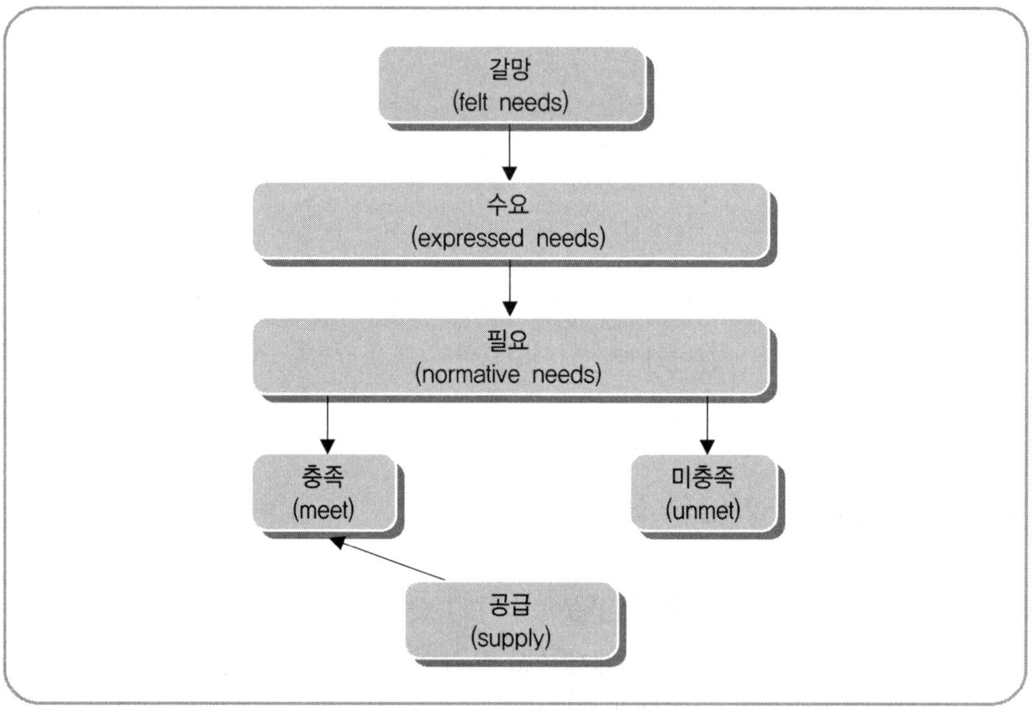

[그림 1-7] 수요와 필요도와의 관계

결정하기 때문에 규범적 성격을 갖는다. 따라서 이것을 규범적 필요도(normative needs)로 정의하게 되며, 의료보장제도 아래서는 의료이용자가 시장 가격에 대한 인식이 없으니 수요는 거의 갈망과 같은 수준에 이르게 된다. 그러다 보니 수요는 규범적으로 보험자(구매자)가 정의하는 필요도보다 클 수밖에 없다. 규범적 필요가 공급으로 충족이 되면 충족된 의료(met needs)가 되고 충족이 되지 못하면 미충족 의료(unmet needs)가 된다. 따라서 개발도상국가의 경우 미충족 의료가 많아질 수밖에 없다.

2) 건강필요도(health needs)의 정의

여기서는 의료서비스(health care)에 대한 필요도와 건강(health)에 대한 필요도를 구분하여 설명하기로 한다.

(1) 의료서비스(health care)의 필요도

의료에 대한 필요도는 의료로부터의 편익으로 간주되며, 의료란 보건교육, 질병예방, 진단, 치료, 재활, 임종의료(terminal care)를 총칭한다. 대부분의 의사들은 자신들이 제공하는 서비스를 필요도로 생각하고 있다. 그러나 필요도에 대해 환자들은 다른 견해를 갖고 있는데 자신들의 건강을 유지 증진하는 것들(직업, 의료기관까지 가는 버스 노선, 제대로 된 주택 등)로 여기고 있다(Wright, Williams and Wilkinson, 1998).

한편 의료서비스의 필요도에 관하여 Hurley(2000)는 다음과 같이 세 가지 관점으로 정리하고 있다. 첫째, 의료에 대한 필요도는 좋지 않은 건강상태(ill–health)와 관련되고 필요의 정도는 질병의 중증도(severity)에 따라 좌우된다는 것이다. 그래서 병이 심각해질수록 필요도가 크다는 것이다. 이 개념은 '구제의 룰'이라는 형평성 원칙이 강조된 것이다. 많은 학자들은 이러한 개념이 의학적인 가능성의 한계를 도외시 한 것으로 문제가 있다는 비판을 하고 있다(Culyer and Wagstaff, 1993). 만약 효과적인 치료 방법이 없다면 아무리 아픈 사람이라도 의료가 필요할지 의문이 된다. 의학연구, 돌봄, 안락함에 대한 필요도는 성립될 수 있으나 의료서비스의 필요도로는 어렵다고 보고 있다.

둘째, 필요도를 구체적인 목표라는 관점에서 정의하는 경우이다. 'Y를 이루기 위해서는 X가 필요하다'와 같은 식이다. 필요도는 두 가지 조건이 충족되어야만 존재하게 된다. 첫 번째 조건은 X는 Y를 이루는데 효과적이어야만 한다. 두 번째 조건은 Y는 사회가 가치 있다고 보증하는 목표라야 한다. 그렇지 않으면 필요도(needs)는 단지 갈망(wants)을 의미하는 것이다(Culyer and Wagstaff, 1993; Williams, 1978). 어떤 학자는 여기에 하나의 조건을 추가한다. X는 Y를 이루기 위하여 효과적일 뿐만 아니라 비용-효과적이어야 한다(Hurley, 2000)라는 것이다. 그러나 이 정의는 Y를 이루기 위하여 어느 정도의 X가 필요한지 알 수가 없다. 따라서 이 정의로는 얼마나 많은 자원이 배분되어야 하는지 알 수 없고, 우선순위 설정에 제한된 지침만 제공하게 된다.

셋째, Culyer and Wagstaff(1993)는 필요도란 편익을 얻기 위하여 소모해야 하는 자원에 대한 지출(the expenditure required to exhaust capacity to benefit)이라는 관점으로 정의하고 있다. 이 정의는 의료의 필요도는 결국 의료적 한계로 표출되고 있다. 이 한계를 넘는 것은 의료의 필요도가 아니라는 것이다. '편익에 대한 자원(capacity to benefit)'으로써 필요도의 정의는 필요한 사람의 지출액을 계량화 할 수 있게 한다. 이 정의로는 만약 자원이 제한되어 편익을 얻을 만큼 충분하지 못하면, 우선순위 설정에 관한 지침을 제공할 수 없게 된다. 그러한 경우, 어떤 필요도는 충족될 수 없게 된다. 이 정의를 지지하는 사람들은 필요도의 정도는 소모된 자원의 양으로 측정이 된다고 주장하고 있다. 이 정의는 Hurley(2000)의 지적에 따르면 반직관적 우선순위 설정 틀이라는 것이다. A라는 사람은 비교적 적은 비용의 치료로 주검에서 벗어나 늙을 때까지 건강을 유지하고, B라는 사람은 늙을 때까지 삶의 질을 개선하기 위하여 비교적 비싼 치료를 지속한다고 할 때, 직관적으로 A는 비록 의료비 지출은 적지만 의료에 대한 더 큰 필요도를 갖고 있다고 하겠다.

(2) 건강필요도

건강필요도는 의료 필요도와 달리 건강을 결정하는 광범위한 사회적, 환경적 요인들(궁핍, 주택, 식사, 교육, 고용 등)과 연계되어 있다. 이 정의는 의료를 바탕으로 하는 의료모형에 한정된 것을 넘어서 건강에 영향을 미치는 것을 포함하여 정의하고 있다. 인구집단의 건강필요도는 끊임없이 변화하고 많은 건강필요도가 의료의 공급을 요구하는 것은 아니다. 건강에 영향을 미치는 요인을 요약하면 다음과 같다(Wright, Williams and Wilkinson, 1998)[3].

① **환경요인**: 주택, 교육, 사회경제 상태, 공해

3) 이외에도 보편적으로 인용되는 것은 WHO Europe(2003)의 Social Determinants of Health가 있다.

② **행동요인** : 식사, 흡연, 운동
③ **유전요인** : 물려받은 건강 잠재력
④ **의료요인** : 1차, 2차, 3차 예방을 포함

3) 건강필요도 사정

Wright, Williams and Wilkinson(1998)는 의료의 필요도와 건강필요도를 구분하였으나 실제 필요도의 사정을 할 때는 두 개념을 구분하지 않고 건강필요도의 사정이라는 단일 방법으로 설명하고 있다. 건강을 결정하는데 의료요인이 하나의 요소로 작용하며, 현실적으로 환경이나 행동요인 등을 모두 포괄하는 건강필요도의 사정이 용이하지 않기 때문에 의료와 건강필요도를 구분하지 않는다고 볼 수 있다.

(1) 필요도 사정의 중요성

의료비 증가와 소비자주의(consumerism) 등장 등의 요인으로 인하여 필요도 사정이 중요하게 되었다(Wright, Williams and Wilkinson, 1998). 지난 30년간에 걸쳐 의료비 지출은 경제의 다른 부문에 비하여 훨씬 빠르게 증가하여 유럽 국가들의 의료부문 지출이 국가 경제에서 차지하는 비중이 가장 큰 분야가 되었다. 의료 발전과 인구구조 변화는 의료비를 증가시키는 압력 요인이 되고 있지만 의료에 가용할 자원은 한계가 있다. 많은 사람들이 적절한 의료에 형평적으로 접근하는 것이 어렵고 많은 정부가 그와 같은 의료를 보편적으로 제공할 수 없게 되었다. 여기에 더하여 지리적이나 제공 시점에서 의료의 가용성이나 이용에 많은 편차가 있고, 가용성은 인구집단의 필요도와 역행하는 경향이 있다.

필요도 사정이 중요한 것은 건강불형평과 의료서비스 접근의 형평을 개선하고 이를 모니터링하는 방법을 제공할 수 있기 때문이다(Womersley and McCauley, 1874; Majeed et al., 1994). 따라서 의료보장제도에서 필요도 사정이 중요하며, 1차와 2차 의료의 필요도 사정에 대한 많은 사례도 있다(Feldstein, 1964; Gillam and Murray, 1996; Jordan et al. 1996). 그리고 필요도 사정은 의료서비스 공급을 계획하기 위한 객관적인 근거기반으로 활용될 수 있다.

다른 측면에서의 변화는 소비자주의이다. 대중의 기대는 그들이 제공받는 서비스(적절성과 효과성에서의 접근성과 형평성)의 질에 대한 더 큰 관심으로 이어지고 있다(Wright,

Williams and Wilkinson, 1998). 이와 같은 요소들이 의료개혁을 촉발하였다. 영국은 1991년 내부시장 모형으로 의료개혁을 한 이후 지역의료청은 대상주민들의 서비스를 조정하여 구매할 기회를 갖게 되었다. 그리고 1990년 NHS법은 지역의료청이 주민들을 위하여 필요도를 사정하고, 이를 주민들의 건강 향상을 위한 우선순위 설정에 활용할 것을 요구하였다. 최근 건강불형평 개선을 위하여 필요도 사정이 강화되고 있는데, 지역의료청은 의료자원이 필요도에 맞추어서 사용되는지 형평성은 개선되고 있는지를 감사(equity audit)해야 함을 제안하고 있다.

(2) 건강필요도 사정의 의미

건강필요도(이하 필요도) 사정은 국민의 건강향상을 위하여 자원을 가장 효율적으로 사용하여 의료를 보장하기 위한 체계적 접근전략(systematic approach)의 하나가 된다. 여기에는 인구집단의 건강문제를 설명하기 위한 역학적 방법[4], 질적 방법 그리고 비교방법이 내포된다. 이와 같은 접근방법을 통하여 건강의 불형평이나 서비스의 접근성 문제를 찾아내고 가장 효율적인 자원 사용을 위하여 우선순위를 결정한다. 필요도 사정이란 사정에 소요되는 시간과 자원과 같은 것에 대한 실용적인 이해와 사정의 결과가 의료계획이나 서비스 제공에 충분히 활용될 때 성공적으로 이루어진다.

필요도 사정의 출발은 이미 19세기에 등장한 영국의 Medical Officer(의료정책관)[5]가 지역주민의 필요도를 사정하는 책임을 갖는데서 찾을 수 있다. 1970년대에는 영국의 자원배분작업단(Resource Allocation Working Party, RAWP)의 활동을 위시하여 여러 국가에서 필요도 사정이 이루어진 것을 볼 수 있다. RAWP는 다른 인구집단에 있어서 표준화 사망률과 사회·경제적인 갈망(wants)을 토대로 상대적 필요도를 사정하고, 이때 사용된 공식을 활용하여 의료자원의 더 공정한 배분을 제안하였다(DHSS, 1976). 1992년 영국 정부는 Health of Nation 계획에서 국가 전체의 필요도를 사정하고 건강향상을 위하여 필요도의 우선순위 결정을 시도하였다(DoH, 1992)[6].

---

4) 이미 제1장에서 필요도의 결정요인의 하나로 언급된 요소이다.

5) 이 제도는 우리나라에 없었기 때문에 우리말로 번역이 어려운데, 아마 의사가 정부의 의료정책이나 위생관리와 같은 정책을 담당한 것으로 추정된다.

6) 영국 보건부는 NHS를 도입할 때인 1948년에는 DHSS (Dept. of Health and Social Security)였으나, 1988년 DoH (Dept. of Health)와 DSS (Dept. of Social Security)로 분리하였고, 2018년 DHSC (Dept. of Health and Social Care)로 다시 통합하였다.

건강필요도 사정이란 환자의 의견이나 개인 경험을 듣는 과정과 같이 단순한 것이 아니다. 이것은 인구집단의 건강을 위해 미충족 필요도(unmet health and unmet health care)를 찾아내어 이를 충족시키기 위한 체계적 방법의 한 단계라 하겠다. 여기에는 환자의 관점과 임상적 및 비용효과성을 결합시켜 우선순위를 결정하는 역학적 및 질적 접근 방법을 내포하고 있다. 이 접근법은 필요도의 임상적, 윤리적 그리고 경제적인 측면(어떤 것이 이루어져야 하고, 어떤 것이 이루어질 수 있고, 어떤 것이 제공될 수 있는지를 분석)이 균형을 이루어야 한다(Wright, Williams and Wilkinson, 1998).

건강필요도 사정이 좋지 않은 건강상태(ill-health)를 측정하는 것이 아니라, 좋지 않은 건강을 해결하기 위해 어떠한 것이 필요한지를 측정하는 것이다. 경제학자들은 우선순위 설정에는 건강필요도 사정과 가용편익이 가용자원보다 커야 됨을 주장하고 있다. 그리고 필요도 사정은 배급(rationing)의 결정이라는 어려움에서 벗어나게 해준다는 것이다(Mooney, 1994).

(3) 필요도 사정과 우선순위 설정

필요도의 사정은 결국 필요도의 우선순위 설정으로 이어지기 때문에 필요도 사정의 활용은 다음 절의 우선순위 설정에서 설명하도록 한다.

3. 필요도와 의료서비스 배분(배급)

의료보장제도의 의료서비스 시장은 구매자인 보험자(혹은 정부)와 공급자인 의료기관으로 구성되며, 경쟁시장과는 다르게 작동한다. 의료보장제도에서는 구매할 서비스의 종류, 구매량, 그리고 가격이 시장에서 결정되지 않는다. 구매할 서비스의 종류, 구매량 그리고 가격의 결정은 국가마다 다른 방법으로 결정된다. 구매할 서비스의 종류나 구매량이 필요도(needs)가 되기 때문에 구매자인 보험자가 사전에 필요도(needs)를 결정할 수도 있고, 구매자와 공급자가 협상을 통하여 결정할 수도 있다. 물론 이 때 소비자인 가입자 대표가 참여할 수 있다.

1) 구매할 서비스의 결정

구매할 서비스의 종류는 시장에서 결정되는 것이 아니라 구매자가 사전에 필요도 등을 감안하여 결정하고 의료보장의 '급여 패키지'에 포함시키게 된다. 필요도를 감안한 서비스 종류의 결정이 대부분의 산업화 국가에서는 포괄적으로 이루어진다. 포괄적으로 한다고 하여 우리나라와 같이 1차 의료기관이나 3차 의료기관을 구분하지 않고 모두 동일한 '급여 패키지'를 적용한다는 의미가 아니라, 3차 의료기관에 이르게 되어야 비로소 '포괄적 급여 패키지'를 적용하게 된다.

필요도에 따라 급여를 결정하고 포괄적으로 급여를 제공하는 원칙은 두 가지 조건에 의하여 제약을 받게 된다. 첫째는 정부나 보험자가 설정하는 필요도에 의하여 제약을 받게 된다. 필요도는 앞에서 언급한 바와 같이 인구구조, 역학구조, 의료기술과 같은 요인 외에 국가의 경제수준에 의하여 결정되기 때문에 선진국에서 급여로 설정된 것이 개발도상국에서는 배제될 수 있다. 다른 한 가지 제약은 의료기술평가(health technology assessment, HTA)에 의하여 이루어진다. 의학이나 의약품에 관한 기술발전이 빨라 새로 개발된 의료기술이나 의약품을 모두 급여 패키지에 포함시키기는 어렵다. 그래서 1980년대 들어와서 유럽 국가들은 신의료기술을 평가하는 기구를 설립하여 안전성과 유효성은 물론 사회적 윤리성과 경제성 등이 입증되어야만 급여에 포함시키고 있다(이규식, 2018).

포괄성 원칙, 필요도, HTA 등을 감안하여 결정된 서비스나 의약품의 종류는 의료보장의 급여 범위가 되기 때문에 「의료보장법」을 통하여 보험자(혹은 정부)가 패키지를 결정하게 된다. 「의료보장법」에 구매할 서비스의 종류를 일일이 명기하기 어렵기 때문에 법에서는 큰 범주만 명기하고 구체적인 급여 목록은 시행령 혹은 시행규칙 등을 통하여 공표된다. 많은 국가에서 급여 범위의 결정에 공급자나 의료이용자인 일반 국민들의 의견도 감안하게 된다. 우리나라는 급여기준에 관하여 '건강보험정책심의회(이하 건정심)'에서 심의 · 결정하는데 여기에 공급자 대표와 건강보험 가입자 대표 등이 참여하고 있다.

필요도 접근을 하는 국가는 급여 패키지 결정과 함께 우선순위도 결정(priority setting)하여 1차 의료로 간주할지, 아니면 2차 및 3차 의료로 간주할지를 결정한다. 우리나라와 같이 환자를 구매자로 간주하는 국가는 급여 결정으로 의사결정이 종결되기 때문에 결정된 보험급여는 모든 의료기관에 동일하게 적용된다. 그러나 구매자가 보험자(혹은 정부)인 국가에서는 결정된 의료보장급여를 필요도의 우선순위에 따라 1차, 2차, 3차 의료로 구분하여 제공하고 있다.

2) 서비스 가격의 결정

(1) 가격의 중요성

의료보장제도가 가입자에게 가격 장벽을 없애는 제도로 정의하였지만, 그렇다고 가격을 없애야 된다는 것은 아니다. 이용자에게만 가격이 제 기능을 못하게 하더라도, 의료를 생산하는 의료기관에 대해서는 생산비를 보상해야만 다음 기에 재생산이 가능하기 때문에 가격은 매우 중요하다.

의료보장제도를 정부가 운영하는 공영제 국가의 경우, 병원은 중앙정부 소유로 하든 지방정부 소유로 하든 생산비를 예산으로 보전하고 있다. 건강보험제도를 운영하는 국가는 구매자(보험자)가 적정한 진료비를 의료서비스를 공급한 대가로 공급자에게 지불하게 된다. 개업 의사에 대해서는 공영제 국가나 건강보험 국가나 동일하게 의료서비스를 구매한 정부나 보험자가 서비스에 대한 대가로 진료비를 지불하게 된다. 공급자로서는 공영제든 건강보험제도든 적정한 가격이 매우 중요하다. 구매자에게 제공한 의료서비스에 대하여 적정한 가격을 진료비로 보상받아야 공급자는 적정한 질의 서비스를 제공할 수 있게 된다. 공급자 입장에서 가격이 적정하지 못하다고 생각이 되면 서비스의 질을 떨어뜨려 수지를 맞출 수밖에 없다.

경쟁시장에서는 서비스 질이 떨어지면 소비자인 환자가 그러한 공급자(의료기관)를 외면하기 때문에 시장경쟁을 통한 가격은 서비스 질까지 감안한 가격이 된다. 그러나 의료보장제도에서는 가격이 공급자와 구매자 간의 협상으로 결정되며, 이 가격은 모든 공급자에게 적용되기 때문에 의료의 질은 거의 유사해져 질이 저하된 공급자가 시장에서 퇴출될 기전도 없어진다. 따라서 적정가격이 보상되지 못하게 되면 의료공급자가 생산하는 모든 서비스의 질이 저하될 수밖에 없다. 따라서 생산의 효율성 또한 중요해진다.

가격은 공급자에게만 중요한 것이 아니라 구매자인 정부나 보험자에게도 중요하다. 적정한 가격이 설정되어야만 국민에게 적정한 서비스 양과 질을 보장하고, 거기에 합당한 정부의 예산을 확보하거나 보험료를 징수할 수 있다. 물론 보험료나 세금을 부담할 국민들에게도 의료서비스의 가격이 중요하지만 자신이 부담하는 보험료와 가격이 직접적인 연관을 맺고 있는 것이 아니기 때문에 중요성을 거의 인식하지 못한다. 의료이용자는 서비스의 양과 질이 보험료나 세금에 비해 만족스럽지 않으면, 제도를 운영하는 구매자에게 불만을 제기하여 제도를 바로 운영하도록 하는 것이 합리적이다.

우리나라에서는 가입자(환자)가 구매자이고 보험자는 제3의 지불자로 인식하기 때문에 구매자인 환자의 의견이 중요하며, 공급자나 제3의 지불자인 보험자의 의견은 그렇게 중요하지 않다고 생각하게 되었다. 그러다 보니 보험료를 부담하는 환자(구매자)가 가장 중요하고, 따라서 건강보험의 의사결정에 구매자가 적극 참여해야 한다는 뜻에서 재정운영위원회나 건정심의 구성에 가입자 대표, 소비자 대표, 환자 대표들을 많이 참여시키고 있다.

(2) 가격결정

의료보장제도에서는 필요도 접근에 의한 서비스 배분을 위한 구조가 중요하다. 그러나 필요도 접근이라도 공급자가 제공한 서비스에 대하여 보상하기 위한 합당한 가격 설정은 필요하다.

의료보장제도에서 제공하게 되는 의료서비스의 종류(즉, 보험급여 패키지)는 우리나라의 경우에는 건정심에서 결정하고, 독일의 경우는 2004년에 설립된 G-BA (The Federal Joint Committee)에서 결정하는 등, 국가마다 다른 방법을 택하고 있다. 거의 대부분 의료보장국가에서 필요도 접근법을 통하여 보험급여 패키지를 결정한다.

의료보장제도에서 의료서비스의 가격 결정은 보험급여 범위의 설정과 거의 유사한 방식이 이용된다. 그리고 공영제국가에서도 서비스 가격은 건강보험제도와 거의 유사한 방법으로 결정된다. 즉, 가격은 구매자인 보험자와 공급자인 의료기관의 대표들이 참여하여 결정하는데, 제3자인 공익 대표도 참여하고 있다.

우리나라는 서비스 가격에 해당하는 상대가치의 점당 가격은 국민건강보험공단에 설치된 재정운영위원회의 의결을 거친 후 건정심의 심의로 결정된다. 그런데 수가결정 논의의 출발점이 되는 재정운영위원회에 공급자 대표의 참여가 없는 문제가 있다(국민건강보험법 제34조). 그리고 건정심의 위원 구성을 살펴보면, 노조대표, 사용자 대표, 시민단체, 소비자 단체 등 8인, 공급자 대표 8인, 보험자 대표 2인을 포함한 공익 대표 8인으로 구성되어 있다. 서비스 가격에 기관의 생사가 걸린 공급자 대표가 1/3에 불과하고, 재정을 운영할 보험자 대표가 2인으로 된 현재의 건정심 구성에는 문제가 있다. 재정운영위원회에 공급자 대표가 없더라도 점당 가격은 의원, 치과병·의원, 한방병·의원, 병원·요양병원·종합병원별로 대표자와 건강보험공단이사장이 협상으로 결정하기 때문에 공급자들의 의견이 반영될 수는 있다. 그리고 건정심에 공급자 대표가 1/3이더라도 각 분야의 공급자를 대표한다는 점에서 정부는 합리적인 배합으로 간주하지만 독일의 사례를 놓고 보면 우리나라 건정심 구성은 불합리해 보인다.

우리나라 건정심에 해당하는 독일의 G-BA를 보면 우리나라와는 전혀 다른 모습을 볼 수 있다. 독일의 G-BA는 구매자인 질병금고와 공급자인 의료기관 대표가 동수로 참여하고 있고, 다른 조직으로부터 대표들이 참여하지만 어디까지나 토론 과정에 참여하여 의견을 개진할 수 있어도 의사결정을 위한 투표에는 참여할 수 없도록 하고 있다. 그리고 중재를 위하여 공익 대표가 참여하며 위원장은 공익 대표 중에서 맡고 있다. 구체적으로 위원회 구성을 보면 다음과 같다(G-BA, 2018).

① **위원회 구성**

- 공익대표 3인(위원장 포함)
- 공급자 대표 5인(병원연합회 2, 보험의사연합회 2, 보험치과의사연합회 1)
- 보험자 대표 5인(질병금고 전국 연합회)
- 환자 대표 5인: 토론에 참가하거나 청원을 낼 수는 있어도 의결권은 없음

② **급여범위와 수가 결정을 위한 9개의 Subcommittee(하부 위원회) 구성**

- 의약품, 질 관리(Quality Assurance, QA), 만성질병관리(Disease Management Program, DMP), 고도전문 외래의료 (highly specialized), Method Evaluation, Ordered Services, 필요도 계획(Needs Planning)[7], 정신요법(Psychotherapy), 치과의료(Dental Treatment)

③ 주정부 보건부장관 협의회 대표 2명이 G-BA 및 Needs Planning Subcommittee의 토론에 참가

④ 독일의사협회, 민간보험회사연합회, 간호사협회로부터 각 1인의 대표가 G-BA 및 QA Subcommittee의 토론에 참가

- 독일 Psychotherapy협회 및 치과의사협회로부터 각 1인의 대표가 자기 분야의 심의가 있을 때 G-BA 및 QA Subcommittee의 토론에 참가

한편 일본의 경우를 보면 독일과 유사한 의사결정 구조를 갖고 있다. 일본은 독일의 G-BA와 유사한 조직을 1950년 「사회의료보험법」을 토대로 하여 중앙사회보험의료협의회(中医協)를 설립하였다. 중의협은 공급자 대표와 구매자(보험자) 대표가 참여하는 조직

7) 독일이 G-BA에 필요도 계획(Needs Planning)이라는 Subcommittee를 설치하고 있다는 것은 보험급여를 필요도를 토대로 결정하고 있음을 보여준다.

으로 다음과 같은 구조로 운영되고 있다.

① **위원회 구성** : 공급자 대표 7인, 보험자 대표 7인, 공익 대표 6인

② **내부조직** : 약가전문부회, 보험의료재료전문부회, 진료보수개정결과검증부회, 진료보수기본문제소위원회, 조사실시소위원회

③ **외부조직** : 비용대비효과평가분과회, 수술시설기준조사분과회, DPC 평가분과회, 만성기입원조사분과회, 입원의료조사・평가분과회, 의료기술평가분과회, 의료기관원가조사분과회

우리나라는 건강보험제도가 구매자와 공급자 간의 협의로 운영된다는 원리를 실천하지 못하는 것 같다. 그러나 독일이나 일본은 건강보험시장을 구성하는 구매자와 공급자들이 의사결정을 하도록 G-BA나 중의협을 운영하고 있다.

참고로 지방정부 공영제를 운영하는 덴마크를 보면 1차 의사인 GPs는 자유 개업이 허용되며, 진료비는 행위별수가로 70%, 인두제로 30%[8)]가 지급되는데 수가는 GPs 협회와 지방정부(Regional Councils, 현재 5개) 연합회가 협상으로 결정하고 보건부(Ministry of Health and Prevention)가 최종 승인하여 결정한다. 병원진료비는 지방정부가 병원별로 예산을 할당하는데 50%가 DRGs로 산정해준다(Olejaz et al., 2012).

3) 구매 서비스의 배급

의료보장제도에서 서비스의 가격이 의료서비스 배분 기능을 하지 못하기 때문에 대안으로써 필요도를 설정하고 구매자(보험자)가 이를 공급자로부터 구매하여 의료보장 가입자에게 배급하게 된다.

구매할 서비스 양의 결정은 서비스 범위의 결정 못지않게 중요한데 이를 우리나라에서는 환자에게 일임하고 있다. 다만 환자의 구매량에 영향을 주기 위하여 본인부담제도를 실시하고, 지불방법을 개선하려고 노력하고 있다. 그러나 이와 같은 노력은 큰 실효가 없다는 사실이 지금까지의 경험이다. 가격장벽을 없애기 위하여 의료보장제도를 도입하였는데, 환자의 구매량(의료 이용량)을 낮추기 위하여 무턱대고 본인부담률을 높이게 되면 의료보장제도 도입의 의미가 퇴색되는 문제가 있다. 그래서 본인부담상한제를 실시하고 있으니 구매량 억제가 제대로 될 수 없다. 지불제도의 변경은 공급자의 동의를 얻기가 용

---

8) 인두정액은 만성질환관리에 따른 여러 가지 요소를 커버하는 비용과 고령자의 필요도 사정에 따른 수당 등이 포함되어 지방정부(region)가 지불한다(Rudkjøbing et al., 2012).

이하지 않아 실행이 어려운 측면이 있다. 의료보장의 의료서비스를 필요도 기준으로 제공하는 것이 아니다 보니 환자의뢰체계의 실행이 사실상 어렵게 되어 있다. 그러다 보니 의료이용을 통제할 기전이 없고 보험료가 매년 인상될 수밖에 없는 구조가 되어 있다.

필요도 접근에 따라 구매자가 보험자(정부)인 유럽 국가들의 경우, 필요도를 우선순위에 따라 1차, 2차, 3차로 구분하고 의료이용은 공급자 조직의 위계적 단계에 따른 계층적 지역주의에 맞추어 하게 된다[9]. 그리고 서비스 양도 묵시적이든 명시적이든 보험자가 보험재정의 크기에 맞추어 필요도(공급자와 가입자의 참여하에)를 추정하고 이를 구매자(보험자)가 구매하여 가입자에게 배급하는 방식을 취하고 있다. 예컨대 독일은 의사 서비스(1차 의료 및 상당 부분의 전문 의료)의 경우, 주 단위로 보험의사협회와 질병금고연합회가 협상을 통해 구매총액(지불총액)을 사전에 결정해 놓고, 질병금고연합회가 보험의사협회에 총액을 지불한다. 보험의사협회는 총액을 개원 의사들에게 배분하는데 행위별수가로 한다. 그런데 개원 의사들이 행위를 늘리거나 환자들이 의료이용을 많이 하여 행위 총점이 높아지면 주 질병금고연합회로부터 받은 총액이 부족해질 수가 있다. 이때 보험의사협회는 행위의 점당 가격을 낮추어 총액이 부족해지지 않도록 관리한다. 보험의사협회와 질병금고연합회가 결정하는 구매총액이 바로 의사서비스의 필요도가 된다[10]. 병원의 경우에는 자본비용은 예산제로 별도 지불하고, 경상운영비는 DRGs로 지불하는 방법으로 정해진 보험재정과 조율을 하게 된다. 따라서 병원에 대한 지불도 필요도에 의하여 결정된다고 볼 수 있다. 특히 병원의 주 기능은 입원진료에 치중되어 있으며, 개업의사의 진료 의뢰로 입원서비스가 제공되기 때문에 자연스럽게 필요도가 토대가 된다고 볼 수 있다. 독일의 건강보험료가 안정적인 것[11]은 필요도에 의하여 의료이용이 결정되기 때문이라 볼 수 있겠다.

이와 같이 유럽의 건강보험 국가들은 필요도 접근을 통하여 제공할 서비스의 범위를 정하고 환자가 사용할 구매량(거래량)까지 조율함에 따라 구매량이 거의 안정적이 되고, 이에 따라 보험료율도 안정적 수준을 유지할 수 있는 것이다. 그러나 설정되는 필요도는 환자가 원하는 구매량보다 적어 필요도와 수요는 차이가 날 수밖에 없다. 환자가 구매자

---

9) 유럽 국가들의 경우 모든 의료서비스가 완전히 이러한 방법으로 제공되는 것은 아니지만 거의 이와 비슷한 형식으로 서비스가 제공되고 있다.

10) 총액계약제는 필요도 접근의 한 가지 전략이라 할 수 있다.

11) 독일의 건강보험료율을 보면 의료개혁을 한 2009년에 14.6%(상병수당이 제외된 보험료)이던 것이 현재도 그대로 유지되고 있다.

역할을 할 수 없고 보험자인 질병금고가 구매자가 되어 필요도만큼만 구매하기 때문에 환자들의 수요에 비하여 구매량이 충분치 못하여, 의료기관에서 진료대기가 일상화 되어 있다[12]. 필요도 접근이 진료대기 문제를 일으키지만 제한된 의료재정으로 자원의 합리적 사용과 의료이용의 효과적 배분을 기하고 건강보험제도의 지속가능성을 보장하기 위해서는 불가피한 방법이라 하겠다.

4. 필요도 접근과 공공의료정책

1) 의료보장의료와 공공재

(1) 공공재의 경제학적 정의

공공재에 대하여 Samuelson(1954)은 두 가지 조건을 충족할 때, 성립된다고 정의하였다. 첫 번째 조건은 어떤 상품이나 서비스의 소비가 경합적이어서는 안 된다(non rivalry in consumption)는 것이다. 두 번째 조건은 어떤 상품이나 서비스를 비용부담을 하지 못하는 사람도 소비에서 배제할 수 없어야 한다(non excludability in consumption or high cost to exclude nonpaying individuals)는 것이다. 특히 두 번째 조건은 비용부담을 할 수 없는 사람을 소비에서 배제시킬 수는 있지만, 배제시키기 위한 장치를 설치하는데 엄청난 비용이 들기 때문에 차라리 배제시키지 않는 방법을 택하는 경우도 포함시키고 있다.

공영제 의료나 건강보험 의료가 공공재가 되는지 여부를 살펴보기로 한다. 의료보장의료는 정부가 인간의 기본권으로 간주하여 모든 국민에게 제공하기 때문에 소비의 경합성을 따질 수 없다. 즉 기본권으로 모든 국민이 의료에 쉽게 접근하도록 가격장벽을 없애고, 정부나 보험자가 정한 필요도를 배급 방식으로 제공하기 때문에 의료소비를 놓고 경합이 일어날 수 없는 것이다. 따라서 의료보장의료는 Samuelson이 주장한 첫 번째 조건을 무난히 충족시키고 있다.

의료보장제도에서 의료의 이용을 필요도 접근으로 하는 것은 지불능력에 관계없이 모든 국민이 기본적 권리로서 이용할 수 있도록 하는 것이기 때문에 공공재의 두 번째 조건

12) 보험자가 필요도만큼 구매하여 가입자에게 의료를 배급하기 때문에 미충족 의료는 없고, 대신에 미충족 수요는 엄청나게 많아 의료기관에서 대기가 일상화된다.

인 비용부담에 따른 비배제성 원칙도 무난히 충족시키고 있다. 따라서 의료보장의료는 필요도를 토대로 소비가 이루어지기 때문에 공공재가 된다(이규식, 2018; Karsten, 1995; Schenone, 2012).

의료보장의료가 공공재가 된다는 점은 이미 제1장에서 Klein(1995)이 밝히고 있으며, WHO Europe 본부에서 발간한 보고서인 Saltman and Figueras(1997)에서는 공공재와 같은 의미의 사회재(social good)로(pp. 5~6), 그리고 Kickbusch and Gleicher(2012)에서는 세계적 공공재(global public good)로(p. 46), Melhado(1998)는 국방과 마찬가지로 공공재로 정의(pp. 220~222)하고 있다. 그리고 Saltman and Figucras와 Mclhado는 의료보장의료가 아닌 의료는 일반적인 상품(commodity)으로 간주하여 의료를 성격에 따라 공공재와 일반적 상품으로 분리하여 정의하고 있다[13].

2) 의료보장의료와 공공의료

(1) 공공의료의 정의

의료보장의료가 공공재가 되기 때문에 각국은 공적재정으로 국민들에게 제공하며, 따라서 공공의료가 된다. WHO가 발간한 문헌에서 공공의료란 공적재정으로 공급되는 의료(publicly funded health care)로 정의(Ettelt et al., 2009)하고 있고, 영국 NHS 홈페이지는 자국의 NHS를 publicly funded medical care로 소개하고 있다. 그 외에도 많은 문헌이 거의 같은 의미로 공공의료를 정의하고 있다(이규식, 2017b).

공적재정으로 제공되는 의료가 응당 공공의료이기 때문에 의료보장제도를 운영하는 국가들은 공공의료를 별도 법률로 정의하거나, 상품으로써의 의료와 구분하여 공공의료를 설명하는 문헌이 많지는 않다. 다만 미국에서는 Medicare나 Medicaid와 같이 공적재정으로 제공하는 의료가 있고, 이러한 제도에 적용을 받지 않는 사람들은 민영보험에 가입하고 있기 때문에 공공의료를 언급하는 문헌을 볼 수 있다. World Bank가 2003년에 발

---

13) 우리나라의 많은 학자들이 의료의 본질만을 놓고 공공재가 될 수 없다고 주장하는데, 이 주장이 틀린 것은 결코 아니다. 다만, 의료를 사회연대 이념이나 기본권 이념에 입각하여 의료보장제도로 제공할 경우의 의료는 공공재가 된다. 유럽의 의료보장국가에서는 이와 같은 견해를 당연하게 받아들이고 있기 때문에 공공재를 특별히 논의하는 논문은 거의 없다. 유럽의 의료개혁 보고서(Saltman and Figueras, 1997)도 의료보장의료가 사회재가 된다는 언급만 할 뿐 그 이유를 기술하지 않고 있다. 미국에서도 거의 같은 입장이지만 Melhado(1998)는 필요도 접근에 의한 의료가 공공재가 되는 이유를 잘 설명하고 있다.

간한 *Private Participation in Health Services*라는 책의 서문에서 Le Grand는 공공의료를 Public Funded Services such as Health Care라 부르면서 공적재정(Public Money)으로 공급되는 서비스로 정의하고 있다. 1980년 미국의 Institute for Contemporary Studies가 발간한 *New Directions in Public Health Care*라는 책은 제목에 Public Health Care 라는 용어를 공공의료로 사용하고, 그 정의를 Medicare나 Medicaid와 같은 의료보장제도에서 제공하는 의료로 규정하고 있다. 같은 책에서 Phelps(1980)는 공공의료를 Public Sector Medicine이라는 용어를 사용하고 있다.

그런데 우리나라는 전 국민을 건강보험에 강제 적용하고, 모든 의료기관을 건강보험의 요양기관으로 강제 지정하고 있어 WHO나 NHS 등에서 사용하는 보편적인 의미를 따르면 건강보험의료는 당연히 공공의료가 된다. 그리고 공적재정으로 공급되는 의료급여 의료, 산재보험 의료도 모두 공공의료에 속하게 된다.

(2) 공공의료에 관한 법률이 갖는 문제점

이와 같은 보편적인 의미의 공공의료란 용어를 두고, 우리나라에서는 '공공보건의료'라는 이상한 용어를 만들고, 2000년에는 「공공보건의료에 관한 법률」을 제정하여 공공보건의료기관에서 생산한 서비스만 공공보건의료로 정의하는 '한국형 제도'를 창안하였다. 공공보건의료라는 용어를 사용하였던 이유는 보건소나 보건의료원(병원화 보건소)에서 의료서비스를 제공하기 때문에 이러한 보건기관에서 제공하는 의료서비스를 공공에 포함시키려는 불가피한 측면이 있었음은 이해가 된다. 그러다 보니 공공보건의료에 공중보건을 포함하는지 애매하게 되었다.

2000년에 제정한 법률의 공공보건의료에 관한 정의에 비판이 쏟아지자 2012년에 「공공보건의료에 관한 법률」을 개정하여 제2조 제1호에서 '공공보건의료란 국가, 지방자치단체 및 보건의료기관이 지역 · 계층 · 분야에 관계없이 국민의 보편적인 의료이용을 보장하고 건강을 보호 · 증진하는 모든 활동'으로 정의하였다. 개정된 법에서 정의하는 국민의 보편적인 의료이용을 보장하는 의료란 공공의료기관뿐만 아니라 '보건의료기관'에서 생산하는 의료가 되며, 국민의 보편적인 의료이용을 보장하는 의료란 당연하게 건강보험의료가 된다[14]. 따라서 2012년 개정된 법에 따라 공공보건의료를 정의하면 WHO나 영국 NHS

---

14) 공공보건의료기관에서 생산하는 의료로는 공공보건의료기관 인근의 주민만 이용하게 되어 국민의 보편적인 의료이용을 보장하기 어렵기 때문이다.

에서 정의하는 공적재정으로 생산되는 의료와 같아지기 때문에 우리나라의 건강보험의료가 해당되어 국제적으로 정의하는 '공공의료'와 모순이 없어진다(이규식, 2017b). 그러나 불행하게도 개정된 법 제2조 제2호에서 '공공보건의료사업'을 제4호에서는 '공공보건의료수행기관'을 별도로 규정하여 제1호의 정의를 무력화시키는 모순을 저질렀다. 그 결과 2012년의 법 개정에도 불구하고 여전히 공공의료를 공공의료기관이 생산하는 의료로 인식하도록 하는 우를 범하였다. 2012년에 개정한 법 정신에 따라 국민들의 보편적인 의료이용을 보장하는 제도인 건강보험의료를 공공의료로 간주한다면 제2호나 제4호가 불필요하였을 것이다. 왜냐하면 건강보험의료가 공공의료가 되었기 때문에 공공의료사업을 규정할 필요가 없으며, 모든 의료기관이 건강보험요양기관으로 당연 지정되어 있어 공공보건의료수행기관을 별도로 정의할 필요가 없기 때문이다(이규식, 2017b).

(3) 공공의료 정립을 위한 정책방향

오늘날 공공의료의 개념에 대해 혼선이 일어나고 있는 근본적 원인은 사회의료보험제도를 실시하면서 의료를 기본권 보장 차원이 아니라 시혜적 차원에서 실시한다고 정부가 공표하였고, 이와 같은 개념이 지금도 자리하기 때문이다. 의료보험제도를 도입한 1977년은 1인당 GDP가 겨우 1,043달러에 불과하였고, 적용인구는 500인 이상을 상시 고용하는 사업장만을 대상으로 하였기 때문에 기본권 보장의 개념을 적용하기 어려운 측면이 있었다. 그러나 1989년 7월 전국민의료보장을 할 때는 1인당 GDP가 5,556달러에 이르고 있었기 때문에 사회의료보험의 도입 이념을 기본권 보장으로 하여도 우리나라의 경제력으로 수용 가능하였다. 그럼에도 불구하고 시혜적 차원을 계속 유지하는 우를 범하였다. 전국민의료보장을 달성한 1989년 보건사회부가 펴낸 『보건사회』(현재의 보건복지백서)를 보면 다음과 같이 기술하고 있다. "... 저소득층의 부담을 덜어주고 복지혜택을 골고루 나눈다는 뜻에서 여러 가지 재정상 어려움을 무릅쓰고..." 라고 하여 전국민의료보장으로 국민의 기본권을 보장하게 되었다는 설명은 전혀 없고, 시혜적 차원의 복지혜택이라는 기술만 하고 있다(이규식, 2018).

의료보장을 기본권 이념으로 접근하지 못함에 따라 건강보험 의료를 일반적인 상품과 같이 취급하게 되었고, 따라서 의료서비스의 배분은 환자의 수요를 토대로 시장에 맡기게 되었다. 즉, 건강보험의료를 공공재로 간주해야 될 시점에도 의료를 사적재화로 간주하여 이후의 의료정책이나 건강보험정책의 왜곡을 초래하였다. 만약 이때부터 기본권 보장을 건강보험의료의 이념으로 설정할 수 있었다면 건강보험의료는 공공재로 간주되어 공공의료가 되었을 것이고, 따라서 수요 접근이 아니라 필요도 접근으로 서비스를 배분하였을 것이다. 1998년 김대중 정권이 집권하고 의료보험 통합을 달성하자, 당시 집권층의 눈에는 민간병원의 영리적 행태만 부각(이 때 국립대병원과 같은 공공의료기관도 영리적 행태를 보이고 있었음)되어 이러한 병폐를 없애기 위해서는 공공의료기관이 제공하는 의료와 구분할 필요성을 느껴 「공공보건의료에 관한 법률」을 2000년 1월 제정하게 된다.

노무현 정권은 공공의료를 병상 기준으로 30%까지 확충하겠다는 것을 하나의 정책 목표로 내세워 공공병원 확충에 노력하게 된다. 노무현 정부의 대통령자문 '고령화및미래사회위원회'가 발간한 보고서(2004.9.8.)를 보면 한국에서는 의사가 개업을 하여 기업가를 겸하기 때문에 의학적 판단보다는 경영적 판단으로 진료하는 현상이 나타나며, 의료기관은 영리추구적 경향을 가지는 반면 서구(유럽)의 의사들은 지식인적 성격이 강하며 기업가적 성격을 가지지 않기 때문에 이윤추구 경향이 없다고 기술하고 있다.

이 보고서는 우리나라 의료기관과 의사의 이러한 사회경제학적 성격이 과잉진료의 근본 원인이 되었다고 판단하였다. 그리고 의료기관 기능 중첩, 의료기관 규모의 영세성, 급성기 병상의 공급과잉이 과잉진료를 악화시키고 있다고 문제를 진단하고, 이와 같은 문제를 방지하기 위하여 다음과 같은 정책을 제안하고 있다.

첫째, 35개 지방의료원에 공공보건의료 전달체계 상의 지역 거점병원으로써의 역할을 부여하여 지역 민간병원을 견제하는 표준 진료기능을 수행하도록 한다.

둘째, 국가중앙의료원 산하에 '교과서적'인 표준진료지침을 개발, 확산, 평가를 담당할 '표준진료지침센터'를 설립하고, 공공과 민간의 의료진이 함께 참여하여 의료기관 종별 수준에 따른 진료지침을 개발한다.

셋째, 국가중앙의료원은 국공립병원과 보건기관에서 이러한 지침에 근거하여 진료하도록 함으로써, 공공부문에서 교과서적 진료가 이루어질 수 있도록 하며 민간부분의 과잉진료를 시장기능에 따른 적정진료로 유도하겠다는 것으로 공공부문이 민간부문에 대한 향도기능을 하겠다는 의미를 지녔다.

이 보고서는 현실 진단도 잘못되었고, 방법도 잘못되어 공공의료기관 확충에도 크게 기여하지 못하게 되었다. 현실 진단이 잘못된 것은 다음과 같다.

첫째, 한국의 의사는 개업을 하기 때문에 기업가적 성격을 가져 경영적 판단으로 진료를 하여 영리를 추구하는데 반하여 유럽의 의사들은 지식인적 성격이 강하다는 것은 전혀 현실과 맞지 않는 진단이다. 이 보고서가 작성될 당시의 유럽 사정을 보면 1차 의사는 개업을 주로 하고 진료비도 영국과 같은 곳에서는 인두제로 기본 보수를 받으나, 건강보험국가는 행위별수가를 채택하는 국가가 많았다. 그리고 유럽의 많은 국가들의 병원은 외래보다 입원에 전념하는 관계로 전문의도 개업이 허용된다. 네덜란드의 병원은 open staff system으로, 전문의는 행위별수가로, 1차 의사는 인두제로 진료비를 받는다. 프랑스도 1차 의사는 개업을 하고 전문의도 상당수 개업을 하여 행위별수가로 수익을 올리는 등으로 영리를 추구하고 있었다. 독일도 대학병원을 제외하고는 외래 진료를 하지 않기 때문에[15] 전문의들도 개업을 하고 행위별수가로 진료비를 받는다[16]. 유럽의 의사들이 영리와 멀어 보이는 것은 그들이 지식인적 성격이 있어서 그런 것이 아니라 의료보장제도를 보험자가 정한 필요도를 토대로 운영하는 반면에 우리나라는 수요에 기반한 시장형 의료체계를 유지하였기 때문이다.

둘째, 의료기관의 영리화가 민간의료기관에서만 이루어지는 것으로 현실 진단이 잘못되었다. 의료기관의 영리화는 의료기관의 소유주 문제가 아니라 의료보험에서 비급여를 인정하는 제도상 문제에 기인한 것이다. 의료기관을 건강보험의 요양기관으로 당연 지정하려면 비급여 제공을 금하고, 비급여는 영리병원에서나 제공하도록 제도가 설계되었어야 했다. 그러나 당시는 이와 같은 원리를 이해하지 못하고 건강보험요양기관에도 비급여를 허용하는 우를 범하여 의료기관으로 하여금 영리적 행태를 가질 수 있도록 제도화된 문제가 있다. 당시의 국립대학병원과 같은 대형 공공병원은 비급여서비스 제공이 가능하여 이미 영리적 행태가 이루어지고 있었음에도 불구하고 현실 진단을 잘못하여 민간병원만 영리적 운영을 하는 것으로 착각하였다.

셋째, 표준진료지침을 국가중앙의료원에서 개발하여 교과서적 진료를 하겠다는 것도 현실과 괴리된 발상이었다. 표준진료지침은 하나의 의료기관이 만들 수 있는 것이 아니라 의료와 관련된 각 분야 전문의학회에서 만들어야 현장에서 거부감 없이 사용이 가능하다.

---

15) 독일의 일반 병원에서 일부 전문과의 과장은 외래환자를 진료할 권리는 갖고 있으나 주로 대학병원에서만 외래부서를 두고 진료를 하였다. 2004년부터 대학병원이 아닌 병원도 매우 특수한 치료를 요하는 환자 그룹에 한하여 외래진료를 허용하고 있어 병원은 입원을 중심으로 진료한다고 보는 것이 일반적이다(Busse and Blümel, 2014).

16) 개업의는 건강보험환자를 진료하기 위하여 주(州) 보험의사회에 가입하여야 하며, 보험의사회는 주질병금고협회와 총액계약으로 진료비를 받아, 이를 개업의사에게 나누어줄 때 행위별수가로 한다.

넷째는 공공의료기관이 표준적인 진료를 통하여 민간병원의 영리추구형 진료행태를 바로 잡겠다는 것도 현실을 도외시한 주장이었다. 우리나라 의료보장제도가 기본권 이념이 아니라 시장형 의료체계로 운영됨에 따라 의료공급체계(health care delivery system)가 계층화되지 않아 계층적 지역주의 모형을 적용하지 못하고 있다. 이와 같은 공급시스템에서는 의료기관 간의 경쟁이 치열해진다. 경쟁이라 하여도 의료수가를 정부(보험자)가 통제하기 때문에 가격경쟁은 벌이지 못하고 의료장비나 시설의 편의성과 같은 비가격경쟁을 벌이게 되었다. 이러한 조건에서는 민간병원이 보다 민첩하게 비가격경쟁에 나설 수 있기 때문에 공공병원은 어쩔 수 없이 민간병원의 진료행태를 따라가게 된다. 만약 공공병원이 민간병원의 진료행태를 모방하지 않으면 병원의 수입이 민간병원을 따라갈 수 없어 의사를 위시한 의료진의 보수를 민간병원만큼 지불하기 어려워 의료 인력의 이탈을 막을 수 없게 된다. 즉, 의료현장에서는 민간병원이 공공병원을 따라가는 것이 아니라 공공병원이 민간병원을 따라가는 현상이 일어나고 있다. 이와 같은 잘못된 현실 진단을 토대로 공공의료를 정의하고 공공병원의 확충을 주장하였으니, 공공의료의 정의가 제대로 될 수도 없었고, 의료의 영리화도 막지 못하고 있다. 우리나라도 유럽 국가들과 같이 의료보장제도에 걸맞게 제도를 필요도 접근으로 운영하였더라면, 민간병원이 많아도 공공의료의 훼손을 걱정하지 않아도 되었을 것이며, 건강보험과 계약한 의료기관에서는 비급여서비스를 제공할 수 없었기 때문에 의료의 영리화는 생각도 할 수 없었을 것이다. 네덜란드가 공공병원을 전부 민영화시켰고[17], 독일과 이스라엘은 민간병원이 51%를 차지하고 있어도 공공의료에 관한 법률은 고사하고 공공의료를 별도로 정의하지도 않고 있다. 따라서 지금 단계에서 필요한 것은 「공공보건의료에 관한 법률」을 폐기하고 의료보장 의료를 공공재로 정의하는 것이다. 이를 위해서 의료보장제도의 이념을 기본권 보장에 두고, 수요 접근을 버리고 필요도 접근으로 패러다임을 바꾸어야 한다. 필요도 접근으로 나아가기 위해서는 의료기관을 위계화하고 환자들은 위계화된 공급체계에 부합하는 진료의뢰체계(referral pathway)에 따라 의료를 이용하도록 유도해야 한다. 이렇게 할 때, 유럽 국가들과 마찬가지로 의료의 영리화는 생각할 필요가 없고 의료의 보장성도 높일 수 있어 급속적인 고령화 시대에 대비하는 의료체계의 지속가능성을 보장할 수 있게 될 것이다.

---

17) 네덜란드도 영리병원을 인정하여 2014년 하원에서 영리병원의 설립을 허용하는 법안까지 마련하였다(제3부에서 구체적 내용을 설명).

제3장

필요도와 우선순위 설정

1. 우선순위 설정의 중요성

1) 우선순위 설정이 제기된 배경

우선순위 설정의 필요성을 이해하려면 개인에게 일어난 의료 사건이 대중의 경각심을 일으켜 정책으로 발전하게 된 배경을 아는 것이 매우 중요하다. 즉, 치료가 거부된 잘 알려진 개인적 사건은 우선순위 설정을 하려는 모든 의료시스템에서 매우 중요하게 작용하였다(Ham, 1997). 예를 들면 미국 오리건 주에서 1989년 Health Services Commission (HSC)을 구성하게 된 계기는 Medicaid에서 골수 이식수술을 거부당한 7살의 Coby Howard가 진료비 문제로 사망하는 사건이었다. 영국에서는 10세 소녀 Jaymee Bowen이 백혈병으로 고통을 겪고 있어, 그의 부모가 NHS에 뼈에 대한 2차 골수 이식 자금 지원을 요청하였으나 거부되었고, 결국 민간에서 임상시험 치료를 받는 사건이 있었다. 그리고 뉴질랜드에서도 1992년 Core Services Committee (CSC)를 구성하고 있었지만 암 병력을 갖고 있는 76세의 심질환자는 CSC가 작성한 가이드라인에 의거하여 신장투석을 거부당하고 있던 중에 언론의 압박과 대중의 관심으로 겨우 치료를 받게 되는 사건이 있었다.

이와 같은 몇 가지 사건은 의료보장의 급여 항목에 대한 우선순위 설정이 필요하다는 주의를 환기시키는 계기가 되었고, 의사결정자들이 고려해야 할 과제가 되었다.

2) 우선순위 설정의 중요성

의료보장제도에서는 필요도를 토대로 의료서비스가 제공되기 때문에 실질적으로는 의료서비스가 배급(rationing)된다는 의미를 갖는다[1](NHC, New Zealand, 2004). 보험급여가 제대로 제공되기 위해서는 필요도 사정과 함께 필요도를 실제 보험급여로 연결하기 위한 우선순위 설정(priority setting)이 중요하다[2]. 공적재정으로 운영되는 의료체계에서 자원은 제약되는데 의료에 대한 요구는 날로 증가하고 있어 정책결정자들은 이 문제를 급여의 우선순위 설정을 통하여 해결하고자 노력하고 있다(Ham, 1997). 그러나 우리나라에서는 지금까지 보험급여와 관련된 대부분의 문헌들이 필요도나 필요도의 우선순위를 전혀 언급하지 않았다[3]. 이렇게 된 이유는 몇 가지 측면에서 유추해 볼 수 있다.

첫째, 우리나라에서는 의료보장제도를 도입하고도 의료보장의료가 공공재라는 인식이 결여되어 공공의료를 공공의료기관이 생산하는 의료로 정의하는 우를 범하고 있다. 그러다 보니 의료보장의료를 '공공성이 강한 사적재화'라는 시각에 집착하여 수요 접근을 함에 따라 필요도에 대한 관심을 가질 필요성이 없었기 때문이다.

둘째, 유럽의 의료보장국가에서 필요도를 지불제도와 연계시켰기 때문에 필요도를 토대로 급여가 제공되고 있어도 우리나라에서는 지불제도를 의료공급자에 대한 진료보수 지불도구로만 단순하게 생각하였지 필요도와 연계되고 있다는 점을 제대로 깨닫지 못하고 있었다.

셋째, 모든 의료보장 국가에서는 필요도를 토대로 보험재정의 크기가 책정되는데, 이때 적용되는 필요도는 명시적인 것이 아니라 정부나 보험자가 묵시적으로 정한 보험급여 패키지와 의료공급체계를 토대로 하는 경우가 많았다. 그리고 보험급여 패키지 결정에 중요한 역할을 하는 필요도의 우선순위 설정(prioritisation)도 묵시적으로 하는 국가가 많았다. 그러다 보니 의료보장 국가들이 어떻게 필요도를 보험급여와 연계시키는지를 우리나라에서는 제대로 인식하지 못한 측면이 있다. 특히 대부분의 의료보장국가들이 의료보장 발전의 3단계로 넘어가는 시기인 1980년대 후반에 와서 필요도가 명시적으로 구체

---

1) 필요도 배분과 관련하여 많은 문헌들이 배급(rationing)을 언급하고 있다. 제1부의 참고문헌을 보면 배급에 관한 문헌이 상당히 많이 제시되어 있다.

2) Saltman and Figueras(1997)는 희소한 자원에 직면한 의료체계가 이를 극복할 수 있는 방안으로 비용의 효율적 관리를 위한 비용절감(cost-containment) 전략, 비용의 분담(cost sharing)이나 우선순위 설정을 통한 이용의 억제를 제시하고 있다. 즉, Saltman and Figueras는 우선순위 설정을 의료이용 억제라는 매우 소극적인 의미로 제안하고 있다. 필자는 Saltman and Figueras의 우선순위 설정에 관한 소극적인 의미에 동의하지 않지만, 다른 견해도 있음을 각주로 소개한다.

3) 우선순위 설정에 관한 연구들은 수요 접근의 틀 속에서 보장성 강화를 위한 보험급여 확대에 어떠한 비급여를 포함시킬 것인가에 초점을 두었다. 건강보험제도의 기본 틀을 수요 접근에서 필요도 접근으로 바꾸자는 의미에서의 우선순위 설정은 지금까지 연구된 바가 없는 실정이다.

화되기 시작하면서 우선순위의 설정을 위한 시도들이 이루어졌다(NHC, New Zealand, 2004). 그런데 이 당시 우리나라는 의료보험 통합이라는 엉뚱한 과제에 에너지를 쏟는 바람에 세계적인 흐름을 제대로 파악할 수 없었던 것도 문제의 원인이 된다.

이와 같은 세 가지 이유로 모든 의료보장 국가들이 필요도를 토대로 의료서비스를 배급하고 있었음에도 불구하고, 우리나라는 의료보장제도 하에서 여전히 수요를 토대로 의료를 제공함으로써 의료의 남용이라는 문제에 직면하게 되었다.

2. 우선순위 설정의 틀 설계4)

여기서 설명하는 내용은 영국 NHS에서 사용하는 우선순위 설정과 관련된 사례에 관한 것이다. 우선순위 설정은 다음과 같은 여러 단계를 거쳐 이루어진다. 구매자는 우선순위 설정 틀을 설계하기 위하여 우선순위 설정의 핵심요소를 충분히 숙지할 필요성이 있다.

1) 우선순위 설정 단계와 구매자 역할

(1) 우선순위 설정 단계(Chalkidou et al., 2016)

여기서는 우선순위를 설정하기 위한 실질적인 단계를 설명하고자 한다. 비록 이러한 단계는 많은 국가에서 활용되고 있으나 여기서는 의료보장급여 패키지 개발을 위한 사례를 중심으로 설명하기로 한다.

① 원칙과 범위의 정의

전국민의료보장을 목표로 하는 의료정책 당국과 이해관계자는 우선순위 설정이 필요함을 인식하고, 의료보장에서 제공할 서비스 패키지를 결정해야 한다. 그리고 의료보장제도 발전의 목표가 되는 형평성, 효율성, 재정적 보호 및 지속가능성과 같은 개략적 원칙을 정할 필요가 있다. 각국은 자국의 상황이나 사회적 가치에 따라 우선순위 설정에 어떤 원칙을 적용할지 결정하여야 한다. 각국은 의료보장제도에 따라 적합한 원칙과 우선순위를 채택할 수 있지만, 원칙과 우선순위는 의료체계의 상황에 따라 좌우되며, 또한 이러한 것을 식별하고 사용하는 데 필요한 힘은 모든 이해관계자가 수용하느

4) 이 부분은 PCT Network(2007)를 요약하여 작성하였다.

냐에 달려있다. 우선순위 설정을 위해서는 범위의 설정도 중요하다. 범위는 치료서비스에만 초점을 맞출 수도 있고 공중보건 프로그램, 건강증진 및 질병예방을 포함할 수도 있다.

② 원칙의 운용

원칙과 범위를 정의한 후, 기술적인 집행기구에서는 핵심 원칙을 반영하는 기준을 정의하고 우선순위 설정 절차에서 누가, 무엇을, 언제, 어떻게 하는지 알려주는 프로토콜을 고안해야 한다. 국제적 경험의 검토는 선택된 원칙에 부합하는 기준을 개발하는 단계에서 유용할 수 있다. 예를 들어, 형평성은 동일한 필요도를 가진 서로 다른 집단에 대한 접근성과 연결되며, 효율성은 제공되는 서비스의 화폐가치와 연관되어 증분적 비용-효과비[5]로 나타낼 수 있으며, 재정적 보호는 재난적 가계 지출과 관련되며, 지속가능성은 예산과 연결된다.

프로토콜의 관점에서 우선순위 설정에는 대략 4단계가 수반되는데, 이는 ① 제공되어야 할 서비스나 고려해야 할 쟁점의 식별 단계, ② 서비스의 근거 탐색 단계, ③ 의사결정 단계, ④ 절차에 문제가 있다면 법 절차에 따른 제소 단계로 나누어진다. 서로 다른 이해관계자들이 갖는 다양한 능력은 우선순위 설정의 여러 단계에서 상당한 기여를 할 수 있지만, 이해관계자의 폭 넓은 참여, 특히 시민사회와 대중의 참여는 우선순위 설정의 장기적인 지속가능성을 위해 중요하다.

③ 우선순위 이슈의 선정

많은 국가에서 의료재정 부담이 과중해지고 새로운 기술이 개발됨에 따라 적기에 논의할 적절한 주제를 파악하는 것이 중요하다. 또한 이해관계자 간의 투명성과 신뢰성이 주제 선정을 위하여 보장되어야 한다. 주제의 채택을 위하여 명시적 기준의 개발은 우선순위 설정과정에 이해관계자의 참여를 독려할 수 있다. 우선순위 설정 기준은 의료보장의 핵심 원칙과 일치해야 하며 이해관계자들이 충분히 이해하고 결정할 수 있을 정도로 간단해야 한다.

---

5) 증분적 비용-효과비(incremental cost-effectiveness ratio, ICER)는 제3절에서 상세히 설명된다.

④ 근거의 탐색

이해관계자의 가치나 이해가 달라 검토대상이 되는 서비스에 관한 근거를 제대로 찾지 못하면 우선순위 설정이 어려워진다. 근거는 이용 가능한 자원과 확인된 원칙에 따라 여러 가지 방법으로 탐색될 수 있으며, 여기에는 정량 또는 정성적, 세계적 또는 국가적, 임상적, 사회·경제적, 1차적 또는 2차적 근거가 포함될 수 있다. 근거 탐색을 책임지는 그룹에서는 학문적 진실성을 토대로 상충되는 이해를 조정할 수 있어야 한다. 또한 찾아낸 근거가 제공하고자 하는 서비스 전반에 걸쳐 비교 가능해야 한다. 제한된 능력을 가진 일부 국가에서는, 산업계(의료계, 제약회사 등)에 근거 제공을 허용하고, 근거의 신뢰성과 타당성을 보장하는 메커니즘을 사용할 수 있다.

⑤ 의사결정

우선순위를 정하는 의사결정은 합법적이고 투명하며 일관성을 유지하기 위해서는 원칙과 절차(단계)를 설정하는 일이 필요하다. 그리고 의사결정에도 근거의 해석이 요구된다는 점에 유의할 필요가 있다. 질적 근거는 양적 근거와 마찬가지로 중요할 수 있다. 의사결정은 그때그때 이루어지거나 일회성이 될 수도 있지만 전국민의료보장을 위한 우선순위 결정은 장기적인 메커니즘을 요구한다. 많은 국가에서 보건부가 의사결정에 참여할 이해관계자 그룹을 선임한다. 우선순위 결정위원회는 발표내용을 청취하고 보고서를 읽고 당면한 문제를 심의할 수 있다. 그리고 위원회의 결정에 대하여 이의를 제기하는 메커니즘이 있어야 하고, 이의 제기의 타당한 이유를 보증하기 위하여 기준이 개발되어야 한다.

⑥ 결정의 실행

의사결정을 실행에 옮기지 않으면 우선순위 설정이 아무런 쓸모가 없어진다. 우선순위 설정은 의료, 재정, 인적 자원 및 기타 분야의 자원 배분과 연계되어야 한다. 때때로 우선순위 결정은 미래에 의료적 개입(intervention)이 확대될 때를 위한 계획의 일환으로 실행될 수 있다. 근거에 입각한 정책 결정은 모니터링과 평가뿐만 아니라 실행으로 이끄는데 도움이 될 수 있다.

⑦ 모니터링과 평가

모니터링과 평가는 우선순위의 집행자 또는 외부 평가자가 우선순위 설정 절차(과정)가 효과적으로 이루어졌는지 여부를 살펴보는 것으로, 의료보장 및 정책 실행의 영향을 평가하는 것과는 다르다. 모니터링과 평가는 우선순위 설정의 결과와 정해진 원칙을 비교하여, 원칙과 기준이 달성되었는지 여부와 우선순위 설정에 대한 변경 또는 절차를 향후 어떻게 수정할 수 있는가에 초점을 두어야 한다.

(2) 우선순위 설정과 구매자의 역할

우선순위가 설정되면 이를 집행할 책임은 구매자에게 있기 때문에 우선순위 설정에 앞서 구매자가 의사결정을 할 때 고려해야 할 일반사항의 목록도 작성해 둘 필요가 있다. 그러나 정답은 없으며, 이 목록은 원칙과 사실들을 토대로 만들어져야 한다. 이것은 매우 어려운 일로써 다음과 같은 주의가 필요하다.

첫째, 구매자는 다른 곳에서 좋은 성과를 거둔 사례에서 단순히 목록만을 갖고 오려 해서는 안 된다.

둘째, 목록은 모든 의료기관에 적용해야 한다. 그래서 구매자는 직면하는 모든 범위의 재정조달 과제를 고려해야 한다. 개별적인 재정조달에서 요구되는 내용에만 몰두한 목록들의 개발은 임상에서 서비스의 위험이나 질과 같은 과제를 빠뜨리게 할 수 있다.

셋째, 개별적 재정에만 초점을 맞추다보면 대중의 의견을 반영하지 못하는 목록을 개발할 위험이 있다. 이렇게 되면 시설별로 다른 기준을 사용하여 자원을 잘못 배분하는 윤리적 딜레마를 초래하게 된다.

구매자가 자원배분을 할 때 고려해야 하는 요소는 [Box 1-1]과 같다.

2) 우선순위 설정의 목적

(1) 우선순위 설정의 이유

우선순위를 설정(prioritisation)[6)]하게 되는 이유는 의료분야의 자원 제약(constraints)

6) Prioritisation, priority setting, rationing이란 용어는 호환적으로 사용된다. 어떤 사람들은 rationing이란 용어는 미시적 수준(micro-level)의 의사결정에 사용하도록 유보되어야 한다는 주장을 펴기도 한다.

[Box 1-1] 자원배분을 할 때 구매자가 고려하는 요인

① 건강상 이득의 성격
② 임상적 근거에 대한 신뢰
③ 이득을 보는 사람의 수
④ 비용 효과성
⑤ 접근의 불평등과 불형평 개선의 필요성
⑥ 접근성
⑦ 국가적 우선순위
⑧ 기술된 지역의 우선순위
⑨ 임상적 위험
⑩ 서비스 위험(전문의 부족 지역에 대처하려다 자칫 그 지역의 의료공백 초래)
⑪ 개발의 절대적 비용
⑫ 입법과 행정명령(시행령)
⑬ 환자 선택

출처: PCT Network(2007)

속에 어떻게 의료서비스를 배분하는 것이 가급적 많은 인구의 편익을 극대화할 것인가라는 문제를 해결하기 위해서이다. 자원의 희소성이란 의료서비스를 제공할 전문 인력의 제약, 제공되어야 할 서비스에 대한 시간적 제약, 의료가 제공될 수 있는 지역적 제약, 그리고 의료를 지원할 재정의 제약으로 요약될 수 있다.

우선순위 설정에 관한 논의의 초점은 의료의 접근성에 대한 논의와 동일하게(NHC, New Zealand, 2004) 세 가지 과제에 집중된다. 첫째, 누가 서비스에 접근해야 하는가? 둘째, 어떠한 서비스가 제공되어야 하는가? 셋째, 언제 그러한 서비스에 접근할 수 있는가?이다. 이러한 과제는 모두 개인의 의료접근성을 제한하게 된다. 이러한 제한은 가용자원의 구체적인 수준에 따라 커지기도 하고 작아지기도 한다. 가용 자원에는 제약이 있으나 반대로 잠재적으로 제공 가능한 가치 있는 서비스 범위는 새로운 연구, 기존 서비스의 개량이나 개선, 꾸준한 기술발전에 힘입어 점점 확대되고 있는 실정이다.

이러한 현실에서 새롭게 등장하는 서비스(의약품이나 장비 이용 포함)를 공적 재정으로 전부 보장할 수 없기 때문에 결국 서비스의 배급(rationing)을 생각하게 되는 것이다. 그러나 배급이란 문제가 보편적으로 받아들여지지는 않는다. Light and Hughes(2002)는 이 정의는 너무 광의적이라서 배급이란 아이디어는 의미 없는 개념이 된다고 주장하고 있다. 다른 이론가들은 배급이라는 용어는 어떤 사람이 의료 접근에 거부되는 상황에만 적용되도록 유보되어야 한다고 주장한다. 아무튼 통상적으로 갖는 우선순위 설정의

모든 개념은 가용자원으로 충족시킬 수 있는 것에 비하여 수요가 훨씬 클 경우에 고려할 수 있는 방법을 의미하게 된다[7].

그래서 우선순위 설정이 논의되는 중요한 이유는 희소성(scarcity)에 있으며, 우선순위 설정에 대한 논의는 결국 재정조달과 연결된다(NHC, New Zealand, 2004). 우선순위 설정은 배분할 가용자원이 줄어들수록 더욱 중요해지고 어려우며 논쟁적이 된다. 우선순위 설정은 가용자원을 어떻게 배분하느냐에 관심이 있는 반면에 재정조달 정책은 무슨 자원이 배분 가능하냐를 결정하는 것이기 때문에 두 분야는 밀접히 연결된다. 어떤 경우는 우선순위 설정과정의 논의가 재정조달의 증가로 연결되기도 한다.

(2) 우선순위 설정의 목적

PHCPI (Primary Health Care Performance Initiative, 2019)는 우선순위 설정의 목적이란 건강을 향상시키기 위하여 제한된 자원을 어떻게 배분하는 것이 최선의 방법인지를 결정하기 위한 것으로 간주하고 있다. 효과적인 우선순위 설정이란 건강필요도를 충족시킬 의료서비스 제공의 근거에 토대를 두고 투명하고 명확한 절차를 통하여 상이한 이해관계를 해결하는 방법이다. 우선순위 설정의 본질적인 동기나 행위는 다양한 이해관계자, 의사결정자 및 행위자와 같은 다양한 집단이 관련되는 정치적 프로세스이다. 따라서 우선순위 설정은 이와 같은 목적을 달성하기 위한 절차(process)로 간주하고 있다. 우선순위 설정은 모든 사람의 건강증진이라는 목표 달성을 위하여 규제 및 구현 능력뿐만 아니라 강력한 거버넌스, 정치적 및 재정적 뒷받침이라는 통합적인 노력으로 이루어진다.

(3) 공정한 자원배분과 우선순위 설정

의료보장제도에서 구매자가 어떠한 서비스를 구매하여 가입자들의 필요도를 충족시킬 것인가 하는 문제에 답을 주기 위해서 필요도의 우선순위를 정하는 것은 매우 중요하다. 이때의 과제는 경쟁적인 필요도(needs) 간에 적절한 균형을 갖는 공정한 의사결정(fair decisions)을 하는 것에 있다. 이것은 어떤 서비스를 보험급여로 제공하느냐 아니면 보험급여(혹은 공공재정)에서 제외시키느냐와 같은 문제의 답을 제공하는 것으로 동전의 양면과 같다(PCT Network, 2007). 또한 이것은 자원배분(resource allocation)의 공정성 문제와도 결부된다. 의료체계에서 명확하고 공정한 자원배분이 필요한 이론적 근거는

7) 이 점은 앞서 언급한 Saltman and Figueras(1997)의 견해와 거의 일치한다.

[Box 1-2]와 같이 설명할 수 있다.

[Box 1-2] 공정한 자원배분의 이론적 근거

① 인구집단의 전반적인 건강과 복지의 증진
② 사전에 조율된 전략, 우선순위, 정책에 부합하는 투자의 실행
③ 경쟁적인 필요도에 대하여 공정한 청문의 기회를 통한 윤리성 확보
④ 협력적인 거버넌스 조건의 충족
⑤ 대중과 환자의 신뢰 증진
⑥ 의사결정의 합리성 증진
⑦ 재정의 균형 달성에 기여
⑧ 사용된 재정의 화폐적 가치(value for money)의 극대화
⑨ 법적 도전 위험의 감소
⑩ 운영의 효율성 제고

출처: PCT Network (2007)

3) 우선순위 설정에 관한 이론

(1) 가치와 원칙의 설정[8)]

① 가치와 원칙 설정의 중요성

우선순위 설정에서 가장 핵심적인 과제는 우선순위 설정의 가치와 원칙(value and principle)을 정립하는 일이다(NHC, New Zealand, 2004). 만약 의료서비스를 배급제로 할 경우, 그러한 배급 결정(rationing decisions)이 이루어지는 가치와 원칙을 분명히 해야 한다. 그렇다고 우선순위 설정에 대한 원칙과 가치에 관한 활발한 토론이 필요하다는 뜻은 아니다. 우선순위 설정을 묵시적으로 할 경우, 비판의 핵심은 의사결정을 이끄는 원칙이 감추어져 있다는데 있다(Light and Hughes, 2002). 우선순위 설정의 핵심인 가치와 원칙을 찾는데 있어서 누구의 가치와 원칙을 고려해야 하느냐라는 문제에 직면하게 된다. 대중을 우선순위 설정 업무에 참여시키는 이유의 하나는 우선순위를 설정하는데 있어서 중요하다고 생각되는 가치관을 찾아내기 위함이다(Ham, 1997).

우선순위 설정의 핵심이 가치와 원칙이라는 점은 합의가 이루어지지만, 우선순위 설

8) 이 부분 NHC(National Health Committee, New Zealand, 2004)를 인용하여 작성하였다.

정에 활용되는 실질적 원칙은 나라마다 차이가 있다. 개인 삶의 질, 치료 비용에 관한 조건을 반영하는 식의 보편적 주제(theme)가 있지만, 구체적으로 주창되는 가치는 다양하다. 예를 들어 미국 오리건 주에서는 13개의 원칙(비록 3개의 그룹으로 정리되지만)을 제시하고 있지만, 다른 나라에서는 3~4개로 국한시키고 있다(Ham, 1997).

② 우선순위 설정과정(혹은 절차)과 기준

기준이란 이해관계자들이 어떠한 건강문제, 당면과제 그리고 해결책이 우선되어야 하는가를 결정하는데 사용되는 척도라 하겠다. 우선순위 설정 기준은 우선순위 설정 절차가 시작되기 전에 정의되어야 하며 최종적인 우선순위 결정을 위한 기반이 된다. 질 높은 의료의 우선순위를 만들기 위해서, 이해관계자는 질 높은 의료(형평성, 효율성, 지속 가능성과 같은)를 달성하기 위한 원칙을 정의할 필요가 있으며, 이 원칙을 토대로 의료서비스의 우선순위를 설정한다. 이러한 원칙은 정치적으로 실현 가능하고, 부담 가능하며, 기술적으로 실행 가능한 것인가를 고려하면서, 이해관계자들이 서로 관련되는 기준을 어떻게 평가할 것인지를 알려준다.

Terwindt, Rajan and Soucat(2016)는 의료부문의 우선순위를 설정하는데 사용할 수 있는 다음과 같은 다섯 가지 비포괄적 기준을 제안하고 있다.

㉠ **질병부담** : 질병부담은 조기사망과 부상이나 질병으로 인한 생명 손실연수가 결합된 양적 및 시간적 근거의 척도이다.

㉡ **의료의 효과성** : 의료의 효과성은 제공되는 의료가 현지 상황에 적용 가능하고 비용 효과적인지를 포함하여 확인된 건강문제가 제공되는 의료에 의해 얼마나 잘 해결될 수 있는지를 평가하는 것이다.

㉢ **의료비용** : 의료비용은 비용부담과 효율성의 측면에서 제공되는 의료비용을 따지는 것이다. 이 기준은 대상 지역사회 및 개인에 대해서 절대비용 및 상대비용을 고려하는데 중요하다. 제공되는 의료비용은 경제적으로 실현 가능하고 또한 지속 가능한가를 측정하는 중요한 기준이 된다.

㉣ **의료의 수용성** : 의료의 수용성은 대상 지역이나 대상자가 제공되는 의료를 받아들일 수 있느냐와 관련된다. 이것은 공급자 또는 기타 보건당국이 제공되는 의료를 이행할 의향(즉, 위험 회피, 변화에 대한 저항, 인지하는 가치) 뿐만 아니라 사회적 문화적인 규범과 관련된 수용성을 말한다.

ⓜ **공정성** : 공정성은 평등과 형평의 원칙에 기초하여 정부나 사회가 집단적으로 내린 가치판단이다. 공정성 기준은 제공되는 의료 필요도의 중요성과 효과성의 교환·절충(trade-off)에 관한 올바른 판단을 하는데 필수적이다. 또한 해법(solution)의 비용에 대하여 얼마나 많은 가중치를 부여하느냐에 영향을 미친다. 예를 들면 제공되는 의료가 특별히 비용-효과적이지 않더라도 인구집단 가운데 특정 위험에 있거나 한계집단에 있어서 건강문제의 우선순위를 정하는데 이 원칙이 중요할 수 있다. 공정성에 대한 평가는 제공되는 의료가 비록 가장 비용-효과적인 해결책이 아닐지라도 한계적 인구집단에 자원을 직접 공급하는데 도움이 될 수 있다.

이해관계자들은 종종 다른 기준들 사이에서 절충을 해야 할 필요가 있을 것이다. 예를 들어, 제공되는 의료의 평가에서 형평과 비용-효과성 모두를 따질 때, 가장 공평한 제공이 가장 비용-효과적이지 않을 수 있다는 점을 고려해야 한다. 다른 기준에 대하여 주어진 가중치는 궁극적으로 가치, 원칙, 그리고 경제적 및 정치적인 환경이 포함된 국가 차원에서 형성된 정치적 결정이다.

위의 기준은 우선순위 설정의 출발점이지만 국가의 역학 및 인구학적 상황, 의료체계, 정치적 및 재정적 요인에 따라 새로운 기준을 추가하거나 조정할 필요가 생길 수 있다. 따라서 국가적(혹은 지역적) 요구와 규범은 이러한 다른 기준에 부여된 상대적 가중치에 영향을 미칠 것이다. 이러한 기준의 분석들은 데이터 질과 의료의 제공에 관한 정보를 포함하여 이용 가능한 정보에 따라 좌우된다.

(2) 묵시적 및 명시적 우선순위 설정

① 묵시적 접근

우선순위 설정은 공개적으로 분명히 하는 명시적 방법과 의사결정의 배경이나 이유를 공개적으로 하지 않는 묵시적 방법이 있다(NHC, New Zealand, 2004). 전통적으로 묵시적 접근법이 공적재정으로 운영되는 의료체계에서의 지배적인 방법이었다. 묵시적 우선순위 설정에 의한 서비스 배급 방식이 영국 NHS에서 병원에 지불하는 예산할당제(rationing system)와 1차 의사에 대하여 지불하는 인두제라 할 수 있다. 앞서 언급한 바와 같이 대부분의 의료보장국가에서 의료서비스의 배분을 묵시적인 접근방법으로 하였기 때문에 우리나라는 사회의료보험제도를 도입하면서 유럽 국가들의 의료서비스 배분방법을 제대로 이해하지 못하고 필요도가 아닌 수요를 토대로 의료서비스를 제공하여 세계에서 가장 의료이용을 많이 하는 국가가 되었다.

② 명시적 접근

1980년대 후반부터 명시적 우선순위 설정과정의 개발에 세계적인 관심이 높아지게 되었다. 명시적 접근이 개발되기 시작한 배경은 다음과 같다. 첫째, 의료체계의 의사결정을 보다 합리적 접근전략으로 하려는 이론가들의 등장이다(Tenbensel, 2000). 둘째, 공적재정의 부족 때문에 치료 가능한 질병에 대한 의료서비스가 거절된 개별사건에 대한 사회적 관심을 합리적으로 수용하기 위해서였다(Ham, 1997). 셋째, 새로운 서비스는 끊임없이 등장하는데도 불구하고 제한된 의료재정에 따라 직면하게 되는 선택의 문제를 합리적으로 해결하기 위해서였다(Ham and Coulter, 2003).

그러나 우선순위 설정에 대한 명시적 접근전략의 개발이나 실행은 어렵고, 우선순위 설정이 시도되는 곳은 어디든 많은 논쟁이 일어나고 있다. 명시적 우선순위 설정을 위한 특정 요소들이 비판의 대상이 되었을 뿐만 아니라 많은 이론가들 가운데는 명시적 우선순위 설정이 정치적으로 실효성이 없고, 의료서비스의 배분에 다양한 내용들을 담기 어렵다는 이유로 묵시적 우선순위 설정이 선호되기도 한다(Light and Hughes, 2002). 명시적 우선순위 설정과정의 개발은 주로 의료서비스의 배분(의약품 사용, 의료기기, 서비스의 제공과정 등)과 재정조달에 집중되고 있음을 주목해야 한다. 이러한 집중은 큰 잘못으로 비쳐지고 있는데, 의료서비스의 접근은 단순히 재정조달보다 더 많은 요인에 좌우되기 때문이다. 의료체계에 접근하기 위해서는 물적 자원(병상 수)과 전문 인력자원에 대한 지출과 같은 요소가 중요한데, 우선순위 설정을 위한 논의에서 이러한 것들은 제외시키고 다만 최종재(서비스, 의약품, 의료기기 사용)의 배분을 위한 우선순위에 집중하고, 물적 및 인적 자원과 같은 요소는 묵시적으로 배급제에 넘기는 문제가 있었다(NHC, New Zealand, 2004).

(3) 우선순위 설정의 수준

우선순위 설정은 세 가지 다른 수준에서 이루어진다. 먼저 정치적인 측면의 거시적(macro) 수준, 제도적 측면의 중간(meso) 수준, 개인적인 차원의 미시적(micro) 수준이 있다(NHC New Zealand, 2004). 이 세 가지를 보다 세분하면 다섯 가지가 된다. 먼저 거시적 수준에서는 ① 의료에 배분되어야 할 전반적인 재정, ② 지리적 및 서비스 간의 예산배분, 둘째, 제도적 수준에서는 ③ 특정 형태의 치료에 대한 자원배분, 셋째, 미시적 수준에서는 ④ 어떤 환자가 치료에 접근해야 하는가에 대한 선택, ⑤ 개인 환자에 어느 정도의 돈이 사용되어야 하느냐에 관한 결정이 된다. 이것을 정리하면 [Box 1-3]과 같다.

[Box 1-3] 우선순위 설정의 수준

1. macro: 의료에 배분되어야 할 재정조달의 수준
2. macro: 지역과 서비스 간의 재정의 분배
3. meso: 특정된 치료에 대한 자원의 배분
4. micro: 어떠한 환자가 치료에 접근되어야 하느냐의 선택
5. micro: 개인 환자에게 얼마나 많은 재정이 사용될 수 있느냐에 관한 결정

출처: Ham(1997)

① 거시적 수준

우선순위 설정에 가장 기본적인 제약조건으로 작용하는 국가 의료예산은 중앙정부가 결정한다. 어떤 정부라도 모든 수요를 충족시킬 수 있는 재정과 자원을 갖고 있지 않기 때문에 교육, 국방, 문화와 같은 분야와의 관계에서 의료에 관한 지출의 우선순위를 설정하게 된다. 물론 정책의 총체적 성격으로 볼 때, 의료분야 외의 어떤 영역(예, 주거)에 대한 지출이 건강에 막대한 편익을 주기도 한다. 따라서 이 수준에서 우선순위는 '건강'의 우선순위를 나타내는 것이 아니라, 투표를 통해 선출되는 정부가 예산을 통하여 '의료분야'의 우선순위를 나타내는 것이다. 즉, 정부가 차기 선거에서 많은 표를 얻게 될 분야에 우선순위로 두게 된다.

② 중간 수준

중간(meso) 수준에서 이루어지는 우선순위 설정 대상은 자본이나 인력에 대한 투자로써 이 수준에서 우선순위는 통상 의료시설이나 서비스를 감독하는 지역의료청이 결정한다. 다시 말하여, 이 수준에서의 우선순위 결정은 중앙정부와 중앙정부로부터 의료재정의 배분을 위임받은 조직들이 하기 때문에 중앙정부와 위임 받은 조직들의 결합이 중요하다.

③ 미시적 수준

미시적 수준에서 우선순위 결정의 대상은 의사나 환자에 의해 이루어지는 임상적 측면에서 어떤 특정서비스를 누가 얼마나 오랜 기간 동안 받을 수 있는가를 결정하게 된다. 우선순위 결정에서 의사가 주 의사결정자가 되며, 의사가 결정한 의료서비스를 받는 것에 동의하는 환자도 일정 역할을 담당하게 된다.

이 단계의 초기에는 우선순위 설정이 일어나지 않는 것처럼 비쳐질 수 있다. 그러나 앞에서 언급한 바와 같이 우선순위 설정은 의료에 대한 접근을 결정하는데 필수적인데, 미시적 단계(비록 더 상층의 결정에 제약을 받지만)는 이론적으로 의료가 제공되는 지점이다. 만약 거시적 및 중간 단계가 의료의 공급과 관련된 우선순위를 설정하는 것이라면, 미시적 단계는 우선순위 설정이 의료이용과 관련된 의사결정이 된다. 이 단계는 의료가 필요한 개인과의 직접적인 접촉을 포함하기 때문에 우선순위 설정에서 가장 어려운 단계이다. 즉, 거시적 및 중간 단계의 우선순위 설정이 개요를 다룬다면, 미시적 단계는 개인에 대한 직접적인 의사결정을 다루고 있다.

세 단계로 구분하는 것은 의사결정이 명확하게 단계별로 구분되는 것을 보여주기 위한 것이 아니라, 의사결정이 단계별로 의미 있는 상호교류를 통하여 지속성을 유지하려는 의도에 따른 것이다. 예를 들면, 의료체계와 공급자가 의료서비스 제공을 조직화하는 수단으로써 대기자 명단과 예약시스템은 meso-level의 우선순위 설정을 위한 도구가 된다. 그러나 어떠한 사람이 어느 의료시설의 대기자 명단에 등재되는지 그 정확한 장소는 미시적 단계의 의사결정에서 의미를 가지는데, 이것은 개인이 의료에 접근하기 위한 가이드라인으로 해석되기 때문이다. 유사하게, 미시적 단계의 우선순위 결정결과(치료가 거부된 것에 대한 공개)는 더 높은 수준의 우선순위 설정에 영향을 미치게 된다.

(4) 핵심서비스와 급여제외 서비스[9)]

우선순위 설정에 대한 관심을 이끈 동력은 새로운 의료기술의 급속적인 발전이라 할 수 있다. 새로운 기술의 발전에 따른 의료재정 압박은 정책결정자들에게 핵심서비스에 대한 관심을 갖게 만들었다. 핵심서비스(core services)와 관련된 과제는 다음과 같다. 첫째는 공적재정으로 제공되는 보험급여서비스에서 핵심이 되는 서비스를 어떻게 정의하

9) 이 부분 NHC, New Zealand(2004)를 인용하여 작성하였다.

느냐 문제이다. 둘째는 공적재정에서 배제할 수 있는 서비스의 정의 문제로, 거시적 수준의 의사결정자들이 공적재정의 지원에서 배제할 수 있거나, 아니면 특별히 제한된 환경에서만 지원하는 의료를 별도로 정의해야 하느냐? 라는 문제이다. 그렇게 할 경우 미시적 수준에서 어떤 의료를 배제할 것인가? 라는 문제에 봉착한다.

그런데 핵심서비스와 배제할 서비스에 관한 논의는 단순히 어떤 서비스의 포함 여부가 아니라 수준별 의사결정자의 힘과 권위(power and authority)와 관련된다. 즉, 거시적 및 중간(meso) 수준의 의사결정자들은 재정 상황을 고려하여 어떤 서비스부터 제외할 것인지에 관심이 큰 반면에 미시적 수준의 정책결정자는 어떠한 의료를 가입자에게 제공하느냐에 관심이 집중된다.

① 서비스의 배제[10)]

서비스의 배제(exclusion of services from funding)는 미국 오리건 주에서 Medicaid 프로그램에 채택한 우선순위 결정의 결과이다. 우선순위 설정에 영향을 미치는 원칙과 가치의 설정에 많은 관심을 기울이는 이유 중 하나는 공적재정에서 제외시킬 의료서비스 목록을 만든 오리건 접근법을 다른 국가(의료체계)에 접목시키기 어렵기 때문이다. 오리건에서는 우선순위가 낮은 서비스는 제외시키도록 함으로써 절약된 재정으로 Medicaid의 적용을 확대하는 절충이 이루어졌다. 서비스의 포괄적 제공이냐 적용자를 확대하느냐 간의 절충을 다른 국가에서는 적용하기 어렵다. 왜냐하면 다른 국가들은 이미 전국민이 의료보장에 적용을 받고 있기 때문에 서비스 배제가 포함된 우선순위 설정을 하여도 그에 상응하는 편익을 보상해 줄 수 없기 때문에 정치적 분란만 야기한다.

특정 의료서비스를 공적재정에서 제외시키는 것은 어떤 이유로도 실행이 어렵다. 사회적 및 지역사회 관점에서 어떤 서비스는 편익이 매우 낮거나 거의 없다는 근거가 제시되어도, 특수한 환경에 있는 환자에게는 그 서비스 제공이 편익을 줄 수 있기 때문이다. 어떠한 치료가 완전히 좋다거나 나쁘다는 것도 거의 없다. 그래서 우선순위 설정에서 주요 과제는 편익을 주장하는 환자에게 공적재정에 의한 서비스 제공을 보장하는 것이다.

뉴질랜드 위원회(NHC)는 특정서비스를 제공하기 위한 가이드라인 작성을 우선순위 선택의 근거로 하였다. 가이드라인 작성을 목적으로 컨센서스 컨퍼런스를 활용하여 1996년까지 23개 서비스의 가이드라인 작성을 완료하였다. 뉴질랜드 경험에서 얻게 된

10) 이 부분은 Ham(1997)을 토대로 작성하였다.

교훈의 하나는 보험급여 패키지에 포함시킬 근거가 될 수 있도록 가이드라인을 구체화시켜야 한다는 것이다.

가이드라인을 통한 우선순위 설정은 네덜란드에서 구체화되었다. 네덜란드 전문의협회가 자원을 적절히 사용하는 것을 담보하는 연구결과를 토대로 Dunning 위원회는 가이드라인의 필요성을 강조하였다. 유사하게 영국에서도 정치인들이 NHS에서 제공하는 서비스 가운데 우선순위 설정을 통한 배제와 임상 가이드라인 사용을 통한 정책을 연계시켰다. 이것은 자원 사용에서 비용-효과를 촉진시키는 광범위한 노력의 한 요소가 되었다.

따라서 영국의 지역의료청은 의료공급자와 연계하여 전문가들의 작업을 구체화시켜 임상 가이드라인 개발을 장려하였다. 오리건은 편익을 누리는 환자에게 서비스를 보장하기 위한 노력의 일환으로 일부 서비스를 배제하기 위한 방법으로 가이드라인 작성을 실행하였다.

② 급여배제와 배급제: 오리건 주의 경험

핵심서비스 논쟁의 이슈는 핵심서비스의 정의와 서비스의 배제라는 두 가지였다. 그러나 많은 국가들은 의료서비스를 공적재정에서 배제시키는 이슈에만 관심을 보여 국제적인 관심이 오리건에 집중되었다(NHC, New Zealand, 2004). 비록 노르웨이가 의료재정의 배분을 위하여 우선순위 설정을 명시적으로 시도한 첫 번째 국가이지만(Oddsson, 2003), 오리건 주가 관심을 끌게 된 것은 배제할 서비스를 정의하였기 때문이다.

오리건에서 명시적 우선순위 설정과정의 개발은 1980년대 말에 시작하여 구체적인 건강 조건이나 의료서비스 제공의 우선순위를 공식화하였다(US Congress, 1992). 오리건에서 이와 같은 시도를 하게 된 배경은 앞서 언급한 Medicaid 급여에서 이식수술이 거부된 백혈병 소년의 사망 사건에 대하여 대중들의 불만이 증폭되었기 때문이었다(Ham, 1998). 이와 같은 사건의 여파로 1989년 오리건 주는 HSC(Health Services Commission)를 설립하는 법을 제정하였고, HSC는 Medicaid를 연방 빈곤선 이하의 모든 주민에게 적용하도록 제안하였다. 이와 같은 대상인구의 확대에 따라 늘어나는 재정을 절감하기 위하여 1차 의료와 급성기 의료에 대한 접근성을 제한하는 안을 제시하였다. 이것은 다른 말로 하면 특정한 조건에서 적절한 서비스를 제공하겠다는 의도로 Medicaid의 급여제한을 시도한 것이었다.

모든 Medicaid 적용자는 이 프로그램의 대상이 되고, 급여 패키지는 우선순위 목록에 의하여 결정되는데, 목록에는 중요성이 높은 것부터 가장 낮은 것까지 명시하였다. 오리건 주 법은 Medicaid 예산을 결정하고, 예산의 범위 안에 추가될 수 있는 프로그램을 확정하고, 그 범위 밖에 있는 서비스는 제공하지 않도록 하였다.

공적재정 지원에서 배제하는 기준선은 [표 1-2]에서 볼 수 있는 바와 같이 Medicaid 우선순위 목록을 주 예산으로 커버할 수 있는 범위에서 정해지도록 하였고, 우선순위 목록은 매 3년 단위로 재검토하도록 하였다. 오리건의 우선순위 설정에 결점은 있지만, 일반적으로 오리건 목록은 질적 수준을 갖춘 성과로 받아들여지고 또한 Medicaid 적용 확대에 기여하였다는 평가를 받고 있다.

[표 1-2] 오리건 주의 Medicaid 급여목록 사례

Ranking	Diagnosis	Treatment
급여포함		
1	Severe/moderate head injury:	Medical and surgical treatment
2	Hematoma/edema with loss of consciousness	Medical therapy
565	Type 1 diabetes mellitus	Medical therapy
566	Symptomatic urticaria	Medical and surgical treatment
	Dysfunction of nasolacrimal system	
급여제외		
567	Chronic and fissure, and fistula	Sphincterotomy, fissurectomy,
568	Dental condition(ex. Broken appliance)	Fistulectomy, medical therapy
735	Spastic dysphonia	Periodontics and complex prosthetics
736	Disorders of refraction and accommodation	Medical therapy
.		Radial keratotomy
.		

출처: Oregon HSC(2001)

3. 우선순위 설정을 위한 접근전략

1) 기술적 및 제도적 접근전략[11)]

우선순위 설정을 위한 원칙과 가치가 정립되면, 명시적인 우선순위 설정 절차에 들어

11) 이 부분은 NHC, New Zealand(2004)를 참고하여 작성하였다.

가게 된다. 이러한 우선순위 설정시스템을 개발하기 위한 이론적 접근법으로써 기술적 접근과 제도적 접근이라는 두 가지가 있다. 두 가지 접근법 모두 명시적 과정에 속한다. 그리고 두 접근법 모두 우선순위 설정을 위한 분명한 근거를 토대로 하고 있으며, 보다 중요한 것은 두 접근법 모두 가용자원을 배분할 필요성을 공식적으로 인식하고 있다는 점이다.

두 가지 접근법은 실행하는데 있어서 분명한 구분을 하기는 어렵지만 근본적인 철학에서 차이가 있다.

(1) 기술적 접근

① 방법론

기술적 접근은 합리주의 이론을 토대로 지식, 정책, 의사결정을 하고, 의사결정의 근저에는 가용한 올바른 정보의 중요성과 우선순위 설정 시 적용할 수 있는 적절한 규칙(rules)의 개발을 강조하고 있다. 이 접근전략의 목적은 우선순위 설정에서 비교적 객관적 시스템을 개발하는데 있다. 특정한 의료서비스 제공에 따른 편익을 정량화하는데 사용할 표준화된 기술, 의사결정을 하는데 분명하고 모호하지 않은 합리성을 갖고 상대적인 우선순위가 결정될 수 있게 하는 것이다(Klein and William, 2000). 이 접근전략의 이론은 의료분야 의사결정과 관련되는 모든 측면을 고려하고 상대적인 중요성을 포함하여 정확하게 측정할 수 있는 공식을 만드는 것이다. 바꾸어 말한다면, 이 방법은 특정 이해 집단이 비합리적(혹은 불법적)으로 우선순위 결정에 영향력을 행사하여 갈등이 초래되는 것을 최소화 하겠다는 것이다.

기술적 접근이 성공하기 위해서는 다음과 같은 세 가지 조건이 필요하다(Klein and William, 2000).

㉠ **목표의 명확성**(clarity about objectives) : 기술적 접근은 기본적으로 문제해결을 위한 접근이다. 이것은 우선순위 결정과정, 관련되는 parameters, 우선순위 작업 내용을 통하여 무엇을 이룰 것인지 목표를 정확히 할 것이 요구된다. 그래서 우선순위 결정 시스템은 가능하면 의료체계의 목표를 구체화한다.

㉡ **비용과 산출물에 관한 정보**(information about costs and outcomes) : 기술적 접근이 작동되기 위해서 효과적인 서비스가 어떤 것인지와 그러한 서비스가 제공

되는 비용에 대한 정보가 요구된다. 이러한 정보를 토대로 서비스의 상대적인 가치를 결정한다.

㉢ **성과 측정**(performance measurement) : 최종적으로 우선순위 설정과정 그 자체의 목적이 얼마나 달성되었는지를 결정하는 효과적인 측정을 필요로 한다. 이것은 목표를 측정하고, 실질적으로 목표의 달성을 측정할 수 있는 구체적인 과정을 결정하는 것이 수반되어야 한다.

기술적 접근을 정의하는 특성은 앞의 두 번째 조건인 정보, 그리고 이를 획득하기 위한 적절한 도구의 개발에 크게 좌우된다. 그러한 도구의 분명한 사례는 필요도 접근을 토대로 할 때 다른 주요 도구와 함께 의료경제학에서 사용되는 기법에서 찾을 수 있다(Ashton, Cumming and Devlin, 1999). 예컨대, 가장 잘 개발된 기술적 우선순위 도구로써 비용-효용분석(cost-utility analysis, CUA)이 있다. 이 방법은 사용할 의료서비스의 가치를 QALYs(quality adjusted life years)로 계량화하여 의료의 비용과 비교하는 방법으로 측정하게 된다. CUA 접근이란 제공하는 다양한 서비스의 비용과 서비스의 산출물인 QALYs값을 비교하여 값이 커질수록 제공할 서비스의 우선순위가 높다고 판정하는 것이다.

기술적 접근은 의사결정 과정에서 투입요소(input)에 우선적인 관심이 있다. 여기서 투입요소란 의사결정에 사용되어야 하는 정보를 식별하고, 이러한 정보를 정확히 파악하는 도구를 개발하고, 그리고 이러한 도구가 적절히 사용되는 것을 보증하는 것을 의미한다. 물론 현실에서 개발된 도구는 정치적인 환경 안에서 작동이 되는데, 정치적 환경은 기술적 접근을 완전히 실행하기에는 어려움이 많다(Hauck, Smith and Goddard, 2002). 그러나 기술 접근법을 옹호하는 사람들은 의사결정의 핵심 동력은 기술 분석의 결과라야 한다고 주장하고 있으며, 잘 이루어진 우선순위 결정이란 기술적 측정에 의해 주장된 것과 최대한 일치시키는데 있다는 것이다.

② 수직적 및 수평적 접근

기술적 접근에는 수직적 우선순위 설정과 수평적 우선순위 설정이 있다(Ham, 1997). 수직적 우선순위 접근은 하나의 목표를 달성하기 위하여 같은 조건이나 유사한 치료방법 간 우선순위 설정에 관한 것이다. 예컨대 만성심장질환을 위한 다른 치료법, 혹은 두 개의 다른 금연프로그램에 대한 우선순위 설정이다. 이 경우에는 서비스가 유사하거나 산출물이 유사하여 비교적 가치 측정이 단순하고 논쟁이 적다.

반면에 수평적 우선순위 접근은 조건이나 근본적인 목적이 다른 서비스간의 우선순위 설정에 사용된다. 그런데 다른 조건의 치료에 대한 비용이나 편익을 비교하는데 사용될 공통의 비용잣대(common currency)가 없는 문제가 있다. 예컨대 고관절 대체술과 위암 치료, 비만퇴치운동과 장애지원서비스에 관한 지출 등의 우선순위를 비교할 때 공통의 비용잣대가 없다. 다양한 서비스 제공에 대한 산출물이 다양하기 때문에 서비스 제공의 편익을 비교하는 것이 매우 어렵다. 다른 산출물을 비교하기 위하여 의료경제학에서 도출된 QALYs 나 DALYs(disability adjusted life years) 당 비용과 같은 기법의 사용이 도움이 될 수 있다(Ham, 1997).

③ 기술적 접근에 대한 비판

비록 기술적 접근이 우선순위를 설정하는 의사결정자에게는 매력적이지만, 이론 및 시행방법이란 두 가지 측면에서 많은 비판이 제기되고 있다(NHC, New Zealand, 2004). 비판의 상당부분은 기술적 접근의 특별한 측면에 관한 것으로 기술적 접근의 근본적 가정인 '우선순위의 결정요인을 정확히 파악하고 계량화 할 수 있는 도구를 개발할 수 있다'라는 점에 있다.

이러한 비판의 첫째 대상은 우선순위 설정의 원칙과 가치 설정에 집중되고 있다. 묵시적이든 명시적이든 모든 우선순위의 설정은 특정한 임상적 산출물의 상대적 가치와 같은 어떠한 핵심적인 신념에 기초한다는 것이다. 예를 들어, 완화의료보다 집중치료에 우선순위를 두려면 삶의 질 향상보다는 삶의 연장이 더 중요하다는 가정이 있어야 한다(Ham and Coutler, 2000). 그리고 우선순위 설정과정에는 광범위한 윤리와 도덕적인 문제를 고려해야 한다, 예를 들어, 사회적 형평과 인권이 공적재정을 결정하는데 있어서 무슨 역할을 할 것인지와 같다. 이것이 명시적인 방법을 개발하는 첫 단계가 우선순위 설정의 기초가 되는 가치와 원칙을 왜 분명히 해야 하는지에 대한 이유가 된다.

그러나 QALYs, DALYs, HYE (healthy year equivalent)와 같은 많은 기술적 분석 도구들은 이러한 가치를 제대로 밝히지 못하는 문제가 있다. 연령이 의료서비스의 접근을 결정하는데 어떠한 역할을 해야 하는지, 불구로 살아가는 삶이 가치가 적은지, 의료가 덜 제공될 수 있는 사람들에게 더 높은 우선순위가 주어져야 하는지와 같은 질문은 근본적으로 윤리와 도덕적 이슈가 내포된다. 이와 같은 윤리나 도덕적 이슈는 어떠한 기술적 모형에서도 분석하기가 어려운 과제가 된다. 의료기술이나 경제적, 인구학적 환경이 변화함에 따라 우선순위도 확실히 변화할 것이다(Klein, 1993). 그러나 가치나 원칙을 이해하는데도 비교적 고정된 정의를 요구하는 기술적 접근으로써는 환경 변화에 대응하는 유연성을 발휘하기는 매우 어렵다.

결과적으로 우선순위를 결정하는데 기술적 도구에 지나치게 의존하게 되면 광범위한 대중들의 의견에서 벗어나는 결과를 초래할 수 있다. 미국 오리건 주에서 처음으로 시도하였던 우선순위 설정은 지나치게 기술적 모델에 의존함에 따라 치아 충전이 맹장수술보다도 비용-편익 측면에서 훨씬 유리하여 우선순위가 높아진 우스운 결과를 낳게 되었다(Ham and Coulter, 2003).

더 나아가, 우선순위 설정에 대하여 합리적/기술적 접근을 개발하려는 시도는 태생적으로 쉽지 않은 과제라는 의견이 있다. 이러한 비판과 관련하여 두 가지 논점이 있다. 첫째는 지식과 정책결정에 관한 근본적인 이론적 토론과 관련된 것인데 이 문제는 여기서 더 깊이 논의하지 않도록 한다. 둘째는 조금 완화된 형태로, 기술적 접근은 현실에서 구하기 어려운 정보를 요구한다는 점이며, 많은 경우는 본질적으로 주관적이고 논쟁적 성격을 갖는 것으로 중증도(severity)와 같은 것을 Holm(1998)은 제시하고 있다. 질병의 중증도는 다른 해석에 직면하게 된다. 질병이 치명적이냐 혹은 영구적인 불구나 장애에 이르게 할 것이냐는 것은 중증도의 한 측면이 되지만, 또한 중증도는 현재의 건강상태, 치료의 긴급성, 질병 치료의 가능성 등이 포함된다. 따라서 질병의 중증도는 다면적인 개념으로 파악해야 하는 것이다.

중증도에서 본 바와 같이 질병의 특성은 흔히 단순한 성격으로 간주되었으나, 다면적인 성격으로 파악할 경우, 단일의 기술적 접근으로 처리할 수 없게 된다. 중증도와 같은 개념의 서비스도 일반적인 가이드라인 개발을 시도하지만 이와 같이 복합적 성격은 건수에 따라 그리고 의사에 따라 다양한 정의와 측정(measurements)을 하게 된다. 이와 같은 비판적 시각으로부터 기술적 접근이 제대로 작동되기 위하여 갖추어야 할 조건으로는 표준화되고, 객관적인 정보에 대한 것이다. 그러나 의료분야에서 표준화되고 객관적 정보는 보편적으로 존재하기 어려운 한계가 있다.

(2) 제도적 접근

① 방법론

비록 우선순위 설정에 대한 과제를 풀기 위한 기술적 접근에 대해 회의론이 있더라도 명시적 우선순위 설정을 포기해야 한다는 주장은 하지 않고 있다. 최근 우선순위 설정에 제도적 혹은 '다원적 협상(pluralistic bargaining)' 접근이 등장하고 있다. Ham and Coulter(2003)는 제도적 접근을 묵시적 접근과 기술적 접근 사이의 '새로운 합성'으로 언급하고 있다.

제도적 접근과 기술적 접근 간의 중요한 차이는 우선순위 설정과정에서 관심을 가져야 할 신념(conception)에 있다. 기술적 접근은 다양한 정보를 기초로 하여 우선순위 설정에 명쾌한 단일의 답을 주고 있다. 요구되는 정보의 형태나 정보를 구하는 방법은 관계되는 과제(예: 어떻게 의료체계의 목적을 정의하느냐)에 좌우된다. 본질적으로 기술적 접근은 문제의 실체를 사실로 받아들이고 있다. 문제의 실체로는 '우리들이 효과적으로 우선순위를 정하지 못함', '해법을 지지', '가치를 측정하기 위하여 도구 X 사용' 등을 예시할 수 있다. 이러한 의미에서 주어진 서비스의 가치는 상대적으로 고정되어 있고, 다른 것은 상당히 정교한 기술적 도구의 사용을 통하여 결정될 수 있다. QALYs나 효용 평가에서 다른 형태의 사용은 현실 반영에 좌우되고, 혹은 적어도 받아들일 수 있는 형태의 '현실(reality)'을 모형화(modelling)한다.

우선순위 설정에 대하여 제도적 접근을 주장하는 사람들은 우선순위 설정은 단일한 답이 없는 과정으로 간주하고 있다. 이러한 관점에서 배급에 의한 의료의 접근(rationing access)은 이해가 다른 집단 간의 협상이 포함된 근본적으로 정치적/사회적인 경험으로 간주하고 있다.

제도적 접근은 우선순위 설정에 관한 토론(debate)에서 기술적 접근과는 근본적으로 다른 입장(locus)을 보이고 있다. 즉, 기술적 접근은 그것을 측정하기 위한 적절한 형태의 정보와 방법을 식별하는데 집중하는 반면 제도주의자들은 우선순위를 결정하는데 있어 정보획득의 실패에 중심을 두고 있다. 의료분야의 의사결정에 관련된 모든 측면을 정확히 파악하고 모든 이해관계자들을 만족시키기 위한 단일의 방법을 택하기에는 임상적 우선순위 설정은 너무 불확실하고, 설정될 가치는 너무 다양하다. 단일의 우선순위 설정을 위한 모든 방법들은 도전과 비판에 직면하고 있으며, 단일의 완벽한 우선순위 설정을 위한 시도는 모든 관련 이해관계자들을 좌절시키게 한다.

결과, 기술적 접근에서는 의사결정의 중심부로써 정보를 두는 반면에 제도주의 접근은 정보의 다른 가치와 형태가 주는 영향에 우선적 관심을 가져, 수집된 정보로 무엇을 할 것인가에 초점을 둔다.

물론 기술적 접근도 과정의 문제를 무시하지는 않는다. 과정은 목표(end) 달성을 위한 수단이 되며, 목적(aim)은 '올바른' 해답을 제공하기 위하여 사용하는 정보를 지원하기 위한 과정을 만드는 것이 된다(NHC, New Zealand, 2004). 제도적 접근은 역으로 과정 그 자체를 목표로 하여 주어진 상황에서 '올바른' 해답은 기술적 분석이 지적하는 바와 같이 항상 같을 수 없다는 점을 받아들이고 있다. 올바른 우선순위 결정은 특정 산출물을 최대화하는 것이 아니라, 대다수 이해관계자가 우선순위 설정과정을 통하여 목표에 도달하는 방식에 합의할 때라고 보고 있다. 우선순위 설정과정이 합리적 의사결정의 특정 아이디어와 일치하는지 혹은 의사결정이 기술적 분석 결과와 일치하는지 보다는 우선순위 설정에 관심을 갖는 모든 사람들이 과정을 받아들이고 자신들의 관점이 적절히 고려되고 있는지가 더욱 중요하다고 생각한다.

② 합리성에 대한 책임

순수한 기술적 접근에서 벗어나 제도적 접근의 작동을 어떻게 결정할 수 있느냐라는 질문에 부닥치게 된다. 이 문제에 대하여 기술적 접근이 분명한 방법론적 토대를 제공하는데, 기술적 접근의 분석결과와 의사결정을 긴밀하게 결합시키기 위해서 제도적 접근이 이루어지는 것이다. 그러나 제도적 접근은 그 설계 속에 유사한 비교장치가 장착(built-in)되어 있지 않고, 비교장치를 개발해야 한다는 요구만 있다. 이와 같은 측면에서 어떻게 명시적 우선순위 설정이 작동하는지를 이론화 하는데 Daniels and Sabin (1998)이 주장한 '합리성에 대한 책임(accountability for reasonableness, A4R)'이 영향을 미치고 있다. 이 이론은 미국의 managed care 보험에 적용하기 위하여 개발되었는데, 이 개념이 모든 의료체계의 의사결정에 적용 가능하게 되었다. 그러나 의사결정의 일반화에는 논쟁의 소지가 있다.

'합리성에 대한 책임'이란 다음과 같은 의미를 갖는다. 의료에 관한 합리적이라는 아이디어는 "…. 의사결정은 공정한 마음을 가진 사람이 자원 제약 하에서 적절하게 환자 진료를 추구하는 것이 의미가 있다는 것에 공개적으로 동의할 수 있어야 한다"는 것이다(Daniels and Sabin, 1998). 여기서 '공정한 마음을 가진 사람'은 우선순위 설정 과정에 관여하는 사람을 의미하고, 의료에 접근하는데 있어 제약이 있다는 점을 받아들이고, 다양한 이해관계자의 이해를 생각하고 중재하려는 토론에 참여하기를 원하는 사람을 의미한다. Daniels and Sabin(1998)은 이러한 책임의 형태는 분명해야 하고, 주어진 의사결정 과정은 공정해야 하는데, 이를 위하여 네 가지 조건이 충족되어야 한다는 것이다.

㉠ **공개**(publicity condition) : 의사결정의 합리성은 대중들이 의료를 무료로 이용가능할 때 보증된다. 공개하는 이유는 사람들에게 영향을 미치는 의사결정이 알 권리라는 기본적인 윤리를 배경으로 하기 때문이다.

㉡ **타당성**(relevance condition) : 의사결정의 합리성을 뒷받침하는 근거, 원칙, 이념은 공정한 마음을 갖는 모든 참여자로부터 받아들여질 수 있어야 한다.

㉢ **항의**(appeals condition) : 더 나아가 새로운 근거로 의사결정이 수정되거나 항의받을 수 있는 시스템으로 존속해야 한다.

㉣ **시행**(enforcement condition) : 앞의 세 가지 조건의 충족을 보증할 수 있는 시스템으로 존속해야 한다.

Daniels and Sabin(1998)의 접근법은 어떻게 우선순위 결정이 이루어져야 하는가라는 질문에 대한 meta-approach, 즉 과정에 관한 사고의 과정(a process for thinking about process)을 나타내는 것이다. 이러한 기준이 실제 이행되는 정도는 개별기준과 특정 국가 사이에서 다양한 차이가 있다(Ham and Robert, 2003). 그러나 이것은 그 자체로 합리성을 위한 책임이라는 아이디어가 우선순위 설정에 제도적 접근의 활용을 평가하는 유용한 방법이 됨을 입증하고 있다.

(3) 접근전략의 전환

① **기술적 접근의 사용과 판단**(the use of technical approach and judgement)

경제 분석을 통한 수평적 접근으로 우선순위 설정을 하려던 오리건 주의 초기 시도가 남긴 실패는 여러 국가에 교훈을 남겼다. 이러한 실패는 정보와 현실의 갭으로 인한 비정상적 결과에 기인한다. 그래서 오리건 주의 HSC는 다음과 같은 기록을 하고 있다. "반복적 실험을 한 결과, HSC가 정의한 단순한 비용-편익 척도로는 충분하지 않았다는 것이 명확해졌다"(Oregon HSC, 1991).

이것이 바로 오리건 HSC에서 공적재정으로 제공하는 서비스의 우선순위 목록을 다른 방법을 사용하여 작성하게 된 이유가 된다. 다른 국가들도 제공되는 서비스의 전 범위에 걸쳐 우선순위 설정을 한다는 것은 어렵다는 점을 알게 되었다(Ham, 1997). 예를 들어 뉴질랜드의 CSC(핵심서비스 위원회)는 서비스 간의 우선순위에 대하여 폭넓은 개괄적인 제안에 한정하였다. 이와 같은 제안은 대중 컨설팅 부분의 위원들에 의하여 이루어진 사정에 기초를 한 것이다. 그 이후 CSC는 수평적 우선순위 설정으로 관심을 전환(shift)하였다. CSC는 특정한 서비스나 치료의 제공을 위한 우선순위 설정과 대기자 명단에 있는 환자들에 대한 우선순위 설정을 위한 기준 개발에 많은 시간을 쏟았다. 유사하게 네덜란드에서는 Dunning 보고서 발간 이후 우선순위 설정 작업은 서비스 간의 선택보다 특정 의료기술의 비용-편익을 사정하는데 더 많은 시간을 들였다(Ham, 1997).

오리건에서 비용-편익 분석을 우선순위 설정에 적용하려는 시도가 실패로 끝남에 따라 다른 나라에서는 이 방법을 택하는데 매우 신중하였다. 잘 알려진 바와 같이 스웨덴에서는 경제학에서 도출된 방법의 사용을 배제한 수평적 순위결정 과정에 대하여 다음과 같이 설명하였다(Ham, 1997).

"다른 질병의 치료를 위한 자원배분에 비용-효과 원칙의 적용은 효과의 공정한 비교를 불가능하게 하는 결정적 결함이 있기 때문에 배제한다. 스웨덴 의회 위원회는 비용-효과 원칙은 동일한 질병 치료를 위한 방법 간의 비교에만 적용해야 한다".

유사하게 영국에서도 비용-효과분석의 결과를 보건부가 발간하였으나 그 사용에 대해서 아무런 언급도 하지 않았다. 더구나 지역의료청에서 널리 사용되었던 기술적 접근의 근거도 없다. 단지 한계분석과 프로그램 예산에 그러한 비용-편익분석 기술이 응용되었지만, 우선순위 설정은 분석적 방법보다는 전래적인 참여나 정치적인 흥정에 강한 영향을 받았다.

기술적인 접근의 단점은 우선순위 설정에 있어서 판단 과정이 취약하다는 점이다. 여기서 생겨나는 질문은 누구의 판단이 어떻게 결론에 이르게 하느냐 이다. 모든 의료체계에서 우선순위 설정에서 기술적 전문가의 관점이나 조언의 중요성이 강조되지만, 점차적으로 일반대중이나 환자 대표의 참여 확대에 관심이 증가하고 있다.

② 전환의 사례

우선순위 설정을 위하여 처음에는 기술적 접근이 사용되었다. 기술적 접근의 잘 알려진 사례는 미국 오리건 모델이다. 그 후로는 기술적 접근과 제도적 접근의 균형으로 전환되었고, 국제적으로 제도적 접근이 우선순위 시스템을 지배하고 있다.

Holm(1998)은 스칸디나비아에서 우선순위 설정이 두 단계로 전환되고 있음을 찾아내었다. 초기 단계에서는 기술적 접근이 지배적이었으나, 결과적 절차(resulting process)가 갖는 문제로 인하여 제도적 관점으로 이동하고 있음을 밝히고 있다. 접근전략의 전환(shift)을 한 좋은 사례로 노르웨이의 경험을 들고 있다. 노르웨이는 1987년 Lønning Commission을 구성하여 명시적 우선순위 설정을 시도하였다. 초기에는 질병의 중증도에 기초하여 5개 군의 위계도를 만들고, 의사들이 치료하지 않는 결과를 토대로 5개 군에 자기 환자를 할당하도록 하는 기술적 접근전략을 택하였다. 그러나 이 시스템은 특정 환자군의 압력에 취약하였고 개별 의사들은 행동에서 중요한 결함을 가져 만족스럽지 못함이 입증되었다.

이러한 결함에 따라, 새로운 위원회(Lønning Ⅱ)가 1996년 구성되어 우선순위 결정시스템을 바꿀 것을 제안하였다. 이 위원회는 우선순위 설정의 정치적 단계와 임상적 단계를 연결하는 3단계 시스템을 제안하였다. 이 제안은 전문의 특화작업단으로 시작하여 중증도의 개념을 정의하고, 임상영역 안에서 의료의 효율성과 편익을 정의하고, 이것을 전문영역 안에서 발견되는 치료조건의 우선순위를 정하도록 하는 과정을 제안하였다. 즉, 치료의 우선순위를 바로 설정한 것이 아니라 우선순위 결정의 정당성(합법성)과 이해관계자(대중, 환자, 의사)들의 지지를 받는데 초점을 두었다.

2) 비경제학적 접근과 경제학적 접근전략[12)]

우선순위 설정을 위한 접근법은 비경제학적 접근법과 경제학적 접근법으로 나눌 수 있고 비경제학적 접근법에는 필요도 사정(needs assessment)과 핵심서비스(core services) 설정이 있으며, 경제학적 접근법에는 경제성 평가(economic evaluation)와 프로그램 예산의 한계분석(programme budgeting and marginal analysis, PBMA)이 있다[13)].

---

12) 이 부분은 Mitton and Donaldson(2003)을 인용하여 작성하였다.

13) Donaldson and Mooney(1991)는 경제학적 접근과 필요도 사정 접근의 두 가지로 설명하고 있다.

(1) 비경제학적 접근법

① 필요도 사정

필요도 사정에 대한 하나의 접근은 필요도를 개인 또는 인구집단 수준으로 정의하고, 그러한 필요도를 충족시키기 위하여 최소기준을 설정하는 것이다. 필요도는 치료할 수 있는 조건이 되느냐 아니냐에 의하여 정의하고, 이 정의를 토대로 특정 인구에 대하여 충족되는 필요도와 미충족 필요도를 측정하는데 사용된 기술을 평가하였다. 이 접근법은 흔히 한 지역 내 의료의 우선순위 설정의 수단으로 사용되지만, 필요도를 정의하기는 매우 어렵다는 비판이 네 가지 측면에서 제기되고 있다. 첫째, 필요도의 정의 그 자체가 가치 지향적이라서 누가 정의하느냐에 따라 필요도가 달라지는 문제가 있다(Mooney, Russell and Weir, 1986). 예를 들어 의사는 어떤 개인의 필요도를 느낄 수 있으나(예, 전립선 비대), 그 사람이 이러한 증상을 무시해버리면 필요도는 전혀 없는 것으로 결정된다. 둘째, 최소기준 설정을 시도하면서 최소기준을 충족시키기 위한 가용자원이 부족하다는 현실을 무시하고, 어떤 형태로든 추가적 우선순위 설정을 요구한다는 점이다(Mooney, Russell and Weir, 1986). 셋째, 자원은 제쳐놓고, 비용과 편익 양자에 대한 적절한 고려 없이 인구집단의 충족 및 미충족 필요도에 기초하여 제공할 서비스의 혼합을 바꾸려는 시도가 이루어진다는 점이다(Donaldson and Mooney, 1991; Cohen, 1994). 주어진 필요도 목록에 직면하여, 현재 사용되는 재정을 어떻게 더 잘 사용할 수 있게 변경시키느냐에 대해서는 관심을 두지 않고 현재 의료재정으로 더 많은 필요도를 충족시키기는 어렵다. 넷째, 필요도란 동적개념(dynamic concept)으로 시간이 흐르면서 새로운 경험과 지식이 생기고 가용자원이 변하게 되면 필요도의 정의와 가치가 변하게 된다. 이러한 변화에도 불구하고 전통적인 필요도 사정이 가치가 없어지는 것이 아니라는 점이 중요하다. 그러한 자료는 현재 서비스 제공과 잠재적인 서비스 제공을 위한 영역 간의 갭(gap)을 강조하는데 유용하다.

다른 접근방법은 역학적 필요도 사정의 형태로써, 인구집단의 필요도를 나타내기 위한 발병률과 유병률 자료 그리고 높은 유병률에서 낮은 유병률에 이르는 치료 서비스의 순위를 나타내는 자료가 유용하다. 그러한 자료의 문제점은 제공되는 자원의 배분에 대한 방향이 없다는 점이다(Donaldson and Mooney, 1991). 이 접근법은 현재 가장 유병률이 높은 질병 치료에 더 많은 자원이 배분되어야 하는 것인데, 얼마나 많은 자원이 지원되어야 하는지는 알 수 없다. 이 접근법은 목록에 제시된 구체적인 서비스의 효과성이나 그 요소를 인식하지 못하는 것이다(Mooney et al., 1992). 예컨대 어떤 형태의 암이 다른 질병에 비하여 유병률이 높아 재정을 받을 우선순위가 높다고 할 때, 그 암에 대하여 현재 효과적인 치료법이 없다면, 암에 대한 재정배분은 효과적이지 못하게 된다. 이 방법에 따른다면, 가장 효과적이고 효율적인 방법으로 인구집단의 필요도를 충족시킬 적절한 행동 계획을 작성하기 어렵다. 추가적으로 이 방법은 필요도가 있으면 이것은 충족되어야 한다는 식으로 적용된다. 이것은 희소한 자원을 생각할 때 모든 필요도가 충족되어질 수 없다는 처음의 전제 조건을 무시하는 문제가 있다(Wordsworth, Donaldson and Scott, 1996).

② 핵심서비스

의료서비스의 배급을 위한 또 다른 접근법은 핵심서비스(core services)를 정의하고 공적재정을 배분하는 방식이다. 뉴질랜드와 네덜란드에서는 여러 가지 치료에 대하여 효과성, 효율성, 필수품, 공적재정의 공정한 사용, 대중의 가치 반영과 같은 기준을 설정하고 이 기준에 따른 가이드라인을 사용하여 핵심서비스 접근법을 시도하였다(Feighan, 1998; Wordsworth, Donaldson and Scott, 1996). 그러나 두 나라는 이 방법으로 서비스를 배분하는 어려움을 갖고 있다. 주요 문제는 어떤 서비스는 공적재정으로 하고 어떤 서비스는 환자 본인의 책임으로 하느냐 이다(Maynard and Bloor, 1998). 더 나아가 어떤 치료가 비용-효과성이 큰지를 구분할 수 있느냐 이다(Wordsworth, Donaldson and Scott, 1996). 여기에 추가하여 이 접근법은 공적재정으로 제공되는 서비스 내에서 효율성이 더 큰 서비스를 찾을 필요가 없다는 것이다. 무엇보다도 핵심서비스나 혹은 필수서비스에 대한 정의가 현실과 일치하지 않는 것 같다는데 문제가 있다(Hurley et al., 1997).

이와 같은 실질적 문제를 제쳐두고도, 경제학적 관점에서 가장 중요한 것은 핵심서비스 접근은 잉여 개념(notion of margin)을 무시하고 있다는 점이다. 예를 들어, 핵심에 포함되는 서비스의 제공보다 포함되지 않는 서비스를 어떤 잠재적 소비자에게 제공할 때 비용-편익이 더 클 때 문제가 일어난다. 왜냐하면 핵심에 포함되는 서비스에서 포함되지 않는 서비스로 재정을 이전시키는 것은 불가능하기 때문이다. 잉여가 발생하는 곳으로 재정을 전환시킬 수 없는 경직성은 인구집단 전체의 편익을 증진시킬 수 없게 된다. 대체적으로 특정 국가들에서 사용되는 핵심서비스 접근법은 정책결정이나 선택에서 제한된 효과만 있는데, 이것은 아마 잉여(margin)에 대한 관심의 결여에 기인한다고 볼 수 있다.

Caulfield(1996)는 핵심서비스 또는 필수의료(medical necessity)의 정의에 대해 더 광범위한 핵심서비스 접근법을 강조하지만, 결코 그런 전략은 개발되기 어려울 것이다. 그 이유는 어떠한 정의라도 기반이 될 가치에 대한 합의를 얻을 수 없기 때문이다. 다른 학자도 핵심서비스의 정의에 대해 유사한 비판을 하고 있는데 핵심서비스 접근법은 우선순위 설정에 활용되어야 할 올바른 방식이나 과정이 없다는 점이다. 이 접근법이 무엇으로 불리든 핵심서비스의 정의가 아니라 우선순위 설정과정에 도움을 주는 의사결정을 위한 틀이어야 한다고 Caulfield(1996)는 주장하고 있다. Feighan(1998)은 우선순위 과정은 융통성 있게 대중을 포함시켜야 하며, 입법을 통하여 책임을 가져야 하고, 투명성과 윤리적 틀에 기초하여 제공되는 서비스들에 대한 임상적 효과가 입증되고, 경제성 평가가 사용되어야 한다고 제의하고 있다.

(2) 경제학적 접근법

필요도 사정에 의한 접근법과 대조적으로 우선순위 설정의 경제학적 접근은 인구집단의 전체 필요도가 얼마이든 관계없이 편익을 최대화하는 방법으로 자원의 사용에 관심을 두는 것이다(Donaldson and Mooney, 1991). 이것은 충족 가능한 필요도의 변화에 초점을 두고, 다른 한편으로는 자원의 변화를 측정하는 것이다(Mooney et al., 1992).

① 경제성 평가

의료에서 경제성 평가(economic evaluation)는 비용과 결과라는 양자의 관점에서 대안적 서비스를 비교 분석하는 방법으로 알려져 있다(Drummond et al., 1997). 경제성 평가방법은 연구의 초점이 기술적 효율성 혹은 자원의 배분적 효율성(allocative efficiency)에 관계되느냐의 토대 위에서 정의된다. 비용-편익분석(CBA)은 어떤 목표가 달성될 가치가 있는지 결정하기 위해 사용되므로 자원의 배분적 효율성에 관한 문제에 답을 준다. 즉, CBA는 자원을 특정 그룹의 사람들을 위하여 특정한 서비스에 얼마나 많이 혹은 적게 배분해야 하느냐를 결정하는데 사용된다. 기회비용 관점은 하나의 서비스로부터 얻게 되는 편익에 사용되는 자원이 다른 서비스에 사용할 때보다 더 많으냐 혹은 적으냐 라는 문제를 다룬다. 비용-효과분석(CEA)은 기술적 효율성 문제에 접근하기 위하여 사용된다. CEA는 주어진 예산으로 특정한 목표를 달성하기 위한 최선의 방법은 무엇인가라는 문제를 분석하게 된다. 비용-효용분석(CUA)은 기술적 혹은 자원의 배분적 효율성을 결정하기 위하여 사용되는 경제성 평가의 한 형태이다. CUA는 흔히 영역을 가로지르는 비교를 하는데, 이 분석은 하나의 환자 그룹에서 다른 그룹으로 자원을 전환시키는 타당성 분석에 적용된다.

경제성 평가를 위한 편익의 측정은 얻게 된 수명(life years gained, LYG)과 같은 단일 차원의 산출물과 질과 양을 모두 내포하는 다차원의 산출물이 있다. 구체적으로 QALYs 또는 HYE (healthy year equivalent), 또는 지불의사(willingness to pay)와 같은 경제기법으로 도출되는 돈으로 환산된 건강상태 등이 다차원이다.

경제성 평가는 개별적인 기준으로 정책결정을 알리기 위해 여러 상황에서 사용되어 왔으며, 또한 순위표와 결합되었다. 개별적 경제성 평가는 의사결정자에게 중요한 도구이지만 다른 모든 도구와 함께 답을 제공하기는 어렵다. 경제성 평가가 적절히 사용될 때, 강점은 비용과 편익이 모두 고려된다는 것이며, 두 개 또는 그 이상의 의료서비스가 각각 산출물을 증가시킬 때 직접적으로 비용 대비 편익을 비교하게 된다. 그러나 각각의 경제성 평가는 구체적인 방법론적 한계가 있으며, 전반적인 경제성 평가의 주요 한계는 각 연구에 들어가는 시간과 비용이며, 그러한 평가가 의료서비스 제공에 필요한 모든 관련 의사결정을 위하여 실현 가능하지도 않다(Donaldson and Mooney, 1991). 더 나아가, 단일의 경제성 평가는 전체 의료서비스에 대한 우선순위 설정 문제에 직면하고 있는 정책결정자에게 제대로 된 답을 주기 어렵다.

경제성 평가 연구의 통상적 산출물은 증분적 비용-효과비(ICER)이다. 이러한 형태의 비율은 일정 단위의 편익을 얻기 위하여 요구되는 비용의 증가로 계량화한다. 흔히 경제성 평가나 의료기술평가 결과의 보고서에서, 연구자는 주어진 서비스가 비용-효과적이라고 기술하는데 이것은 특정 ICER로 표현되는 편익 단위당 유리한(즉, 낮은) 비용이라는 뜻이다. 불행하게도 이와 같은 방법으로 기술되는 결과를 통해서는 기회비용에 대해 명시적 고려를 하기는 어렵다. ICER는 기술된 건강상 이득을 생산하기 위하여 증가된 또는 추가된 비용과 관계되는데, 추가적 자원이 필요하여 증가된 것인지 알 수 없다. 물론 추가적 자원은 다른 서비스가 희생된 의료예산에서 나오게 된다면, 기회비용의 결과라 하겠다. 주어진 치료와 다른 치료를 비교함으로써 주어진 치료가 비용-효과적인지 알 수 있게 된다. 낮은 값의 ICER를 보이는 치료에 자원을 사용하는 것이 아니라 어떤 치료로부터 다른 치료로 자원을 전환시키면서 편익의 극대화가 일어난다면 또 다시 잉여(margin) 문제가 제기된다.

② 프로그램 예산책정과 한계분석

프로그램 예산책정과 한계분석(PBMA)은 우선순위 설정 틀의 하나인 경제성 평가의 기저가 되는 기회비용과 한계분석이라는 경제학 원리에 기초하고 있다(Mitton and Donalson, 2004). PBMA는 지역의료관리자들이 제한된 의료자원을 지역주민의 필요도 충족을 극대화시키는 방향으로 의료서비스가 사용될 수 있도록 판단하는데 도움을 주는 분석방법이다(Donaldson and Mooney, 1991). 동시에 PBMA는 형평성과 같은 의료체계의 다른 목적도 고려한다(Mooney, Russell and Weir, 1986). 이 접근법의 출발점은 현재의 자원이 어떻게 사용되는지를 검토한 후에 자원사용을 변화시킬 때 추가되는 비용과 얻게 되는 한계건강이득(marginal health gains)을 비교하는데 있다(Donaldson and Farrar, 1993). 실제 활용이라는 면에서, PBMA는 세계적으로 매우 널리 사용되었고, 우선순위 설정 활동이 시작되는 지역의 약 절반이 사용하고 있다(Mitton and Donaldson, 2001). 비록 연구자들에 따라 여러 가지 틀이 제안되지만, 기본 틀은 자원사용에 적용되는 다섯 가지의 질문을 하면서 시작된다.

㉠ 전체적으로 무슨 자원이 이용 가능한가?

㉡ 이러한 자원이 현재는 무슨 방법으로 사용되는가?

㉢ 자원이 더 필요한 대안적 서비스는 무엇이고 효과의 수준은?

㉣ 더 적은 자원으로 같은 효과를 얻을 다른 영역의 의료가 있는지, ㉢의 관점에서 대안적 서비스에 재정을 지출할 수 있는지?

㉤ 효과성에도 불구하고 ㉢으로부터의 제안이 더 효과적이기 때문에 더 적은 자원을 받아야 할 어떠한 서비스가 있는지?

본질적으로, 이 틀은 서비스 공급을 변경하였을 때의 비용과 편익을 평가하고, 이 정보에 기초하여 전반적으로 편익을 개선하기 위한 목적으로 활용되고 있다. 이것은 위의 ㉢~㉤의 질문에 따라 제안된 변화의 한계편익에 초점을 두고 영향을 평가하는 전문가 패널의 형식으로 분석이 이루어진다. 이와 같은 질문을 토대로 하여 PBMA는 [표 1-3]과 같이 일곱 단계를 거치고 있다(Mitton and Donalson, 2004; Peacock et al.,

2009).

대상 지역에서 제공되는 서비스를 바꾸는 대안들을 평가함에 있어서, 지역에 대한 정보는 문헌에 나오는 효과성이나 비용-효과에 대한 근거로 보완된다(Cohen, 1995; Donaldson and Farrar, 1993). 이와 같은 방법으로 경제성 평가는 잠재적으로 제안된 서비스 전환에 대한 영향력을 평가하기 위하여 사용되며, 그리고 PBMA는 문헌에서 나오는 근거와 결합하는 틀로 이해하는 것이 적절하다. 따라서 PBMA는 필요도 사정, 우선순위를 결정하기 위한 지방과 중앙의 정책 검토, 다른 소비자/대중의 관점, 다른 의료전문가의 관점 등을 다른 방법과의 연결에 활용되고 있다(Cohen, 1995; Craig et al., 1995). 그리고 전문가 패널의 제안은 관련 전문가들의 평가로 자원 사용의 전환(예산 재배분) 여부를 결정하게 되는데, 특히 잠재적으로 효율성을 증가시킬 PBMA 결과를 형평의 관점에서도 다루어야 한다(Mooney et al., 1992). 이 방법의 장점으로는 이질적인 이해관계자의 가치관을 이끌어 내어 이를 명시화 하는데 있다(Mitton and Donalson, 2004).

[표 1-3] PBMA에 의한 우선순위 설정의 7단계

단계	업무 내용
1	우선순위 설정의 목적과 범위의 결정
2	프로그램 예산의 편집(즉, 기존 활동별 지출 목록의 작성)
3	한계분석을 위한 자문가 패널 구성(8~30명 정도의 이해관계자; 관리자, 재무담당자, 의사, 간호사, 소비자, 지역사회 대표 등)
4	지역단위 의사결정 기준 결정(자문가 패널의 전문가들이 제시하는 편익의 극대화, 접근성, 형평성 향상, 대기시간의 단축 등)
5	자문가 패널에 의한 옵션의 선정(서비스 확대, 효율을 통한 자원 절약, 기존 서비스 축소에 의한 자원 절약 등)
6	투자 분야와 투자회수 분야의 평가 a. 서비스 확대 분야에 예산 확충 b. 효율성 제고로 확보한 예산을 서비스 확대 분야로 이전 c. 기존 서비스 축소로 확보한 예산을 서비스 확대 분야로 이전
7	의사결정의 타당성 검토(이해관계자의 추가로)와 함께 예산의 재배분

출처: Mitton and Donalson(2004); Peacock et al.(2009)

PBMA를 통하여 자원(예산)을 재배분하려는 목적은 대상 인구의 건강수준 향상이라는 산출물을 극대화시키려는 것이다. 그러나 목적을 산출물에만 초점을 두는 것은 부적절하다. 왜냐하면 자원의 재배분과 관계없이 절차가 투명하고 공정하게 이루어졌는가도 중요하기 때문이다. 이러한 투명성과 공정성에 대한 우려는 앞에서 본 '합리성에 대한 책임(A4R)'이라는 윤리적 측면에서 재조명할 필요성을 제기한다. PBMA를 A4R에서 다루는 네 가지 조건(publicity, relevance, appeals, enforcement)과 연계시킬 때, 정책결정자는 경제성과 윤리성이란 두 가지 측면을 포괄적으로 다루게 된다(Mitton and Donalson, 2004).

물론 우선순위 설정에 대한 다른 접근법과 마찬가지로 PBMA 또한 제한점이 있다. 가용 자료의 부족과 PBMA 실행을 하는데 소요되는 긴 시간이 1차적 제한사항이다. PBMA의 핵심 과제는 실제로 PBMA가 적용되고 있는 주어진 조직의 맥락 안에서 틀(framework)과 '적합'하느냐로 나타난다. 의사결정에 근거의 사용과 매우 유사하게, 우선순위를 설정하는 공식적이고 체계적인 절차의 채택은 높은 수준의 구매, 적절한 자원 및 사전 예방적 변화를 지원하는 문화와 같은 조직적 장벽과 촉진자에 의해 영향을 받는다. 마찬가지로, 일단 PBMA 전문가 패널에 의하여 권고안이 만들어져도, 기존의 자원(예산)을 재배분하는 것이 어려워지게 되는데 재정 압력과 같은 변화의 인센티브가 나타나지 않을 경우가 해당된다. 만약 의사결정자가 '성역시 된 관습'을 바꾸기 어렵다면, 서비스 확충은 새로운 수입을 통한 재정으로 이루어져야 한다. 이 경우에 새로운 서비스를 급여에 추가하려면 의료비 증가를 초래하게 되고, 이를 달성하려면 정부의 다른 사회적인 목표를 희생시켜야 하는 문제가 일어난다(Mitton and Donalson, 2004).

4. 우선순위 설정 방법론

1) 우선순위 설정을 위한 상황분석[14)]

효과적인 우선순위 설정은 정보와 근거에 기초하여야 하며, 우선순위 설정 시도는 기존 및 새로운 요구도를 결정하기 위한 의료체계의 심층적인 상황분석(situation analysis)으로 시작해야 한다. 상황분석은 의료체계의 장단점을 식별하고, 전략적인 방향과 우선되는 질병과 제공되어야 할 의료의 구분을 포함한 국가의료계획의 여러 요소들을 개발하기 위한 시작 단계에서 이루어져야 한다. 또한 이해관계자가 대상인구의 필요도와 가치에 부합하는 의사결정을 하는데 필요한 정확하고 다양한 정보를 제공하여 근거에 기초하여 이루어져야 한다. 상황분석은 의료체계의 어떤 수준에서도 그리고 의료재정 및 인력과

14) 이 부분은 PHCPI (Primary Health Care Performance Initiative, 2019)를 참고하여 작성하였다.

같은 다양한 요소에 대해서도 이루어질 수 있으며, 이 모듈은 시스템 전체의 우선순위 분석을 위한 의료체계의 전반적인 상황 분석에 초점을 맞추어야 한다.

Rajan(2016)에 따르면, 올바른 상황분석은 참여적이고 포괄적이며, 분석적, 적절성, 보편성 그리고 근거에 기반을 두어야 하며, 다음과 같은 세 가지 뚜렷한 분석 추세를 구분하여야 한다.

① Health data : 국가, 지역, 지방 의료체계의 모든 수준에서 시간 경과에 따른 추세와 발전을 포함하는 health data의 분석은 대상인구의 필요도와 그러한 필요도를 충족시키기 위한 의료체계의 현재 성과에 관한 정보를 제공하게 된다. Health data의 검토에 참여하는 분석가들은 health data를 분석하고 해석하는데 익숙한 기술적 전문가와 의료분야 활동에 익숙한 비기술적 전문가들이 포함되어야 한다. Health data의 출처로는 국민건강조사, HMIS (health management information system), CRVS (civil registration and vital statistics), 시설평가, 환자 보고 산출물 및 감시 시스템 보고서 등이 있다.

② **활동과 예산**(activity and budget) : 의료분야 예산과 활동분석은 의료분야에 할당된 예산과 정책, 전략 또는 국가적 의료계획 목표에 접근하고 있는지에 중점을 두어야 한다. 그렇게 함으로써 계획한 활동에 충분한 재정이 배정되었는지 계획한 활동과 예산이 실행 가능한지 여부를 알 수 있게 된다. 데이터 출처로는 보건부 및 재정부의 일상적인 재정 보고서, 국민보건계정, 공공지출 데이터, 성과보고서 및 시설평가 등이 있다.

③ **국가의료전략**(National Health Policy, Strategy or Plan, NHPSP)**의 효과성** : 이 분석은 의료체계 안의 프로그램, 하위 정책 및 전략을 포함한 여러 요소에 대한 강점과 약점을 평가해야 하며, 이러한 요소가 예상 결과를 달성했는지 여부 및 더 높은 수준의 효과에 도달하기 위해 어떤 변화가 필요한지에 초점을 맞추어야 한다. 처음의 두 가지 분석은 기술적 전문지식에 크게 의존하지만, 활동의 효과성 분석은 일상적으로 의료체계를 사용하는 인구(서비스 공급자와 대상인구) 뿐만 아니라 전문가의 의견을 모두 고려하는 참여적 대화 형태에 기반을 두고 있다.

우선순위 설정 절차가 끝나면 이해관계자는 우선순위를 의료부분에 맞게 전략적 및 운영계획으로 변환해야 하는데, 여기에는 비용 및 예산, 실행 및 모니터링과 평가가 따라야 한다. 우선순위 설정 절차의 일부가 되는 규정된 서비스의 제공을 위한 계획 및 실행에 도움이 되는 다양한 도구들이 있다.

2) 우선순위 설정과 근거기반 의료[15)]

서비스 배제 전략(exclusion approaches)은 거시적 수준에서 의사결정 사례가 된다. 이 방법의 실패로, 관심은 점차 중간 및 미시적 수준에서의 우선순위 설정으로 이동하고 있다. 이와 같은 변화의 중심에는 근거기반 의료(evidence based medicine, EBM)에 대한 관심이 있다(NHC, New Zealand, 2004).

EBM이 중요시 된 것은 기존의 임상 의료가 굳건한 과학적 근거에 바탕을 두지 못하여 제한된 자원을 효과적으로 사용하지 못한다는 비판을 토대로 하고 있다(Ham, 1997). EBM 주창자는 기존이나 새로운 치료의 효과성에 대한 연구를 늘리고, 연구자, 의사, 정책결정자 간의 정보의 흐름을 개선하고, 기존 서비스의 사용을 지원할 근거가 없을 경우는 기존 서비스를 기꺼이 버려야 함을 주장하고 있다.

비록 EBM이 임상 의료를 개선하기 위한 시도가 되었지만, 그 가치는 우선순위 설정에서 나타나고 있다. 만약 EBM이 정확하다면, EBM 추구는 환자의 임상 의료를 개선할 수 있음은 물론 효과가 의문시되는 서비스에 자원을 사용하지 않도록 하는 분명한 조치를 취할 수 있게 할 것이다. 중요한 점은 근거기반 접근법을 더 많이 채택한다고 해서 반드시 비용절감이 이루어진다고 볼 수는 없다. 왜냐하면 기존에 제공되는 의료를 버릴 의도를 갖고 있더라도, 기존 지출은 유지하면서 근거가 입증된 새로운 서비스의 제공을 원하기 때문에 비용절감을 이루기 어려운 문제가 있다.

EBM을 적용하는데도 여러 가지 비판이 일어나고 있다(Ham, 1997; Heritage, Boyed and Kleinman, 2002). 특정한 형태의 '근거'가 EBM 적용의 황금률로 주장되고 있지만 통상 '이중맹검법(double-blind method)'의 무작위 임상시험이 다른 것에 비하여 의료서비스를 평가하기에 더 적합하다. 이것은 특별히 수평적 우선순위 설정을 위해서는 중요한 함의를 갖는다. EBM 적용에 대하여 가장 신랄한 비판은 의사들로부터 나왔는데, 그들은 의료 환경은 태생적으로 불확실하여 임상시험의 결과와 유사해질 수 없고, EBM의 목적으로 표준적 의료를 지향하는 것은 적합하지 못하며 또한 개개 의사의 임상적 판단을 대체할 수도 없다는 것이다. 이것은 임상 의사들은 비록 지배적인 과학적 의견과 갈등이 있을지라도 지속적으로 경험과 선례에 의존한다는 관점이다.

---

15) 이 절은 주로 NHC, New Zealand(2004)를 중심으로 기술하였다.

그러나 이와 같은 비판에도 불구하고, 근거기반 접근은 임상 의료와 정책에 관한 사고에 심대한 영향을 미치고 있다. 우선순위 설정의 관점에서 EBM은 두 가지의 흐름인 임상 가이드라인의 개발과 기술평가의 확산으로 연결되고 있다.

(1) 임상 가이드라인

급여목록에서 어떠한 서비스를 배제하느냐 문제는 우선순위 설정의 top-down 방식에 속하는 것이다. 이 top-down 접근법이 거시적 수준에서 사용하는 우선순위 설정방식이라면, 임상 가이드라인(clinical guideline)은 가장 반대편인 미시적 수준에서 제기되고 있다.

임상 의사들이 우선순위 결정을 하는데 parameters를 결정(즉, 구체적 의료의 가용성이나 다른 방법)하기보다는, 임상 가이드라인은 그러한 parameters의 결정에 실질적 영향을 주도록 하는 시도라 하겠다. 임상 의사들은 언제, 얼마나 오래 그리고 전문의가 수행하는 다른 서비스와의 결합에 대한 '최선의 의료(best practice)'를 설정함으로써 이러한 일을 해낸다. 이것은 의료의 잠재적 효과성을 극대화하고, 또한 의사들이 불필요하게 생각하거나 효과가 없다고 생각하는 서비스는 제공하지 않을 것을 보장함으로써 최선의 의료가 구체화된다.

임상 가이드라인 개발의 장점 중 하나는 융통성에 있다. 최선의 의료 사례에서와 같이 의사의 역할은 의료서비스의 사용에 대하여 일반적인 자문을 제공하고 의사들 사이에 치료에 대한 일관성 있는 접근을 활성화하는 것이다. 동시에 엄격한 프로토콜보다는 임상 가이드라인으로써 의사들은 자신의 임상경험을 토대로 개별 환자의 구체적인 필요도를 해결할 수 있는 자율성을 중시하고 있다.

임상 가이드라인은 일반적으로 긍정적인 점만 비치고 있으나, 실질적인 영향력은 분명하지 않은 것으로 알려지고 있다. 실행수준에 있어서 많은 의사들은 가이드라인 사용에 주의를 하고 – 앞에서 제기하였던 EBM에 대한 일반적인 반대에 주로 기인 – 있으며 국제적으로 가이드라인을 사용하는 의사들도 그리 많지 않다(McKinlay et al., 2001). 더욱이 아이러니한 것은 가이드라인이 건강산출물에 대한 실질적 영향을 미치는지에 대한 근거가 분명치 않다는 것이다. 임상 가이드라인이 건강산출물을 악화시킨 근거는 없지만, 만약 가이드라인으로부터 편익이 있다 하더라도 비교적 적고 사례간의 변이가 크다.

(2) 의료기술평가

① 기술평가의 관심[16)]

네덜란드는 Dunning report를 바탕으로 효과가 매우 의심스러운 126개의 기존 의료서비스를 재검토하는 작업을 하였다. 이 작업은 건강보험재정에 의하여 제공되는 보험급여서비스 조사의 한 분야로 이루어졌다. 조사는 최근에 승인된 것으로 보험급여 안에서 보조의료와 간호기술 그리고 통상적으로 사용하는 소형기술에 우선순위를 더 주자는 것이었다. 또한 스웨덴이나 영국에서도 HTA (health technology assessment)에 높은 관심을 보였다. 스웨덴은 1987년에 이 분야 업무를 책임질 수 있는 기구(Swedish Council on HTA in Health Care, SBU)를 설립하였고, 영국도 연구와 개발 프로그램을 통하여 HTA를 지원하였으며, 1996년에 HTA 업무를 주관하는 국립기구(National Coordinating Center for HTA, NCCHTA)를 설립하였다.

네덜란드, 스웨덴, 영국 외에 뉴질랜드와 오리건에서는 우선순위 설정에서 개별 환자를 어떻게 치료하고 치료여부를 결정하는 임상의사의 결정이 중요해지는 것 같다. 이것은 임상 가이드라인과 근거기반 의료에 대한 관심을 두는 것과 동일하다. 만약 우선순위 결정이 희소한 자원을 효과적으로 적절하게 사용하기 위한 것이라면, 미시적 수준의 의사결정에 영향을 미치는 것이 중앙의 거시적 수준의 과제가 될 수 있다. 그런데 문제는 많은 의료행위가 엄격한 연구결과로 뒷받침될 수 없다는 점인데, 그 이유는 기존의 예산사용을 전환하려면 상당한 범위의 노력이 있어야 하기 때문이다. 이러한 논쟁이 심화되는 이유는 임상 의료패턴의 다양한 근거가 필요도의 다양성과 관계가 없다는 점에 연유한다. 따라서 임상 의료의 변이를 줄이고, 비효율적인 과정의 사용을 줄임으로써, 명확한 우선순위를 설정해야 할 필요성이 있다.

반대 관점은 의료적 결정은 불확실성에 둘러싸여 있고 또한 표준화된 틀(routines)로 줄일 수 없다는 것이다. 그래서 의료에 대한 새로운 과학주의(new scientism)로 기술되는데 원초적인 제한이 있으며, 근거기반의학 자체로는 우선순위 설정의 딜레마를 해결할 수 없다.

---

16) 이 부분은 Ham(1997)을 토대로 작성하였다.

② 기술평가와 EBM

많은 방법에서 의료기술평가가 EBM 운동의 핵심을 이루고 있다. 기술평가를 하는 목적은 의료의 과정(기술), 기기(appliance), 의약품, 그리고 어떠한 formulation, 새로운 시스템이나 구조의 효과성 척도를 개발하고 기술의 의학적 효과성, 안전성 그리고 가능하면 이러한 기술을 도입하였을 때의 윤리적, 사회적, 재정적인 함의를 평가하는 것이다(NHC, New Zealand, 2002).

기술평가는 우선순위를 설정하는데 유용성이 매우 크다. 유용성을 두 가지 측면에서 살펴보기로 한다(NHC, New Zealand, 2004). 첫째, 새로운 의료에 대한 기술평가를 통한 정보는 우선순위 설정에 대한 기술적 접근책의 작동을 보증하는 중요한 의미가 있다. 기술적 접근은 상세하고 구체적인 정보를 필요로 하고, 새로운 의료에 대한 평가는 이러한 정보를 제공하는 핵심 수단이 된다. 둘째, 미시적 수준의 우선순위 결정에는 가이드라인이 중요한 역할을 하는데 반하여 기술평가는 모든 수준의 우선순위 결정에 유용하다. 거시적 및 중간 수준에서 기술평가는 전반적인 자원배분을 이끄는 정보를 제공하게 되며, 미시적 수준에서 기술평가는 개별 의사에게 조언(advice)을 제공하고 임상 가이드라인 개발을 지원하게 된다.

3) 이해관계자의 참여

우선순위 설정에 있어서 마지막 핵심 주제는 이해관계자들을 포함시키는 문제에 관한 것이다. 기술적 접근에서 제도적 접근으로 전환하는 국가들의 주 이유는 기술적 접근이 의사결정에 소규모 집단의 관점을 보호하고 이해관계자들의 참여에 실패하였다는 인식에 있었다. 이 문제를 논의하기 전에 먼저 깨달아야 할 점은 의료정책을 다루는 행정가나 기술적 분석가들도 자신의 권리 측면에서 볼 때 이해관계자에 속한다는 것이다. 그래서 이들도 우선순위 설정과 관련하여 특정한 이해와 입장을 이미 갖고 있다는 사실이다. 이러한 성격을 인식한다면 의사결정에 행정가가 아닌 다른 사람을 이해관계자로 간주하여 의사결정에 참여시켜야 할 것이다.

(1) 이해관계자들의 참여 이유[17)]

우선순위 설정이라는 맥락에서 이해관계자들은 의사, 환자, 일반 대중이라는 세 가지

---

17) 이 부분은 NHC, New Zealand(2004)를 토대로 작성하였다.

의 핵심 그룹으로 구분된다. 우선순위 설정과정에서 이해관계자들에게 중요한 역할을 부여해야 하는 이유는 세 가지 측면에서 살펴볼 수 있다.

첫째, 윤리적 측면에서 일반 대중은 의료보장제도에서 공적재정을 어떻게 배분할지에 대하여 발언할 권리가 있다(Queen's Center, 2002). 이것은 우선순위 설정에서 가치와 원칙을 설정할 때 중요하다. 이러한 일은 단순한 가정으로 될 수 있는 성격이 아니라, 개인의 실질적인 선호가 이론모형에서 예측하는 것과 현저히 다르며, 그리고 정책가나 분석가에 의하여 설정되는 가치와도 다르기 때문이다(Halligan, 1995). 대중의 참여는 우선순위 설정을 담당하는 기구의 책임성을 강화시킨다(Wiseman et al., 2003).

둘째, 이해관계자는 의사결정 과정에 참여하여 그들이 다양한 지식, 이해, 관점을 갖고 우선순위 설정을 평가할 수 있기 때문이다(Wiseman et al., 2003). 예컨대 의사들은 새로운 서비스가 제공될 때 임상적 경험이 있기 때문에 미시적 수준에서 우선순위 설정과정에 포함되어야 한다. 환자들은 개인 차원에서 질병을 갖고 살아가는 것이 어떤지를 느끼기 때문에 치료의 우선순위가 논의될 때 빼놓을 수 없는 관점을 제시하게 된다. 다른 그룹은 의사결정을 위하여 고려되어야 할 다른 요인들(구체적인 지방의 문제를 이해하거나 문화적 관점 등)에 대한 지식을 갖고 있다.

셋째, 우선순위 설정의 이행과 정당성(합법성)에 기초하여 이해관계자의 참여가 필요하다. 네덜란드의 Dunning 위원회에 의하여 제시된 원칙은 공적 합법성을 구비하지 않고 실행 조치를 함에 따른 문제로 논쟁을 야기하였다(Wiseman et al., 2003). 대조적으로 광범위한 이해집단이 참여하는 우선순위 설정기구에 의하여 이루어진 의사결정은 합리성을 인정받는 빈도가 높았다. 이것은 부분적으로 의사결정 과정에 영향을 미치는 이해관계자의 능력에 기인하지만, 의사결정에 관여한다는 것은 우선순위 설정과 관련된 여러 가지 이슈에 대하여 더 큰 이해와 타협을 이끌어 낼 수 있다는 점이다.

우선순위 설정에 의사의 참여가 정당성 측면에서 특히 중요하다. 그 이유는 의사는 진료과정에서 스스로 우선순위를 정하여 환자 진료에 임하기 때문이다. 비록 의사들의 우선순위 설정 능력이 배제서비스의 결정과 같은 높은 단계에서의 의사결정에 한정되지만 서비스 평가에 있어서 의사들의 역할은 최종적인 문지기로서 새로운 의료서비스가 제공되어야 할지 여부를 실질적으로 결정할 수 있기 때문이다(Wiseman et al., 2003).

의사들의 참여에 대한 비판은 의사들이 합법적이 아니라고 인식한다면 과정을 뒤집을 수 있는 능력을 갖고 있는데 대한 것이다. 예컨대 의사들이 불공정하다고 인식하면 대기

시스템을 작동하게 된다. 그리하여 그 전에 이미 필요성을 보증한 의료서비스보다 새로운 서비스에 더 높은 필요도를 부여하게 된다. 유사하게, 우선순위 설정을 돕기 위한 EBM 결과는 의사들로 하여금 관련 연구결과를 받아들이게 하지만 많은 의사들은 과학적 근거보다도 자신의 임상적 경험과 확립된 전통을 더 믿는 경향이 있다(Heritage, Boyed and Kleinman, 2002).

우선순위 설정시스템과 우선순위 설정과정의 임상적 합법성은 매우 중요하다. 우선순위 설정시스템의 개발과 운영에서 의사들을 포함시키는 것은 우선순위 설정과정의 전복을 저지하기 위하여 필요한 것은 아니다. 의사들의 참여를 높이면 이론적으로 의사들이 싫어하는 결정과 메커니즘을 받아들이도록 할 수 있다. 이것은 우선순위 개발에서 고려되는 임상적 관점이라는 의미와 의사들을 통하여 우선순위 결정에 관련되는 이슈와 압력을 스스로 깨닫게 할 수 있기 때문이다.

우선순위 설정에 이해관계자의 참여는 일반적으로 긍정적으로 받아들여지지만 찬반논의는 여전히 남아 있다. 특히 일반 대중의 참여에 대한 찬반 논의가 심한데 반대의 논거는 그들의 대표성, 전문적인 지식의 부족, 인기주의로 기울게 될 우려 때문이다. 일부 이론가들, 특히 기술적 및 합리적 접근을 강하게 주장하는 사람들은 일반 대중의 참여를 대표성 부재 및 비합리적 판단력을 이유로 반대하고 있다(Tenbensel, 2000). 아마 일반 대중의 참여에 대한 논쟁에서 흥미로운 점은 일반 대중 스스로가 참여를 반대한다는 점이다. 대중의 선호에 대한 몇몇 연구는 대중의 참여는 임상적인 것과 관리적인 것의 비교에 제한을 두어야 한다는 것으로 결론을 내리고 있다. 아무튼 현실에서 이러한 이슈들은 그들의 참여를 완전히 없애자는 것보다는 이해관계자들의 참여 폭 확대라는 관점에서 표현되고 있다.

(2) 이해관계자의 참여와 사회적 책무[18)]

우선순위 설정과정에서 선택된 우선순위의 실행에 영향을 미칠 수 있는 사람과 그러한 결정에 영향을 받게 될 사람 모두를 포함시켜 참여적이고 포괄적인 이해를 공유하고 함께 책임을 갖게 하는 것이 중요하다. 이해관계자들의 참여 기회는 의사결정 과정에 대한 지역사회 지도자의 참여를 포함하여 시민의 자문을 통하여 우선순위 설정 의제를 형성하는데 적극적인 역할을 할 수 있도록 마련되어야 한다. WHO는 우선순위 설정에 이해관

18) 이 부분은 Chalkidou et al.(2016)을 인용하여 작성하였다.

계자가 참여해야 할 범주를 세 가지로 구분하고 있다.

① **정부** : 정부의 역할은 모든 이해관련자나 조직이 참여하는 가운데 우선순위 설정 절차(과정)에 대하여 계획을 수립, 주도, 협력, 감독하는데 있다. 정부 이해관계자는 우선순위 설정 절차를 조정하고 구체적으로 누가 참여할지 여부를 정하는데 그 방법은 의료체계의 경제적, 정치적 환경에 좌우된다. 예를 들어 분권화된 환경이라면 지방 정부 및 공급자와 더 많은 협력이 필요하다. 고위직 행위자는 보건부의 정책 입안자들이 되며, 분권화된 구조에서는 행정 및 보건당국뿐만 아니라 다른 부처들도 중요해진다.

② **공급자** : 서비스 공급자는 우선순위로 지정되는 서비스에 대하여 환자의 필요도와 비용 효과성의 균형을 따지고 서비스의 제공 가능성을 검토할 수 있는 통찰력을 제공할 수 있으므로 매우 중요한 이해관계자가 된다. 공급자 측 행위자는 공공부문과 비 공공부문의 의료 전문가를 포함할 수 있다.

③ **이용자(환자) 및 시민** : 이해관계자가 자신의 결정에 대해 책임감을 갖기 위해서 시민들은 우선순위가 민주적 절차의 하나로 결정되고 있는지에 대하여 관여해야 한다. 또한 시민들은 다양한 선택사항의 장단점을 미리 숙지해야 한다. 시민 대표에는 시민 자신, 지역사회 대표 또는 환자그룹이 포함된다. 여기서 특별히 주의를 기울여야 하는 것은 시민 대표는 다양성과 대표성을 보증할 수 있어야 한다는 점이다.

이해관계자는 비록 우선순위 설정의 산출물에 동의하지 않더라도 우선순위 설정과정에 계속 참여하고 우선순위 결정사항을 수용해야 한다. 효과적인 이해관계자 참여는 다분야의 행위자들과 사회적 책무성 전략에 대한 견고한 제도적 틀에 좌우된다.

(3) 이해관계자들의 참여 방법[19)]

① 대중의 참여와 자문

대중의 견해와 가치를 이해하기 위하여 여러 방법이 사용되었다.

오리건에서는 대중의 가치를 찾아내기 위하여 전화조사, 타운 홀 미팅(커뮤니티 회의), 대중 공청회 등을 활용하였다. 그리고 대중의 협의(public consultation)를 구하기 위해서 포커스 그룹 미팅을 활용하였다.

---

19) 이 부분은 NHC, New Zealand(2004)을 인용하여 작성하였다,

뉴질랜드에서는 우선순위 설정에 대한 아이디어 차원에서 설문을 개발하여 8,000명의 응답을 받았다. 여기에 더하여 위원회는 여러 지역, 다양한 종족, 윤리 워크숍 등에서 대중회의와 토론 포럼을 조직하여 의견을 청취하였다.

네덜란드 Dunning 위원회는 우선순위 제안에 대한 대중들의 토론이 필요함을 역설하였다. 위원회는 여기에 우선순위 설정에 대한 인식과 대중의 이해를 높이기 위하여 의사소통 계획에 기초한 대중운동을 포함하였다. 대중을 토론에 참여시킨 결과 피임약과 물리치료와 같은 서비스를 급여에서 제외시켰다. 우선순위 설정에 대한 대중, 의사, 간호사들의 입장을 조사한 자료에서 특이한 점은 1차 의료에 대한 선호가 신의료기술에 비하여 높았다는 점이다.

스웨덴에서는 1993년에 발간한 의회 위원회(PPC) 초안에 대하여 네 종류의 설문조사를 하였다. 일반대중에 대한 조사에서 다른 유형의 질병이나 조건에 대한 태도를 질문하였고, 낮은 우선순위를 받은 서비스나 치료에 대하여 의견을 청취하였다. 다른 조사는 의료인, 정치인 그리고 의료관리직에게 태도를 묻는 것이었다.

영국에서는 우선순위 설정이 지방수준에서 주로 이루어지기 때문에 지역의료청이 대중에게 어떻게 자문하고 자문여부를 결정하는지에 대하여 조사하였다. 어떤 조사는 가용한 자문방법에 대한 것이었다. 어떤 경우는 설문조사로 대중의 태도를 이해하는 것이었고, 다른 경우는 대중의 회의나 포커스 그룹 미팅에 신뢰를 주는지 여부였는데, 이 방법이 점차 더 선호되고 있다. 설문조사 방법은 설문지 자구 표현(wording)이나 설계에 따라 다른 결과가 나올 위험성이 있지만 포커스 그룹 미팅은 상대적으로 적은 수의 지역주민들이 참여하여 그들의 가치관에 대하여 논의함으로써 유용한 정보를 얻는데 상당히 효과적이다.

② 일반 대중의 참여를 위한 자문(consultation)

두 번째는 우선순위 설정결과를 알리는데 이해관계자들을 자문형식으로 활용하자는 의견이다. 우선순위 설정을 위하여 반드시 필요한 가치와 원칙을 결정하는데 이해관계자들의 코멘트가 필요하고 또한 피드백을 받기 위해서도 이들의 참여가 중요하다. 이것은 우선순위 설정의 초기 단계에서 중요하며, 오리건 주가 좋은 본보기가 되고 있다. 자문형식에는 다섯 가지 방법이 제시되고 있다(Jordan et al., 1998).

첫째, 시민배심원(citizens' juries) 제도이다. 배심원은 대중이나 지역 의견의 대표자로 선정된다. 배심원단은 정해진 기간 동안 지명을 받아 일하며, 그 기간 동안에 의사결정에 도움이 될 정보를 제공한다. 전형적으로, 전문가들은 증거를 제공하고 배심원들은 관련 문제들을 질문하거나 토론할 기회를 가진다. 이 제도는 미국에서 시작되어 독일, 영국, 오스트레일리아에서 널리 사용되고 있다(Mooney and Blackwell, 2004; Delap, 2001).

둘째, 이용자 자문 패널(user consultation panel) 제도이다. 지역(또는 인구)을 대표하여 선택된 지역주민으로 패널 멤버가 구성된다. 전형적 방법은, 패널 멤버들을 교체함으로써 넓은 범위의 의견을 들을 수 있다. 논의 주제는 사전에 결정되며, 패널 멤버들이 정보에 입각한 토론을 할 수 있도록 관련 정보를 제공해야 한다. 회의는 흔히 진행자(moderator)에 의하여 활발하게 진행된다.

셋째, 포커스 그룹 미팅 등에 의한 방법이다. 일반적으로 진행자가 주도하는 6~8명의 참가자로 구성된 특정 주제에 초점을 맞춘 반구조화된 토론이다.

넷째, 설문조사(questionnaire survey) 방법이다. 우편으로 할 수도 있고, 직접 설문지를 배부하여 조사를 할 수 있다. 이것은 구조적이며 체계적인 데이터 수집 방법으로 많은 표본을 통하여 정보를 얻을 수 있으며, 조사되어야 할 변수 사이의 관계 등에 대한 정보를 얻을 수 있다.

다섯째, 상설 패널 여론조사(opinion surveys of standing panels) 방법이다. 상설 패널은 통상 1,000명 이상으로 구성되는데 한 지역사회 인구의 사회적인 대표들로 구성한다. 패널은 통상 교체가 되고 한 개인이 무기한으로 참여할 수는 없다.

③ 이해관계자들에게 일정 역할 부여

이 방법은 앞의 자문 형태에 비하여 더 많은 논쟁이 되고 있는데, 이해관계자들에게 권위나 파워의 일정 부분을 넘기는 것이 되기 때문에 의사나 행정가와 같은 전통적인 권위를 지닌 사람들로부터 심한 반대가 있다(Florin and Dixon, 2004).

특정 그룹의 적극적인 참여를 옹호하는 사람들은 다른 그룹의 참여를 제한할 것을 주장하고 있다. 예를 들어 효과적인 우선순위 설정을 위해서는 임상적 지식이 요구되기 때문에 의사는 참여시키되 전문적인 지식이 없는 다른 그룹은 참여를 합법적으로 제한할 수도 있다는 것이다. 비록 관련 지식이 부족하다고 하여 우선순위 설정 시 문제가 된다는 연구는 없다. 그러나 앞에서 지적한 바와 같이 대중의 의견을 듣는 것은 중요하나, 우선순위 설정과정에 대중들이 전적으로 참여할 필요가 없다는 대중의 의견에 공감을 표하고 있다.

다른 주장은 대중과 환자 대표가 우선순위 설정에 직접 참여할 것을 주장하고 있다. 대중의 적극적 참여는 대중의 가치와 선호가 의사결정에 잘 반영이 되어 우선순위 결과의 정당성을 더 높이게 된다는 것이다. 이 주장은 대중의 대표는 감시견(watch dog) 역할을 하고, 적절한 과정에의 참여는 다른 이해관계자의 이해에 좌지우지되지 않게 한다는 것이다. 환자 대표의 직접적 참여는 또한 우선순위 설정을 하는데 압력을 가진 이해관계자 간의 이해를 증진시키는 가장 효과적인 방법이 된다는 것이다.

자문방식으로 통한 이해관계자들의 참여는 첫 번째 방식인 토론 등을 통한 참여보다는 적게 활용되는 방식이다. 임상 가이드라인은 만약 의사들이 신뢰도가 있다면, 관련 의사의 확대된 참여가 요구되며, 그래서 의사들은 우선순위 결정에 중요한 요소가 된다.

(4) 대중 참여에 대한 WHO Europe 본부의 견해

WHO Europe 본부는 Saltman and Figueras(1997)의 저술 *European Health Care Reform*에서 희소한 의료재정에 대한 대응책의 하나로 우선순위 설정을 제시하고 있다. 이 보고서는 우선순위 설정을 의료배급과 같은 의미로 해석하면서 우선순위 설정에 대한 대중의 참여에 관하여 [Box 1-4]와 같은 견해를 보이고 있다.

4) 우선순위 설정의 과제와 한계[20)]

(1) 정치경제 환경(Political economy)

우선순위를 정하는 것은 공적자원의 배분과 관련되기 때문에 항상 정치적 문제가 된다. 다양한 이해관계자들은 우선순위 설정에 대해 서로 다른 관점을 가지고 있다. 예를 들어 의사들은 임상적 자율성에 대한 위협으로 볼 수 있고, 산업계(제약회사나 의료기기 회사)는 새로운 기술을 시장에 도입하는 데 장애물로 인식할 수 있으며, 환자들은 서비스에 대한 접근성 제한으로 생각할 수 있다. 우선순위를 정하는 것은 논란이 될 수 있고 대중은 우선순위 설정의 필요성을 이해하지 못하고 있다. 이렇게 되는 것은 우선순위 설정

---

20) 이 부분은 Chalkidou et al.(2016)을 참고하여 작성하였다.

[Box 1-4] 우선순위 설정에 대한 대중의 참여

의료배급(rationing)에서 대중의 참여는 몇 가지 형태로 나타남

o 네덜란드

Dunning 보고서 발간 후 광범위한 대중의 자문이 이루어짐. 1991년부터 1995년 사이에 약 60개 조직들이 의료서비스 선택에 관한 토론에 참여하였으며, 우선순위 과정에 대한 평가는 인구의 약 1/3이 참여한 것으로 결론을 지었음. 그와 같은 참여의 결과 대중의 의견에 변화를 보였음. 예컨대 1990년 55%의 인구가 비용에 관계없이 모든 치료에 접근할 수 있어야 한다고 했으나 1994년에는 44%로 줄었음. 비록 접근성 제고에 긍정적 응답은 아니지만, 정부는 의료서비스 선택에 대한 의사결정 과정에서 이와 같은 자문결과를 활용하지는 않았음

o 스웨덴

의회 위원회(PPC)는 대중과 의사들에 대한 수많은 조사를 실시. 대중에 대한 조사는 1994년 1월 1,500명의 무작위 집단에 대하여 설문으로 이루어짐(응답률 78%). 다수의 대중들은 의료서비스는 중증도가 심한 사람에게 주로 제공되어야 한다고 응답. 다수의 대중들은 위원회가 제안한 임종의료(terminal care)는 응급의료와 같은 높은 우선순위 부여에 동의하였음. 대중은 성형외과, 무해한 출생흔적 제거, 금연 프로그램, 시험관 출산과 같은 서비스는 공적재정에서 제한되어야 함을 인식함. 대체적으로 설문조사는 위원회 보고서가 설정한 원칙을 지지하였음

o 영국

다양한 접근책이 지역 차원에서 이루어짐. 여기에는 대중과의 회의, 우편설문조사, 델파이 기법, 소규모의 의사와 대중으로부터 자문, consensus conference, community health council로부터 자문, market research, 긴급평가, 포커스 그룹 회의 등이 활용되었음. 그 중 포커스 그룹 회의가 가장 효과적이었다고 평가함

o 오리건 주

대중의 의견청취를 위하여 공청회, community meeting, 전화조사가 이루어짐. Oregon Health Decision이란 조직이 이러한 업무를 수행. 포커스 그룹에는 지역사회안의 다양한 영역에서 대표자가 참여하여 의료서비스 선택에 대하여 논의. Oregon Health Decision은 포커스 그룹 토의가 우선순위 설정의 가치(value)를 파악하는데 특히 효과적이었음을 밝힘

출처: Saltman and Figueras(1997)

이 어떠한 윤리적 원칙을 구현할지라도, 언론은 설정된 우선순위에 대하여 언제든 문제를 제기할 수 있어 논란을 야기하기 때문이다.

(2) 자원 확보(Resources are essential)

우선순위 설정이 잘 되었거나 잘못된 경우에 그러한 과정의 특성을 강조하는 것은 가능하지만, 전국민의료보장을 위하여 우선순위를 명시적으로 설정할 수 있는 보편적인 접근방식은 없다. 우선순위를 설정하는 모든 국가들은 시간이 지남에 따라 발전된 해결책

을 찾아야 한다. 이러한 상황별 절차(과정)를 지원하기 위해서, 경험과 학습한 교훈을 공유할 필요가 있다. 훌륭한 재정 관리는 전체 의료예산의 0.1% 미만을 우선순위 설정에 사용하고 나머지 99.9% 이상을 의료의 접근성과 산출물 향상을 위한 기술적, 근거적, 제도적 역량 구축에 사용해야 한다. 즉, 많은 국가들의 경험은 우선순위 설정에 소액의 재정 지출을 한다는 점이다.

(3) 국제기구의 협력

국제기구는 경험과 실행을 공유함으로써 우선순위 설정에 대한 인식을 높이는 데 도움을 줄 수 있고 역량 개발에서 정치인과 의사 결정자들을 지원할 수 있다. 2014년 WHO 총회는 각국 정부가 국제기구의 지원을 받아 우선순위 설정 메커니즘을 수립할 것을 권고했다. 글로벌 펀드에 의한 국가 협력 메커니즘의 확립이나 백신동맹(Global Alliance for Vaccines and Immunization, GAVI)에 의하여 국가백신기술자문그룹이 지원을 받은 사례가 있다. 많은 국가들이 이러한 국제원조기구들의 지원에서 벗어나 자립하고 있다는 점을 감안할 때, 개별 국가들이 자국의 우선순위 설정을 위하여 노력하는 것이 중요하다.

(4) 기타 요인

우선순위 설정만으로는 의료자원 배분과 관련된 모든 당면 과제와 장애를 해결할 수는 없다. 전국민의료보장은 정치적 책무나 원활한 재정조달과 같은 우선순위 설정 이상의 것을 요구한다. 우선순위 설정을 통해 취약한 거버넌스를 극복할 수는 없지만, 투명성과 책임성, 그리고 올바른 거버넌스를 이끄는 다른 요소들을 지원할 수 있다. 취약한 규제와 실행도 우선순위 설정에 장애가 된다. 실행하지 못하는 우선순위 설정은 우선순위를 정하지 않고 이행하는 것만큼 부질없는 일이 된다. 그럼에도 불구하고 많은 나라들이 초기 단계에 명시적인 우선순위 결정 과정 없이 전국민의료보장을 성취할 수 있었다. 새로운 의료기술의 등장과 의료서비스가 다양해지고 재정조달이 시민들의 기대에 따라 증가하고 있어, 전국민의료보장을 위한 명시적인 우선순위 설정이 더욱 중요해지고 있다.

제4장
우선순위 설정의 주요국 사례

1. 우선순위 설정의 세계적 동향

1) 우선순위 설정 국가의 구분

(1) 묵시적 우선순위 설정 국가

많은 국가들이 명시적인 우선순위를 설정하기 훨씬 이전에 이미 의료보장제도의 도입과 함께 필요도를 묵시적으로 설정하고 이를 지불제도와 접목시켰다. 영국의 경우 1948년 NHS제도의 도입과 함께 NHS당국이 구매와 공급을 통합하여 관리함에 따라 1차 의사에게는 인두제를 기본으로 하되 성과급을 가미하는 형태가 되었고 병원에 대해서는 예산을 할당하여 예산의 범위 내에서 서비스를 제공하였다. 인두제 방식은 가입자 1인당 의료필요도를 사정하여 이를 토대로 진료보수가 책정되었다. 그리고 병원에 대한 예산할당이란 NHS 당국이 서비스를 직접 배급하는 것과 같다. 그래서 이미 Aaron and Schwartz (1985)는 영국 NHS 제도를 의료배급제(rationing system)로 부르기도 하였다.

한편 건강보험제도에서도 지불제도가 필요도를 기반하고 있는 사례를 쉽게 찾을 수 있다. 독일이 1차 의사에 적용하는 총액계약제는 보험자(구매자)와 공급자 간에 진료비 총액을 협상으로 결정하지만 총액은 필요도를 토대로 결정된다[1]. 그리고 대만은 총액계약제가 2005년 완성되었는데, 역시 진료비 총액을 보험자(구매자)와 공급자 간에 협상으로 결정하는 방식으로 필요도 접근을 하고 있다. 예산할당이나 총액계약과 같은 지불제도에서도 어떠한 서비스의 우선순위가 높은지는 정하지 않고 의료기관에 예산을 배정해주면

---

1) 인두제가 필요도를 토대로 이루어진다는 이론은 Hutchison et al.(2000), Kephart and Asada (2009) 등에서 볼 수 있다.

의사가 자신의 경험에 비추어 묵시적인 순위에 따라 진료를 하는 형태였다. 많은 국가에서 우선순위를 명시적으로 설정하지 않았기 때문에 의사들은 대기자 목록을 놓고 자신이 생각하는 임상적 재량에 따라 환자 진료의 우선순위를 임의적으로 설정하여 진료를 하였다(Ham, 1997). 명시적인 우선순위를 설정하지 않는 국가들도 [표 1-4]에서 볼 수 있는 바와 같이 묵시적으로 하여 의료보장제도를 운영하고 있다. 유럽의 모든 의료보장 국가들이 병원에서 대기문제가 일어나고 있는데 이유는 필요도 접근을 통하여 의료이용을 관리하기 때문이다.

[표 1-4] 묵시적 필요도를 토대로 보험급여를 운영하는 국가의 사례

국가	필요도 운영 방법	비고
대만	총액계약제를 통하여 보험 진료비 배정	의사들의 진료경험으로 우선순위 설정
독일	개업의와 질병금고협회간의 총액 계약	의사들의 진료경험으로 우선순위 설정 G-BA의 needs planning 위원회
영국	의료개혁 전	NHS 당국이 개업의는 인두제, 병원은 예산할당을 통하여 needs 관리
	의료개혁 후	구매조직(CCGs)에 예산을 배당: 가중 인두액으로 예산 배정
공영제국가의 일반적인 방법	개업의사에 대한 지불방법은 다양함 병원은 대부분 국가가 예산할당	할당된 예산은 병원 의사가 자신의 경험을 토대로 우선순위를 정하여 진료

주: 의료보장국가의 묵시적 관리의 일반적 형태는 의료를 1, 2, 3차로 구분하고 환자의뢰체계를 통하여 이용토록 하는 방법임

(2) 명시적 우선순위 설정 국가

명시적으로 우선순위를 채택한 사례는 노르웨이가 1987년에 처음으로 시작한 이후 네덜란드, 스웨덴, 덴마크, 이스라엘, 뉴질랜드, 미국 오리건 주, 그리고 영국 등에서 이루어지고 있다(Saltman and Figueras, 1997; Ham, 1997; WHO, 2000; Sabik and Lie, 2008). 이 국가들의 우선순위 설정을 위한 조직과 원칙 등을 [표 1-5]에서 살펴보기로 한다. 명시적 우선순위를 가장 먼저 시작한 노르웨이는 Lønning 위원회를 구성하여 우선순위를 결정하는 원칙을 정하고 질병의 중증도에 토대를 둔 우선순위 그룹을 설정하였다. 미국 오리건 주에서는 Medicaid 제도가 재정적 한계로 수혜자 수를 제한하고 있는 문제를 해결하기 위한 방안의 하나로 우선순위를 설정하여 Medicaid에서 제공하는 급여패키지의 범위를 제한하여 재정을 절감하고, 절감한 재정을 수혜자 확대에 전용하는 정

책을 택하게 되었다. 이와 같은 사례를 본 다른 국가들도 의료보장제도에서 제공하는 급여 패키지에 대한 우선순위를 설정하는 노력을 보이고 있다. 뒤이어 네덜란드, 스웨덴, 덴마크에서 우선순위 설정을 명시적으로 하기 시작하였으며, 1993년에는 뉴질랜드도 명시적 우선순위 설정을 하게 되었다.

[표 1-5] 명시적 필요도를 토대로 보험급여를 운영하는 국가의 사례

국가	조직 및 설치 연도	원칙 및 특징
노르웨이	1987 Lønning Committee I 1997 Lønning Committee Ⅱ	원칙: 중증도, 잠재적 효과, 비용-효과성 중증도(뒤에는 재정)에 기초한 우선순위 그룹 • 기본그룹, 보충적 그룹, 낮은 우선순위, 배제 그룹
오리건	1989 Health Service Commission (HSC)	Well-Being의 질 척도 비용-효과성 순위 설정을 위한 척도 등
네덜란드	1992/95 Dunning Committee	기본 패키지 결정 요인 • 필요성, 효율성, 효과성, 개인책임
스웨덴	1993/95 Parliamentary Priorities Commission	윤리 원칙: 인간존엄성, 필요도와 사회연대, 비용-효과 정치/행정/임상적 우선순위 그룹 • 생명위협 급성질병, 중증만성질병, 완화임종의료 • 예방과 활동/재활 • 경증 급성질병, 경계선의 질병, 질병이 아닌 care
덴마크	1997 Danish Council of Ethics	핵심가치: 동등한 권리, 사회연대, 보장과 안전, 자유와 자기결정권 목표: 사회적 지리적 형평, 질, 비용-효과, 민주주의와 소비자 영향
이스라엘	1995 Medical Tech. Forum and Nat'l Advisory Comm.	우선순위 설정 기준 • 완전한 회복과 생명보호 기술 • 사망과 이환 예방가능성 • 편익을 볼 수 있는 사람 수 • 사회와 환자에 대한 재정부담 등 9종
뉴질랜드	1993 Core Service Committee/NHC	우선순위 설정 기준: 효과성, 효율성, 형평성, 수용성 전문 서비스를 위한 Consensus conference: 정해진 해의 core service를 선정
영국	1999 NICE	신의료기술평가 임상 가이드라인 개발 비용-효과 평가의 명시적 사용 협의의 범위 내에서 진정(appeal)

출처: Sabik and Lie(2008)

2) 우선순위 설정에 관한 세계적 동향

의료보장 국가에서 우선순위 설정은 묵시적으로 이루어져 왔으나 1987년 노르웨이에서부터 명시적인 우선순위 설정이 시작된 이후 [표 1-5]와 같이 많은 국가들이 뒤를 따랐다. [표 1-5]에 기재된 국가 외에도 캐나다, 오스트레일리아, 아이슬란드가 우선순위를 명시적으로 설정하기 위하여 노력하고 있다(NHC, New Zealand, 2004).

이와 같은 개별 국가들의 노력 외에 국제적으로 우선순위 설정을 지원하는 노력들이 있다. 1996년에는 우선순위 설정에 관한 이론과 시행을 강화시키려는 목적으로 The International Society on Priorities in Health Care (ISPHC)가 조직되어 우선순위 설정에 흥미를 갖는 연구자, 임상 의사, 행정가 등이 참여하여 아이디어와 경험을 공유하기 위한 포럼에 지원하게 되었다. ISPHC는 1996년부터 현재까지 격년으로 International Conference on Priorities in Health를 개최하고 있는데 2018년에는 12차 회의를 스웨덴 Linköping 대학에서 개최하였고(Linkpöing 대학 홈페이지, 2020), 2020년에는 13차 회의를 에티오피아의 Addis Abeba에서 개최하였다. 특히 2016년 영국 Birmingham 대학에서 개최된 11차 회의에는 22개국에서 200명 이상의 대표가 참가하였으며, 이때 논의된 주제를 보면 다음과 같이 네 개에 중점을 두었다(Baltussen et al., 2017).

첫째, 최근 WHO가 111개국을 대상으로 한 조사에서 나타난 바는, 대부분의 국가는 의료보장 급여결정을 위한 정보를 수집하고 분석하기 위한 공식적 절차를 가지고 있었으나, 많은 나라들이 의사결정에 있어서 근거를 토대로 하는 명확한 절차가 결여된 문제가 있다. 이에 11차 회의에서는 각국의 의료정책당국에 대하여 급여결정을 위한 공식적 절차를 갖출 것을 권장하였다.

둘째, 각국의 의료정책당국은 급여기준 설정에서 나라마다 다른 기준을 사용하고 있었다. WHO 조사에 의하면 의약품에 대한 급여 결정을 할 때, 대부분의 나라들은 안전성과 임상적 효과를 고려한다고 보고했다. 그러나 경제적 측면을 고려하는 국가는 절반 미만이었고, 단지 소수의 국가에서만 의료공급자와 환자의 수용가능성, 형평성, 윤리성 및 실행가능성과 같은 요소를 고려하고 있었다. 11차 회의에서, 각국은 급여결정에 대한 기준을 다른 국가의 경험과 국제적 권고로부터 배울 것을 강조하였다.

셋째, 각국은 환자와 의료전문가와 같은 이해관계자의 참여, 절차의 투명성, 결정에 대한 이의 제기의 허용 여부와 같은 급여결정 과정의 조직화에 대하여 각각 다른 선택을 하고 있었다. 급여결정 과정에서 이해관계자의 참여를 배제하거나 투명성이 결여된다면 사회구성원이 정책당국의 결정에 대한 합법성과 도덕적 권위를 인정하는 것이 쉽지 않을 것이다. 멕시코와 같은 나라에서 결정된 보험급여의 보상에 이의를 제기하는 소송이 늘어나는 것은 의료정책당국이 결정한 보험급여에 대한 진료비 상환을 시민들이 거부하고, 자신들이 필요로 하는 의료서비스에 대한 접근성을 확보하기 위한 징후로 볼 수 있다. 11차 회의에서, 보험급여 결정의 중요한 전제조건으로 의미 있는 이해관계자의 참여가 강조되었는데, 이는 방어적 결정을 위한 신뢰성과 필요한 자원을 가진 의료정책당국이 되어야 할 필요성을 의미한다.

넷째, 우선순위를 설정하는 방법들이 수렴되고 있는데, 비용-효과분석(CEA)이 가장 오래 활용된 방법이다. 하지만 우선순위 설정을 위하여 CEA는 지나치게 효율성을 강조하여 협의적이라 관련 이해관계자의 가치를 충분히 고려할 수 없는 문제가 있다. 동시에, 우선순위 설정에 대한 윤리적 틀도 개발되어 이해관계자의 관심에 중점을 두고 있지만 여전히 문제가 제기되고 있었다. 이 두 가지 이슈는 현재 근거/정보를 토대로 하는 다양한 방법으로 대안을 모색하고 있는 중이다. 한편에서는 이해관계자 간의 관심사항에 바탕을 두고 이해관계자들 각자의 가치관의 의미와 중요성을 반영하도록 방법론을 학습하고 있다. 다른 한편에서는 합리적인 의사결정을 바탕으로 하고 있는데, 이것은 이용 가능한 근거의 해석이나 가치에 대한 검토를 더 구체화할 수 있는 방안이 된다. 여기서 중요한 원칙은 근거를 토대로 한 평가, 이해관계자들의 경험과 판단이란 점에서 그들의 공헌이 인정된다. 11차 회의의 참석자들은 수렴된 방법이 급여 결정에 광범위하게 이용되는 것을 매우 고무적으로 판단하고 있다. 그러나 우선순위 설정은 단순히 방법의 발전에만 국한되는 것이 아니고 그것을 사용하는 상황을 어떻게 만들어 내느냐가 중요함을 깨달아야 한다. 즉, 조직의 설립과 지원시스템의 구축, 권력관계의 관리 등이 상황을 만드는 것이다.

우선순위 설정을 UHC (universal health coverage) 달성이라는 시각에서 다루기도 한다. 주지하는 바와 같이 UHC는 WHO가 2012년 1월 Bangkok Statement, 4월 Mexico City Political Declaration을 통하여 강조하였고, 12월에는 UN 총회에서 모든 회원국들에게 UHC 추진을 결의함으로써 세계적 의제가 되었다. UHC를 위한 우선순위 설정은 앞에서 살펴본 Chalkidou et al.(2016)이 WHO Bulletin을 통하여 개요를 제시하였다.

2016년에는 Thailand에서 Prince Mahidol Award Conference가 개최되어 60개국으로부터 800여명이 참가하여 Priority Setting of Health Intervention to Achieve

UHC를 주제로 토론이 이루어졌다. 이 회의에서 WHO와 DCP (disease control priority)는 저・중소득 국가(low and middle income countries, LMICs)에서 비용-효과성에 관한 근거를 토대로 health intervention의 확대에 관하여 발표하였다. 발표된 내용들은 의료서비스의 제공을 위하여 우선순위 설정을 대상인구의 건강수준 극대화와 비용-효과성에 대한 근거를 토대로 결정할 때 건강상의 이득을 높일 수 있다는 것을 중심으로 하였다(Baltussen et al., 2016).

2016년 10월 미국 하버드 대학교 TH Chan 보건대학원에서 개최된 Priority Setting in Global Health Symposium에서 Bloom et al.(2018)은 우선순위 설정에 참여하는 이해관련자들의 결정을 돕기 위한 방법론으로 다기준의사결정방법(Multi-Criteria Decision Analysis, MCDA)을 제안하였다. Baltussen et al.(2016)은 WHO와 DCP가 비용-효과분석만 방법론으로 간주하는 문제를 비판하면서 evidence-informed deliberative process를 제안하고, 이 process의 중요한 요소들을 우선순위 설정을 위한 방법론으로 제시하였다. 여기에는 MCDA를 위시하여 A4R (accountability for reasonableness), PBMA (programme budgeting and marginal analysis) 등이 포함되었다.

우선순위 설정이 산업화된 선진국에서만 중요한 것이 아니라 저・중소득국가(LMICs)에서도 UHC를 추진하기 위해서 필요하다는 주장이 등장하였고, 실제로 Thailand, India, Afghanistan, Tanzania, Uganda, Kenya, Nigeria, South Africa 등의 수많은 국가가 우선순위 설정을 시행하고 있다. Uganda의 경우는 병원 안에서 환자를 대상으로 우선순위를 적용하기도 하였다(Kapiriri and Martin, 2006).

WHO는 2016년에 발간한 *Strategizing National Health in the 21st Century: A Handbook*의 제4장에 Priority-Setting for National Health Policies, Strategies and Plans를 발표하여 우선순위 설정의 정의, 왜 우선순위를 설정해야 하는지, 우선순위 설정은 언제 해야 하는지, 우선순위 설정에 참여해야 할 사람(이해관계자)은 누가 되어야 하는지, 어떻게 설정하는지 접근전략과 방법론은 어떤 것이 있는지, 우선순위 설정의 성공요인과 도전과제 등을 상세히 설명하여 우선순위 설정을 시도하는 국가나 기관에 도움을 주고 있다.

2. 주요 국가의 우선순위 설정 사례

1) 노르웨이

노르웨이는 지방정부 재정으로 국민에게 의료를 보장하는 국가이다. 노르웨이는 의료 재정의 제약으로 인하여 의료서비스 제공에 대한 우선순위 설정의 필요성을 느끼고 있었다. 그리하여 1987년 Lønning 위원회를 발족하고 이 위원회의 보고서를 통하여 명시적 우선순위 설정시스템의 이행을 시도하였다. 노르웨이는 2001년 환자권리법을 제정하고 2007년에는 이법을 토대로 의료 질 향상과 우선순위 설정을 위한 위원회를 설치하였다. 이 위원회는 노르웨이 의료서비스에 대한 '토론, 실행, 규제, 감독'을 위하여 국가의료계획을 수립하였다. 노르웨이는 이러한 조치를 통하여 우선순위 설정에서 정책 입안자들의 선호도와 공식적인 의료체계의 목적을 비교할 수 있게 되었다.

환자권리법에서는 우선순위 설정에 대한 세 가지 원칙을 공식화하였다. 첫째는 중증의 질병에 대하여 모든 시민은 의료서비스를 보장받아야 한다(필요도가 가장 큰 사람이 먼저 서비스를 받아야 함). 둘째는 건강상 편익이 입증되어야 한다. 셋째는 치료와 필요도 사이에 비례의 원칙(proportionality)이 성립되어야 한다(여기에는 비용-효과 분석 정보를 토대로 함)는 것이다(Defechereux et al., 2012).

우선순위 설정에 중증도, 효율성, 편익을 반영하였고, 우선순위 설정이 투명성을 갖도록 대중의 참여가 보장되었고, 임상의사를 우선순위 설정작업에 참여시켜 의사들이 우선순위 결정에 대한 번복을 시도하지 못하도록 하였다.

2) 오리건 주

미국 오리건 주의 HSC (Health Services Commission)는 먼저 우선순위와 관련된 13개의 가치를 제시하였고 47회의 지역사회 회의(community meeting)를 통하여 다음과 같은 3개의 가치 그룹으로 다시 분류하였다(Ham, 1997).

① 사회에 대한 가치(value to society)

② 필요한 서비스의 위험에 대한 개인의 가치(value to an individual at risk of needing the service)

③ 필수적 기본의료(essential to basic health care)

이와 같은 가치관은 [Box 1-5]에서 볼 수 있는 바와 같이 의료의 17개 범주(categories)로 순위를 정하는데 활용되었다. 이 범주 내에서 치료의 우선순위가 매겨지고, HSC가

[Box 1-5] 오리건 주의 우선순위 범주

1. Acute fatal, treatment prevents death and allows full recovery
2. Maternity care, including most newborn disorders
3. Acute fatal, treatment prevents death but does not allow full recovery
4. Preventive care for children
5. Chronic fatal, treatment improves life span and quality of life
6. Reproductive services, excludes maternity and infertility services
7. Comfort care
8. Preventive dental care, adult and children
9. Proven effective preventive care for adults
10. Acute nonfatal, treatment causes return to previous health
11. Chronic nonfatal one-time treatment improves quality of life
12. Acute nonfatal, treatment without return to previous health
13. Chronic nonfatal, repetitive treatment improves quality of life
14. Acute nonfatal, treatment speeds recovery
15. Infertility services
16. Less effective preventive care for adults
17. Fatal or nonfatal, treatment causes minimal or no improvement in quality of life

출처: Ham(1997)

표출된 순위를 검토하여 이유가 있다고 판단되면 이를 조정하였다. 17개 범주는 다시 3개의 그룹으로 분류되었다.

① 필수적 의료(essential services): categories 1-9

② 중요한 의료(very important services): categories 10-13

③ 어떤 집단에 가치 있는 의료(services which may be valuable to certain individual): categories 14-17

이러한 방법으로 대중으로부터 이끌어낸 가치관은 HSC가 제안하는 우선순위 설정과정에서 활용되었다.

3) 네덜란드

네덜란드에서 우선순위 설정에 관한 토론이 등장한 것은 1980년대 건강보험위원회(Dutch Health Insurance Council)가 의료기술평가에 투자를 늘릴 때였다. 의료기술평가는 비용-효과분석을 통하여 공적재정으로 신기술을 보험급여로 인정하기 이전에 이루어진다. 우선순위 설정은 네덜란드의 의료분야 지출을 개혁하기 위한 노력과 함께 1988년 주요한 정책 이슈가 되었다. 이러한 작업의 1차 결과는 1991년 의료선택위원회(the Committee on Choices in Health Care, 일명 the Dunning Committee)에 보고되었는데, 여기에서 개혁을 위한 다음과 같은 네 가지의 주요 전략이 제시되었다(Berg and van der Grinten, 2003).

① 의료기술평가에 대한 투자 확대
② 임상적 의사결정에 표준 가이드라인과 진료지침서(protocol) 사용의 촉진
③ 대기명단과 대기명단 안에서 상대적인 우선순위에 접근하기 위한 기준의 개발
④ 가치와 원칙의 틀을 토대로 결정된 공적재정의 적용을 받아야 할 핵심서비스(core services) 그룹의 설정

네 번째의 전략과 관련하여 Dunning 위원회는 핵심서비스를 설명하는 네 개의 원칙을 제시하였는데, ① 특정 서비스가 필요한가? ② 효과적인가? ③ 효율적인가? ④ 지불을 개인 책임으로 할 수 있는가? 로 위계적 성격을 지니고 있다. 따라서 이 네 개의 원칙은 Dunning's funnel로 불러지게 되어 [그림 1-8]과 같이 나타낼 수 있다.

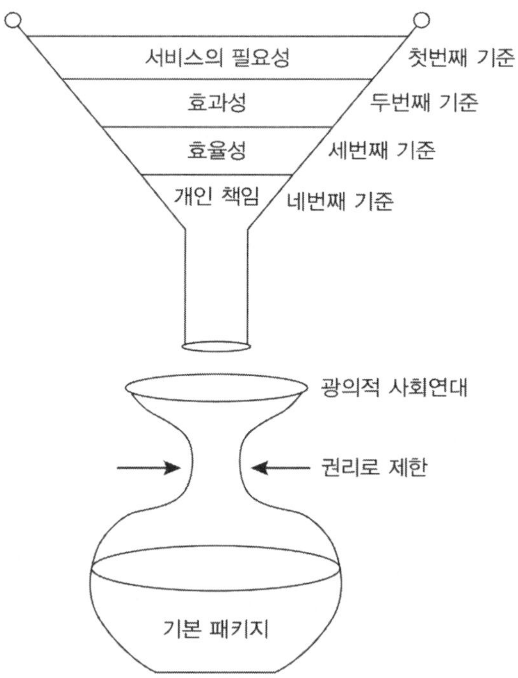

출처: Ham(1997)

[그림 1-8] Dunning 보고서의 기본 패키지 설정 방법과 4개의 필터

이 원칙들은 핵심서비스(core services)를 단순히 기술하기 위한 것이 아니라, 네덜란드 의료체계의 모든 단계(level)에서 우선순위 설정을 유도하기 위한 의도로 작성되었다. 무엇보다 중요한 것은 Dunning 위원회가 첫 번째 원칙(서비스의 필요성 여부)으로 우선순위 결정이 이루어지는 수준에 따라 다른 방법으로 표현되어야 한다는 것을 제시하였다. 거시적 수준에서 필요성 결정은 커뮤니티 전체의 관점에서 이루어져야 하며, 중간(meso) 수준에서는 전문가 관점에서, 그리고 미시적 수준에서는 개인 환자의 관점에서 의사결정이 이루어져야 한다(Ham, 1997).

Funnel 원칙은 즉각적으로 큰 논쟁을 야기하게 되었는데, 거시수준에서 공적재정에 적용될 서비스의 일부를 제외시킬 의도로 제시된 것이 아니냐는 비판이었다. 이러한 비판은 개개 환자의 필요성 위에 커뮤니티의 필요성을 둔데서 연유되었다. 공적재정의 의료체계를 통하여 어떤 치료가 이용 가능한가 하는 필요성 원칙은 그 서비스를 받는 개인의 편익이 아니라 거시적 차원에서는 전체 사회가 얻게 되는 편익에 두기 때문에 비판이 제기되었다(Ham, 1997; Berg and van der Grinten, 2003). 이러한 원칙에 대한 대중의 부정적 반응은 Dunning 보고서의 실행을 어렵게 만들었다.

4) 스웨덴

네덜란드와 반대로 스웨덴에서는 우선순위 설정을 공적재정으로부터 서비스를 제외시키기 위한 시도로 진행하지는 않았다. 스웨덴은 우선순위 설정 이슈를 다루기 위하여 1992년 의회에 Parliamentary Priorities Commission (PPC)를 구성하면서 논의가 시작되었다. 위원회는 시작과 함께 우선순위 설정에 광범위한 투입이 이루어져야 하는 중요성을 인식하고 의료에 대한 다양한 접근을 명시적으로 나타내려는 관점에서 노력하였다. PPC는 우선순위 설정의 핵심적인 관심을 경제적 측면보다는 윤리적 측면에 두었다(Ham and Coulter, 2003). 즉, PPC는 의료자원을 경제적으로 효율적인 배분을 보장하는 역할보다는 일반 시민의 의료에 대한 접근을 임상적으로 보장하는데 초점을 두었다.

PPC는 1993년 일반 시민의 참여를 유도하기 위한 토론문서(discussion document)를 발간한데 이어 1995년 최종보고서를 발간하였다. 이 보고서에서 PPC는 공적재정에 포함시킬 서비스와 제외시킬 서비스로 구분하는 것을 명확히 반대하고, 대신에 우선순위 설정을 위한 의사결정에서 지켜야 할 원칙의 개발에 중점을 두었다. 스웨덴 PPC는 우선순위 설정을 알리는 명확한 윤리적인 플랫폼을 설정하고, 중요성의 순위로 다음과 같은 세 가지의 원칙을 제시하였다(Ham, 1997).

① **인간 존엄성의 원칙** : 모든 사람은 개인의 특성이나 사회에서의 기능에 무관하게 동일한 존엄성을 지닌다.

② **필요도와 사회연대의 원칙** : 의료자원은 개인이나 개인이 가장 필요로 하는 활동에 기여하여야 한다.

③ **비용-효율의 원칙** : 다양한 활동 분야나 의료적 개입을 선택할 때, 건강 향상 및 삶의 질 제고라는 효과와 투입되는 비용 간의 합리적 관계를 목표로 해야 한다.

스웨덴 PPC는 우선순위 설정에 사용되어야 할 여러 가지의 카테고리를 [Box 1-6]과 같이 제안하였다. PPC는 정치/행정적 관점과 임상적 관점으로 구분하였는데, 생명의 위협을 방지하는 임상적 치료 관점이 다른 관점을 압도하였다.

스웨덴 PPC는 정치적/행정적 그리고 임상적 수준의 우선순위 설정에 관한 의사결정에서 일련의 우선순위 범주 개발을 위하여 이 원칙들을 활용할 것을 권장하고 있다. 스웨덴의 경우에 특별히 관심을 끄는 것은 비용-효과성 원칙을 상대적으로 강조한다는 점이다. 우선순위 설정과정이 희소한 자원의 배분에 관심이 주어진다면, 그러한 자원(특히 재정)을 효율적인 방법으로 사용하는 것을 보증하는 것에 놀랄 필요가 없을 것이다. 비록 PPC가 원칙 가운데 이것을 포함시키지 않았지만, 다른 국가들에 비하여 희소한 자원의 효율적 사용에 가치를 낮게 부여한다면 무엇인가 이상할 것이다.

무엇보다도 PPC가 발표한 원칙은 위계적이라 원칙 1과 2(의료서비스 보다는 사회정의와 환자 삶의 질이라는 문제에 우선적인 초점을 둠)를 의료의 접근성을 결정하는데 치료의 경제적 효율성보다 우선적인 가치로 다루고 있다. 여기에 더하여 PPC는 다른 조건에서 이루어지는 치료들의 우선순위를 정하는데 세 번째 원칙을 사용할 가능성을 명확히 배제하고 있다. 경제적 합리성을 그렇게 강조하지 않는 이면에는 스웨덴의 의료와 의료체계에 대한 문화적인 태도가 자리하고 있다. Rehnberg(1997)는 스웨덴 의료체계에는 의료서비스에 대하여 공정하고 형평적인 접근을 보장한다는 원칙이 강하게 스며들어 있다는 주장을 하고 있다. 그 결과, 스웨덴 정치가나 대중들은 이와 같은 원칙을 체화(體化)시켜 경제적으로 비효율이 나타나는 의료체계에 보다 관대하게 된 것이다. 바꾸어 말하자면 공정과 형평을 희생하면서 효율을 지나치게 강조하는 것으로 보이는 시스템이라면 스웨덴에서는 받아들여지기 어려웠다.

[Box 1-6] 스웨덴의 우선순위 카테고리

정치적/행정적 우선순위 설정

i. Treatment of life threatening acute diseases and diseases which, if left untreated, will lead to permanent disability or premature death. Treatment of severe chronic diseases. Palliative terminal care. Care of persons with reduced autonomy

ii. Prevention with a documented benefit. Habilitation/rehabilitation etc. as defined in the Health and Medical Service Act

iii. Treatment of less severe acute and chronic disease

iv. Borderline cases

v. Care for reasons other than disease and injury

임상적 우선순위 설정

i a. Treatment of life threatening acute diseases. Treatment of diseases which if left untreated, will lead to permanent disability or premature death.

i b. Treatment of severe chronic diseases. Palliative terminal care. Care of persons with reduced autonomy.

ii. Individualised prevention during contacts with medical services. Habilitation/ rehabilitation etc. as defined in the Health and Medical Service Act.

iii. Treatment of less severe acute and chronic disease

iv. Borderline cases

v. Care for reasons other than disease and injury

출처: Ham(1997)

5) 뉴질랜드

뉴질랜드는 오리건 접근법은 단순한 목록을 열거하는 정도의 우선순위 설정이기 때문에 뉴질랜드 실정에 부합하지 않다고 판단하여 독자적인 안을 만들기로 하고 1992년 Core Services Committee (CSC)를 구성하였다. 그리고 현재 제공되고 있는 서비스를 계속 유지해야 할지 그리고 예산 배정과정에서 우선되어야 할 서비스가 무엇인지에 대한 권고안을 만들기로 하였다. 또한 CSC는 특정 치료나 조건 그리고 매우 전문화된 서비스의 제공에 관하여 일련의 컨센서스 컨퍼런스를 조직하였다. 이 컨퍼런스는 서비스 제공에 관한 가이드라인을 설정하는 보고서를 발간하였다. CSC는 National Health Committee (NHC)로 개명하고 대기목록 서비스를 검토하여 수많은 비응급적 수술(elective surgical procedures)에 대한 임상기준의 개발을 통하여 우선순위 설정의 원칙을 만들었다(Ham, 1997).

뉴질랜드는 당초 명확한 원칙을 설정하지 않고 우선순위에 관한 제안을 하였다. 이것은 뉴질랜드의 실용적인 접근을 반영한 것으로 NHC의 관심은 어떻게 우선순위가 체계적으로 설정되느냐에 대한 실질적인 제안을 하는 것이다. NHC가 구분한 우선적인 서비스는 아동건강, 정신건강, 마오리족을 위한 적합한 서비스를 포함하는 통합적인 커뮤니티케어, 응급의료, 재활서비스 그리고 호스피스였다. 그 후에 NHC는 치료나 서비스를 평가하기 위하여 다음과 같은 네 가지 원칙을 발표하였다.

① Benefit : 유효한가? 서비스는 환자에게 득이 되는가 혹은 위해는 없는가?

② Value for money : 서비스는 공적재정을 사용하는 최선의 방법인가?

③ Fairness : 서비스를 많이 받는 사람이 많은 편익을 누리는 사람인가?

④ 지역사회의 가치와 우선순위가 일치하는가? 주민들은 공적재정이 사용되는 서비스가 가장 중요하다고 생각하는가?

뉴질랜드가 설정한 가치는 형평, 효율, 반응성이었다. 뉴질랜드는 스웨덴에 비하여 인간의 존엄성과 개인의 권리에 관한 명확한 가치나 원칙을 서술하는 것은 약하다. 네덜란드도 우선순위 설정에 있어서 형평을 명확한 가치로 내세우지 않은 오리건과는 달랐다. 오리건 주의 우선순위 설정을 위한 접근법은 모든 형태의 의료보험에 적용하기 위해 설계되었으나 우선순위 설정의 주목적이 공적재정으로 제공하는 급여서비스를 제한[2]하는데 사용되었다는 점에서 불형평을 초래하였다는 비판을 받고 있다.

이상과 같이 여러 국가의 사례를 살펴본 결과, 명시적 우선순위 설정 시스템을 개발하는 첫 단계가 의료서비스를 배급(rationing)하는 토대가 될 원칙과 가치 설정이 되어야 한다는 것이다.

6) UHC 달성을 위한 WHO의 우선순위 설정[3]

(1) UHC 달성의 어려움

UHC (universal health coverage)란 하나의 사회계약으로 의료체계가 끌고 가야 할 매우 중요한 목표가 된다. WHO가 *WHR 2010*에서 정의한 'UHC란 지구상의 모든 사람은 재정적인 어려움 없이 그들이 필요로 하는 건강증진, 예방, 치료, 재활, 완화의료가 효과적이고 질이 보장되어야 한다'는 것이다.

---

2) 서비스 제한이란 오리건 모델은 어떠한 서비스는 Medicaid 급여에서 배제시키는데 활용하였기 때문이 사용된 용어이다.

3) 이 부분은 Terwindt, Rajan and Soucat (2016) 논문의 핵심만 요약하였다.

UHC 달성을 위한 청사진이 있는 것은 아니다. 따라서 UHC를 향한 과정은 각 개별적 환경에 적합한 본질적 맥락(context-specific)에 따라 각기 다르게 추구되어야 한다. 모든 맥락이나 환경이 요구하는 것은 UHC의 담대한 목표를 향하여 의료체계가 더 가까이 접근해야 한다는 것이다. 접근전략이란 의료체계는 다른 관련 분야와 적극적으로 협력을 추구하고, 모든 관련 이해관계자(stakeholder)들이 함께 하여 인구집단의 건강향상을 위한 잠재적인 개입에 관하여 토론을 하는 것이다.

UHC 개념은 세 가지 측면을 고려해야 하는 것으로써 재정적 보호측면에서 보장인구를 확대하고, 지리적 접근성을 개선하고, 서비스의 가용성을 높이는 것이다. UHC를 작동시키기 위하여 WHO는 3차원의 모형을 제시하고 있다[4]. 첫째 축은 의료보장의 적용인구를 나타내며, 다른 한 축은 제공되는 서비스의 범위를 나타내고, 나머지 한 축은 비용부담을 나타낸다. UHC란 구체적으로 의료보장 적용인구의 확대, 제공되는 서비스 범위의 확대(포괄적 급여), 건강을 위한 비용분담과 직접지불(out-of-pocket)의 감소에 두고 있다. 그러나 Kutzin(2016)은 UHC의 목표를 완전히 달성한 국가는 아직 없고, 특히 저소득국가로서는 UHC 달성은 더욱 힘들다고 하였다.

우선순위 설정의 실행은 세 차원을 다루는데 다음과 같이 도움을 준다.

첫째, 아직 의료보장에 적용받지 못하고 있는 취약계층의 사람들에게 서비스를 확대함으로써 의료보장의 적용을 확대해 준다.

둘째, 서비스 패키지의 효율성 개선을 통하여 서비스 제공을 극대화한다.

셋째, 수가나 비용분담을 낮추어서 가난하거나 취약한 인구층의 재정적 위험으로부터 보호를 강화시킨다.

UHC를 목표로 한다는 것은 앞서 언급한 세 가지 차원별로 우선적 행위나 투자가 필요하다는 것이다. 이것은 끊임없는 절충(trade-off)을 필요로 한다. 이러한 절충은 시간이 지남에 따라 시민 선택이 진화되고, 경제가 발전하고, 인구가 고령화되고, 질병부담이 바뀌는 등의 변화로 인하여 영향을 받는다. 그리하여 UHC를 향한 움직임은 민주적 토론의 핵심으로 자리하고, 정치적 과정은 공적재정에 기여와 사용, 건강 편익의 배분과 그러한 편익을 위하여 비용을 부담하는 사람이 관련되는 사회계층 간의 공적 정보와 협상을 필요로 하게 되는 것이다.

---

4) 이 모형은 널리 알려져 있고, 이규식(2018)에 잘 설명되어 있다.

(2) 우선순위 설정의 기초

우선순위 설정을 위해서는 상황분석을 통하여 해결되어야 할 중요한 필요도를 찾아야 한다. 필요도를 식별하는 기준은 제한되지는 않으나 당면한 건강문제, 의료서비스 제공의 공정성과 비용, 반응성, 효과성 그리고 수용가능성 등을 열거할 수 있다. 또한 문화, 역사 및 의료체계의 목표와 같은 것들도 기준에 추가할 수 있다.

비용–효과분석은 경제학 문헌에서 아주 폭넓게 우선순위 설정 기준으로 사용되고 있어 여기서도 우선순위 설정의 근거로 활용한다. 그러나 이 분석도 여러 가지 기술적 접근의 하나로 간주되며, 분석 결과는 우선순위 설정과정 중에 모든 다른 가용한 근거와 함께 면밀히 검토되어야 한다.

건강문제나 의료분야 과제를 우선순위로 정하는 것과 이러한 문제를 극복하기 위한 서비스 제공의 우선순위 설정을 구분해야 한다. 당연히 두 주제는 밀접하게 연계되지만 건강문제는 여러 가지 가능한 해법이 있다. 예를 들어 당뇨병을 국가의 우선적 질병으로 정하였다면 이를 극복하기 위한 예방, 건강증진, 치료적 개입과 같은 다양한 방법을 검토하여 독립적인 결정을 하게 된다.

여기서 언급하는 우선순위 설정 기준에는 건강문제를 위한 우선순위와 가능한 해결책의 우선순위 모두를 포괄하게 된다. 부담이라는 기준은 건강문제에 주로 관련되고, 반면에 효과성, 비용, 수용가능성은 해결책인 의료서비스 제공과 관련된다.

자원의 제약은 우선순위 설정과정에서 고려된다. 그러나 실제의 자원배분과 예산결정은 우선순위가 설정된 이후에 이루어지는데, 그 이유는 우선순위 설정이 절충 과정이기 때문이다. 우선순위 설정과정이란 건강문제, 과제 그리고 해법이 어떠한 기준을 토대로 하는 명시적 절차이다. 이루어지는 결정은 우선순위 설정과정이 근거가 토대가 되며, 어떤 이슈의 중요도는 정치적 논쟁과 토론을 토대로 이루어진다. 마지막에는 여러 가지 기준 간의 절충이 이루어지고, 각 기준의 중요도는 정치적 결정으로 이루어진다.

실행가능성과 실행 이슈는 우선순위 설정의 한 부분이 되며, 우선순위 설정에서 자의적으로 배제할 수 없다. 또한 실행가능성은 어떤 환경에서 우선순위 설정 기준에 포함될 수 있다. 엄밀히 말하여 우선순위 설정과정은 국가의료전략(National Health Policy, Strategy or Plan, NHPSP)이 될 수 있도록 하는데 먼저 초점을 맞추어야 한다.

(3) 우선순위 설정의 필요성

자원이 제약되어 있는 한, 우선순위 설정은 필요하다. 우선순위의 실행은 어느 기간 중의 건강상 필요도와 그 해법의 평가(assessment) 결과를 토대로 이루어진다.

① 변화하는 상황과 우선순위 설정

시간이 변함에 따라 인구집단의 건강수준이나 건강의 결정요인도 변화한다. 이러한 변화하는 상황에 대응하기 위해서 우선순위 설정이 이루어져야 한다. 예를 들어 인구이동이 활발해지면서 과거에는 지역단위에 한정되던 감염병이 국가적 혹은 세계적인 위협요인이 되기도 한다. 거시경제의 변동은 생활습관의 변화로 연결되고 어떠한 인구집단(예: 신흥경제의 중산층)의 건강상태에 영향을 미치게 된다. 고령화로 인구구조가 변하게 되면 지배적인 상병구조도 변하게 된다. 건강문제에 대한 새로운 기술적 해법이나 인식이 증가하게 되면 사망률이나 유병률 변동의 원인이 된다.

② 상황분석과 우선순위 설정

의료분야 상황분석은 의료체계의 강점, 약점, 기회, 위협요인이 어디에 있는지에 관한 SWOT 분석으로 하게 된다. SWOT 분석은 근본원인과 영향력을 다루어 모든 이해관계자들 간에 논쟁을 할 수 있게 해준다. 의료분야의 과제를 극복하기 위한 잠재적인 해법과 제언이 연계되어 잘 될 수 있는 것, 잘 될 수 없는 것에 관한 토론을 한다. 다양한 이해관계자를 통하여 이미 토론에서 정리된 제안들이 우선순위 설정의 출발점이 된다. 우선순위 설정은 상황분석으로부터 통찰과 제언을 얻을 수 있는 큰 기회가 되며 한 단계 더 나아가면 이해관계자들이 현실을 이해할 수 있게 한다.

③ 미래 과제와 우선순위 설정

고령화, 기후변화, 건강불형평과 같은 미래의 과제는 상황분석과 대중들에 대한 컨설팅을 통하여 밝힐 수 있다. 우선순위 설정 기간 중에 이해관계자들은 이와 같은 미래의 과제들을 심사숙고할 필요가 있다. 만약 가능하다면, 지역특성을 위한 구체적인 연구를 이해하거나 새로운 연구를 의뢰할 수도 있다. 우선순위를 설정하는 과정은 정책입안자와 이해관계자가 예측 가능한 건강문제를 이해할 수 있는 기회가 되고, 건강산출물에 부정적인 영향을 최소화시키는 기회도 된다.

이를 염두에 두고 의료분야의 우선순위 설정 목표를 다음과 같이 설정할 수 있다.

첫째, 상황분석에서 도출된 가장 중요한 시민의 건강 요구도와 수요를 해결할 최적의 옵션과 연관 짓고,

둘째, 프로그램과 개입이 근거기반, 비용 효과적이고 공정한 배분을 통하여 모든 사람, 특히 저소득층의 건강 요구도를 해결하도록 보장하며,

셋째, 국가 전략과 공공재정에 의하여 배분하게 될 자원을 알리며,

넷째, 정책결정을 위한 주요 참고 정보와 근거 그리고 모니터링과 평가를 제공한다.

(4) 우선순위 실행 시기

의료계획의 순환과정에서 우선순위 설정은 어디에서 시작하고 어디에서 끝을 맺는가? 원칙적으로 우선순위 설정은 의료계획의 순환 모형에서 지속적으로 이루어져야 한다. 어떤 사람들은 우선순위 설정 단계(phase)를 가장 중요한 필요도와 기회를 식별하는 예비단계(preliminary step)로 간주하려는데 반하여 다른 사람들은 우선순위 설정 단계에 자원의 한계를 포함시키고 있다.

일단은 상황분석에 앞서서 건강상의 필요도/문제 그리고 원인이 식별되어야 한다. 우선순위 설정은 식별된 필요도와 옵션을 기준하고, 접근전략이나 방법을 토대로 하여 순위에 초점을 두어야 한다. 계획 단계에서는 우선순위로 정해진 의료적 개입의 순서와 예산에 대한 결정이 이루어져야 한다.

(5) 우선순위 설정방법

우선순위 설정에 따른 다양한 방법론은 앞에서 이미 제시된 여러 가지 이론이나 모형과 거의 유사하기 때문에 여기서는 중복을 피하기 위하여 생략한다.

(6) 우선순위 설정의 제약과 성공요인

① 제약과 과제

㉠ 법 · 제도(context)의 제약

법적 틀의 취약성은 국가정책의 실행, 모니터링 그리고 평가를 방해할 뿐만 아

니라 투명성과 책무성에서 적절한 리더십과 거버넌스 발휘를 어렵게 한다. 제도적 틀의 취약성은 부문 간의 조정이나 협력을 제대로 하지 못하게 만들어 우선순위 설정이 합리성을 갖지 못하게 하는 원인이 되고 공적 예산과 원조 예산에서 공존하기 어려운 의사결정을 초래할 수도 있다.

㉡ 의료체계의 제약

불완전하고 결점이 있는 자료로 인하여 의료분야 정보체계가 제대로 기능을 하지 못하면 의료문제의 상대적 중요성과 전략 효과와 관련되는 결론에 오류가 생긴다. 의료분야의 불완전한 법적 틀과 불분명한 의사결정 과정은 프로그램의 평가를 방해하고, 그 결과 우선순위 설정을 위한 근거기반이 왜곡된다.

매우 강한 중앙집권적 의료체계에서는 서비스 공급자와 시민사회의 대표들이 제대로 위원회에 참여하기 어려운 위험성도 있다. 우선순위에 대해 자문할 패널이 의료경제 지식이나/혹은 자원배분 경험이 없을 경우, 분석 결과를 계획의 수정이나 갱신을 하는데 제대로 옮기기 어려운 문제가 생길 수 있다.

㉢ 절차의 제약

의료체계 안에서 행정적 요구가 너무 많으면, 우선순위 설정과/혹은 후속조치는 큰 성과 없는 활동으로 끝날 수 있다.

보건부의 강력한 리더십과 다양한 이해관계자들 간의 효과적인 쌍방향 소통이 없으면, 우선순위 설정에서 빈약한 결과를 초래하고, 극단적으로는 필요한 미래 자원의 가용성에 대한 불확실성을 안겨준다.

다른 문제는 우선순위 설정에 참여하는 사람들이 자연스럽게 기존의 전략, 양식을 약간 수정하여 계속 사용하는데 초점을 두게 되는 것이다. 그러나 사용 중에 있는 의료적 개입이나 프로그램은 통상 다양한 원동력, 동기화와 타협의 산물이다. 그와 같은 원동력의 이해는 새로 검토 중인 우선순위 영역의 역할로부터 과도한 영향력을 막는데 도움을 줄 수 있어, 기존의 전략과 양식들을 보다 친숙(better customizing)하게 만든다.

② 성공요인

우선순위 설정은 다음과 같은 기준이 충족될 때 성공할 수 있게 된다.

첫째, 우선순위 설정과정은 명확하게 정의된 범위, 접근전략과 방법론을 토대로 해야 한다.

둘째, 우선순위 설정과정은 적절한 정보관리를 갖춘 투명한 방식으로 소통과 피드백이 보장되고, 제도를 운영하는 사람의 책무성과 의사결정에 대한 제소(appeal)의 기회가 있어야 한다.

셋째, 분석에는 가치와 지역 환경을 고려해야 한다.

넷째, 만약 과도한 추진력으로 이전의 우선순위 의제를 공동으로 결정했다면, '대안적 의제 설정'을 위한 여백(공간)을 두어야 한다.

다섯째, 다음 단계의 계획 및 예산은 필요도, 비용–효과적 의료개입과 가치에 기반하여 보다 균형 있고 합리적으로 배분을 해야 한다.

여섯째, 가장 중요한 건강상의 위협이 적절히 해결되도록 다음 단계의 계획과 예산은 명확하게 해야 한다.

일곱째, 가장 큰 영향을 받고 위험에 처한 집단과 지역에 편익이 가는 의료적 개입에 자원을 배분해야 한다.

여덟째, 전략과 구현 방식에서 근거기반 기술이 적용되고 지역사정이 고려된다면 계획/예산의 집행은 보다 비용–효과적이 된다.

아홉째, 다음 단계 계획과 예산은 현재 불리한 위치에 처한 인구집단의 우선적 필요도를 보여준다.

열째, 채택된 우선순위와 후속적 자원배분 및 계획은 다양한 이해관계 집단의 참여(구매)를 통하여 그들의 견해를 고려하고 우선순위 설정 결과는 사회적·문화적으로 인구집단이 수용할 수 있게 된다. 그 결과 이해관계자들은 우선순위를 변경하고 그리고/또는 재할당된 자원은 전략적 방향으로 변경시킨다.

3. WHO Europe의 우선순위 설정을 위한 교훈

Saltman and Figueras(1997)은 공공의료의 제공 범위와 관련한 우선순위 설정을 위하여 여러 국가의 사례를 검토한 결과 몇 가지의 패턴이 있음을 발견하고 이를 토대로 다음과 같은 교훈(lessons)을 제시하고 있다.

첫째, 우선순위 설정은 본질적으로 복잡한 성격으로 즉각적으로 효과가 있는 접근책을 찾을 수는 없다. 전략적 접근이 필요로 하는 것은 거시에서 미시적 수준에 이르는 다른 수준의 의사결정 행위가 포함되어야 한다. 즉, 어떤 것은 의료체계 전반을 위한 우선순위로 정치적 수준이 될 것이며, 어떤 것은 연구결과를 토대로 환자가 받아야 할 서비스의 순위를 결정하는 임상적 수준이 될 것이다. 만약 의사결정이 건실하고 방어할 수 있게 되기 위해서는 모든 수준에서 지속적인 노력이 요구된다. 이러한 점은 네덜란드에서 가장 잘 실현되고 있는데, 보험급여 패키지에 관한 국가적 논의에 신의료기술평가에 대한 투자, 임상 가이드라인의 개발 그리고 대기목록(waiting list)을 결정할 수 있는 원칙의 설정이 조화를 이루고 있다.

둘째, 우선순위 설정과 추진 전략을 이끄는 국가적 틀(national framework)은 매우 다양하다. 여기에는 배제에 의한 서비스 배급과 임상 가이드라인에 의한 배급 간에 중요한 구별이 있다. 오리건은 특별히 가난한 사람, 부인과 어린이를 위한 서비스를 위하여 배제에 의한 배급을 선택하였다. 반면 뉴질랜드의 핵심서비스 위원회(CSC)는 배제전략은 택하지 않고 대신에 특정 서비스를 위한 임상 가이드라인 설정에 주력하였다. 네덜란드는 두 가지 접근전략을 혼합하여 의사들에 의한 임상 가이드라인 개발에 우선순위 설정을 의존하면서 급여 패키지에 어떤 서비스는 배제시키는 방법을 택하였다.

셋째, 모든 국가는 우선순위 설정을 위한 기법(techniques)에 대중의 토론을 접목시키는데 관심을 갖고 있다. 어떤 국가는 다른 것보다 정형화된 접근을 강조하는데, 여기에는 우선순위 설정을 기술적 작업으로 격하시킬 수 없다는 인식이 깔려있다. 예컨대 QALYs나 DALYs와 같은 경제학적 접근이 적용되는데, 이와 같은 지표의 학술적 가치는 인정되지만 이것은 우선순위 설정과정에서 단지 하나의 요소에 불과하다. 기술적 방법의 선택을 위하여 대중의 토론을 검토할 필요가 있다. 우선순위 설정과정에서 대중의 참여 방법들은 개발단계에 있으며, 이러한 방법들은 상당한 문제가 있으며 상대적인 효과는 분명하지 않은 문제가 있다. 하지만 우선순위에 대한 의사결정에 대중의 참여 방법을 개발하기 위한 지속적 노력의 중요성에 대해서는 상당한 의견일치를 이루고 있다.

넷째, 대중 참여의 필요성은 우선순위 설정과정의 다른 측면 – 필요도는 의료서비스 배급의 결정을 합리화 하는 것 – 과 밀접하게 연계되어 있다. 의료서비스의 우선순위 결정에 대하여 올바른 답이 없기 때문에 배급결정이 올바르게 되었는지 여부는 토론으로 결정될 수 없다. 그와 같은 결정은 근본적으로 가치판단에 좌우되며, 이것은 개인, 집단, 사회 간에 다양하다. 그리하여 의사결정의 정당성은 우선순위 결정과정에서 얻게 된다. 그 과정이 공개되고, 이해관계가 다른 사람들이 참여하게 될 때 정당성을 얻게 될 수 있다. 네덜란드와 스웨덴은 국가적 차원에서 다루었고, 영국은 지방차원에서 이와 같은 과정을 다루었다. 이러한 차이에도 불구하고 공통된 관심은 묵시적 우선순위 결정에서 명시적 결정으로 전환하고, 특정한 배급 결정을 위하여 공공의 책무성을 더욱 크게 하는 방법을 개발하려는 점이다.

다섯째, 의료서비스를 선택하는 결정에서 정책결정자는 여러 목적 간의 균형을 취하고자 한다. 의사결정자는 다양한 목적(보편적 적용, 포괄적 서비스, 형평, 선택, 비용절감 등) 간의 균형을 추구함으로써 타협(trade-off)을 이루고자 한다. 네덜란드의 Dunning 위원회에서 본 바와 같이 의료서비스 선택은 모든 국민에게 기본적 서비스는 제공하되 비용 절감(contain costs)의 필요성이란 목적 간의 균형을 추구하고 있다. 즉, 네덜란드에서는 포괄적 서비스의 제공 정도는 비용절감을 추구하는 정도에 의하여 희생이 이루어진다.

여섯째, 다른 중요한 목적은 형평성이다. 네덜란드와 스웨덴에서는 형평과 사회연대가 우선순위 설정을 이끄는 핵심 원칙(key principle)의 하나로 명시되고 있다. 그리하여 두 나라에서는 취약계층을 위한 의료에 특별한 우선순위를 부여하고 있다. 예를 들어 스웨덴 의회 우선순위 위원회(PPC)는 자원사용의 비용-효과성을 강조하는 한편 형평이라는 희생을 추구해서는 안 된다는 점을 강조하고 있다. 이와 같은 원칙이 우선순위 설정에 절충을 필연적으로 요구하게 된다.

일곱째, 국가 위원회의 결론과 실제 현장에서 이루어지는 서비스 제공과는 차이가 있게 된다. Dunning 보고서는 전문가 위원회의 작업이 어떻게 토론으로 이루어지고 변화되는지의 사례를 보여주고 있다. 국가적 틀의 수립은 단지 우선순위 설정의 한 과정에 지나지 않는다. 그 틀은 실천으로 전환되어야 하며, 가장 중요한 것은 임상적 결정에 영향을 미쳐야 하는 것이다. 만약, 국제적인 경험이 제시하는 것과 같이 의사들이 우선순위 설정에 중심을 두고 자원을 효과적으로 적절히 사용하는 것을 지킨다면, 임상적 의사결정의 개선을 위한 전략이 광의적으로 서술되는 국가적 원칙으로써 매우 중요해진다. 실제, 임상적 결정의 변화나 국가적 틀의 개발에 문제가 있는 것이 아니라 어떻게 두 개의 원칙을 조화시키느냐 이다.

여덟째, 다음은 실천 가능성(feasibility)이다. 기술적 우선순위가 명확하게 정의되었을지라도, 단기적 혹은 중기적으로 이것을 실행하는 것이 항상 가능하지는 않다는 점이다. 우선순위를 실행하기 위해서는 세 가지의 요건(feasibility requirements)이 갖추어져야 한다. 즉, 제공될 의료서비스는 ① 현재 의료체계에서 제공되고 있는 질과 같아야 하며, ② 추계된 예산의 범위 안에서 모든 사람이 이용 가능하여야 하며, ③ 적절성에 대하여 합리적인 정치적 합의가 있어야 한다는 것이다. 우선순위의 변화를 수용할 수 있도록 의료서비스의 제공과 재정에서의 변화가 이루어져야 하며, 또한 새로운 규제의 도입, 공급자에 대한 지불방법의 변화, 어떠한 상병에 대한 진단과 치료를 위한 임상 프로토콜의 검토, programming and budgeting에서의 변화 등이 검토되어야 한다.

아홉째, 각 국가는 우선순위 설정을 언제부터 시작할지, 의료비 지출수준이나 기대수준 등에 대하여 자국에 맞는 해법을 찾아야 한다. 정책결정자가 할 수 있는 선택은 [Box 1-7]과 같이 제시할 수 있다.

[Box 1-7] 정책결정자가 선택할 수 있는 options

① 우선순위 설정이 묵시적으로 유지되도록 허용하고, 임상의는 자원의 최적 사용을 결정
② 대기 목록은 생명을 위협하지 않는 질병에 대한 서비스 접근을 규제하는데 사용
③ 우선순위가 낮은 서비스에 대한 비용 분담제도의 도입과 저소득 그룹에 대한 본인부담 면제
④ 포지티브 혹은 네거티브 목록을 통해 일부 의약품에 대하여 가용성 제한
⑤ 효과가 검증된 서비스에 자원의 집중 사용
⑥ 새로운 의료기술의 사정(assessment)과 규제 도입
⑦ 서비스의 접근성을 결정하기 위하여 근거기준 임상 가이드라인 개발
⑧ 우선순위에 대한 의사결정을 이끌기 위한 연구 수행
⑨ 의료서비스의 적절한 사용을 장려하기 위하여 이용자에게 정보 제공
⑩ 보건부 또는 전문가 그룹을 통해 우선순위를 결정하기 위한 과정(process)을 정의
⑪ 우선순위 설정에 대한 토론을 이끌기 위한 일련의 원칙 및 우선순위 범주 설정
⑫ 특정 의료서비스에 대한 책임을 민간 부문에 이양
⑬ 공적재정으로 제공할 서비스 목록(보험급여 목록) 정의

출처: Saltman and Figueras (1997)

제5장

전략적 구매와 스튜어드십

1. 의료정책과 스튜어드십(Stewardship)

1) 스튜어드십의 정의와 역할[1)]

WHO(2000)는 정부를 국민을 위한 청지기(steward)로 간주하면서 스튜어드십을 강조하고 있다. 제2차 세계대전 이후 유럽 국가들은 복지제도의 확대와 함께 큰 정부가 등장하게 되었다. 그러다 1990년대 의료개혁과 함께 정부 역할에 대해서 새롭게 조명하게 되었다. 정부 역할에 대한 관심은 정책의 결정 과정에서 집행에 이르기까지, 규제에서 기업가적 혁신에 이르기까지, 재정적인 효율성에서 사회적인 형평성에 이르기까지, 의료기관의 공공 소유에서 민간 소유에 이르기까지 다양한 분야에서 제기되었다. 이와 같은 관심의 공통적인 흐름은 더 좋은 건강 결과를 얻기 위하여 정부의 행태를 어떻게 변화시키느냐에 있었다.

WHO가 발간한 *WHR 2000*에서 '스튜어드십이란 국민 복지를 위한 정교하고 책임 있는 경영(management)으로써 훌륭한 정부의 본질을 이루는 것'으로 정의한다고 Hunter, Shiskin and Taroni(2005)는 해석하고 있다. 의료정책에서 추구하는 가장 보편적인 목표는 국민 건강의 향상(수준 및 형평)이지만 의료보장의 적용 확대, 의료의 질, 반응성 제고, 환자 권리와 같은 목표가 추가될 수 있다. 의료정책은 의료서비스를 제공하고 재정을 조달하는데 있어서 공공, 민간 그리고 시민사회의 자원 영역(voluntary)의 상대적인 역할과 책임으로 이루어진다. 따라서 스튜어드십이란 다양한 영향력과 요구간의 균형이 포함되는 정치적인 과정이라 할 수 있다. 스튜어드십에는 정책개발과 집행의 전략적 방향을 유지하는 일, 바람직하지 않은 방향으로 가는 흐름이나 왜곡을 찾아내어 바로 잡는

---

1) 이 부분은 이규식(2016)을 새로 정리하였다.

일, 국가 발전에서 건강의 역할을 분명히 부각시키는 일, 보험자에서 의료공급자에 이르는 다양한 참여자들을 규제하여 확실한 책무 메커니즘(accountability mechanism)을 만들어내는 일을 포함한다.

의료분야에서 정부의 역할을 재설정하기 위한 스튜어드십의 역할에 대하여 WHO (2000)는 [그림 1-9]와 같이 정리하였다. 의료체계의 기능을 수행하기 위한 투입요소로 관리(스튜어드십), 자원개발(투자와 훈련), 서비스 제공, 재정관리(조달, 위험 분산, 구매)의 네 가지로 하고 있다. 의료체계의 투입요소의 하나인 스튜어드십은 다른 요소인 서비스 제공, 자원개발, 재정관리에 영향을 미쳐 국가 의료체계의 목표를 원활하게 달성할 수 있게 하는 역할을 한다. 즉, 스튜어드십이란 다른 투입요소에 영향을 미치고, 의료체계의 목표인 건강 향상, 반응성 제고, 재정조달의 공정성을 달성할 수 있도록 작용한다는 의미이다. 또한 소비자 대표와 공급자의 이해가 균형을 이루도록 하는 것도 스튜어드십에 포함되어야 한다. 그 이유는 스튜어드십은 국가 의료체계의 전반적인 성과를 좌우하는 역할을 하며, 성과에 대한 궁극적 책임은 정부에 있기 때문이다(Hunter, Shiskin and Taroni, 2005). 정부는 의료체계가 목표하는 바를 최대로 달성할 수 있도록 시스템의 모든 요소들을 원활하게 작동시키고 관리를 해야 할 책임이 있다.

스튜어드십에서 요구되는 것은 비전 설정, 지적 능력과 영향력으로 보건부가 의료계획의 수립과 집행을 감독하고 주도해 나가야 하는 것이다. 의료분야에서 스튜어드십의 어

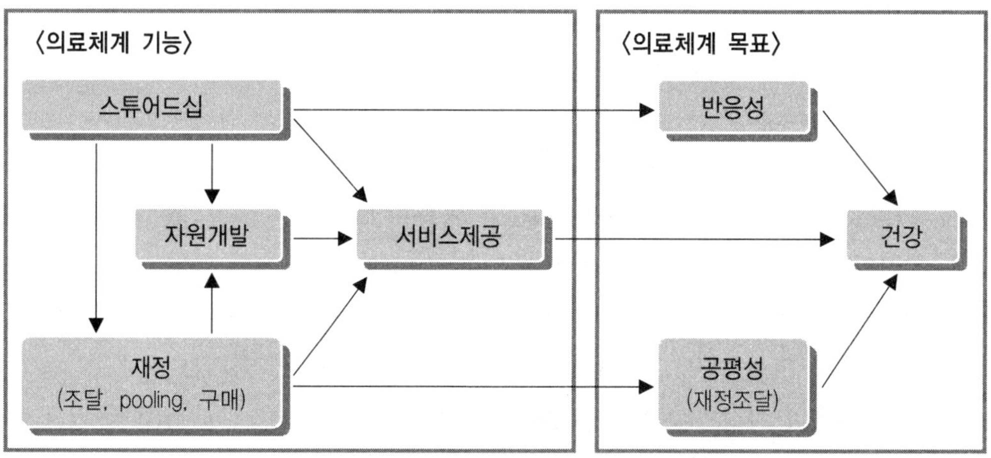

출처 : WHO (2000)

[그림 1-9] 의료체계의 기능과 목표에서 스튜어드십의 중요성

떤 부분은 전적으로 정부에 의하여 수행되는 것이라 할 수 있다. 정부 밖에서의 스튜어드십은 의료서비스의 구매자와 공급자의 책임으로 주어진 의료비 지출을 통하여 가급적 많은 건강상의 이득을 얻도록 하는 것이다.

2) 의료분야의 스튜어드십 적용[2)]

스튜어드십은 의료분야에서 세 가지 영역에서 다루어진다.

첫째, 정책의 결정으로 비전을 설정하고 정책의 방향을 제시하는 것이다.

둘째, 영향력의 행사이다. 여기에는 규제와 인센티브라는 전략이 필요하다.

셋째, 정보를 수집하고 사용하는 일이다.

(1) 정책과 스튜어드십

의료정책에서 비전 설정은 매우 중요하다. 비전은 다양한 정책 수단들의 기대되는 역할과 우선순위의 대체적인 윤곽을 그린다. 비전을 통하여 국민적 합의(consensus)를 모으고 거버넌스의 중요한 역할을 수행하도록 만든다. 많은 국가들이 의료정책과 전략계획의 수립 시 국가 경제의 성장을 과장하여 비현실적인 비전을 설정하기도 한다. 이러한 정책이나 계획은 실현되지 못하고 단지 서류 작업으로 끝나게 된다. WHO (2000)는 비전 설정과 관련하여 다음과 같은 사항에 유의할 것을 당부하고 있다.

첫째, 비전을 설정하지 않거나, 있어도 근시안적이 되어서는 곤란하다. 비전이 없거나 근시안적이 되는 경우, 정책 당국자들은 국민보다는 당장 부닥치는 이해당사자(stakeholder)만 눈에 들어오는 문제가 있다.

둘째, 비전을 설정하더라도 너무 단견적이 된다면, 인력 양성이나 투자 결정(건물, 장비 구입 등)에서 눈에 띄는 것에만 치중하게 된다. 그러한 결과 인력 부족, 지역 간 편재, 병상 과다, 고가 장비 과다와 같은 문제에 봉착하게 된다.

셋째, 비전이 좁아(tunnel vision) 동원할 정책수단이나 규제가 제대로 작동하기 어려운 문제가 생긴다. 그러한 결과 의료정책의 수단으로 동원되는 법령 제정을 비롯한 규제가 의료체계의 성과 발휘를 제어하게 된다. 규제를 만들 때 결과를 모니터할 수 없게 만들어 규제가 비효과적으로 작동되기도 한다. 규제 결과를 모니터하기 위해서는 필요한

---

2) 이 부분은 *WHR 2000*의 제6장 내용을 요약·정리하였다(이규식, 2018에서 재인용).

정보의 확보, 다른 그룹으로부터 협력을 받아내는 능력, 조직을 설계할 때 인센티브를 내재시키는 등의 다양한 방법이 동원되어야 한다.

넷째, 비전을 올바르게 설정하고 혁신적인 스튜어드십이 발전되기 위해서는 의사결정에 대하여 변화를 필요로 한다. 모든 의사결정을 중앙 정부가 독점하기 보다는 많은 책임을 지방 정부나 산하 조직으로 이양하고, 의료서비스의 구매와 공급에 대하여 산하 조직에 자율성을 부여하는 것이 중요하다. 중앙 정부는 이와 같은 권한 이임이나 자율화가 의료체계의 성과와 연결되는지를 모니터하고 감독하는 일에 치중할 필요가 있다. 정보기술의 빠른 발전에 힘입어 대량의 정보를 저비용으로 빠르게 처리할 수 있게 됨에 따라 의료체계 전반을 모니터하고 관리할 수 있는 능력을 배양시킴으로써 스튜어드십 원칙이 더 쉽게 적용 가능하다.

의료정책의 틀은 다음과 같은 점에 유의하여야 한다. 첫째, 정책 목표를 설정하고 이에 관련된 과제를 찾아내야 한다. 둘째, 재정조달과 서비스 공급에서 공공과 민간영역의 역할을 정립하여야 한다. 셋째, 공공과 민간영역에서 정책 목표를 충족키 위하여 요구되는 정책 수단들을 정립하여야 한다. 넷째, 의료체계의 수용능력(capacity)을 확충하고 조직운영의 발전을 위한 과제를 정립하여야 한다. 다섯째, 지출의 우선순위 정립을 위한 지침을 만들고, 자원 배분의 결정과 연관되는 문제를 분석해야 한다.

(2) 영향력 행사와 스튜어드십

스튜어드십의 중요한 요소는 규제(인센티브 포함)를 통하여 정책의 영향력을 행사하는 것이다. 규제는 보건복지부와 국민건강보험공단, 건강보험심사평가원 등을 통하여 이루어진다. 그 외에도 여러 국가 기관이나 정부 산하의 특수 조직에 의해서도 이루어진다. 규제는 의료체계에 관여하는 모든 사람들의 행동을 다스리는 규정으로 관련자들이 모두 따르도록 하고 있다. 규제의 역할을 살펴보면 다음과 같다.

첫째, 규제는 관련자들의 행동을 촉진시키거나 제한한다. 의료분야에는 많은 민간 영역의 사람들이 참여하기 때문에 이들의 행동을 촉진시키기 위하여 공공자산의 판매, 우선적인 대출, 토지의 기부나 조세 감면과 같은 인센티브가 있다. 민간영역의 활동을 제한하는 규제로써는 시장 진입의 제한으로 한국에서는 영리병원의 금지와 같은 것이 있다.

둘째, 규제에는 자원이 소요된다. 규제적인 감독이나 계약과 같은 전략은 정부나 공급자 그리고 보험자에게 높은 거래비용(transaction cost)을 발생시킨다. 그래서 규제는 의료정책이 추구하는 효율성을 떨어뜨리게 한다. 규제에 따른 비용을 줄이기 위해서는 이 분야의 종사자들에게 기술지원을 하고 훈련을 시키고 또한 전문성을 갖춘 인력을 채용하는 것이 필요하다. 또한 환자, 공급자, 대중, 미디어가 규정을 알도록 하는 것도 중요하다.

셋째, 효과적인 공공서비스는 그 자체가 규제 도구가 된다. 만약 정부가 원치 않는 시장실패가 나타나는 것을 방지해야 하는데 자원이 부족하거나 민간영역의료의 발전을 제한할 필요성이 있을 때는 효과적인 공공서비스 시스템과 재정시스템을 갖추는 것이 매우 중요하다. 만약 공공영역이 민간영역에 비하여 가격이나 질에서 경쟁력을 갖추고 있다면 강한 공공영역이 소비자 보호와 민간 공급자들을 규제하는 좋은 전략이 된다. 그런데 문제는 공공영역이 정부의 보조를 받는데도 불구하고 질이나 반응성에서 경쟁력이 떨어지는데 있다. 만약 공공영역이 낙후되거나 계속 개선되지 못하면 암거래 시장이 등장하게 되어 음성적 지불(under the table payment)이 형평성을 훼손시키는 문제를 야기하게 된다. 개인의 이기심과 구분되는 전문가의 자율 규제가 양질의 서비스 제공에 도움을 준다. 의료 인력들이 각자의 영역에서 전문가 협회를 설립하게 되면 이들은 스튜어드십의 몇 가지 기본 업무를 맡게 된다.

넷째, 규제를 위해서는 소통이 중요하다. 민간영역에 대한 감독이 강한 나라에서는 정부 규제 조직의 상당한 부분을 규제 대상 민간공급자가 손쉽게 접촉할 수 있는 범위(arms-length) 안에 배치하고 있다. 그렇게 하지 않으면 민간 공급자들은 규제의 포로가 된 시스템을 와해시키려 한다. 즉, 규제가 자기들에게 유리하게 작용하도록 규제를 담당하는 공무원을 매수하는 전략을 택하게 된다. 규제기구를 손쉬운 곳에 둔다고 소통을 하지 않아도 된다는 것은 아니다. 규제자와 규제대상자 간의 소통은 규제가 잘 작동되기 위하여 필수적이다.

(3) 정보의 활용과 스튜어드십

의료체계 전반에 대하여 어떠한 일이 발생하고 있는지를 제대로 이해하는 것이 중요하다. 만약 보건부가 정보가 부족하면 의료체계에 관련되는 다양한 이익 집단들이 정책에 반대하는 것을 막기 어렵게 된다. 정보와 이해라는 두 가지 측면에서 좋은 정보시스템은 최고 의사결정을 하는데 필요한 요소가 된다. 정보는 의료체계의 가장 밑바탕으로부터 얻게 된다. 국민들의 행동을 변화시키기 위하여 정책과 규제를 결정하는 스튜어드십은 정보를 필요로 한다. 정보의 기술적 확산은 의료체계의 수용력 향상(capacity building)을 위한 전략적 프로그램의 일부가 된다. 정보 확산은 스튜어드십을 공개적으로 알리고, 자문하기 위한 가장 어려운 업무 수행에 초점을 두어야 한다. 몇몇 국가에서는 의료분야의 우선순위 설정을 공개적 토론을 통하여 결정하는데 토론을 위한 질병의 부담, 질병에 대한 치료의 비용-효과, 문제해결을 위한 기존 정책의 규모와 같은 정보가 뒷받침되어야 하는데 이럴 때 정보의 확산이 중요하다.

2. 전략적 구매이론의 등장과 목표

1) 전략적 구매이론의 등장

구매자를 선택할 수 있는 권리를 가입자에게 부여함으로써 경쟁원리[3)]를 통한 의료체계의 효율성 제고라는 개혁방안이 기대한 성과를 거두지 못함에 따라 WHO는 이와 같은 접근책의 한계를 인지하고 *WHR 2000*에서는 의료체계의 성과 향상[4)]을 위한 주요한 정책수단으로 전략적 구매(strategic purchasing)를 강조하게 되었다(Robinson, Jakubowski and Figueras, 2005)[5)].

수동적 구매란 구매자(보험자)가 사전에 책정된 예산을 사후적인 진료비 청구서에 의거하여 단순하게 심사하여 지불하는 것을 말한다. 따라서 수동적 구매에서는 정부나 보험자가 공급자에게 명령과 통제(command and control)를 통하여 의료체계의 성과 향상의 책무를 떠넘긴다. 그러나 전략적 구매는 재원의 효율적인 배분을 통하여 의료체계의 성과를 향상시키는 것을 목표로 의료체계의 성과 향상의 책무를 구매자가 지게 되는 것을 말한다(Figueras, Saltman and Sakellarides, 1998; Robinson, Jakubowski and Figueras, 2005).

---

3) 가입자에게 구매자를 선택할 권리를 부여하게 되면 구매자는 보다 많은 가입자를 확보하여야 생존이 가능하기 때문에 구매자간 경쟁이 일어나고, 구매자는 공급자를 경쟁시켜 서비스 생산의 효율성을 이루어야 생존이 가능하기 때문에 의료체계의 전반에 걸쳐 효율성이 제고될 수 있다는 것이 개혁논리였다.

4) WHO는 의료체계의 목표로 건강(수준 및 형평성), 반응성(수준 및 형평성), 재정의 공정성(공정한 재정조달 및 과부담 의료비 해소)에 두고, 건강을 위하여 반응성과 재정의 공정성, 그리고 서비스의 원활한 제공이 이루어져야 함을 밝히고 있다(*WHR 2000*에 있는 그림 2.1을 통하여).

5) 이규식(2019)에서 전략적 구매에 관한 이론을 *WHR 2000*에서 제시하였다는 것은 필자의 설명 과정에서 착오였다. 전략적 구매에 관한 이론들은 *WHR 2000*이 발간되기 전에 이미 등장하였고, 1995년 Øvretveit는 구매에 관한 단행본을 발간하여 전략적 구매이론의 체계화를 시작하였다.

1990년대 중반에 등장한 구매이론이 2000년대 들어서는 전략적 구매이론으로 구매기능이 더욱 강조된다. WHO는 구매자가 존재하는 국가에서는 수동적 구매(사전적으로 책정된 예산을 단순히 집행하거나 단순히 청구된 진료비를 사후적으로 지불하는 행위)에서 전략적 구매(어떤 서비스를 누구로부터 어떻게 구매할 것인지에 대한 주도적인 의사결정을 하는 행위)로 나아가야 함을 주장하였다.

의료개혁을 시작할 당시 유럽 각국이 직면한 사회보장 의료체계의 도전과제는 다양하였다. 이러한 과제들로써는 효과적인 비용 절감방안, 특히 공공분야에서의 비용억제를 이끌어 낼 새로운 방안의 마련, 희소한 자원의 효율적인 사용에 대한 요구, 환자나 일반 대중의 선호나 필요도에 대한 더 나은 반응성을 보여야 한다는 압력, 건강산출물 내지는 대중의 건강향상에 대한 강조, 의료분야에서의 정부 역할에 대한 새로운 검토 등이었다(Saltman and Figueras, 1998). 물론 모든 국가가 동일한 정도로 이러한 도전에 직면한 것은 아니다. 그 차이는 베버리지형과 비스마르크형 국가 간에 그리고 동유럽과 서유럽 국가 간에 존재하고 있었다. 이와 같은 차이에도 불구하고 많은 방법으로 전략적 구매가 강조되는 것은 의료개혁에 있어서 어떠한 공통적인 추세가 되고 있는 점이다. 이러한 과제 가운데 하나의 흐름은 공영제 의료체계에서 계층적인 서비스 공급과 재정이 통합된 형태(혹은 구매와 공급의 통합)로부터 서비스 공급 책무와 구매 책무를 분리하는 모형이 도입되었으며, 구매의 특별한 역할이 개혁의 상징으로 되고 있다(Robinson, Jakubowski and Figueras, 2005). 구매와 공급의 기능 분리는 공급자들 간의 경쟁을 촉진하는데 사용될 수 있어 의료체계의 효율성을 제고하기 위한 시장 메커니즘의 활용과 연결된다(Savas et al., 1998).

2) 전략적 구매의 목표

전략적 구매이론은 구매자(주로 보험자)의 구매 기능을 적극적으로 활용하여 의료체계의 반응성(system's responsiveness)을 제고하고 재정의 공정성(financing fairness)을 확보하여 건강을 향상시키려는 의도에서 등장하여 주목을 끌고 있다. 먼저 구매에 대한 정의를 살펴보기로 한다. Kutzin(2001)은 구매란 의료공급자에게 보험자가 이용자를 대신하여 재정을 배분하는 과정으로 정의하고 있다. WHO(2019)도 구매를 '정해진 급여 패키지를 제공하는 공급자에게 보험재정을 배분하는 행위'라고 정의하고 있다. Busse(2012)는 구매란 환자를 대신하여 의료서비스와 교환하여 공급자에게 재정을 배분하는 것으로 정의하고, 구매에는 세 가지 의사결정이 필요하다고 보았다.

① 구매할 서비스를 인구집단의 필요도, 국가의 건강 우선순위(national health priorities), 비용-효과성을 고려하여 정리하여야 한다.

② 서비스의 질, 효율성 그리고 형평성이라는 주어진 조건에서 공급자를 선택하여야 한다.

③ 구매를 위한 계약 조건과 공급자에 대한 지불을 고려한 가운데 구매해야 할 서비스를 결정해야 한다.

전략적 구매란 의료서비스에 지불되는 돈의 가치를 높이는 것이 목표가 된다. 의료체계에 지불되는 돈의 가치를 높인다는 의미는 의료체계의 성과를 효율적으로 개선하는 것과 같다. Busse(2012)는 구매가 의료체계의 성과 중심으로 되는 것을 전략적 구매로 간략히 정의하고 있다.

전략적인 구매는 어떠한 서비스를 누구로부터 어떠한 방법으로 구매해야 하는지 상황을 주도하는 결정을 통하여 능동적이고 적극적인 구매를 의미하는 것이다. 다시 말해, 종래의 정부나 보험자에 의하여 명령과 통제로 작동되던 의료체계를 구매를 통하여 작동되도록 전환시키는 것이다. 의료서비스에 대한 구매와 공급이 분리된 의료체계에서 구매기능은 매우 중요하다. 의료서비스의 공급을 위해서는 재정의 원활한 조달과 효율적인 사용이 요구되기 때문이다. 구매기능은 재정의 배분을 통하여 의료자원의 배분을 결정하는 연결고리가 된다. 그리고 구매에서 중요한 요소인 보험급여 범위와 진료비 지불방식은 의료재정의 배분을 결정짓고 이것이 의료서비스 공급량을 좌우하게 된다.

3) 전략적 구매와 스튜어드십

의료보장제도가 필요도 접근에 의하여 의료서비스를 배급함에 따라 소비자인 환자와 공급자인 의료기관 간의 시장이 없어지게 되었다. 비록 의료분야에서 완벽한 경쟁시장을 찾기는 어렵지만 그래도 의료분야에서 효율성과 소비자의 반응성을 제고하기 위해서는 시장 메커니즘 만큼 중요한 기전은 없다. 의료보장제도에서 소비자와 의료기관 간의 시장이 없는 상황에서 의료서비스를 배급하는 기능은 구매자에게 주어지기 때문에 구매자의 역할이 매우 중요해진다. 필요도 접근에서 구매자가 중요한 역할을 하도록 기술적으로 부여되는 역할이 전략적 구매자이다.

전략적 구매란 의료보장제도의 효율성과 반응성을 높이기 위하여 구매자로 하여금 시장에 준하는 기능을 적극적으로 수행하라는 의미가 된다. 1990년대 영국의 NHS 개혁에서 구매이론이 등장하기 이전에는 구매자인 보험자는 수동적인 역할에 한정되고 의료체계의 효율성 제고는 공급자의 역할로 치부되었다.

그러다 구매이론이 등장하면서 구매자가 보험자라는 사실에 주목하여 구매자의 적극적 역할에 주목을 하게 되었다. WHO가 *WHR 2000*에서 제안한 전략적 구매는 의료보장제도의 스튜어드십에서 매우 중요한 위치를 차지한다. 전략적 구매가 스튜어드십에서 갖는 중요한 의미는 다음과 같다(Robinson, Jakubowski and Figueras, 2005).

첫째, 전략적 구매를 통하여 국민들의 건강수준 향상, 의료의 질 향상, 소비자의 권리 및 반응성 향상을 이룰 수 있다. 즉 전략적 구매를 통하여 스튜어드십이 추구하는 의료체계의 목표 달성을 촉진할 수 있다

둘째, 전략적 구매 이론은 계층제, 시장과 네트워크 각각의 장점을 포함한 신공공행정(new public management, NPM)의 일환이다. 여기에는 대리인의 등장으로 거래에 따른 비용이나 거래의 행태에 의하여 중재되는 거버넌스 구조와 산출물 간의 관계 설정 등이 포함된다.

셋째, 구매에 있어서 경쟁의 역할, 구매와 관련하여 시장을 활용하는 장점과 시장을 활용하는 전략적 구매를 통하여 소비자의 반응성을 제고할 수 있다.

넷째, 구매자는 소비자의 공적인 대리인이 된다. 따라서 전략적 구매는 환자권리 운동으로 연결되고 있어 스튜어드십에서 매우 중요한 내용이 된다.

다섯째, 전략적 구매는 계약을 통하여 공급자들의 행태를 바꾸는 중요한 기능을 수행한다.

전략적인 구매를 원활히 하기 위하여 구매과정은 다음과 같은 네 단계로 나누어 볼 수 있다(McKee and Brand, 2005).

첫째, 건강에 대한 필요도의 사정이다. 특히 인간의 기본권 보장을 위한 의료보장제도는 필요도(needs)를 토대로 정부나 보험자가 의료서비스를 배급하는 것이기 때문에 필요도의 사정은 매우 중요하다.

둘째, 필요도를 충족시킬 효과적인 방법(care model)을 찾는 것이다. 효과의 근거로는 진료와의 관계, 효과적 진료를 제공할 가능성이 가장 큰 조직적 구조나 배치와의 관계가 중요하다. 필요도를 가장 효과적으로 제공하기 위한 방법으로 Melhado(1998)는 의료공급자 조직의 위계화와 이에 따른 의료계획을 제시하고 있다.

셋째, 이러한 여러 가지 상황에 가장 적합한 계약모형을 통하여 질의 충족 요건에 부합하는 의료를 구매하여 가입자(이용자)에게 의료서비스를 제공한다.

넷째, 이러한 과정에서 의료의 효과를 모니터링하여 가장 효과적인 의료서비스가 제공되었는지 확인하는 것이 필요하다.

그런데 건강상의 필요도는 항상 변화하기 때문에 또 다시 필요도에 대하여 사정을 하면서 효과의 모니터링에 이르는 새로운 구매 사이클이 일어난다. 이것이 전략적 구매의 표준화된 모형(stylized model)이 된다(McKee and Brand, 2005). 여기에서 필요한 정보는 건강상태, 건강에 대한 필요도 사정, care model의 구체화, 의료의 구매, 산출물(health outcome)의 모니터링이다.

전략적 구매의 과제로 Figueras, Robinson and Jakubowski(2005)는 세 가지를 제시하고 있다.

① 어떠한 서비스를 구매할 것인가(What intervention to buy?)

② 누구로부터 구매할 것인가(From whom to buy them?)

③ 어떻게 구매할 것인가(How to buy them?)[6]

한편 Preker et al.(2007)은 위의 세 가지 과제에 더하여 다음의 두 가지 과제를 추가하고 있다.

④ 누구를 위하여 구매할 것인가(For whom to buy them?)

⑤ 얼마나 지불할 것인가(How much to pay?)

전략적 구매가 갖는 이점을 Robinson, Jakubowski and Figueras(2005)는 다음과 같이 기술하고 있다.

첫째, 의료서비스는 의료자원의 배분에 대한 우선순위의 변경이나 계획을 통하여 개선시킬 수 있다. 예컨대 보다 비용-효과적인 치료나 입원과 외래를 넘나드는 자원배분의 우선순위 변경을 통하여 의료서비스를 개선시킬 수 있다. 그런데 과거에는 이것을 정부가 계획을 통하여 달성하려 했지만 이제는 전략적인 구매 활동을 통하여 계획을 대신할 수 있는 이점이 있다[7].

둘째, 국민들의 필요도나 소비자들의 기대와 같은 것들도 구매라는 의사결정을 통하여

---

6) Preker et al.(2007)은 어떻게 구매할 것인가를 어떻게 지불할 것인가(How to pay?)로 바꾸어 표현하고 있다.

7) 전략적 구매에서 계획이 필요 없다는 의미는 아니다. 필요도의 설정과 필요도의 우선순위에 따른 의료서비스의 공급을 위해서 계획은 여전히 필요하다.

충족 가능하다.

셋째, 의료공급자들의 성과는 구매자에게 재정적 인센티브나 모니터링 도구라는 지렛대를 줌으로써 개선 가능하다. 즉, 구매자는 재정적 인센티브나 모니터링이라는 도구를 사용하여 공급자들의 성과나 소비자에 대한 반응성을 향상시킬 수 있다.

넷째, 과거 정부가 명령과 통제로 의료체계를 운영할 때는 관료적인 경직성 등으로 의료체계의 효율성 향상에 한계가 있었다. 그러나 개혁을 통하여 구매와 공급을 분리하고 공급자에게 자율성을 부여하여 분권화시키고, 구매자가 구매를 통하여 공급량을 결정하는 시스템은 공급의 효율성과 함께 의료체계의 효율성 향상에도 기여하게 된다.

결국 전략적 구매라는 것은 시장이 해야 할 기능을 보험자(구매자)가 수행하여 시장에 준하는 효율성과 반응성을 달성하고자 의도한다. 또한 보험자가 구매기능을 통하여 시장에 준하는 성과를 얻기 위한 메커니즘(혹은 수단)으로 계약(contracting), 인센티브, 필요도 사정(health needs assessment)을 제시하고 있다.

4) 전략적 구매와 계약

(1) 계약의 의미

전략적 구매에 있어서 핵심적인 역할을 하는 것이 계약이다. 계약은 의료공급자들로 하여금 예방과 같은 국민 건강에 영향력이 큰 과제들을 수행하도록 촉진할 수 있다. 계약은 단순히 구매자가 공급자들에게 의료서비스의 비용을 지불해주는데 그치지 않고 더 좋은 성과를 내도록 하는 지렛대가 된다. 의료공급에서 효율과 질을 확보하기 위해서는 더 정교한 접근의 계약이 필요하다. 그래서 사회가 필요로 하는 의료의 제공과 구매 도구를 연계하는 것이 매우 중요하다. 전략적 구매가 연속성을 갖기 위해서는 계약을 의료계획과 연계하는 것이 필요하다(Busse, 2012).

(2) 계약의 종류(Duran et al., 2005)

계약의 실질적인 내용은 상당히 다양하다. 계약에 주로 포함되는 내용들로는 서비스 형태와 거래량, 계약기간, 서비스 가격, 청구, 계약 외 의뢰(extra-contractual referrals, ECRs), 계약자의 자격(eligibility), 조직 요구사항, 인력 및 시설 수준, 모니터링, 보수 수준, 정보의 비밀성, 제재와 보상이 있다. 질에 대한 기준(혹은 표준적 질)은 통상적으로 대기 기간, 산출물(outcome), 감사 절차(audit procedures)와 목표를 포함하는 것으로써 계약에서 매우 중요한 내용이다.

계약에는 서비스 제공의 안전망을 보장하는 협약과 정해진 기간 안에 의료서비스가 제공될 수 있도록 하는 협약으로 구분된다. 서비스 제공의 안전망과 관련된 협약은 시장진입에 대한 계약(market-entry contracts)이며, 정해진 기간 안에 서비스를 제공하는 협약은 제공과정에 대한 계약(process contracts)이다.

① 시장진입 계약

시장진입을 위한 계약은 통상 장기계약으로 한번 진입이 허용되면 특별한 일이 없는 한 지속적으로 유효하다. 진입을 위한 계약은 의료 질의 최소수준을 보장하기 위하여 필요하며 이것은 서비스 제공과정에 관한 계약(process contract)을 위해서 선행적으로 이루어져야 하는 것으로 [표 1-6]에서 볼 수 있는 바와 같이 면허(licensing)와 신임제도(accreditation)와 같은 시장진입을 위한 계약이 있다. 시장진입 계약은 서비스에 대한 지불과 연계하지 않고 서비스 제공에 따른 의무적 사항에 대한 계약이다. 장기계약의 논거는 더욱 효율적인 투자 편익을 강조하는데 있다. 전제조건은 장기계약

[표 1-6] 시장진입을 위한 계약: 면허, 자격, 신임

	면허(licensing)	자격(certification)	신임(accreditation)
대상	의료 인력 및 시설	의료 인력	의료시설, 교육기관
실행기구	정부기구	전문가 조직, 정부기구, 지불자 조직, 또는 혼합	전문가 조직, 정부기구, 지불자 조직, 또는 혼합
적용	진입을 위한 조건	전문자격 진료보수지불	시설의 자격 진료보수지불
목적	공급자의 진입제한	진입제한, 전문적 목적을 위한 공급자의 시장 존속 기간	의료 질에 대한 대중의 희망 수준의 보증
유효기간	영구적	유효기간 제한	유효기간 제한
갱신	거의 불필요	지속적 교육; 가능한 시험	완전한 새 조사
표준	구조의 최소 질 수준	구조와 절차의 최소 질 수준	구조, 과정, 산출물에서 적정수준의 질
기본적 성과	없음	가끔	필요
행정	단순	중간	복잡
높은 질 지표	없음	제한적	있음

출처: Hafez, Busse and Harding(2003)

의 수익이 명확하게 계약기간과 연계되어야 하는 것으로 만약 계약기간이 너무 짧으면 기한 갈등(time-term conflicts) 문제가 발생한다.

② 서비스 제공과정에 대한 계약

서비스 제공과정에 대한 계약은 [표 1-7]에서 볼 수 있는 바와 같이 서비스 생산에 필요한 투입물(input)에 대한 계약, 성과(performance)에 대한 계약, 서비스에 대한 계약으로 나누어진다.

㉠ 투입물 계약

투입물 계약은 의사나 간호사와 서비스 제공을 위한 시간에 대한 계약 등이다. 이러한 계약은 명확하게 공식화되는 성과 목표로 하지 않고, 업무가 통상적으로 기술되고 주요 책무는 전문성의 정도에 따라 측정된다. 투입물 계약의 다른 사례는 하나의 응급의료센터가 24시간 제공하는 필요 응급서비스에 대한 연간 계약을 들 수 있다.

㉡ 성과 계약

투입물 계약과는 달리 성과에 대한 계약은 건강향상을 평가하고 모니터링을 위한 지표와 연관되어야 한다. 그리하여 구매자는 공급자가 성과를 향상시켰다는 청구를 검증하고 논쟁을 불식시킬 수 있어야 한다. 성과에 대한 정의는 건강에 대한 정의보다 더 광범위하여 서비스의 접근성, 질, 비용통제와 같은 요소들을 포함하게 된다. 각 요소는 공급자의 부적절한 행위에 따른 개인적 위험을 감소시킬 수 있는 특별한 안전판을 요구한다.

㉢ 서비스 계약(service contracts)

서비스 계약이란 계약의 중심에 제공될 서비스를 놓고, 서비스에 대하여 명확한 기술을 하는 것을 말한다. 대부분의 경우, 성과 계약은 서비스 계약과 연계된다. 서비스 계약의 종류는 보편적으로 일괄계약(block contracts), 비용-서비스 총량계약(cost and volume contracts), 건당비용계약(cost-per-case contracts)이 있다. 이 문제는 뒤에 나오는 '의료체계의 성과 향상을 위한 전략적 구매' 부분에서 보다 상세히 설명하도록 한다.

[표 1-7] 시장진입 및 서비스 제공과정에 대한 계약

구매자 목적	시장진입 계약	서비스 제공과정 계약		
		Input	Performance	Service
건강목표	명확히 기술 혹은 코드로 명세화	없음	계약에 명확히 기술	없음
건강 안전성	공개적 검토	전문가적 룰과 감독	내·외부 모니터링	전문가적 룰과 감독
인센티브	재산권 규제에 의거	Input 중심	Outcome 중심	Output 중심
서비스 접근성	필요도의 증명에 의하여	가입, 수락의 의무	건강의 사회적인 측면 : 대기시간	오지지역을 위한 추가 지불
질	면허기준, 신임기준	구조의 공개	산출물 지표의 공개	과정 지표의 공개
비용통제	계약자 제한	skill mix의 표준, 대체를 위한 인센티브	사전 인가	예산, 사전 인가

출처: Duran et al.(2005)

5) 반응성과 전략적 구매[8)]

반응성은 WHO(1996)가 '류블랴나 헌장'[9)]에서 '시민 중심의 원칙'을 발표한 이후 새로운 개혁과제로 등장하였다. WHO는 *WHR 2000*에서 각국 의료체계 목표의 하나로 국민의 비의료적 기대에 대한 반응성(responsiveness to people's non medical expectation)을 제시함에 따라 반응성 제고가 의료개혁의 중요 과제가 되었다.

WHO(1996)에서 이야기하는 반응성은 사람들이 의료체계를 통하여 갖는 건강수준 향상과 같은 의료적인 기대와는 별개로 의료체계와의 접촉을 통하여 사람들이 합리적으로 기대하는 것을 충족시킬 수 있는 능력으로 정의하고 있다. 그리고 합리적인 기대(legitimate expectation)란 세계적 인권의 규범과 의사의 전문가 윤리(international human rights norms and professional ethics)로 정의된다. 의료체계 반응성의 핵심은 소비자 중심주

8) 이 부분은 이규식(2019)를 요약·정리하였다.

9) 류블라냐 헌장(Ljubljana Charter)에서 의료개혁을 통하여 의료체계가 갖추어야 할 요건으로 value-driven, health-focused, people-centered, quality based, financially sound and oriented towards primary health care를 제시하여 이미 시민(소비자) 중심의 체계를 제시하였다(이규식, 김주경, 2005).

의인데 1990년대에 이르러 이 개념은 소비자 운동 또는 소비자 행정과 같은 규제의 차원에서 벗어나서, 주로 인간과 환경을 지킨다는 새로운 가치 기준에 입각해서 사회・생태학적 균형과 인간복지를 지향하며, 보다 높은 차원의 소비자 주권을 확립시키는 이념으로 발전되었다[10]. 종래까지 의료체계의 성과를 평가할 때 항상 논의되던 고전적인 패러다임인 '형평성'과 '효율성'에서 한 단계 진화된 다른 시각을 제시한 점에서 개혁의 내용을 가늠할 수 있다.

Murray and Frenk(2000)는 의료체계의 반응성을 사람에 대한 존중(respect for persons)과 환자중심(client orientation)의 두 가지 각도에서 고찰하고 있다. 먼저 사람에 대한 존중은 개인이 의료체계와의 접촉(interaction)에서 필요한 윤리적인 차원에 대한 것으로 세 가지 측면에서 살펴볼 수 있다. 첫째는 환자 품위에 관한 존중(respect for dignity)이다. 둘째는 개인의 자율성에 대한 존중(respect for individual autonomy)이다. 셋째는 비밀에 대한 존중(respect for confidentiality)이다. 개인이 의료체계와 접촉하면서 자신의 건강정보에 대한 비밀을 보장받을 권리를 가져야 한다.

두 번째는 환자중심(client orientation)의 시각이다. 이것은 건강수준 향상 측면이 아닌 소비자 만족도 측면의 여러 요소를 포함하는 것이다. Murray and Frenk(2000)는 구체적으로 네 가지 측면을 설명하고 있다. 첫째는 건강상의 필요도에 대한 즉각적인 주목(prompt attention to health needs)이다. 둘째는 기본적인 안락함(basic amenities)의 보장이다. 셋째는 치료를 받는 동안의 사회적인 지원네트워크에 대한 접근성(access to social networks for individuals receiving care)이다. 사회적인 지원네트워크의 접근성에 대한 기대는 수단적인 목표가 될 뿐만 아니라 치료 효과를 높이기 때문에 본질적인 중요한 속성을 갖는다. 넷째는 치료 기관이나 치료 의사를 선택할 수 있어야 한다. 선택은 반응성의 합리적인 요소이며 반응성을 구성하는 다른 요소들이 충족되면서 선택권의 중요성은 높아지고 있다.

소비자의 선호와 관련하여 많이 사용되는 것은 소비자 만족도와 소비자 반응성이다.

---

10) 국제소비자기구(CI)가 규정하고 있는 소비자 권리 개념은 다음과 같다. ① 안전할 권리, ② 알 권리, ③ 다양한 상품이나 서비스를 자유롭게 선택하고 구입할 수 있는 권리, ④ 소비자의 욕구, 의견, 선호 등을 국가 또는 지방자치단체의 소비자 정책이나 기업의 경영 활동에 반영할 권리, ⑤ 상품이나 서비스의 사용으로 인한 신체, 재산상의 피해에 대해 신속하고 적절하게 보상을 받을 권리, ⑥ 상품 및 서비스의 구입, 사용, 그리고 기타 소비생활과 관련한 소비자 교육을 받을 권리, ⑦ 소비자 권익 향상을 위한 소비자 운동을 전개할 권리, ⑧ 쾌적한 환경에서 살 권리(환경소비자 운동) 등으로 하고 있다.

그런데 소비자 만족도는 접근 가능한 의료서비스, 의료제공체계, 재원조달에 관하여 소비자 의견을 측정하는 것으로 매우 광범위하고 주관적 개념이다. 반응성은 소비자와 의료체계간의 상세한 질적 관계를 분석하는데 초점을 두고 있다. 측정의 내용을 보면 의료체계의 자율성, 선택, 비밀성, 존엄성과 같은 것으로 지표의 성격은 주관적인데, 측정은 매우 객관적 지표로 하는 특징이 있다(Figueras et al., 2004).

전략적 구매에서 반응성이 중요한 것은 구매자가 재정관리자(보험자)가 됨에 따라 의료보장 가입자의 선호라던가 만족도 같은 측면이 도외시 될 수 있기 때문이다. 의료서비스가 시장에서 배분될 경우에는 소비자(구매자)의 반응성도 충분히 고려될 수 있으나 구매자가 재정관리자가 됨에 따라 자칫 소비자의 선호와 같은 측면이 무시될 수 있어 반응성 제고를 개혁과제로 정하게 되었다고 하겠다.

3. 의료체계의 성과와 전략적 구매[11)]

의료체계의 성과 향상을 위한 구매를 설명하기 위해서는 두 가지의 기본 전제가 필요하다. 첫째는 모든 의료체계는 어떤 형태든 구매를 하게 되며 그 기본적인 형태는 재정을 공급자에게 배분하는 것이다. 둘째는 이 기능이 의료체계의 전반적인 성과를 결정하는 핵심적인 역할을 한다는 점이다. 이러한 전제는 의료체계의 성과 향상을 위하여 구매가 보다 전략적 행태를 취할 때 성립 가능하다는 것이다. 즉, 구매가 의료서비스에 대한 단순한 진료비 보상의 차원을 넘어 사회적인 건강필요도(needs)나 욕구(wishes)와 결부되고 이것이 서비스 공급을 가장 비용-효과적으로 산출되도록 연결한다.

그러나 어떠한 의료체계에나 적용될 수 있는 하나의 조직화된 구매 모형이 있는 것은 아니다. 구매 모형은 각 나라가 지니고 있는 주된 재정조달과 서비스 공급 형태에 의하여 결정된다. 일반적으로 기금의 징수와 공동사용에 책임을 갖고 있는 조직(보험자 혹은 정부)이 구매에서 핵심 역할을 하게 된다. 또한 재정조달이나 공급에서 공공과 민간의 혼합이나 분권화의 정도가 구매자와 공급자 간의 조직적 관계를 형성한다. 비록 특정한 구매 형태가 우월적 편익이 있다는 것이 명백히 나타나더라도 개혁의 여지는 의료체계의 특성에 따라 여전히 제기된다. 그러나 구매 시스템은 매우 경로 의존적이 되어 오늘의 결정(선택)은 과거에 했던 결정(선택)에 의하여 제약을 받게 된다.

---

11) 이 부분은 Figueras, Robinson and Jakubowski(2005)를 참고하여 기술하였다.

의료체계와 밀접하게 작동하는 구매의 규범적 모형이나 최적의 구매 형태에 대한 답을 찾기는 어렵다. 여러 가지 다른 의료체계 안에서 구매 기능의 주요한 요소를 찾고, 그 요소들을 개선할 수 있는 전략을 찾음으로써 전반적인 의료체계의 성과를 향상시키는 것이 최선의 방안이다. 이를 위하여 여기서는 [그림 1-6]에서 본 바와 같이 구매자를 둘러싼 세 행위자(triple agency or actor)를 토대로 광범위한 시스템 틀(broad systems framework)을 갖고, 구매란 공급자와 단순한 계약 이상이라고 설명할 수 있다. 이 개념적 틀은 시민, 정부뿐만 아니라 공급자의 조직적인 형태들이 작동하는 중심 역할을 통하여 구매를 효과적으로 이루어낼 수 있게 한다.

만약 정책결정자들이 원하는 결과를 달성하려면 구매를 위한 광범위한 시스템 접근을 택해야 하고, 구매 기능에 관한 여러 구성요소에 따라 행동을 해야 할 것이다. 구매를 계약, 지불체계, 공급자 경쟁과 같은 개별적 요소로 좁게 접근할 경우에는 구매의 전체적 잠재력에 도달할 수 없게 된다. 따라서 전략적 구매를 제대로 정의하기 위해서는 이와 같은 시스템적 접근을 해야 한다. 전략적 구매는 의료재정을 공급자에게 효과적으로 배분함으로써 의료체계의 성과를 효율적으로 제고하는 것을 목적으로 해야 하는데, 여기에는 세 가지의 명확한 방향이 포함되어야 한다. 첫째는 비용-효과성에 근거를 두고 국가적인 건강 우선순위를 감안한 인구집단의 필요도나 욕구에 대응하여 어떠한(which) 서비스가 구매되어야 하느냐?, 둘째, 계약 메커니즘과 지불제도를 포함하여 어떻게(how) 구매해야 하느냐?, 셋째, 공급자의 효율성과 질의 상대적인 수준을 감안하여 누구로부터(from whom) 구매해야 하느냐 이다[12]. 이와 같은 시스템적 관점에서 전략적 구매를 하기 위한 주제는 다음과 같다[13].

1) 시민의 역량 강화(Empowering the citizen)

구매이론의 핵심적 요소는 구매자가 시민들의 욕구나 필요도를 효과적으로 대변하여야 한다는 것이다. 시민들이 구매자들의 의사결정에 효과적으로 영향력을 행사하는 것을 보증하기 위하여 다양한 전략이 필요하다. 구매에서 시민들의 역량강화 전략으로 네 가지를 들 수 있다.

---

12) Preker et al.(2007)은 두 가지를 추가하고 있음을 앞에서 설명하였다.

13) 의료체계의 성과 향상과 전략적 구매에 관해서는 이미 졸저(의료보장론, 2019 개정판)에서 설명하였으나, 그 중요성에 비추어 설명이 너무 간략하여 여기에서 설명을 보충하였다.

(1) 건강필요도 사정(Assessing population health needs)

만약 구매자가 적용 대상자의 건강수준을 향상시키려는 결정을 하려면 무엇보다 적용 인구집단의 건강필요도에 대해 명확한 역학적 그림을 갖고 있어야 한다. 이러한 역학적 그림은 희소한 재정을 효과적으로 분배하는데 도움이 되며, 예방, 치료, 재활에 이르는 광범위한 서비스를 적절하게 구매 결정할 수 있게 한다. 아울러 의료정책 개발에 필요한 정보를 제공할 수 있다. 구매에 건강필요도 사정(health needs assessment)을 접목시키는 것은 구매자가 의료체계의 세 가지 목표(건강, 반응성, 공정한 재정)를 개선하는데 매우 중요하다. 필요도 사정은 구매자가 아닌 다른 공적기관에서도 수행할 수 있지만, 그 결과는 구매의사결정과 접목되어야 한다.

문제는 많은 국가에서 필요도 사정이 정례적으로 이루어지지 않고 구매의사결정과도 접목되지 않고 있다는 점이다. 이렇게 되는 이유는 대중의 건강상 기능(public health function)의 일반적인 결여를 들 수 있으며, 많은 구매자들이 커버해야 할 대상인구가 지리적으로 제한되지 않으며, 구매자가 대중의 건강을 관리할 기술(public health skills)도 결여되어 있기 때문이다. 특히 적용인구가 적은 보험자가 갖는 기술 결여 문제는 더욱 두드러진다. 이것은 무엇보다도 구매에 대중의 건강상 문제를 접목시키는 구조적 및 기능적인 결여에 기인한다. 이러한 문제는 프랑스와 네덜란드를 제외한 건강보험제도를 택하고 있는 국가에서 더 많이 부각된다. 그러나 NHS나 RHS형의 공영제 국가에서는 구매와 대중의 건강을 결합시키거나 조화(coordination)시키는 것이 상대적으로 용이한 편이다. 그렇다고 모든 공영제 국가에서 구매와 필요도가 접목된다는 것은 아니다.

정책결정자들이 구매결정에 건강필요도를 접목시키기 위한 전략은 다음과 같다.

첫째, 구매자는 필요도 사정에 요구되는 대상자의 건강상 기능 평가를 강화시켜야 한다. 이를 위하여 건강 기능 평가에 역학적 기술과 정보시스템을 포함하여야 한다.

둘째, 필요도 사정은 의료체계의 수준별(국가, 지역, 지방 단위)로 실행되어 수준별 구매에 반영되어야 한다. 그리고 필요도 사정은 지리적인 위치에 따라 달라짐을 인식하여야 한다.

셋째, 필요도 사정은 질병부담 측정 그 이상이어야 하며, 예방조치에 우선순위를 두고 있는 건강위험도 평가(health risks assessment)를 포함시켜야 한다.

넷째, 정책결정자들은 구매자 조직이 필요도 사정을 포함하여 구매자와 대중의 건강을 위한 의료조직 간의 기능적 조화를 보장할 수 있는 구조적 메커니즘을 만들어야 한다.

건강보험제도는 예방과 치료활동이 구분된 태생적인 어려움이 있음에도 불구하고 프랑스 같은 몇 개 국가에서는 참여자들 간의 조화를 이룰 수 있는 혁신적인 구조를 도입하여 좋은 성과를 거두고 있다. 구매에 대중의 건강을 결합시키는 것은 구매의 다른 요소와 관계되기 때문에 매우 중요하다.

(2) 시민의 견해나 가치관의 파악

시민의 견해나 가치관 파악에 대한 여러 가지 정책적 교훈은 이미 제3장에서 다루었다. 정책결정자들은 구매의 우선순위에 관한 환자의 견해를 보다 잘 이해하기 위하여 컨설팅 메커니즘을 사용하고 있다. 노르웨이, 스웨덴, 네덜란드, 영국의 경우 우선순위 결정에 시민들의 견해를 반영하는 좋은 경험을 간직하고 있다.

많은 경우 사회의 가치관을 반영하는 복잡성을 피해나갈 방법은 없다. 예컨대, 급여 패키지 결정에 시민참여는 문제가 있다. 시민들은 보험급여의 축소를 싫어할 뿐만 아니라 시민들의 견해가 일관적이지 않다. 구매의 우선순위에 사회의 가치관을 반영함에 있어서 형평이나 자원할당효율(allocative efficiency)의 개선보다는 두 개의 가치(형평과 효율) 간의 절충이 무엇보다도 필요하다는 사실을 염두에 두어야 한다. 스웨덴에서는 우선순위에 관한 토론이나 시민들의 자문 결과가 일련의 가이드라인에 반영되고 있다. 이 가이드라인의 중요한 특성은 노인들이 의료적 조치에서 얻게 될 편익에 대하여 차별을 받아서는 안 된다는 점이다. 그리하여 형평이라는 원칙이 효율을 압도하게 된다. 엄격한 실용적 관점에서 본다면 노인들의 의료문제 해결을 위한 의료적 개입이 사회전체의 건강상태, 예컨대 사회전체의 DALYs에 제한적인 영향에 그친다는 것이다. 그러나 다른 측면에서는 이와 같은 의료적 개입이 형평뿐만 아니라 의료체계의 효율성도 증가시킨다는 주장도 있다.

근거의 검토에서 얻게 되는 다른 교훈은 구매 과제(agenda)를 결정할 때 소비자나 환자의 권리를 강조하는 그룹의 역할이 중요하다는 점이다. 정책결정자들은 이러한 그룹들이 원활히 활동할 있도록 여건을 조성하는 노력을 기울여야 한다. 이들의 활발한 활동이 의료체계의 목표 달성에 실질적인 영향을 끼치는지 여부와 관계없이 구매 결정에 시민사회의 참여는 필수적 요소가 된다.

여기에서 염두에 두어야 할 점은 이들 그룹의 참여가 건강상의 이득이나 반응성 향상에 항상 최적의 결과를 가져오지는 않는다는 점이다. 예를 들면, 소비자 단체는 기업과 같은 특정 이해집단에 의하여 조종을 받을 수 있다. 환자 집단(환우회)은 비용–효과적이지 않는 서비스도 급여로 요구하는 등 이들의 참여가 건강상의 이득이나 사회 전체로 볼 때 자원할당효율을 떨어뜨릴 수 있다. 이것은 로비활동이 상대적으로 떨어지는 환자들의 비용–효과적인 서비스에 대한 접근성을 막게 되어 형평 측면에서도 문제를 야기하기도 한다. 환자의 견해를 감안한 효과적 구매전략은 구매자가 규제, 법적 및 재정적 조치의 혼합을 통하여 책임을 갖게 될 때 작동될 수 있다.

(3) 구매자의 책임강화

적용인구에 대한 구매자의 책임을 강화시키기 위해서는 소비자의 공식적 대표의 참여, 급여 패키지의 법적 설정, 환자권리 입법, 불만처리 메커니즘이라는 네 가지 요소가 중요하다.

첫째, 구매조직에 소비자의 공식적 대표가 참여하는 사례는 많은 국가에서 볼 수 있다. 소비자에게 구매에 대한 법적인 힘을 부여하고 구매 의사결정 과정에 소비자들을 참여시키게 되면 의료체계의 반응성은 한결 좋아진다. 그러나 문제는 소비자 대표를 구매자 이사회에 참여시키는 것이 최적이냐 하는 문제가 있다. 예를 들어 많은 국가에서 노동조합 대표, 선거로 뽑힌 정치가, 의사나 보건학계 전문가들 가운데 누구를 사회 전체를 대표하는 대표자로 인정하느냐라는 문제가 대두된다.

둘째, 법률로 급여 패키지를 구체화하여 구매자의 책임을 강화시키는 것이다. 건강보험의 역사가 오래된 서유럽 국가들은 이 과제에 대하여 이미 상당한 경험을 갖고 있다. 북유럽이나 남유럽의 공영제 국가들은 매우 광범위한 급여 패키지를 묵시적으로 규정하고 있다. 급여 패키지를 보장한다는 관점에서 구매 의사결정에 시민들의 문제 제기(도전)를 허용하는 것이 시민들의 역량강화의 핵심 전략이 된다.

셋째, 구매자의 의사결정과 책무성(accountability) 보장에서 소비자의 역할을 높이기 위한 핵심적 수단은 소비자의 권리와 구매자가 맡아야 할 일(responsibility)을 구체적으로 규정하는 것이다. 많은 국가에서 환자권리에 관한 법률이 제정되고 있으며, 어떤 곳에서는 환자 헌장이나 윤리강령(ethical codes)이 개발되고 있다. 환자 헌장은 의료의 접근성과 치료에 있어서 구매자로부터 기대되는 것을 규정하고 있는데, 이러한 규정이 법적인 강제력을 지니는 것은 아니지만, 공급자나 구매자의 성과에 대한 대중의 인식에 영향을 미친다. 그러나 이러한 것은 정책에 실질적인 영향은 주지 못하고, 수사적이거나 상징적인 약속에 그칠 가능성도 있다. 환자 헌장이 실질적인 효력을 갖기 위해서는 많은 조치들이 필요하다. 공영제 의료체계를 갖는 많은 국가에서 정해진 기간 내에 치료를 받지 못한다면, 공적 구매자의 재정으로 이 환자가 민간의료기관에서 진료를 받을 수 있게 허용하고 있다. 이러한 조치들이 의료체계의 목표 향상이라는 결과를 항상 얻게 된다고 말하기는 어렵다. 오히려, 대기시간을 줄이는 정치적인 조치가 사회적 건강산출물 혹은 자원할당효율의 측면에서 우선순위가 낮은 영역으로 제한된 자원을 배분하는 결과를 초래할 수 있다. 환자의 권리는 일상의 진료에서 실현되고 보호받을 필요가 있다. 환자의 권리를 강화하기 위해서는 모든 이해관계자들(stakeholders)의 관여, 의사와 환자의 권리와 의무에 대한 교육, 권리 강화를 위하여 제재 대상자(주로 의료공급자가 되나 구매자도 될 수 있음)의 선정과 같은 일들이 요구된다.

넷째, 소비자에 대한 구매자의 책무성과 반응성을 강화할 수 있는 마지막 메커니즘이 불만처리 과정의 활용이다. 공식적인 불만처리 과정을 통한 소비자의 발언권(voice) 행사는 구매자의 의사결정에 매우 효과적인 영향을 미친다. 건강보험 시스템은 계약관계로 이루어지기 때문에 소비자의 불만처리는 민사나 행정법정 혹은 준사법기관을 통해 처리된다. 공영제 국가에서는 소비자의 불만처리에 대하여 법적인 규정이 없기 때문에 의료에서 소비자의 제소 범위는 많이 위축되고 있다. 많은 국가에서 소비자 불만처리를 위한 중요한 전략의 하나로 옴부즈맨을 활용하고 있다. 이를 통하여 소비자 불만의 표출이나 환자 권리의 강화를 도와주고 있다. 소비자 권리의 발전은 비용 증가를 촉발시키고, 사회연대와 재정안정을 위협하게 된다. 그러나 이것은 많은 의료체계의 민주적 진화과정에서 피할 수 없는 결과라 하겠다.

(4) 시민선택 기회의 확대

시민의 역량강화를 위하여 지금까지는 발언권(voice) 메커니즘만 언급하였다. 점차적으로 의료체계는 소비자 역량강화를 위한 최고전략으로 알려진 구매자/공급자에 대한 소비자의 선택권이라는 탈출(exit) 메커니즘을 활용하고 있다.

대부분의 국가에서 소비자들은 1차 의료공급자를 선택할 권리를 갖는다. 건강보험 국가에서는 외래 전문의와 병원에 대해서도 선택권을 갖는다(네덜란드와 같은 국가는 비록 문지기 기능을 통한 선택이지만[14]). 공영제 국가들에서 선택은 건강보험 국가보다는 엄

---

14) 네덜란드는 2006년 개혁이전에는 건강보험국가이면서 의료공급체계는 공영제 국가와 같이 1차 의

격히 제한되지만, 최근 많은 국가에서 변화가 일어나고 있다. 스웨덴이나 노르웨이는 환자들에게 자신이 속한 지역(county) 밖의 병원을 선택할 권리가 허용되고 있다.

소비자의 공급자 선택권 확대는 반응성을 높이는 것은 분명하지만, 형평, 비용절감, 자원할당효율성과 같은 다른 사회적 목표에 미치는 영향에 관해서는 논란이 되고 있다. 선택권의 부여는 소위 상위 사회계층(통상적으로 better informed)의 편익을 증가시켜 건강불형평을 초래한다는 주장도 있다. 그러나 공급자를 선택할 수 있는 정책은 '빈곤의 형평(equity in poverty)'에 맞추어 선택을 축소시킬 것이 아니라 정보의 확산에 주력하여 취약계층도 선택을 많이 할 수 있게 하는데 초점을 두어야 할 것이다.

문지기 제도를 갖추지 않는 건강보험 국가에서 전문의 서비스의 부적절한 이용 사례와 같이 선택기회의 확대와 효율성 간에 절충・교환(trade-off)이 이루어진다. 진료비 본인부담제도는 도덕적 해이를 줄여 보다 적절한 이용을 유도하지만, 의료접근의 형평성 측면에서는 부정적 영향을 끼친다. 서유럽의 건강보험 시스템에서 비용이 높은 것은 의료공급자를 선택할 권한을 가입자에게 부여하기 때문이며 공급자 선택권은 공급자에 대한 반응성 제고와 대상인구의 만족도 증가로 연결된다.

개인의 공급자 선택이 구매자의 이해와 충돌이 일어나면, 선택에 따른 반응성과 의료체계의 효율성 간에 어떤 가치를 선택해야 할지 절충 문제가 일어난다. 1990년대 영국에서 구매자-공급자 분리 모형은 '돈이 환자를 따를 것이다(money will follow the patient)'라는 원칙에 의하여 도입되었으며, 이것은 활동기준 재정조달(activity-related financing)과 공급자 선택에서 시민의 적극적 역할이라는 두 가지 사실을 함축하고 있었다. 구매의 기본지침은 구매자가 가입자를 대신하여 선택을 한다는 것이다. 독일과 네덜란드와 같은 건강보험 국가에서 질과 효율성 기준에 비추어서 구매자(보험자)가 공급자를 선택적으로 계약하는 것을 허용하느냐가 큰 딜레마였다. 이것은 구매자가 계약한 의료공급자 가운데 환자가 공급자를 선택하도록 제약하기 때문에 현재와 같이 환자가 공급자를 자율적으로 선택하는 기회를 줄이게 되어, 소비자들의 반발을 초래할 수 있다. 무엇보다도 구매자가 공급자와 선택적 계약을 할 경우, 환자의 선택뿐만 아니라 의사들도 계약의 틀에 묶이게 되어 환자를 대신하여 자신의 판단으로 환자를 진료하는 자율성에 제약을 받을 수 있다. 마지막으로 소비자가 구매자인 보험자를 선택함에 따라 보험자 간의 시장경쟁의 도입에

사는 인두제, 병원은 예산할당제를 채택하였다. 개혁이후 공급체계에서 약간의 변화는 있었지만 큰 틀은 그대로 유지되고 있다.

따른 편익에 대해서도 논쟁이 있다.

2) 정부 스튜어드십의 강화(Strengthening government stewardship)

의료체계의 효과적인 운영을 보증하는데 정부의 스튜어드십 역할에 관하여 분석가와 정책결정자 사이에 폭넓은 공감대가 있다. *WHR 2000*에 의하여 널리 알려진 스튜어드십이란 용어는 정의가 복잡함에도 불구하고, 대부분의 분석가들은 그 주요 기능으로 전략적인 정책 방향의 설정, 정보의 생성, 규제와 책무성을 통한 영향력 발휘에 대하여 동의하고 있다. 그러나 많은 국가에서 구매기능과 관련하여 제대로 된 스튜어드십의 완전한 잠재력을 깨닫지 못하고 있다. 여기서는 정부 스튜어드십이 구매에 영향을 미치는 중요한 전략으로써 의료정책과 구매 결정의 연결, 규제 틀의 작동, 정부의 능력과 신뢰의 강화라는 세 가지 과제에 대하여 설명하기로 한다.

(1) 의료정책과 구매 결정(Translating health policy into purchasing decisions)

구매자가 정책목표 달성을 위하여 필요한 서비스에 자원을 배분하기 위해서 공급자와 일련의 계약을 하는 것도 전략적 구매의 중요한 과제이다. 구매자는 대상자의 필요도나 원하는 것을 사정하고, 의료정책의 목표 달성을 위하여 필요도의 우선순위를 공식화하려고 한다. 이와 같은 의료정책의 공식화는 정부 스튜어드십의 핵심 기능이 된다. 그러나 많은 국가에서 정책목표가 없거나 분명하지 못하여 구매결정에 대한 정책의 영향력은 미미하다.

비록 많은 유럽지역의 국가들이 WHO의 'Health for All' 전략[15]에 서명을 하였지만, 국가의 의료정책 전략으로 공식화시킨 국가는 없었고, 단지 별도 전략으로만 수행하여 그 전략이 성과를 거두지 못한 선례가 있다. 특히 서유럽의 건강보험 국가나 CEE 국가[16]에서 볼 수 있었던 문제는 Health for All이라는 전략에서 정부의 리더십을 볼 수 없었

---

15) 1978년 WHO가 알마아타 선언(AlmaAta Declaration)을 통하여 '2000년까지 지구상의 모든 사람들에게 건강(Health for All by 2000)'이라는 목표로 한 Primary Health Care (PHC) 전략을 의미한다.

16) 구 공산권 국가들은 CIS 및 CEE 두 가지 그룹으로 나누어진다. CIS (Commonwealth of Independent States)는 소연방에 속하던 국가들로 러시아, 우크라이나, 벨라루스, 투르크멘, 아제르바이잔, 아르메니아, 우즈베크, 키르기스, 카자흐, 타지크, 몰다비아 등이다. CEE (Central and Eastern Europe) 국가들은 과거의 소련의 위성국가들로써 폴란드, 헝가리, 체코, 불가리아, 루마니아, 슬로베니아 등이다.

다는 점이다. Health for All 전략을 국가정책으로 공식화한 국가에서도 모호한 감상적인 용어를 사용하였을 뿐, 명확한 실용적이며 경영적 용어를 사용하지 않았다.

이와 같은 상황은 국가 정책을 뒷받침할 정량적 목표를 개발하여 채택함으로써 점차적으로 변하고 있다. 비록 목표의 집행보다 공식화에 힘을 쏟은 국가들도 목표의 집행에 성과를 얻게 되었는데 중앙정부 수준에서는 스웨덴, 영국, 프랑스가 있고, 지방정부 수준에서는 스페인의 Catalonia와 North-Rhine-Westphalia 지역이 있다. 그러나 영국이 *Health of the Nation*이나 *Our Healthier Nation*이라는 정책의 실행 경험이 보여준 바는 정책의 집행이 쉽지 않다는 점이다.

건강 목표를 집행하는 정책의 성공이나 실패의 분석으로부터 얻을 수 있는 교훈은 다음과 같다. 첫째, 정책 집행이 가능해지기 위해서는 목표 자체가 현실적이고 달성 가능해야 하는데, 과제는 단순히 추세의 전망치로 하는 것이 아니라, 투명하고, 기술적 및 정치적으로 그럴 듯해야 하며, 근거를 토대로 건강필요도와 우선순위가 반영되어야 하며, 선택할 수 있어야 한다. 둘째, 핵심 이해관계자들 간의 지원과 광범위한 소유권이 중요한데, 특히 전문가(의사) 집단이 목표 설정 과정에 참여하고 정책수행에 관여하여야 한다. 셋째, 목표는 정책 집행이 효과적으로 이루어질 것이라는 근거를 토대로 설정되어야 할 필요가 있다. 넷째, 의료체계의 여러 수준에서 목표 개발의 경험으로 볼 때 톱다운(top-down) 목표는 한계를 보여준다. 톱다운 목표는 지방 차원에서 적절성에 한계를 보여주며, 창조와 혁신을 어렵게 한다. 지방단위에서의 목표의 개발과 중앙 정부의 목표 설정에서의 조화가 집행의 성공률을 높여준다. 다섯째, 재정적 인센티브와 성과 검토가 포함된 성과관리시스템 내에서 목표 설정은 정책 수행을 활성화시킨다.

대체적으로 많은 문제에도 불구하고, 목표 설정은 의료정책을 구매 결정으로 전환시키는데 매우 의미가 있다. 계약에 목표를 도입하고 적절한 지불 메커니즘과 결합하는 것은 의료정책을 수행하는데 있어서 매우 효과적이 될 것이다.

(2) 통합적 규제 틀 설정(Establishing an integrated regulatory framework)

규제란 의료체계가 구매 구조(purchasing structure)를 택할 때 중요해진다. 여기에는 전형적으로 계층적인 경영관계와 계약의 대체, 관리의 분권화와 공공 및 민간 공급자의 다원화를 포함하는 것으로 이러한 모든 것이 규제의 확대를 요구하고 있다. 구매 기능을 효과적으로 보장하기 위하여 의사결정자가 활용 가능한 광범위한 영역의 규제 메커니즘이 필요하다. 여기서는 구매를 위한 규제 틀의 설정과 그러한 규제전략이 효과적이 될 수 있게 하는 세 가지 정책 교훈을 살펴보기로 한다.

첫째, 정책결정자는 기업친화적인 규제와 개별 기업가 행위를 제약하는 규제 간의 적절한 균형을 취하여 의료체계의 목적을 용이하게 달성해야 한다. 명령과 통제형 의료체계가 자율경영으로 움직이려면 반대 시나리오에 직면하게 된다. 기업가 정신을 활성화하기 위한 메커니즘 없이 규제를 강요하는 경우, 구매기능의 발전은 불가능해진다. 반대로 적절한 규제 틀을 만들지 않고 명령과 통제 메커니즘을 해체시키는 경우에는 구매자와 공급자 양측이 사회적인 목적을 방해하는 기회적 태도를 일으키게 된다.

둘째, 정책결정자는 새로운 규제를 설정하지 않고 규제를 해제해서는 안 된다. 구매의 복합적인 요소들은 모든 정책적 목적을 달성하기 위하여 다양한 수준의 노력을 요구한다. 지불제도나 비용 통제와 같은 단일의 구매 요소에만 초점을 맞춘 협소한 규제는 왜곡된 결과를 초래한다.

셋째, 정책결정자는 복합적인 방법(complex way)으로 규제를 할 수 있어야 한다. 즉, 다양한 측면의 비용-효과적인 구매와 의료체계의 목적과 조화를 이루는 복합적 규제 틀을 설정하여야 한다. 주된 규제 메커니즘은 다음의 네 가지 범주로 구분되어 진다.

① 의료서비스 접근성 보장을 위한 규제 메커니즘이다. 구매자 이사회에 시민 대표의 공식적인 참여, 옴부즈맨을 포함하여 환자 불만 해결 메커니즘, 환자 권리의 법제화 같은 것이다. 구매자에 의한 정보 제공과 구매자의 책무를 보장하는 규제가 있어야 한다.

② 구매자의 성과를 모니터링 할 수 있는 규제 메커니즘으로 두 가지를 생각할 수 있다. 첫째는 보험의 역할에 초점을 둔 것으로 형평적이고 효율적인 행동을 보장하고, 누구나 가입이 보장되는 강제 적용, 지역사회부과방식(community rating)의 보험료[17], 위험구조의 차이에서 오는 재정격차를 보상하기 위한 구매자 간의 재정 이전 등이 포함된다. 둘째는 구매기능과 관련하여 정해진 예산안에서 운영을 보장(보험료 수준의 고정과 외부의 예산 승인 혹은 예산의 상한 설정)하는 것으로 표준적인

17) 주민들의 소득신고가 제대로 이루어지지 못할 때, 건강보험을 지역단위로 운영할 수밖에 없고 이때 보험료는 지역사회부과방식의 하나로 정액의 단일보험료를 부과하기 때문에 지역 간 재정조정이 필요하다는 의미이다. 우리나라는 지역주민의 소득신고가 제대로 안됨에도 불구하고, 건강보험재정을 통합하여 지역가입자에 대한 보험료를 통합 전 지역단위로 하던 지역사회부과방식을 약간 변형하여 부과하는 무리를 함에 따라 사회연대라는 건강보험의 중요한 이념을 저해시키고 있다.

급여 패키지의 설정, 구매자 이사회에 정부의 참여 등을 규정하는 것이다.

③ 공급자와 구매자 간의 계약관계에 초점을 둔 규제 형태이다. 여기에는 집단 계약의 틀과 규정을 설정하는 것을 포함하여 구매자, 공급자 단체, 전문가 조직, 정부와 같은 다양한 참여자(actor) 역할의 구체화 그리고 계약 과정, 협상과 소송의 규정에 대한 상세한 설명이 포함된다. 구매자와 공급자에 대한 공개적인 정보 요구, 계약한 공급의 실행을 평가할 구매자의 권리, 표준적인 질, 지불제도의 요구, 가격 규제 등이 포함된다. 요구되는 규제의 정도나 형태는 공급자 경쟁의 정도나 공급자의 공공-민간 혼합의 정도에 좌우된다. 여기에는 시장의 효율적인 작동을 보장하기 위한 추가적인 일련의 규제들로 독점이나 과점상태를 피하고 소비자 선택의 활성화와 접근성을 보장하기 위한 조치들이 포함된다.

④ 주로 공급자를 향한 규제로써 전략적 계획, 면허, 자격, 인증에 대한 기술적이고 절차에 영향을 미치는 조치들이 포함된다.

규제의 설정에 있어서 정부는 여러 가지 목적 간에 절충을 위한 잠재력을 인식할 필요가 있다. 예컨대, 구매자에 대한 규제로 소비자의 역량 강화를 위한 정보를 제공하여 형평을 조성할 수 있도록 한다. 소비자의 역량이 강화될 경우에는 의료서비스 제공에 사용될 재정의 증가라는 기회비용을 치러야 한다.

(3) 정부의 수용력과 신뢰 강화(Strengthening government's capacity and credibility)

정부는 구매에서 효과적인 스튜어드십을 수행하기 위한 신뢰성이나 능력에 지장을 주는 기술적, 경제적, 정치적, 문화적인 일련의 장애에 직면하게 된다. 무엇보다도 스튜어드십에 요구되는 기술적 및 행정적 능력의 결여가 문제가 되고 있다. 규제 담당부서에 구매자와 공급자들의 행태에 관한 정보가 빈약하고 충분한 인력이 배치되지 않는 문제가 있다. 무엇보다도 정책 형성과 구매자들을 모니터링하고 정보를 수집하고, 규제의 틀을 형성하는데 막대한 거래비용(transaction costs)이 소요된다. 이러한 비용은 구매시스템의 원활한 작동으로 상쇄되어야 하지만, 이를 인식하지 못할 경우에는 정부에 경제적인 장애가 된다.

대규모의 경제적 및 정치적 장애는 서비스 공급의 공적 보장을 위한 비용과 가용 재정 간의 간격 때문에 발생한다. 예컨대, 의료서비스 제공을 위한 재정조달 의무를 정부가 지키지 못할 경우 정부의 구매자들에 대한 통제력이 약화될 수밖에 없다. 정부가 법령을 강제할 권한이 취약하거나 부처 간 의견이 일치하지 않을수록 정치적 장애는 더욱 심화된다.

또한 많은 국가들에서 구매의 스튜어드십을 실행함에 있어 문화적으로 구조적으로 어려움이 있다. 여기에는 정부 관료 및 구매자 그리고 공급자들 간의 밀접한 사회적인 네트워크가 법적인 협약을 방해하기도 한다. 무엇보다도, 어떤 나라에서는 과거의 명령과 통제를 위하여 사용되었던 관료적 통제 문화가 스튜어드십을 방해하고 있다.

이와 같은 문제들을 해소하기 위하여 정책결정자에게 요구하는 것은 스튜어드로서 정부 행동에 믿음을 주기 위한 책무성과 투명한 시스템 이외에도 적절한 정보시스템을 갖춘 유능한 직원이 배치된 규제 부서를 만드는 일이다. 서유럽의 많은 건강보험국가들은 오랜 경험을 통하여 중요한 규제 능력을 갖추고 있으나 상당수의 CIS 국가들은 제대로 된 규제시스템을 갖추지 못하고 명령과 통제 체제로 일관하고 있다.

정부 스튜어드십의 실행 가능성에 대하여 또 다른 숙고할 사항은, 규제와 관련된 논의의 전제는 정부가 직접적으로 서비스를 공급하는 역할에서 벗어나 구매를 통하여 서비스를 가입자에게 제공하기 위한 새로운 스튜어드십의 정립 능력이다. 그러나 정부 기능이 적절하지 못한 유럽 지역의 구 공산권 국가에는 적용하기 어려운 문제가 있다. 따라서 동유럽지역 개발도상국가들은 의료서비스를 정부가 직접 공급하는 방식을 유지하되 일부 지역에만 구매기능을 분리 도입하는 점진적인 방식을 도모할 필요가 있다. 이러한 방식이 정부 스튜어드십에 대한 요구를 줄이면서 단계적으로 구매를 확대하여 장기적으로 구매가 성공될 수 있게 할 것이다.

3) 비용-효과적 계약의 보장(Ensuring cost-effective contracting)

구매자의 주된 역할은 국가 차원의 우선순위를 고려하고, 다른 대안적인 공급과 비교하여 비용-효과적이라는 근거를 토대로 대상자들의 건강필요도와 욕망을 의료서비스 공급으로 연결시키는 것이다. 계약은 구매자들이 이러한 역할을 할 수 있게 만드는 주된 동력이며, 계약이 구매와 동의어로 간주될 정도로 중요하다. 비용-효과적인 계약 메커니즘을 갖추기 위하여 다음과 같은 몇 가지의 질문이 제기된다. 어떻게 계약이 대상 인구의 필요도와 대안적인 서비스의 비용-효과에 대한 근거를 기반으로 한 우선순위를 보장하느냐? 가용한 계약에서 무엇이 주된 형태이며 다른 client groups과 의료체계의 맥락에서 상대적인 장점은 무엇인지? 성과를 보상하기 위한 가장 좋은 지불방식은? 건강산출물 향상으로 연결할 수 있는 계약을 보장하기 위한 질 척도는 어떻게 설정하는지? 등이다.

(1) 계약과 계획의 연계(Linking contracting with planning)

계약 시스템이 제대로 작동되기 위해서는 훌륭한 계획이 그 요체이다. 따라서 계약은 계획과 연계되어야 한다. 계획은 구매전략의 핵심으로써 대상 인구의 필요도를 사정하고 의료정책과 필요도의 우선순위를 결정하고 제한된 가용자원으로 제공 가능한 서비스를 구체적으로 제시할 수 있게 된다.

구매전략은 계약과정을 기점으로 구성된다. 특히 구매자들로서는 전략적(장기) 및 실무적(연간) 구매계획을 개발하는 것이 중요하다. 구매자의 의도는 서비스 요구도와 계약을 통하여 달성하고자 하는 성과 목표(targets)와 예산 제약의 설정을 통하여 표출된다. 계약은 또한 공급자들이 사업계획(공급계획)을 원만하게 만들 수 있게 한다.

계약 사이클은 구매자들이 공급자를 선택하고, 협상을 통하여 계약을 체결하고, 마지막으로 계약을 관리하고 모니터링하는 연속 과정으로 이루어진다. 이러한 과정이 진행되는 방법은 경쟁의 정도에 좌우된다. 공급자들과 구매자들이 공동으로 참여하여 합동계획을 수립하는 협력은 공급자간 경쟁을 능가하는 긍정적인 결과를 낳을 수 있다.

여기에서 하나의 최종적인 교훈은 정부의 스튜어드십과 구매자와 공급자 간의 계약의 핵심요소(parameter)인 활동, 지불방법, 공급자의 선택 등에 관한 협상 간의 적절한 균형을 보장하는 것이다. 어떤 국가에서는 이러한 핵심요소들을 정부가 결정하고, 계약 당사자는 단지 상징적인 역할만 하도록 남겨 놓기도 한다. 관료적으로 이루어지는 계약은 의료체계의 목표 달성에 큰 효과가 없으며, 여기에서의 단순한 목적은 고무인이나 찍는 정부 결정이 되는 것이다.

(2) 근거기반 계약의 보장(Ensuring evidence-based contracts)

계약에 포함되는 의료서비스와 공급모형을 구체화하는 것은 계획과 계약의 필수요소가 된다. 계약을 도입하는 이유의 하나는 최선의 임상 가이드라인을 결합시킨 근거기반 의료를 제공하는 것이다. 그러나 현실에서는 이와 같은 잠재적인 이점은 실현되기 어렵고 많은 국가에서 근거기반 의료와 거의 무관하게 계약이 이루어진다.

근거를 기반으로 하는 계약을 위한 첫 단계는 구매자에게 가용한 서비스 제공방법과 서비스에 관한 실질적인 근거를 보장하는 것이다. 최근에는 Cochrane network[18]와 같

18) 오늘날 근거중심의학(evidence based medicine, EBM)의 첫 출발은 1972년 Cochrane이라는 학자에 의한 *Effectiveness and Efficiency: Random Reflections on Health Services*라는 보고

은 근거기반 의학의 흐름에서 일련의 근거중심에 대한 시책이 제시되고 있다. 동시에 많은 국가에서 어떠한 서비스가 효과적인지를 결정하기 위한 근거를 찾기 위한 기구를 설립하였다. 대부분의 서유럽 국가들은 의료기술평가(HTA)의 형태로 국가기구를 설립하고 있는데 스웨덴의 SBU, 영국의 NICE가 그 사례이다. 이러한 시도는 매우 가치 있는 통찰력을 낳고 있지만 대부분의 개개 기술이나 서비스에 초점을 맞추고 있을 뿐 제공되는 서비스들의 조직화된 틀이라는 전체적인 관점에서 보지 못하여 구매자들이 필요로 하는 정보 제공이 어렵다는 문제가 제기되고 있다.

두 번째 단계는 특정 질병이나 환자들을 위해 작동 가능한 계약을 위한 근거를 찾도록 하는 것이다. 여기에는 기존의 의료보장 의료에 대해 적용하는 치료 가이드라인의 개발, 예방과 치료 양 측면을 포함하여 건강향상의 포괄적인 개념뿐만 아니라 요구되는 자원과 변화의 잠재적인 이점을 포함해야 한다. 이것은 주된 잠재적인 영역으로 대부분의 국가에서 개발이 제대로 안 되고 있다. 하나의 예외는 영국의 NHS framework은 계약을 위하여 의료전략 수립의 포괄적인 접근, 의료의 우선순위, 치료 가이드라인, 성과 목표(performance targets)를 제공하고 있다.

마지막으로 계약을 위한 가이드라인과 근거를 생산하는 다른 기관에 대한 구매자들의 능력이나 역할에 대하여 정책결정자들은 고려할 필요가 있다.

(3) 비용-서비스 총량 계약(Moving towards cost and volume contracts)

계약이란 구매에 있어서 가장 실질적이고 가시적 부분으로 구매자들과 공급자들 간의 관계를 정의하는 것이다. 의사결정자들은 가장 적절한 계약의 형태가 무엇인가란 질문에 직면하게 된다. 이 질문에 대한 답은 계약형태 자체의 특성보다는 가용한 정보나 관리기술 그리고 의료체계의 특성에 좌우된다. 가장 적절한 계약형태를 결정짓는 것은 수용능력과 실행가능성이다.

일반적 경향은 서비스(비용-총량)나 성과를 토대로 계약을 하고 있다. 서유럽의 건강보험 국가들은 더욱 복잡한 비용-서비스 총량 방식을 택하고 있으며, 특히 성과지표를 포함하는 생산물의 정의에 관심을 기울이고 있다. 구매자와 공급자를 분리하는 개혁을 시작한 북유럽과 남유럽의 공영제 국가들은 일괄계약(block contracts)을 채택하고 있지

서 발간이 계기가 되었다. 이에 1993년 Cochrane Collaboration이 설립되고 Cochrane review groups (CRGs)이라는 group들이 network를 이루어 활동하고 있다.

만 점차 총량과 생산물에 대한 보다 정교한 정의를 하는 발전을 하고 있다. CEE에 속한 많은 건강보험국가들은 의료서비스 공급량을 증가시키는 것을 목적으로 하는 사후적인 건당 비용 계약으로 시작하였으나 비용 압력을 감안하여 점차 비용-서비스 총량계약으로 움직이고 있다.

공급자를 완전히 속박하는 강제 계약(hard contracts)은 통상적이지 않으며, 특히 1990년대 후반 내부시장 전략을 포기한 영국과 스웨덴과 같은 공영제 국가들은 경쟁보다는 관계의 지속이나 협력을 중시하는 협력적 계약(soft contracts)을 강조하고 있다.

비용-서비스 총량 계약은 공급자들에게 적절한 인센티브의 신호를 줄 수 있는 가장 잠재력이 큰 방법이다. 구매자들은 이러한 계약을 통하여 필요한 생산물을 정의하고 비용-효과적으로 필요량을 결정할 수 있다. 그러나 현재로서는 대부분의 이러한 계약들이 정교하지 못한 문제가 있다. 가장 정교한 방법이 DRGs로 서비스 총량을 정의하고 있으나, 활동은 총 건수나 입원일수와 같은 개괄적인 방법으로 정의하고 있다. 비록 통상적이지는 않으나 접근성, 질, 효율성과 같은 지표를 성과 측정에 결합시키는 진전을 보이고 있다.

의사결정자들은 정해진 활동에 대하여 지불 인센티브와 연계, 성과 척도 특히 질 척도의 발전을 통한 건강산출물을 정의하는데 지속적인 노력이 필요하다.

(4) 성과에 따른 지불(Paying for performance, P4P)

재정적 인센티브가 내재된 지불체계는 계약과 지불제도의 차이가 없다고 할 정도로 계약의 이행을 위한 주된 메커니즘이 된다. 다른 말로 하면 계약은 진료비 보상의 형태와 크기가 설정되지 않는다면 더 이상 진행이 될 수 없기 때문에 지불제도가 정교한 계약형태를 방해하는 꼴이 된다.

최적의 지불제도는 공급자들이 질 높은 서비스 공급, 환자의 필요도에 대한 반응, 높은 수준의 기술적 효율을 발휘할 수 있도록 유인할 수 있어야 한다. 이와 같은 목표는 바람직하지만, 단일의 지불제도로 이 모든 목표를 달성할 수 없기 때문에 다양한 지불방법을 통하여 절충이 필요하다. 일반적으로 여러 종류의 지불체계가 갖는 영향에 관하여 전문가들 사이에 폭넓은 의견일치가 있다. 즉, 사후적 지불제도인 행위별수가제나 일당진료비제는 반응성이나 질의 향상에는 기여하지만 비용절감이나 효율성 측면에서는 부정적이다. 공급자들에게 진료가 끝난 후에 진료비를 산정하여 지불하는 행위별수가와 같은 보상체계를 택할 때 인센티브는 치료를 더욱 효율적으로 하게 된다. 그러나 자원배분의 효율성이나 비용절감에서는 문제가 생긴다. 1980년대까지 서유럽의 건강보험 국가들은 병원에 대하여 입원일수에 근거한 사후적 지불인 일당진료비제도를 주로 택하였으나, 지금은 이 방법은 사라지고 많은 국가들이 DRGs 제도나 공급량을 제한(activity caps)하는 총액예산제를 채택하고 있다. 같은 방법으로 CEE 국가들 가운데 건강보험제도에서 행위별수가나 일당진료비제로 공급자들에게 보상한 국가들은 비용 증가 때문에 이 제도를 포기하고 예견적 총액예산제(prospective global budgets)인 DRGs를 선호하게 되었다.

여기서는 예견적 총액예산제(prospective global budgets)의 도입에 답이 있다는 것을 말하려는 것은 아니다. 서유럽의 공영제 국가들이 과거에 택하였던 예산제(전년도 대비 예산 증가형)나 구 공산권 국가의 투입물 기준 예산제가 비용억제에는 효과적이었으나, 효율적인 공급자 행태를 유인하기 위한 인센티브는 부족하였다. 그러므로 구 공산권 국가들의 과제는 재정적인 지속 가능성을 보장하기 위하여 지불의 예견적 성격을 유지하면서 서비스의 효율, 질, 반응성을 향상시키기 위한 인센티브를 넣도록 하는 것이다.

유럽 국가들은 현존하는 근거를 토대로 성과에 따른 지불제를 고안하는 것이 추세인 것 같다. 서유럽 건강보험국가들은 예견된 수준의 활동과 DRGs 혹은 그 유사형태의 case-mix 조치를 통한 중증도의 보정을 통한 총액예산의 형태를 취하고 있다. 많은 국가들이 사후적인 건당진료비를 기초로 하는 추가 지불요소를 갖고 있는데, 이것은 통상적으로 구매자와 계약 없이 공급자에 의하여 제공되는 값비싼 처치에 적용하고 있다. 이러한 지불은 스웨덴과 영국에서 환자가 진료권 밖에서 진료를 받을 때 적용하고 있다. 건당진료비 지불은 대기를 줄이는 등 생산성 향상을 위하여 활용된다.

지불제도는 대체적으로 수렴하고 있으나, 중증도를 보정하기 위한 case-mix 조치의 선택이나 효율과 질 향상을 위한 인센티브의 사용과 같은 측면에서 국가 간 편차가 존재하며 방법론적 측면에서 해결이 어려운 문제가 있다. 중요한 방법론적 논의는 의료생산물(product)의 정의와 측정을 둘러싸고 전개되는데, 주로 DRGs, PMCs (patient management categories), 질병단계(disease staging)와 같은 여러 가지 종류의 case-mix 척도의 개발이 이루어지고 있다. DRGs(혹은 다른 방법론적 변이의 하나든)는 독일에서 가장 먼저 채택되어 유럽 국가들에서 널리 사용되고 있지만, 채택되는 DRGs의 코드 수나 비용, 형태는 국가에 따라 차이가 있다. 주된 이유는 개별 국가의 특성의 차이가 반영되어서 그렇기도 하고 근본적으로는 이러한 도구의 타당성에서 결함(훼손)이나 방법론적 불확실성에 기인하기도 한다.

방법론적 혁신이 요구되는 다른 영역은 계약에서 취해지는 질 지표에 인센티브를 연결하는 일이다. 예컨대, 의료의 표준에 대한 공급자의 집착이나 건강산출물로써 병원에서 동반이환율(comorbidity) 수준의 감소와 서비스 접근성 향상과 같은 반응성 목표의 이행과 같은 지표를 들 수 있다. 아직은 산출물을 향상시키기 위한 지불방법을 고안하려는 움직임은 거의 없는 듯하다.

마지막으로 자본의 사용이나 개발을 위한 최적의 지불방법의 도출이 불확실하다. 자본비용에 대한 최선의 보상방법은 활동을 기반으로 지불을 할 때 감가상각비에 포함시키는 것이다. 새로운 건축이나 장비에 대한 재정은 별도 예산으로 조달하고 필요면장(certificate of need, CON)이나 계획의 기준과 연결하는 것이다. 그러나 다른 관점에서 공급자들에게 보다 자율을 주어 외부의 민간자본을 차입하여 자본조달을 하고, 경상비용은 진료비 지불제도를 통하여 상환하는 것이다.

요약한다면, 지불제도는 계약의 핵심요소이며 공급자들의 성과 향상에 중요한 역할을 한다. 그러나 앞에서 언급한 바와 같이 혁신과 발전이 더 이루어져야 할 미해결의 방법론적인 과제가 산적해 있다. 또한 지불제도에 한계가 있다는 점을 깨달아야 한다. 인센티브는 양면의 칼날과 같은데, 지불제도는 공급자들에 의하여 쉽게 조종이 가능하다. 왜냐하면 구매자들에 비하여 그들은 더 많은 정보를 보유하고 있기 때문이다. 지불제도에 대한 과대한 의존은 다른 유효한 가능 전략에의 노력을 외면하게 되는 문제가 있다. 무엇보다도 여기에는 복잡한 지불제도의 실행을 위한 관리기술과 거래비용 간의 절충이 이루어진다. 그러므로 정책결정자는 투명하고 실행이 용이한 방법을 찾아야 한다. 더욱 정교한 지불방법은 잠재력은 크지만 모니터링과 실행에 어려움이 있다. 특히 의료재정이 빈약한 의료보장 국가에서 이와 같은 사정(지불제도 실행기술과 비용 간의 교환)을 고려하는 것은 매우 중요하다.

(5) 계약을 통한 질 향상(Promoting quality through contracts)

계약은 서비스의 질 향상을 위한 매우 효과적인 수단이 된다. 질 향상을 위한 핵심 전략의 하나는 계약에 진료 가이드라인과 프로토콜을 포함시키는 것이다. 계약을 통하여 질을 향상시키려는 다양한 전략을 보면 다음과 같다.

질 향상 전략은 계약 단계와 관련이 있다. 먼저 협상(negotiating) 단계에서는 적절한 질 충족 요건을 구체화하며, 모니터링 단계에서는 공급자에 대하여 질 보고서를 요구하여 체크하고, 대상자들의 피드백을 구하며, 검토(reviewing) 단계에서는 계약을 통하여 질 향상의 변화를 살펴보는 것이다. 계약에 앞서서 과정에서 질 충족 요건을 구체화하는 것이 질 목표 달성에 중심이 된다.

계약에 앞서 구매자들은 질 충족 요건 목록을 정하고 이러한 목록을 이행할 수 있는 공급자를 미리 선정할 수 있다. 적어도 구매자들은 면허를 가진 인력이나 시설과 계약을 체결해야 한다(이것은 시장 진입에 대한 계약으로 정의될 수 있다). 여기에 부가하여 구매자들은 좀 더 높은 기준을 설정하고 자격을 갖춘(certified) 인력과 인증을 얻은(accredited) 공급자와 계약을 할 수도 있다.

인증 방안은 주로 미국에서 발전되었고, 유럽에서도 주목을 받고 있으나, 유럽에서는 소규모로 실시되어 그 영향력이 제한적이다. 많은 국가들은 외부 감사를 받는 인증 모델은 받아들이지 않고 대신 공급자들에게 내부적으로 질 보장(QA) 활동을 하고 있다는 것을 보여줄 것을 요구하고 있다. 대체적으로 신임을 질 규제와 합칠 수는 있으나 이것이 건강산출물의 질을 보증하는 것은 아니다. 많은 신임제도가 포괄적인 질 시스템을 요구하지는 않는다.

더욱 효과적인 방법은 서비스 공급 계약 시 질 향상 목록(a series of quality requirement)을 구체화하는 것이다. 이 목록에 규제, 제재 그리고 지불 인센티브를 통하여 일련의 과정과 산출물의 목표를 강화시킬 수 있는 수단들을 포함시키는 것이다. 질 충족 요구에 관한 주요한 세 가지 형태는 다음과 같다.

첫째, 서비스 표준을 설정하여 공급자들에게 특정한 임상 가이드라인을 설정하도록 강제하는 것이다. 이 가이드라인은 당뇨병과 같이 근거가 확실하고 논쟁이 없는 서비스에 유용하다. 이러한 임상 가이드라인이 적용될 때 서비스의 효과성은 검증이 되지만 위험성이 따른다. 서비스 표준을 집행하는 기구는 공급자나 구매자 양측으로부터 독립적이어야 하지만, 정부나 구매자들의 우선순위에 대한 의견은 반영해야 한다. 또한 명확한 서비스 표준은 일관성이라는 장점은 갖고 있지만, 독창성을 가로막거나 측정 목표를 충족시키려는 노력을 외면하고, 우발적인 행동을 높이기도 한다.

둘째, 포괄적인 질 보장 노력을 계약에 포함시킬 수 있다. 그러나 이러한 시도는 가끔 의미 있는 결과는 얻지 못하고 비용만 증가시킬 위험이 있다.

셋째, 질 목표(과정 및 산출물)를 계약에 포함시킬 수 있다. 과정에 관한 목표에는 서비스 공급의 수준(level of provision)이나 어떤 서비스를 받기 위하여 대기해야 할 시간 등이 포함된다. 산출물 목표에는 혈압이나 어떤 질병(예, 심근경색)에 대하여 사망률과 같은 대리(proxy) 지표가 사용될 수 있다. 이 목표는 아직 초보 수준이지만, 여기에는 고려되어야 할 중요한 여러 가지 방법론적 과제가 있는데 특히 질 목표가 제재라든가 재정적 인센티브와 연결될 때다. 예를 들어 서비스의 질에 대하여 속성의 차이나 환자 중증도의 차이를 보정하는 것은 매우 어려운 과제가 된다. 목표 달성을 위한 제재는 고위험 환자를 다루는 의사를 부당하게 처벌하게 되고, 가끔은 고위험 환자들의 의료접근성을 저해할 수도 있다. 여기에는 자료 측정과 관련된 문제도 있다. 흔히 건수는 확률 효과에 의하여 줄어들 수 있다(often the number of cases is so reduced that there may be some random effect). 이것은 공급자가 측정 대상이 되거나 보상이 되는 서비스만 중시하고 다른 것은 방치해버리는 부정적 효과를 내기도 한다.

계약에 질 향상 요구를 구체화하는데 덧붙여, 구매자들은 결과를 모니터링하고 이에 따른 계약을 검토할 필요가 있다. 성과를 모니터링하는 것은 질 향상을 달성하는데 중심이 된다. 지역적 또는 전국적으로 협력 시스템(coordinated scheme)을 갖출 필요성이 있으며, 협력 시스템은 특히 구매자들과 공급자들 간의 경쟁이 있을 때, 한 공급자가 여러 구매자와 동시에 계약을 원할 때 반드시 필요하다.

(6) 계약 범위의 새로운 정의: 만성질병과 공중보건(Redefining the scope of contracts: chronic disease and public health)

계약 메커니즘과 그에 따른 지불제도는 의료보장 서비스 패키지를 대상으로 하고 있다. 그렇다보니 만성질병 관리와 집단을 대상으로 제공되는 공중보건에 대해서 계약을 적용하는데 한계가 있다. 만성질환의 증가, 의료기술의 발전 그리고 고령화는 서비스 제공에 있어 복잡한 모델을 요구하고, 의료체계의 다양한 수준(1차, 2차 및 3차)에 있는 의료 인력의 협력을 필요로 하고 있다. 그러나 대부분의 건강보험체계는 의료의 다른 수준과 다른 영역을 아우르는 패키지로 계약하는 것은 불가능하다. 많은 계약은 패키지 계약의 희망과는 반대 방향으로 흐르고 있다. 즉, 지불제도나 인센티브와 용이하게 연결될 수 있는 동질의 의료로 잘 정의될 수 있는 서비스들을 패키지로 하는 경향이 있다. 따라서 계약은 서비스의 한 에피소드 중심의 계약과는 다른 차원의 만성질병관리프로그램(disease management programs, DMPs)에 초점을 둔 통합적인 care pathway로 계약이 될 수 있도록 되어야 한다. 이와 같은 계약을 끌어내는데 어려움이 있지만, 독일은 2002년부터 만성질병관리를 위한 계약의 귀중한 사례를 보였다.

전략적 구매의 이론적 장점 중 하나는 수요가 아니라 필요도를 지향함으로써 예방과 치료의 전 영역을 포괄하는 의료를 고려하고 있다는 점이다. 공중보건 서비스는 대중을 대상으로 하기 때문에 계약의 대상(주로 단일 서비스)이 되지 못했다. 특히 건강보험 국가들에서 볼 수 있는 바와 같이 구매자들이 지역적으로 독자적인 대상자를 갖지 못하고, 가입자를 놓고 구매자들끼리 경쟁을 할 때 공중보건은 계약이 어려운 측면이 있다.

건강보험 국가에서 예방과 공중보건 활동을 분석한 McKee, Delnoij and Brand (2004)는 질병금고가 집단적인 서비스에 대한 지불은 잘 되지 않는다는 결론을 내리고 있다. 무엇보다도 건강보험에서 공중보건의 예방 프로그램은 단순하지만, 암의 조기 진단 서비스를 일반적 의료서비스와 연계시키는 계약을 이끌어내지 못하고 있음을 지적하고 있다. 건강보험 국가에서 공중보건 서비스를 더욱 효과적으로 제공하기 위해서는 프랑스의 지역병원처(regional hospital agencies)와 같은 새로운 조직이 필요하다. 이 지역병원처는 지역공중보건처, 건강보험자, 의료공급자를 포함하는 관련 당사자 간에 공식적인 협력 메커니즘을 운영하고 있다. 핀란드, 노르웨이, 스웨덴, 스페인, 영국과 같은 공영제 국가들의 구매자들은 지역별로 독자적인 대상자를 갖고 있으며 공중보건과 구매자 활동 간의 협력이 더 잘되는 경향이 있다. 하지만 이러한 국가들에서도 협력의 증진이 더욱 필요하다.

(7) 공급자 간의 경쟁 여부(With or without provider competition)

서유럽의 일부 공영제 국가들은 1990년대 공급측면의 경쟁을 전제로 하여 구매자-공급자 분리라는 새로운 틀을 도입하였다[19]. 이러한 국가들은 구매자의 계약을 따내기 위하여 경쟁하는 공급자들이 구매자들의 요구에 잘 반응하고 효율성을 자극하는 인센티브를 맞이하게 된다고 믿었다. 경쟁은 성과 개선을 위하여 시장에 기반을 둔 지렛대가 되는 것이다. 그러나 현실에서 경쟁은 이론가나 정책결정자들이 의도하는 방법으로 실현되지 않았다. 한 가지 예로, 의료시장은 지리적으로 독점적 요소(환자들의 이동의 가능성면에서)가 강한 특성이 있어 경쟁을 달성하기가 어렵다. 여기에 더하여 시장실패의 정치적 귀결이 공급측면의 경쟁을 수용할 수 없게 하였다. 영국 런던의 대학병원 경험이 이를 생생

19) 건강보험제도는 구매자(보험자)와 공급자가 처음부터 분리되었기 때문에 공영제 국가만 언급하였다.

하게 보여주고 있다. 1991년 내부시장의 출현은 구매자들이 비용이 싼 병원과 계약을 함에 따라 대학병원의 수입이 대폭 감소하였다. 대학병원의 파산 위험성과 정책적 반응이 결합되어 대학병원을 살려야 한다는 정치적 개입이 일어났다. 이와 같은 시장에 대한 개입이 공급측면의 경쟁을 받아들이지 않고 대학병원을 살리는 방향으로 나아가 경쟁을 제한하게 되었다.

같은 방법으로 건강보험 국가에서 경쟁과 선택적 계약의 흐름이 있었으나 여러 가지 정치적 및 제도적인 제약조건 즉, 규제 능력의 허약성으로 인하여 공급자와 소비자의 반대에 직면하게 되었다. 또한 선택적 계약이 작동되기 위해서는 여분의 병상이 요구되지만 대기환자가 많은 유럽의 건강보험 국가로서는 지키기 어려운 조건이다. 이에 반해 많은 CEE, CIS 국가들에서는 선택적 계약이 성과를 얻고 있다. 이 국가들은 병상이 과잉되어 있었고, 병원 경영 합리화를 추진하려는 정치적 의지가 있었다.

공급측면의 경쟁은 거래비용이 많이 소요됨에 따라 이것을 낮추려는 방법이 추구되었는데 그 중 하나가 구매자들과 공급자들 간의 장기적인 협정의 장려라 하겠다. 장기적 협정의 장려는 구매자들이 공급자들을 선택하지 않을 경우, 계약이 효과적으로 작동할 수 있을까하는 질문이 제기되고 있으나 이 질문에 대한 명쾌한 답은 없다. 한편, 계약 과정 자체는 계약을 하지 않을 때보다 구매자들과 공급자들이 상호 기대를 명확히 하는 메커니즘이 된다. 만약 구매자가 기존 공급자로부터 만족스럽지 못한 서비스를 받을 때 다른 공급자를 선택하지 못한다면, 공급자의 효율성을 자극할 수단을 찾기가 어렵다. 이러한 난제에 대한 해결책 중 하나는 대리 경쟁(proxy competition)을 찾는 방법이다. 규제자는 공급자 성과의 기준점(benchmark provider performance)을 설정하고 기준점이 계속 떨어지는 공급자에게 변화를 요구하는 방법이다. 그리고 경쟁 개념을 도입하여 시장에 신규로 진입하는 공급자에게 실제 경쟁이 없더라도 기존 공급자를 위협할 수 있는 조치를 취하도록 하는 방법을 들 수 있다.

(8) 계약의 실행(Implementing contracting)

비용-효과적인 계약을 위한 전략 분석이 밝히고 있는 바는 계약을 실행할 때, 흔히 정치적, 재정적, 관리적, 조직적인 장애에 직면하게 된다는 점이다. 정책결정자들에게 교훈이 될 수 있는 주요 장애는 다음과 같다.

첫 번째의 장애는 계약 메커니즘의 복잡성이다. 즉 계약의 설계, 적절한 지불제도의 개발, 질 요구와 모니터링 성과의 구체화 등이 메커니즘에 포함되어야 하는데, 이 모든 것들은 폭넓은 정보시스템을 갖춘 높은 수준의 경영 및 과학적 기술을 요구한다는 점이다. 그런데 이와 같은 정보시스템은 서유럽에 있는 구매자 조직도 갖추기 어려운 실정이다. 무엇보다도 이러한 메커니즘은 상당히 자원 집약적이어서 실행을 하는데 경제적인 장애가 있다. 따라서 계약시스템의 수립은 먼저 구매자 조직의 수용능력 평가와 적절한 훈련 프로그램과 정보시스템에 대한 투자가 선행될 필요가 있다. 정책결정자들은 이러한 의사결정을 함에 있어, 새로운 시스템에 투자하는 비용과 기대되는 효율성 제고를 위하여 소요되는 관리운영비용을 비교할 필요가 있다.

투자와 거래비용, 그 효과에 대한 불확실성과 함께 실행 능력(implementation capacity)이라는 이슈는 계약 실행에 대한 점진적 접근을 요구한다. 그러한 사례로 새로운 지불제도와 같은 복잡한 메커니즘을 갖는 제도에 대해서는 실행상의 어려움과 실행에 따른 효과를 검증하기 위해서 시범사업을 할 필요가 있다. 시범사업을 통해 정책결정자들은 일부 서비스나 생산물에 한정하여 계약제를 도입할 수 있을 것이다. 시범사업의 결과가 이용 가능하고 실행 능력이 높아진다면, 계약범위를 점차 확대하면 된다. 이것은 의료서비스와 관련된 당사자들 간의 정치적인 합의를 이루기 어려울 때 유용한 접근책이다.

두 번째의 장애는 여러 국가에서 구매자들과 공급자들의 조직 설계나 역할이 계약의 실행에 어려움을 주고 있는 것이다. 여기에는 구매의 단편화, 전략 간 설계상의 보완 미흡, 구매자와 공급자 역할의 조직적 정의의 부적절성, 제도적(법적 및 행정적) 장애들이 포함된다. 구매의 단편화는 재정조달 조직이 다원화되어 협력이 어려운 경우에 흔히 발생한다. 재정적 인센티브와 계약에서 구체화되는 질 지표 간의 불일치로 인하여 일어나는 부적절한 인센티브를 제공하여 전략 간의 설계상 보완이 필요한 문제가 있다. 가끔 이러한 문제들은 다양한 의료기관에 대한 지불제도의 채택과 같은 특정 전략이 다른 전략과 서로 보완적이지 못하여 자원배분의 효율을 떨어뜨리게 된다.

구매자 기능에 대한 부적합한 정의가 계약의 실행을 또한 어렵게 한다. 특히, 계약을 위한 필요도 사정, 의료정책의 전략 개발, 공급자에 대한 신임제도, 질 지표 가이드라인의 구체적 개발과 같은 전략 추진에 있어서 구매자 역할이 불확실하다. 구매조직 모델과 기능은 매우 다양한데 이것은 의료체계에 의하여 결정이 된다. 문제는 일관성 있는 행동을 보증하기 위하여 포함되는 조직체(공중보건기구, HTA기구, 신임기구)의 활동을 조정하는 공식적인 기구도 없고 이러한 기능을 책임지는 구매자도 적은 문제가 있다.

또한 조직의 일관성 과제는 계약에 참여하는 공급자 조직에도 적용이 된다. 예를 들어 병원 공급자들의 낮은 자율성은 계약의 실행에 주된 장애가 된다. 계약이 작동되기 위해서 공급자들은 계약의 수요와 인센티브에 대응하여 경영과 재정의 자율성을 가져야 한다. 나아가서 구매자 및 공급자들의 조직 개혁은 제도적(법적 및 행정적)인 장애 때문에 제대로 추진되지 못할 수 있다. 구매를 위한 조직(구매자들과 공급자들)의 여러 새로운 모형은 공무원이나 공공영역에서 광범위한 개혁이 선행되지 않으면 뿌리를 내릴 수 없다. 그리고 정치적 의제(political agendas)와 공무원들의 문화적 저항이 변화를 방해할 수 있다.

세 번째 장애는 정치적 및 문화적인 의제가 계약의 실행에 어려움을 주고 있다. 예를 들어 보건부 장관은 정치적인 결정에 관심을 가질 뿐, 구매자 조직에 대한 의사결정, 특히 공급자의 계약이나 선택과 같은 의제에는 관심을 두지 않는다. 무엇보다도 많은 국가들에서 대형병원은 구매자를 무시하고 구매한 후(bypass)에 특별한 계약조건을 보건부에 바로 요청함에 따라 근본적으로 구매자의 역할과 계약의 기본을 무시하는 등의 문제가 있다.

4) 적절한 구매조직의 개발(Developing appropriate purchasing organizations)

여기서는 앞에서 언급한 기능들을 가장 잘 수행할 수 있는 구매조직의 형태에 관하여 설명하기로 한다.

(1) 올바른 구매자의 발견(Finding the right purchaser)

유럽 국가들의 구매자 조직은 매우 다양하다. 이들 구매자들은 수직적인 조직 특성을 지니고 있다. 수직적 조직들은 구매의 macro, meso, micro 수준을 포함하여 다양하다. 이 때 일어나는 문제는 어떤 수준의 구매가 가장 효과적이냐는 것이다. 원인과 결과를 추적하는 방법론상의 어려움과 실증적 근거의 빈약으로 이 질문에 대한 명확한 답을 얻기는 어렵다. 무엇보다도 특정 국가의 의료조직이 갖는 역사와 현재의 제도적 구조가 구매모형에 대한 제약조건으로 작동한다. 체코의 경험이 이를 생생하게 보여준다. 체코는 건강보험의 도입을 위한 급진적 개혁이 실패하였는데, 그 원인은 부적절한 제도적 구조와 대폭적인 구조의 축소에 있었다. 1989년 네덜란드에서 제안된 데커 개혁안을 실행하지 못하였는데 그 이유는 조합주의적 전통 속에 있는 이해관계자들의 동의를 얻지 못하였기 때문이다. 이러한 어려움이 의미하는 바는 두루 적용될 수 있는 구매조직을 제안(one size fits all recommendation)하는 것은 불가능하다는 점이다.

그러나 이러한 문제를 넘어 정책결정자들이 고려해야 할 몇 가지 의견이 있다. 한 가지 의견은 의사결정의 위임이 여러 가지 장점이 있다는 점이다. Macro level의 구매는 지방의 의사결정을 증진시키는데 필요한 경영적 자율성을 좀처럼 제공하지 못하는 것이다. 신공공행정(NPM)은 관리자에게 경직적인 관료행정이 아닌 새로운 경영을 할 기회를 주게 된다. 낮은 수준의 조직에서는 기업가 정신과 혁신에 의하여 자율적 의사결정을 하는 것은 매우 쉬운 일이다. 그리고 이용자에게 적합한 의사결정을 통하여 대중의 반응성을 향상시킬 수 있다. 협상이 지방의 의사결정자 사이에 일어나면서 계약은 더욱 효과적인 메커니즘이 된다. 하지만 국가적 관심이 요구되는 의사결정은 달라진다는 점이다. 이러한 범주에 들어가는 것은 공중보건 목표와 형평성 추구인 것이다. 명백히 구매의 적절한 수준은 구매할 서비스의 형태(1차, 2차, 혹은 3차), 다른 조건에서의 발병과 유병, 필요한 서비스가 효과적으로 제공될 수 있는 장소 그리고 위험을 다루는 질병금고의 크기와 같은 조건들에 의하여 좌우된다.

요약하면, 유럽지역에서 모든 국가의 필요도를 충족시킬 '하나의 올바른 형태의 구매자'는 없다. 따라서 의사결정자는 구매성과를 향상시킬 일련의 전략이란 관점에서 자기 나라의 구매 모델을 평가해야 한다. '올바른 구매자'란 구매자가 시민을 대표하고 역량 강화를 하는 정도에 의하여 판단할 수 있으며, 정부에 대한 책무를 갖고 비용-효과적인 계약을 실행할 능력을 갖추어야 한다.

(2) 구매자를 선택할 권리 부여(Choosing among multiple purchasers)

1980년대 이후 공공정책에 영향을 미친 가장 강력한 사상 가운데 하나가 시장과 경쟁이 효율성을 개선할 것이라는 믿음이었다. 이러한 사상이 모든 유럽 국가들에서 실질적으로 광범위한 경제 및 사회개혁을 위한 바탕이 되었다. 여기서는 의료분야에서 구매를 위한 이러한 사상의 타당성에 관심을 갖고 경쟁이 구매성과를 개선시킬 수 있는지를 검토해보기로 한다.

많은 실증적 근거는 미국에서 나오고 있는데, 보험자가 환자를 놓고 경쟁하는 것은 수년 동안 미국 의료체계에서 정립되었다. 그리고 관리의료(managed care) 조직의 성장이 미국 의료시장을 변화시켰으나, 여전히 가입자를 놓고 경쟁을 하고 있다. 미국의 경험은 보험자들의 경쟁이 환자들에게 폭넓은 보험자 선택을 허용하지만, 또한 결점도 있음을 보여주고 있다. 이러한 결점은 위험의 역선택 문제가 발생하여 이를 관리하기 위한 비용이 많이 소요되는 문제이다. 유럽에서 소비자의 구매자(보험자) 선택 확대와 구매조직 간의 경쟁 강화에 대한 제안은 미국 시스템의 결점을 피하기 위하여 추구되고 있다. 예를 들어 네덜란드의 보험자 간 경쟁을 높이려는 정책은 보험자가 위험의 역선택을 피하도록 적절한 위험조정 공식을 도출하는데 초점을 두고 있다. 질병금고 간의 위험을 공유하는 재정 이전 정책이 독일에서 도입된 것은 경쟁을 선호하는 정책을 추구하면서 부터이다.

이러한 발전에도 불구하고 독일, 네덜란드, 스위스에서 주목할 점은 많은 구매조직이 비경쟁적 환경에서 운영이 계속된다는 점이다. 흔히 이러한 현상이 일어나는 것은 구매자들이 독점적 구매자이기 때문이다. 다른 경우에는 구매자가 지역을 기준으로 설립되어 효과적인 경쟁을 어렵게 만들기도 한다. 그리고 구매자에게 표준급여 패키지를 요구하여 경쟁이 작동할 수 있는 기전을 줄이는 점도 있다.

또 다른 문제는 수요 측면의 경쟁이 없는 데 따른 것이다. 구매자의 선택과 경쟁이 공급자 반응성을 향상시키고 효율성을 제고하는 강력한 수단이 된다고 주장하는 사람들에게 경쟁의 부재는 우려의 원인이 되고 있다. 만약 효과적인 공급자 간 경쟁과 구매자의 공급자에 대한 선택적 계약이 없다면 – 보험자가 경쟁하는 많은 건강보험 국가에서 볼 수 있음 – 구매자 경쟁이 효율성을 향상시킬 수 없을 것이다. 구매자는 비용–효과적인 계약을 실행하는 대신에 서비스 접근의 형평성을 훼손하면서 위험선택에 의한 경쟁적 이점을 추구할 것이다. 여기에 더하여 만약 한 국가의 제도적 구조가 구매자 간 경쟁을 어렵게 하거나 경쟁의 불리한 측면이 지나치게 강조되는 경우는 비슷한 목적을 위하여 대체 메커니즘이 사용될 수 있다.

경쟁의 대체 메커니즘으로 소비자의 역량을 강화시켜 반응성을 높이는 수단으로써 선택(choice) 대신에 소비자의 의견표시(voice) 방법을 생각할 수 있다. 그리고 강력한 규제구조 안에서 수준경쟁(benchmark competition)이 또 다른 대안이 될 수 있겠다. 미시적 수준에서 1차 의료의 구매조직을 포함하는 영국의 의료개혁은 구매자의 반응성을 향상시키는 잠재력이 있는데, 이것은 Nordic 국가들에 있어서 지방정부 책무성 시스템의 기능과 거의 같다. 전반적으로 보아, 구매자 성과 향상을 위한 메커니즘으로써 수요측면의 경쟁으로 할 수 있는 사례는 없는 것 같다.

5) 공급자 성과의 개선(Improving provider performance)

궁극적으로 의료체계의 성과에 대한 구매의 영향은 공급자들이 구매자들에 대하여 반응하는 방법이나 정도, 질 향상, 더 많은 경제적 가치의 실현 여부에 의하여 결정된다. 공급자들의 관점에서 구매는 외부 환경의 변화로써 개념화할 수 있으며, 이러한 환경변화는 공급자에게 자율성 향상과 다른 형태의 책무성과 같은 적응 전략을 요구하게 된다. 이와 같은 새로운 요구에 대한 공급자의 대응을 평가한다면 상당한 방법론적 문제가 있다. 구매 개념의 도입은 공급자들의 외부 환경에서 발생하는 변화만이 유일한 것이 아니다. 외부 환경의 변화만을 생각하게 되면 여러 가지 다른 요인으로부터의 영향을 파악하기 어렵게 한다. 다른 요인으로는 전반적인 경제, 기술혁신, 소비자 선호 또는 작동중인 규제제도로 이런 것들이 공급자의 행태에 심대한 영향을 미칠 수 있다. 무엇보다도 구매를 통한 공급자의 성과를 변화시킨다는 것은 많은 시간이 필요한 과정이라 하겠다. 구매개혁을 해야 할 시점을 염두에 두고 있더라도, 확고한 정책적 결론을 내리는 것은 피해야 할 것이다. 하지만, 구매에 대한 공급자들의 반응에 영향을 미치는 주요한 요인이나 조건에 대하여 일반적인 교훈을 찾는 것은 가능하다. 여기에는 세 가지의 교훈으로써 공급자의 자율성 향상, 공급자들의 책무성 강화, 새로운 힘의 균형 관리를 살펴보기로 한다.

(1) 공급자 자율성의 향상(Increasing provider autonomy)

유럽 국가들에서 의료공급자들의 자율성 정도는 매우 다양하다. 많은 국가에서 구매에 실패하는 주 원인은 새로운 계약 인센티브에 대한 대응에서 공급자들의 자율성이나 유연성이 부족하기 때문이다. 병원의 자율성은 네 가지 범주(예산, 자동화, 법인화, 민영화)로 구분되며, 공급자 행태는 다섯 가지의 결정요인(의사결정권, 잔여청구권, 시장노출, 책무성, 사회적 기능)으로 구분된다.

병원의 자율성을 확대하고 공급자가 더 유연하게 대응하기 위해서는 정책결정자들은 의사결정권을 핵심영역으로 확대하여야 한다. 핵심영역으로는 채용과 해고, 직원 수와 기술 혼합의 결정, 재정 관리(예; 대출문제), 활동수준과 범위의 결정, 병상 수나 기술혼합을 포함하는 자본 개발에 대한 결정권 등이다. 무엇보다도 의사결정자들은 남겨진 자원의 사용을 공급자에게 남기는 잔여청구권과 결합된 공급자간 경쟁의 도입에 의한 시장노출을 향상시켜야 한다. 이와 같은 조치들이 자율성을 촉진하고 효율을 향상시키는 강력한 인센티브로 작동하게 된다.

일반적으로 병원의 법인화와 같은 공급자의 자율성이 커질수록 계약에 대한 반응이 더 좋은 것으로 입증되고 있다. 공급자의 효율성 개선을 위하여 자율성이 반드시 필요한 조치라는 뜻은 아니다. 예를 들어, 효율성 개선은 규제와 모니터링 절차가 뒷받침되어야 하는데, 이와 같은 조치를 뒷받침하기 위하여 발생하는 거래비용의 증가가 자칫하면 효율성 개선을 상쇄시킬 수도 있다.

(2) 공급자의 책무성 강화(Making provider more accountable)

구매와 자율성 제고에 대한 요구는 공급자의 책무성에 강한 영향을 미친다. 계약과정에 경영적 책무성을 연계시키도록 보증하는 메커니즘은 몇 가지가 있다. 앞서 언급한 바와 같이 질 표준과 제공하는 서비스 총량을 보고하도록 계약규정(rule)을 구체화 하는 것이다. 같은 방법으로 구매자들은 공급자들과 성과 목표를 협상할 수 있으며, 목표가 달성된 정도를 모니터하되, 목표에 못 미칠 경우 협정을 수정하거나 종료시킬 수 있다.

공급자들은 환자들과 성과에 대하여 논의해야 하고 대체로 대중에 대한 책무(public accountability)를 갖도록 한다. 대중에 대한 책무를 이행하기 위하여 치료받은 환자 수, 불만 제소율, 대기시간과 같은 절차에 관한 정보를 소비자 잡지, 웹 사이트, 신문 혹은 병원이 발간하는 미디어에서도 접근 가능하도록 해야 한다. 이러한 것이 공급자 성과를 체계적이며 독립적으로 강조하게 되는 것이다. 이러한 공급자 성과에 관한 정보들은 많은 국가에서 병원 순위의 공개(hospital league table)와 같은 공급자들의 성과기준의 공시로 활용되고 있다. 공급자의 자율성은 투명성 제고가 수반되어야 할 필요성이 있으며, 성과기준을 측정하려는 이러한 노력은 지속적으로 발전시켜야 한다.

(3) 새로운 힘의 균형 관리(Managing a new power balance)

구매 활동의 도입과 그에 따른 공급자 자율성의 제고는 구매자, 공급자, 소비자들 간의 인센티브와 힘의 균형을 바꾸게 한다. 정책결정자들은 새로운 힘의 균형에 대한 공급자들의 반응도를 확인할 필요가 있다. 구매 활동의 도입을 공급자들이 기회로 간주하느냐 혹은 위협으로 간주하느냐에 따라 공급자들의 반응은 긍정적 또는 부정적일 수 있다. 공급자들은 구조적 혹은 전략적(tactical)으로 반응을 보일 수 있다. 구조적 반응의 사례는 시장 점유율을 높이기 위하여 다른 공급자들과 합병할 수 있다. 전략적 반응은 구매자와 계약과정에서 공급자가 작동할 수 있는 구체적인 반응과 관련된다. 다음은 구매자 주도와 공급자 주도의 반응에 대한 구분이다. 구매자 주도 반응모형에서 공급자들은 가용한 추가자원을 빠뜨리지 않도록 활동을 증가시키는 기회주의적인 반응을 보인다. 공급자 주도 반응의 사례는 외부계약(혹은 위탁), 통합된 공급망의 창출, 대기시간을 줄이기 위한 활동 등이 있다. 이렇게 함으로써 공급자들이 통상 선행적으로 주도권을 행사하여 구매자에게 영향을 미친다. 공급자 주도 반응의 강도는 공급자의 의욕에 좌우되며, 선도자, 추종자 그리고 보수주의자에 따라 차이가 난다.

구매 활동과 관련하여 정치적 작용으로 야기되는 문제가 있다. 특히 정치적 작용은 많은 국가에서 구매 실패의 원인이 되고 있다. 공급자들은 구매기구에 정치력을 동원하여 압력행사를 함으로써 공급자들에 유리한 편향된 계약을 시도한다. 일례로 병원을 폐쇄하거나 규모를 줄이도록 하는 구매자 계획이 있을 경우, 여기에 해당되는 병원은 폐쇄 또는 축소 결정에 반대하도록 지역사회를 동원하게 된다. 따라서 많은 사례에서 공급자들은 약한 구매자에 대하여 힘의 균형을 지속적으로 유지하여 공급자 우위(provider capture)를 확보하려고 한다.

6) 전략적 구매를 위한 과제

여기서는 전략적 구매를 추진하기 위한 정책적 과제를 찾고자 한다. 첫 번째 과제는 구매를 어떻게 정의하느냐이다. 의료정책의 다른 용어와 마찬가지로 구매를 명백히 정의하기는 어렵지만 수동적인 형태를 피하고 건강향상, 반응성, 효율성의 관점에서 의료공급자들에게 재원을 선행적이고 전략적으로 배분하는 것으로 정의할 수 있겠다. 이와 같은 관점에서 모든 의료체계는 수동적이든 전략적이든 어떤 형태의 구매를 하고 있는데, 중요한 과제는 어떻게 전략적 구매로 움직이느냐 그리고 어떠한 메커니즘이 가장 효과적이냐 하는 것이다.

지금까지 구매를 매우 광범위한 의료체계의 관점에서 분석하고 구매자의 역할 그리고 구매자를 소비자, 공급자, 정부의 역할과 대리인 관계에서 분석을 하였다. 이와 같이 매우 광범위한 접근을 취함에 따라 실천적인 관리측면에서 구체화시키지 못하였고, 구매의 여러 가지 구성요소를 통합하여 이해할 능력이 효과성의 핵심이 된다는 점을 명확히 보여주는 분석을 제대로 하지 못하였다.

두 번째 과제는 구매가 의료체계의 성과에 대하여 미치는 전반적인 영향을 어떻게 측정하느냐이다. 서비스 공급, 자원의 창출, 스튜어드십과 같은 의료체계의 다른 기능의 영향으로부터 구매의 영향을 구분하는 것이 어렵고, 구매에 한정된 성과지표가 없다. 스튜어드십과 같은 기능은 구매 그 자체의 성과에 영향을 미친다. 구매에 대한 전체적인 영향력을 측정할 수 있더라도 여러 가지 요소들의 효과를 구분하는 것은 어렵다. 이와 같은 방법론적 어려움에도 불구하고 여기서 정책분석적 접근은 약간의 유용한 교훈을 끌어낼 수 있다.

이론적으로 구매란 조직의 네트워크 모형과 거버넌스에 대한 유럽의 일반적인 견해와 잘 부합하며, 사회적 가치를 높이려는 기업가 정신에서 오는 편익과 구매가 추구하는 의료체계의 성과 향상은 결합될 수 있는 개념이다. 더욱 중요한 것은 여러 국가 경험에 대한 분석이 비록 부분적이고, 제한적인 범위에 그치고 있어도 구매에 긍정적인 영향을 미치고 있다는 점이다.

구매의 거시적, 중간적 및 미시적 수준에 따라 달리 작동하는 광범위한 범위의 구매자 조직이 구성되어 있다. 구매조직의 형태는 재원의 형태, 분권화 정도 등의 의료체계의 특성에 따라 달라질 수 있다. 따라서 특정 국가에 적합한 구매자를 결정하는 책략은 없다. 개혁노력은 소비자의 필요도에 반응하고 공급자와 보다 더 비용-효과적으로 계약을 할 수 있는 구매자의 능력 강화에 초점을 둘 필요가 있다.

전체 인구 수준에서 필요도 사정과 이 정보를 구매결정과 통합시키는 것이 효과적인 구매의 중심과제가 된다. 여전히 많은 국가들이 필요도 사정을 하지 않고 있지만, 정책결정자는 필요도 사정 기능을 더욱 강화시켜야 한다. 대조적으로 구매자에게 알릴 대중의 견해와 가치를 사정하는 활동과 메커니즘은 늘어나고 있다. 그러나 대중의 견해나 가치의 사정과 같은 활동은 법적, 규제적 그리고 재정적 조치의 운영자를 통하여 강화되고 구매자들이 그들의 결정에 책무를 가질 때 매우 효과적이 된다. 여기에는 서비스의 강제적인 패키지 마련, 구매위원회에 소비자 대표의 참여, 재정적 법적 제재를 강조하는 환자권리법 및 환자장전의 실행을 포함한다.

의견의 주장(voice) 메커니즘만으로는 소비자의 역량을 강화시키기는 부족하나, 의료체계가 점차적으로 공급자 선택의 범위를 확대시키는 출구(exit) 메커니즘을 활용하기도 한다. 그러나 개인의 공급자 선택은 구매자의 공급자 선택과 충돌할 수 있다. 이것이 구매시스템에서 해결하기 어려운 문제이다. 많은 국가에서 구매자 간의 경쟁을 도입하기 위한 구매자에 대한 선택권 요구가 늘어나고 있다. 전반적으로 불분명한 것은 구매자 선택에 따른 거래비용의 증가와 형평의 훼손이 효율성의 향상으로 보상이 될 것인가 하는 문제이다.

계약은 구매자가 대상인구의 필요도와 희망을 적절한 의료서비스 공급으로 전환시키는 주요 동력이 된다. 계약이 의료체계의 비용-효과성을 어떻게 향상시키는지에 관해서는 상당한 근거가 있다. 서비스 양과 산출물 계약을 예견적 활동기준 지불제도의 case-mix 조치와 결합시킨다면 공급자 효율성 향상을 기대할 수 있을 것이다. 계약은 표준의료의 구체화와 목표 설정을 함으로써 질 향상에 잠재력이 될 것이다. 그러나 이러한 것들은 여전히 상당한 방법론적 어려움에 직면하고 많은 의료체계가 갖지 못한 정교한 정보시스템을 요구한다. 실행의 어려움에 더하여 활동기준 계약은 속성상 공중보건서비스의 제공에는 한계를 갖는다. 공중보건은 전인구를 대상으로 하기 때문에 대부분 계약의 대상 밖에 있다.

의료체계의 비용-효과를 제공하기 위하여 계약은 계획의 과정 안에 통합될 필요가 있으며, 대상인구의 건강필요도, 의료정책과 우선순위, 제공되는 서비스의 내용과 형태에 관한 근거, 공급자의 모니터링이 계약에 포함되어야 한다. 많은 국가에서 계약을 위하여 근거 중심 활동이 강조되고 있지만 근거 중심의 의료에 대한 참고할 자료가 없거나 빈약한 가운데 계약이 이루어지고 있다. 계약할 의료에 대한 근거에 관한 내용들을 임상가이드라인으로 대치함으로써 근거의 폭이나 적절성을 향상시키고 있다. 또한 필요도 사정, 의료정책의 개발, 공급자에 대한 신임, 가이드라인이나 근거의 개발에서 구매자의 역할이 불확실하다. 이것은 나라마다 다르고 의료체계의 내용에 따라 다르다. 하지만, 구매조직이 제 기능에 대한 책무성을 갖는 것보다는 여러 조직이 포함되어 효과적인 협력을 보장하기 위한 구조를 갖추느냐 여부가 더 중요한 과제이다.

결국, 의료체계 성과에 관한 구매의 영향력은 공급자가 계약에 반응하는 정도에 의하여 결정된다는 점이다. 공급자의 반응을 향상시키기 위한 전략은 몇 가지가 있다. 먼저 핵심 관리영역에서 확대된 의사결정권을 갖는 법인화된 형태에 있는 공급자의 자율성 향상은 성과에 긍정적인 결과를 초래한다. 둘째로 자율성이 작동되기 위해서 적절한 규제와 강화된 책무성 메커니즘이 수반되어야 하는데, 여기에는 거래비용의 증가와 기술적 수용성 문제가 제기된다. 셋째는 공급자 간의 경쟁 도입으로 시장노출의 증가는 공급자 정보를 증가시킬 전략과 싸워야 한다. 공급자 경쟁에 따르는 비용 증가와 시장실패의 부정적 결과에 비추어서, 안정성의 원칙을 유지하는 한편 더욱 협력을 강조해야 하는 컨센서스가 필요하다. 또한 선택적 계약의 실행에는 상당한 어려움이 있는데, 이것은 공급자나 환자 양측이 자기들의 선택이 제약되는 것에 반대하기 때문이다.

효과적인 정부 스튜어드십이 없다면, 전략적 구매는 실패하기 십상이다. 정부는 구매 결정을 하고 전반적인 영향을 평가하기 위한 목표를 설정하고 의료정책을 수립함으로써 분명한 리더십을 발휘할 필요가 있다. 매우 복잡한 전략적 구매를 위해서는 구매의 여러 요소를 통합하고 조화를 기할 수 있는 포괄적인 규제의 틀이 요구되고 있다. 이러한 틀은 선호하는 규제와 제한하는 규제 간의 정교한 균형을 이룰 필요가 있으며, 의료체계의 목표 달성을 보장하는 기업가적 태도를 요구한다.

전반적으로 전략적 구매를 성공적으로 수행하기 위한 요소로는 정치적, 기술적, 재정적 능력이 있다. 여기서 언급하는 전략은 광범위한 정보시스템과 함께 매우 복잡하고 높은 수준의 기술적, 경영적 기술을 요한다. 전략적 구매는 참여자들 간의 힘의 균형을 달리하도록 유도하여 구매의 실행에 흔히 정치적인 장애가 된다. 이러한 장애를 극복하기 위하여 복잡한 전략을 검증하기 위한 시범사업을 통한 점진적인 접근도 생각할 수 있다. 시범사업을 할 때는 어떠한 서비스에 구매를 적용할지 제한하고, 장기적으로 구매의 안정성을 보장하기 위하여 정치적인 컨센서스를 만들어 내어야 한다.

참고문헌

대통령자문 고령화및미래사회위원회 (2004), 『보건의료체계 개편방안』, 비공개 국정과제회의 보고

이규식 (1997), 보건소의 건강증진사업과 지역보건의료계획, 『보건행정학회지』, 7(1): 1-31.

이규식 (2015), 『보건의료정책-뉴패러다임』, 계축문화사: 서울.

이규식 (2016), 『의료보장론』, 계축문화사: 서울.

이규식 (2017a), 건강보험 40년의 성과와 과제, 『보건행정학회지』, 27(2): 103-113.

이규식 (2017b), 공공의료의 올바른 정의와 발전방향, 『대한공공의학회지』, 창간호: 79-97.

이규식 (2018), 『보건의료정책』(개정판), 서울: 계축문화사.

이규식 (2019), 『의료보장론』(개정판), 서울: 계축문화사.

이규식, 김주경 (2005), 의료체계의 반응성과 의료개혁, 『사회보장연구』, 21(4): 199-226.

Aaron HJ and Schwartz WB (1985), Hospital cost control: a bitter pill to swallow, *Harvard Business Review*, 63(2): 160-167.

American Medical Association(AMA)(1976), *The British Health Care System*, Chicago: Economic Models Ltd.

Ashton T, Cumming J and Devlin N (1999), Prioritising health and disability support survices: priciples, processes and problems. *A Report to the National Health Committee on the HFA's Proposed Prioritisation Process*, Wellington: National Health Committee, NHC, New Zealand (2004)에서 재인용.

Baltussen R, Jansen MP et al. (2016), Priority setting for universal health coverage: we need evidence-informed deliberative processes, not just more evidence on cost-effectiveness, *Int'l J of Health Policy and Management, 5(11): 615-618.*

Baltussen R, Mitton C et al. (2017), Global developments in priority setting in health, *Int'l J of Health Policy and Management, 6(3): 127-128.*

Barr DA (2007), *Introduction to U.S. Health Policy: The Organization, Financing, and Delivery of Health Care in America*, Baltimore: The Johns Hopkins University Press.

Berg M and van der Grinten T (2003), The Netherlands, In: Ham C and Robert G eds. *Reasonable Rationing: International Experience of Priority Setting in Health Care:* 115-140, Maidenhead: Open University Press.

Beveridge W (1942), *Social Insurance and Allied Services*, Presented to Parliament by Command of His Majesty, November 1942, London Her Majesty's Stationary Office, Reprinted 1969, New York, NY: Agathon Press.

Blendon RJ, Benson JM and Roches CM (2003), Americans' view of the uninsured: an era for hybrid proposals. *Health Affairs Web Exclusive,* 27 August: 405-414.

Bloom DE et al. (2018), Introduction: priority setting in global health, *BMC Cost Effectiveness and Resource Allocation*, 16(suppl 1): 49.

Busse R (2012), What is strategic purchasing, *Moving toward Universal Health Coverage in Moldova*(ppt presentation), 12 June.

Busse R et al. (2002), Best practice in undertaking and reporting health technology assessments, *International Journal of Technology Assessment in Health Care*, 18: 361–422.

Busse R and Blümel M (2014), Germany health system review, *Health Systems in Transition* 16(2), European Observatory on Health Care Systems and Policies, Copenhagen: WHO Europe.

Caulfield T (1996), Wishful thinking: defining 'medically necessary' in Canada, *Health and Law Journal*, 4: 63–85.

Chalkidou K et al. (2016), Priority–setting for achieving universal health coverage, Policy & Practice, *Bull World Health Organ*, 94: 462–467.

Cohen D (1994), Marginal analysis in practice: an alternative to need assessment for contracting health care, *BMJ*, 309: 781–185.

Cohen D (1995), Message from Mid Glamorgan: a multi–programme experiment with marginal analysis, *Health Policy*, 33: 147–155.

Craig N, Parkin D and Gerard K (1995), Clearing the fog on the Tyne: programme budgeting in Newcastle and North Tyneside Health Authority, *Health Policy*, 33: 107–125.

Culyer AJ and Wagstaff A (1993), Equity and equality in health and health care, *Journal of Health Economics* 12(4): 431–457.

Daniels N and Sabin J (1998), The ethics of accountability in managed care reform, *Health Affairs*, 17(5): 50–64.

Defechereux T et al., (2012), Health care priority setting in Norway a multi–criteria decision analysis, *BMC Health Services Research*, 12: 39–45.

Delap C (2001), Citizens' juries: reflections on the UK experience, *PLA Notes* 40: 39–42, NHC, New Zealand (2004)에서 재인용.

DHSS, UK (1976), *Sharing Resources for Health in England*, Report of the Resource Allocation Working Party, London: HMSO.

DoH, UK (1992), *The Health of the Nation: A Strategy for Health in England*, London: HMSO.

Donaldson C and Mooney G (1991), Need assessment, priority setting, and contracts for health care: an economic review, *BMJ*, 303: 1529–1530.

Donaldson C and Farrar S (1993), Needs assessment: delivering an economic approach, *Health Policy*, 25: 95–108.

Drummond M, O'Brien B, Stoddard G et al., (1997), *Methods for the Economic*

Evaluation of Health Care Programmes, Oxford: Oxford Univ. Press

Duran A, Sheiman I, Schneider M and Øvretveit J (2005), Purchaser, providers and contracts, In: Figueras J, Robinson R and Jakubowski E eds. *Purchasing to Improve Health Systems Performance*: 187–214, European Observatory on Health Systems and Policies, Copenhagen: WHO Europe.

Ettelt S, McKee M, Nolte E Mays N and Thompson S (2009), Planning health care capacity: whose responsibility?, In: Rechel B, Wright S, Edwards N, Dowdeswell B and McKee M eds. *Investing in Hospitals of the Future*: 47–66, European Observatory on Health Care Systems and Policies, Copenhagen: WHO Europe.

Enthoven AC (1977), Consumer choice health plan: a national health insurance proposal (Memorandum to HEW Secretary Joseph Califano, 22 September 1977), reprinted in Consumer choice health plan: a national health insurance proposal based on regulated competition in the private sector, *The New England Journal of Medicine*, 298(12 and 13): 650–658, 709–720.

Feighan T (1998), Setting health care priorities in Northern Ireland, Presented at the *Health Economists' Study Group*, University of Galway. Mitton and Donaldson (2003)에서 재인용

Feldstein MS (1964), Effects of differences in hospital bed scarcity on type of use, *BMJ*, 2: 562–565.

Feldstein PJ (2005), *Health Care Economics* (6th), Clifton Park, New York: Thomson Delmar Learning.

Figueras J, Robinson R and Jakubowski E (2005), Purchasing to improve health systems performance: drawing the lessons, In: Figueras J, Robinson R and Jakubowski E eds. *Purchasing to Improve Health Systems Performance*: 44–80, European Observatory on Health Systems and Policies, Copenhagen: WHO Europe.

Figueras J, Saltman RB and Sakellarrides C (1998), Introduction, In: Saltman RB, Figueras J and Sakellarrides C eds. *Critical Challenges for Health Care Reform in Europe*: 1–19, Berkshire, England: Open University Press.

Figueras J, Saltman RB, Busse R and Dubois HFW (2004), Patterns and performance in social health insurance systems, In: Saltman RB, Busse R and Figueras J eds. *Social Health Insurance Systems in Western Europe*: 81–140, European Observatory on Health Systems and Policies Series, Berkshire, England: Open University Press.

Florin D and Dixon J (2004), Public involvement in health care, *BMJ*, 328: 159–161.

Fox DM (1986), *Health Policies Health Politics: the British and American Experience 1911–1965*, Princeton: Princeton Univ. Press.

Fox DM (1998), Health policy and the history of welfare state: a reinterpretation,

Journal of Policy History, 10(2): 239–256.

G–BA(Gemeinsamer Bundesausschuss) (2018), *The Federal Joint Committee, Decisions on Healthcare Benefits* (5th ed.), Berlin.

Gillam SJ and Murray SA (1996), *Needs Assessment in General Practice*, Occasional Paper 73, London: Royal College of General Practitioner, Wright, Williams and Wilkinson (1998)에서 재인용.

Goodman JC (1980), *National Health Care in Great Britain : Lessons for the U.S.A.*, Dallas, Texas: A Fisher Institute Publication.

Hafez Afifi N, Busse R and Harding A (2003), Regulation of health services, In: Harding A and Preker AS eds. *Private Participation in Health Services*, Washington DC: The World Bank.

Halligan CJ (1995), Just what the doctor order: Oregon's Medicaid rationing process and public participation in risk regulation, *The Georgetown Law Journal*, 83: 2697–2725.

Ham C (1997), Priority setting in health care: learning from international experience, *Health Policy*, 42(1): 49–66.

Ham C (1998), Retracing the Oregon trail: the experience of rationing and the Oregon Health Plan, *BMJ*, 316: 1965–1969.

Ham C and Coutler A (2000), International experience of rationing (or priority setting), In: Ham C and Coutler A eds, *The Global Challenge of Healthcare Rationing*: 1–12, Buckingham, Open University Press.

Ham C and Coutler A (2003), International experience of rationing. In: Ham C and Robert G eds. *Reasonable Rationing: International Experience of Priority Setting in Health Care*: 4–15, Maidenhead: Open University Press.

Ham C and Robert G (2003), Conclusion, In: Ham C and Robert G eds. *Reasonable Rationing: International Experience of Priority Setting in Health Care*: 141–156, Maidenhead: Open University Press.

Hauck K, Smith PC and Goddard M (2002), *The Economics of Priority Setting in Health Care: A Literature Review*, HNP Discussion Paper, Washington DC: IBRD/The World Bank

Healy J and McKee M (2002), The evolution of hospital systems, In: McKee M and Healy J eds. *Hospitals in a Changing Europe* : 14–35, European Observatory on Health Care Systems Series, Buckingham: Open University Press.

Heritage J, Boyed E and Kleinman L (2002), Subverting criteria: the role of precedent in decisions to finance surgery, In: Light DW and Hughes D eds. *Rationing: Constructed Realities and Professional Practices*: 149–175, Oxford: Blackwell Publishers.

Holm S (1998), Goodbye to the simple solution: the second phase of priority setting in health care, *BMJ*, 317: 1000–1002.

Hunter DJ, Shishkin S and Taroni F (2005), Steering the purchaser: stewardship and government, In: Figueras J, Robinson R and Jakubowski E eds, *Purchasing to Improve Health Systems Performance*, European Observatory on Health Care Systems and Policies Series, Copenhagen: WHO Europe.

Hurley J et al., (1997), Medical necessity, benefit and resource allocation in health care, *J of Health Services Research & Policy*, 2: 223–230.

Hurley J (2000). An overview of the normative economics of the health sector. In: Culyer AJ and Newhouse JP eds. *North–Holland Handbook of Health Economics*, Elsevier.

Hutchison B et al. (2000), Needs–based Primary medical care capitation: development and evaluation of alternative approaches, *Health Care Management Science*, 3: 89–99.

ILO (1952), *Social Security (Minimum Standards) Convention*에서 채택된 내용을 ILO (2008), *Social Security (Minimum Standards) Convention 1952*, Jakarta: Cetakan Pertama으로 재발간.

Jordan J et al. (1996), *Health Needs Assessment in Primary Care: A Study of the Understanding and Experience in Three Districts*, Leeds: Nuffield Institute for Health, Wright, Williams and Wilkinson(1998)에서 재인용.

Jordan J, Dowswell T, Harrison S et al., (1998), Health need assessment, whose priorities? listening to users and the public, *BMJ*, 316: 1688–1670.

Kapiriri L and Martin DK (2006), Priority setting in developing countries health care institutions: the case of a Uganda hospital, *BMC Health Services Research*, 6: 127.

Karsten SG (1995), Health care: private good vs. public good, *The American Journal of Economics and Sociology*, 54(2): 129–144.

Kephart G and Asada Y (2009), Need–based resource allocation: different need indicators, different results? *BMC Health Services Research*, 9:122, doi; 10.1186/1472–6963–9–122.

Kickbusch I and Gleicher D (2012), *Governance for Health in the 21st Century*, Copenhagen: WHO Europe.

Klein R (1993), Dimensions of rationaing: who should do what? *British Medical Journal*, 307: 309–311.

Klein R (1995), *The New Politics of the National Health Service* (3rd), London: Longman.

Klein R and William A (2000), Setting priorities: what is holding us back – inadequate information or inadequate institutions? In: Ham C and Coulter A eds. *The Global Challenge of Health Care Rationing*: 15–26, Buckingham: Open University Press.

Kutzin J (2001), A descriptive framework for country-level analysis of health care financing arrangements, *Healthy Policy*, 56(3): 171-204.

Kutzin J (2016), Sustaining equitable progress towards UHC: guiding principles for reform, *Sustainable UHC through Stronger Health Systems*, International Conference 14~15, January, JW Marriot Hotel, Seoul, National Health Insurance Service and Health Insurance Review & Assessment Service.

Le Grand F (2003), Foreword, In: Harding A and Preker AS eds. *Private Participation in Health Services*: xi-ix, Human Development Network, The World Bank.

Light DW and Hughes D (2002), A sociological respective on rationing: power, rhetoric and situated practice, In: Light DW and Hughes D eds. *Rationing: Constructed Realities and Professional Practices*: 1-19, Oxford: Blackwell Publishers.

Linkpöing 대학 홈페이지
https://liu.se/en/article/about-the-national-centre-for-priority-setting-in-health-care (2020.3.15. 열람)

Lynch MJ and Raphael SS (1973), *Medicine and the State*, Oak Brook, Illinois: Association of American Physicians and Surgeons.

Majeed FA et al. (1994), Monitoring and promoting equity in primary and secondary care, *BMJ*, 308: 1426-1429.

Maynard A and Bloor K (1998), *Our Certain Fate: Rationing in Health Care*, London: Office Of Health Economics.

McKee M and Brand H (2005), Purchasing to promote population health, In: Figueras J, Robinson R and Jakubowski E eds. *Purchasing to Improve Health Systems Performance:* 140-163, European Observatory on Health Care Systems and Policies Series, Copenhagen: WHO Europe.

McKee M, Delnoij DMJ and Brand H (2004), Prevention and public health in social health insurance systems, In: Saltman RB, Busse R and Figueras J eds. *Social Health Insurance Systems in Western Europe*, Berkshire, England: Open University Press.

McKinlay E, Mcleod D, Dowell T and Howden-Champman P (2001), *Clinical Practice Guidelines: A Selective Literature Review*, Wellington: New Zealand Guidelines Group. NHC, New Zealand (2004)에서 재인용.

Melhado EM (1998), Economist, public provision, and the market: changing values in policy debate, *Journal of Health Politics, Policy and Law*, 223(2): 215-263.

Mitton C and Donaldson C (2001), Twenty-five years of programme budgeting and marginal analysis in the health sector, 1977-1999, *J of Health Services Research & Policy*, 6: 239-248.

Mitton C and Donaldson C (2003), Tools of the trade: a comparative analysis of approaches to priority setting in healthcare, *Health Science Management*

Research, 16: 96–105.

Mitton C and Donaldson C (2004), Health care priority setting: principle, practice and challenges, *Cost Effectiveness and Resource Allocation*, 2: 3–10, BioMed Central.

Mooney G (1994), *Key Issues in Health Economics*, Hempstead: Harvester Wheatsheaf.

Mooney G, Russell E and Weir R (1986), *Choice for Health Care: A Practical Introduction to the Economics of Health Provision*, London: Macmillan.

Mooney G, Gerald K, Donaldson et al., (1992), *Priority Setting in Purchasing: Some Practical Guidelines*, National Association of Health Authorities and Trusts, Research Paper Number 6.

Mooney GH and Blackwell SH (2004), Whose health service is it anyway? community values in health care, *Medical Journal of Australia*, 180: 76–78.

Murray CJL and Frenk J (2000), A framework for assessing the performance of health systems, *Bulletin of the World Health Organization*, 78(6): 717–730.

NHC, New Zealand (2002), *New Technology Assessment in New Zealand: Discussion Document*, Wellington: National Health Committee. NHC, New Zealand (2004) 에서 재인용.

NHC, New Zealand (2004), *Prioritising Health Services – A background paper for the National Health Committee*, Wellington: National Health Committee.

NHS Management Executive, UK (1989), *Working for Patients*, London: HMSO.

NHS England (2020), https://www.england.nhs.uk/commissioning/ (2020.7.4. 열람)

Nichol D (1995), Foreword in *Purchasing for Health*, Buckingham: Open Univ. Press.

Oddsson K (2003), Assessing attitudes towards prioritizing in healthcare in Iceland, *Health Policy*, 66(2): 135–146.

OECD (2009), *Health at Glance 2009*.

Office of Health Economics(OHE) (2007), *The Economics of Health (2007).pdf* - www.ohe.org/publications/economics–health–care.

Olejaz M et al. (2012), Denmark health system review, *Health Systems in Transition* 14(2), European Observatory on Health Systems and Policies, Copenhagen: WHO Europe.

Oregon HSC (1991), *The 1991 Prioritization of Health Services*, No. 8746, Salem: Oregon Health Services Commission.

Oregon HSC (2001), Prioritized List of Health Services, Ramsay C (2002), *A Framework for Determining the Extent of Public Financing of Programs and Services*, Discussion Paper No. 16, Commission on the Future of Health Care in Canada에서 재인용.

Øvretveit J (1995), *Purchasing for Health*, Buckingham: Open Univ. Press.

Parry N and Parry J (1976), *The Rise of the Medical Profession: A Study of Collective*

Social Mobility, London: Croom Helm. (Øvretveit, 1995에서 재인용)

Patel K and Rushefsky ME (1995), *Health Care Politics and Policy in America*, New York, NY: M.E. Sharpe, Inc.

PCT (Primary Care Trust) Network (2007), *Priority Setting: An Overview*, The NHS Confederation, Registered Charity no. 1090329, London, UK.

Peacock S et al. (2009), Overcoming barriers to priority setting using interdisciplinary methods, *Health Policy*, 92: 124–132.

PHCPI(Primary Health Care Performance Initiative) (2019), Improvement Strategies Model: Adjustment to Population Health Needs: Priority Setting. https://improvingphc.org/improvement-strategies/adjustment-population-health-needs (2020.3.9. 열람)

Phelps CE (1980), Public sector medicine, In: Lindsay CM ed. *New Directions in Public Health Care*: 129–166, San Francisco, CA: Institute for Contemporary Studies.

Phelps CE (1997), *Health Economics* (2nd), New York: Addison-Wesley.

Posner RA (1974), Theories of economic regulation, *Bell Journal of Economics and Management Sciences*, 5(2): 335–358.

Preker AS, Haslinger RR, Busse R and Rosenmöller M (2007), Stewardship, governance, and management, In: Preker AS, Liu X Velenyi EV and Baris E eds. *Public Ends, Private Means, Strategic Purchasing of Health Services*: 125–148, Washington DC: The World Bank.

Queen's Centre for Health Services and Research Policy, The Joint Centre for Biotics and The Change Foundation (2002), *Priority Setting in Ontario's Hospitals*: Research report, Toronto: The Change Foundation.

Rajan D (2016), Situation analysis of the health sector, *Strategizing National Health in the 21st Century: A Handbook*, Geneva: WHO.

Rehnberg C (1997), Sweden, In: Ham C ed. *Health Care Reform: Learning from International Experiences*, Buckingham: Open Univ. Press.

Rimlinger GV (1971), *Welfare Policy and Industrialization in Europe America and Russia*, New York: John Wiley & Sons, Inc.

Robinson R, Jakubowski E and Figueras J (2005), Introduction, In: Figueras J, Robinson R and Jakubowski E eds. *Purchasing to Improve Health Systems Performance*: 3–10, European Observatory on Health Care Systems and Policies Series, Copenhagen: WHO Europe.

Rudkjøbing AR, Olejaz M, Birk HO, Nielsen AJ, Hernández-Quevedo C and Krasnik A (2012), Integrated care: a Danish perspective, *BMJ*, 345:e4451, doi:10.1136/bmj.e4451.

Sabik LM and Lie RK (2008), Priority setting in health care: Lesson from the experiences of eight countries, *International J for Equity in Health*, 7: 1–13.

Saltman RB and Figueras J (1997), *European Health Care Reform, Analysis of Current*

Strategies, Copenhagen: WHO Europe.

Saltman RB and Figueras J (1998), Analyzing the evidence on European health care reform, *Health Affairs*, 17(2): 85–108.

Samuelson PA (1954). The pure theory of public expenditure, *Review of Economics and Statistics*, 36(4): 387–389.

Santerre RE and Neun SP (1996), *Health Economics: Theories, Insights, and Industry Studies*, Chicago: Irwin.

Savas S, Sheiman I, Tragakes E and Maarse H (1998), Contracting models and provider competition, In: Saltman RB, Figueras J and Sakellarides C eds. *Critical Challenges for Health Care Reform in Europe*: 157–178, Berkshire, England: Open University Press.

Schenone K (2012), *Health Care a Public or Private Good?* Economics & Institutions, MGMT 7730–SIK, Dec. 9, Rensselaer Polytechnic Institute.

Stigler GJ (1971), The theory of economic regulation, *Bell Journal of Economics and Management Science*, 2(1): 3–21.

Tenbensel T (2000), Health prioritisationas rationalist policy making : problems, prognoses and prospects, *Policy and Politics*, 28(3): 425–440.

Terwindt F, Rajan D and Soucat A (2016), Priority–setting for national health policies, strategies and plans, *Strategizing National Health in the 21st Century: A Handbook*, Geneva: WHO.

UN (1948), Universal Declaration of Human Rights.

US Congress Office of Technology Assessment (1992), *Evaluation of the Oregon Medicaid Proposal*, OTA–H–531, Washington DC: Government Printing Office. NHC, New Zealand (2004)에서 재인용.

Wenzel L and Robertson R (2019), What is commissioning and how is it changing? The King's Fund (www.kingsfund.org.uk/publications/what–commissioning–and–how–it–changing) (2020.7.4. 열람)

WHO (1996), *Ljubljana Charter on Reforming Health Care in Europe*, Slovenia, 19 June.

WHO (2000), *The World Health Report 2000–Health Systems: Improving Performance*, Geneva: WHO.

WHO (2019), Moving from passive to strategic purchasing (www.who.int/health_financing/topics/purchasing/passive–to–strategic–purchasi... (2019.8.2. 열람)

WHO Europe (2003), *Social Determinants of Health, The Solid Factors* (2nd), Copenhagen: WHO Europe.

Williams A (1978), Need: An economic exegesis. In: Culyer AJ and Wright KG eds. *Economic Aspects of Health Services*, London: Martin Robertson.

Wiseman V, Mooney G, Berry G and Tang KC (2003), Involving the general public in priority setting: experiences from Australia, *Social Science and Medicine*, 56: 1001–1012.

Womersley J and McCauley D (1874), Tailoring health services to the needs of individual communities, *J of Publ. Health Med*, 41: 190–195.

Wordsworth S, Donaldson C and Scott A (1996), *Can We Afford the NHS?* London: Institute for Public Policy Research.

Wright J, Williams R and Wilkinson JR (1998), Development and importance of health needs assessment, *BMJ*, 316: 1310–1313.

제 2 부

구매이론과 보험급여

제1장
보험급여정책

1. 보험급여구조의 변천

「국민건강보험법」의 목적(제1조)은 '국민의 질병·부상에 대한 예방·진단·치료·재활과 출산·사망 및 건강증진에 대하여 보험급여를 실시함으로써 국민보건을 향상시키고 사회보장을 증진' 시키는데 있다. 따라서 건강보험제도의 핵심은 보험급여의 원활한 제공에 있고 보험급여의 범위는 보험재정 상태와 긴밀한 관계가 있다.

우리나라는 1977년 7월 의료보험제도를 처음 도입할 당시, 1인당 GDP가 겨우 1,043달러 수준에 불과한 저소득 국가였으며, 국제경쟁력을 저해하지 않는 범위에서 의료보험제도를 운영하였기 때문에 저 보험료 정책이 불가피하였다. 저 보험료 정책은 저급여 정책으로 연결되어 1977년에 보험급여 항목수는 763종, 의약품수는 2,961개였던 것이 전 국민의료보험을 달성하고, 국민경제도 지속적으로 성장함에 따라 1995년부터 급여범위를 확대하여 보험급여 항목 수는 크게 증가하였다.

1) 요양급여의 확대[1)]

(1) 요양급여의 내용

건강보험의 요양급여 패키지는 「국민건강보험법」 제41조(요양급여) 및 제49조(요양비)의 규정에 따라 설정되고 급여 관리가 이루어진다. 건강보험의 요양급여는 [Box 2-1]에서와 같이 질병, 부상, 출산에 대한 요양, 약제 또는 치료재료의 지급, 의료시설에의 수용 및 간호, 이송 등이 해당된다.

---

1) 의료급여제도에서의 급여도 건강보험제도와 같기 때문에 별도로 다루지 않았다.

[Box 2-1] 「국민건강보험법」의 요양급여 관련 조항

제41조(요양급여) ① 가입자와 피부양자의 질병, 부상, 출산 등에 대하여 다음 각 호의 요양급여를 실시한다.
1. 진찰검사
2. 약제(藥劑) · 치료재료의 지급
3. 처치 · 수술 및 그 밖의 치료
4. 예방 · 재활
5. 입원
6. 간호
7. 이송(移送)

② 제1항에 따른 요양급여(이하 "요양급여"라 한다)의 범위(이하 "요양급여대상"이라 한다)는 다음 각 호와 같다.
1. 제1항 각 호의 요양급여(제1항제2호의 약제는 제외한다): 제4항에 따라 보건복지부장관이 비급여대상으로 정한 것을 제외한 일체의 것
2. 제1항제2호의 약제: 제41조의3에 따라 요양급여대상으로 보건복지부장관이 결정하여 고시한 것

③ 요양급여의 방법 · 절차 · 범위 · 상한 등의 기준은 보건복지부령으로 정한다.
④ 보건복지부장관은 제3항에 따라 요양급여의 기준을 정할 때 업무나 일상생활에 지장이 없는 질환에 대한 치료 등 보건복지부령으로 정하는 사항은 요양급여대상에서 제외되는 사항(이하 "비급여대상"이라 한다)으로 정할 수 있다.

제49조(요양비) ① 공단은 가입자나 피부양자가 보건복지부령으로 정하는 긴급하거나 그 밖의 부득이한 사유로 요양기관과 비슷한 기능을 하는 기관으로서 보건복지부령으로 정하는 기관(제98조제1항에 따라 업무정지기간 중인 요양기관을 포함한다. 이하 "준요양기관"이라 한다)에서 질병 · 부상 · 출산 등에 대하여 요양을 받거나 요양기관이 아닌 장소에서 출산한 경우에는 그 요양급여에 상당하는 금액을 보건복지부령으로 정하는 바에 따라 가입자나 피부양자에게 요양비로 지급한다.
② 준요양기관은 보건복지부장관이 정하는 요양비 명세서나 요양 명세를 적은 영수증을 요양을 받은 사람에게 내주어야 하며, 요양을 받은 사람은 그 명세서나 영수증을 공단에 제출하여야 한다.
③ 제1항 및 제2항에도 불구하고 준요양기관은 요양을 받은 가입자나 피부양자의 위임이 있는 경우 공단에 요양비의 지급을 직접 청구할 수 있다. 이 경우 공단은 지급이 청구된 내용의 적정성을 심사하여 준요양기관에 요양비를 지급할 수 있다.

건강보험의 급여는 원칙적으로 포괄적이어야 한다. 포괄적이어야 한다는 것은 임상적으로 유효한 서비스는 모두 제공해야 한다는 의미인데 우리나라는 모든 의료기관에게 동일한 보험급여 패키지로 서비스를 제공할 수 있도록 허용함에 따라 포괄적 급여를 하려면 많은 재정이 소요되는 문제가 있다. 그러다보니 현실적으로 포괄적 급여가 불가능하여 보장률이 낮게 되었다. 이미 제1부에서 설명한 바와 같이 필요도를 토대로 급여 패키지를 결정하고 우선순위에 따라 의료서비스를 계층화 된 의료공급체계에 따라 포괄적 급

여는 3차 의료기관(상급종합병원)에서 충족하도록 제도를 운영하였더라면 보다 적은 재정으로 포괄적 급여가 가능하였겠지만 우리나라는 당초부터 그러한 접근법은 사용되지 않았다. 다만 「국민건강보험 요양급여의 기준에 관한 규칙(약칭: 건강보험요양급여규칙)」 제2조에 따르면 요양급여는 1단계와 2단계로 나누어 2단계를 상급종합병원의 진료로 규정하고 있으나, 요양급여로 정해진 서비스나 의약품 및 치료재료 등은 요양급여 단계에 구분 없이 동일하게 제공할 수 있도록 함에 따라 포괄적 급여를 어렵게 하고 있다.

요양급여를 원활히 제공할 수 있게 「건강보험요양급여규칙」, 「신의료기술평가에 관한 규칙」, 「요양급여의 적용기준 및 방법」, 「선별급여 지정 및 실시 등에 관한 기준」, 「약제의 요양급여대상여부 등의 평가기준 및 절차 등에 관한 규정」, 「치료재료 가치평가 운영규정」 등의 다양한 규칙과 기준, 그리고 규정들이 있다. 급여 결정을 위하여 중요시 하는 것은 의료행위이든, 의약품이든, 치료재료이든 반드시 비용-효과에 관한 자료, 대체가능성, 국내외 실시 현황, 임상적인 효과성이나 안전성을 입증할 연구논문이나 참고문헌 등의 근거 자료를 토대로 한다는 점이다. 그리고 신의료기술, 의약품이나 치료재료의 경우는 기술혁신성 등도 고려하도록 규정하고 있다. 급여 결정에서 비용-효과성과 근거중심의료(EBM)가 나름대로 고려되고 있기는 하지만 의약품을 제외하고는 명시적인 분석이나 근거 제시가 그렇게 잘 되는 것 같지는 않다.

상기와 같은 급여 규정은 대부분의 국가들도 요구하는 것으로 우리나라도 국제적인 기준에 부합하는 규정을 간직하고 있다. 그런데 우리나라의 보험급여 규정에서 볼 수 없는 것이 필요도 평가(needs assessment)이다. 필요도 평가가 없다보니 우선순위 설정(priority setting)과 관련되는 규정이 전혀 없는 문제가 있다. 물론 이와 같은 필요도를 토대로 하는 우선순위 설정을 명시적으로는 하지 않고 보험급여를 평가하는 각종 위원회에 전문가들이나 시민단체의 대표가 참여하여 사회적 요구를 내세우면서 급여에 반영하는 것을 묵시적(implicit) 필요도 사정으로 간주할 수는 있다. 그러나 현실을 보면 이러한 절차에 의한 보험급여의 반영도 흔하지 않은 것 같다. 앞의 제1부에서 살펴본 바와 같이 대부분의 의료보장국가들은 필요도 평가와 함께 우선순위가 설정되며, 그 과정에서 경제성 평가(비용-효과성)의 방법이 구체화되고, 이해관계자의 참여, 대중 공개, 그리고 근거중심 의료의 반영 등이 이루어지는데 우리나라에서는 이러한 측면의 절차는 거의 무시되는 것 같다.

(2) 요양급여의 결정과정 및 보험등재

우리나라의 보험급여 등재는 신의료기술과 관련을 맺고 있기 때문에 신의료기술평가(HTA)와 결부시켜 설명하기로 한다. 「의료법」이 규정하는 신의료기술평가는 의약품과 의료기기를 동반한 모든 새로운 의료기술을 평가하도록 규정하고 있다. 신의료기술, 치료재료 그리고 의약품의 안전성 평가와 HTA, 그리고 보험급여 등재절차는 [그림 2-1]에 요약하였다. 의료기관(의료기술), 의약품(제약회사 및 수입업자 포함), 치료재료 생산자(수입업자 포함)들이 새로운 기술이나 제품을 보험급여로 등재하기 위해서는 먼저 신의료기술에 대한 안전성과 유효성에 대한 사정(assessment)을 거쳐야 한다. 의료기술은 신의료기술평가위원회(한국보건의료연구원(이하 NECA)이 업무지원)에 사정을 신청하게 된다. 치료재료는 두 가지로 구분하여 사정이 이루어진다. 새로운 치료재료는 의료기술과 같이 신의료기술평가위원회에 사정을 신청하는 반면에 기존의 치료재료와 유사한 경우는 식품의약품안전처(이하 식약처)에 사정을 신청하게 된다. 그리고 의약품은 새로운 것이나 유사 의약품 할 것 없이 전부 식약처에 사정을 신청하게 된다. 신청한 의료기술,

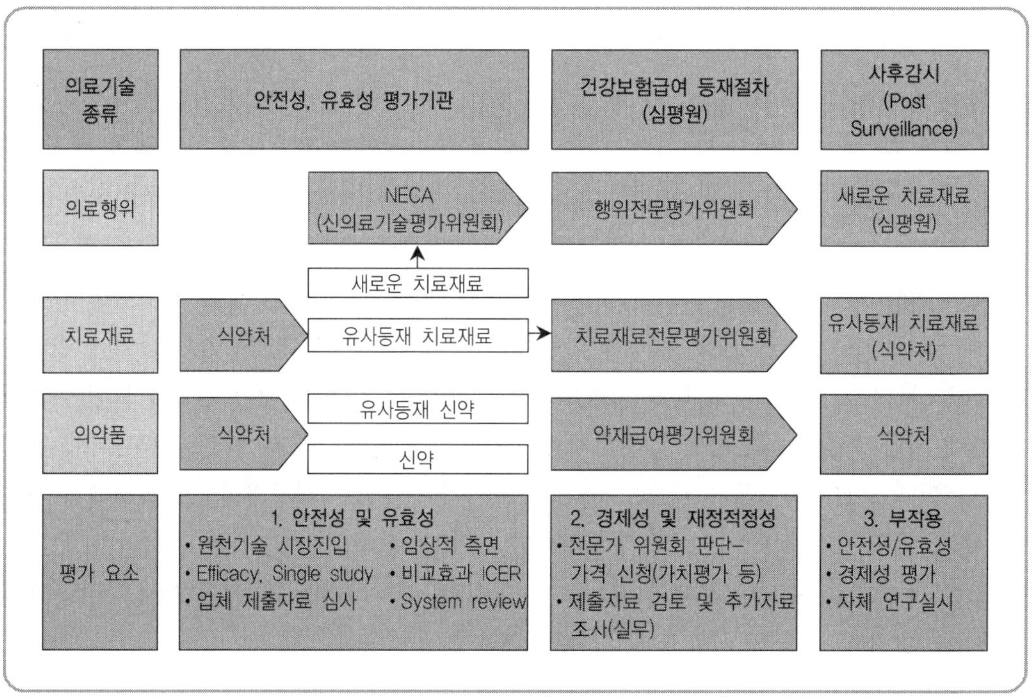

[그림 2-1] HTA와 건강보험 등재절차

치료재료, 의약품이 해당기관에서 안전성과 유효성을 인정받게 되면 건강보험심사평가원(이하 심평원)에 보험급여등재절차를 밟게 된다. 그런데 의약품은 식약처에서 안전성과 유효성 평가가 끝나면 심평원에서 HTA의 한 부분인 경제성 평가를 거쳐 등재를 결정하게 된다[2]. 등재 결정이 난 의약품과 치료재료는 국민건강보험공단(이하 건보공단)에서 제조회사 대표와 가격협상 절차를 거쳐 가격이 결정되며, 의료행위는 보험급여 등재과정에서 상대가치가 부여된다.

이상과 같은 조건에 따라 결정된 보험급여 등재항목은 [표 2-1]과 같다. 급여등재항목이 대폭 증가한 것은 2000년 건강보험통합과 함께 상대가치수가제도와 의약분업의 실시, 2005년 이후 부터 모든 정권이 지속적으로 추진한 보장성 강화정책, 그리고 최근에는 '문케어' 실시 등이 그 주된 이유라 하겠다.

[표 2-1] 보험수가표에 등재된 진료항목과 약품수의 변동 (단위 : 종)

	1977	1988	1999	2001	2008	2014	2017	2020
진료항목[1]	763	1,186	3,289	4,158	6,309	6,832	7,495	7,858
의약품[2]	2,961	11,817	12,090	19,429	15,223	15,734	21,399	23,589

주 : 1) 진료항목의 공식 명칭은 행위급여·비급여 목록으로 되어 있음
2) 의약품수는 2016년부터 생산규격단위로 변경함에 따라 품목수가 급격히 증가하게 됨
3) 보험수가표의 공식 명칭은 건강보험요양급여비용으로 표기하고 있음
출처 : 건강보험심사평가원 홈페이지(2020.3.27 열람)

(3) 한방의료의 보험급여

우리나라는 양방과 한방이 분리되어 있는데 1977년 의료보험제도를 도입할 때는 양방만 급여로 제공하였기 때문에 한방 쪽에서 꾸준히 급여에 포함시켜줄 것을 요구하였다. 이에 정부는 1984년 12월부터 청주시에서 시범사업을 거친 후에 1987년 2월부터 한방의료를 보험급여에 포함시켰다. 시범사업때부터 급여내용은 진찰, 입원, 침, 뜸, 부항의 시술행위 및 약제급여 등으로 제한하였다. 1996년 7월 총관도수법이, 2001년 1월에는 치매검사, 인성검사, 현훈검사가 급여로 추가되었고, 문재인 케어가 실시되면서 2019년 4월

---

2) 모든 신약이 경제성 평가를 통하여 등재여부가 결정되는 것은 아니다. 대략 신약의 25% 내외가 경제성 평가를 거치고 나머지는 투약비용 검토를 거쳐 등재여부가 결정된다.

부터 한방물리치료의 일종인 추나요법이 급여로 추가 등재되었다.

한편 한방의 약제급여는 1984년 12월 시범사업 때부터 단미 엑스산제 68종으로 조제할 수 있는 56개 처방으로 하여오다가 1990년부터 56개 혼합 엑스산제가 추가되었다. 그리고 비급여로 기성 한의서의 처방 등을 근거로 한 한방생약제가 있다. 이와 같은 한방약제는 의약품과 같이 식약처의 안전성과 유효성 검사를 거쳐야 한다. 그리고 수진 시 본인부담률은 양방과 같이 의원, 병원 등 의료기관의 종별에 따라 다르다.

한방의료에서는 여전히 첩약의 보험급여 문제가 쟁점이 되었다. 한의료계에서는 한방의 첩약을 보험급여로 할 것을 주장하지만, 사용되는 한약제의 안전성이나 유효성 검사에서 식약처의 검사 문턱을 넘을 수 있을지 여부가 쟁점이 되고 있다. 한방의료에서 보험급여로 허용되는 약제가 아직은 엑스산제(단미 및 혼합)에 한정되어 있기 때문에 한방진료비에서 차지하는 한방약품비의 비중이 2018년 기준으로 1.3%에 불과하다.

(4) 수진 시 본인부담제도

의료이용의 남용을 막고 의료보험재정을 보호하기 위하여 의료서비스를 제공받을 때 수진자가 진료비의 일부를 부담하는 본인부담률 제도는 1977년 의료보험 도입과 함께 실시되었다. 1977년은 [표 2-2]에서 볼 수 있는 바와 같이 입원과 외래 모두 진료비의 30%를 환자가 부담하도록 하였다. 1979년에는 입원은 본인부담률을 20%로 낮추었고 외래는 30%를 유지하였다. 외래에서 병원 이용률이 증가함에 따라 이를 억제하기 위하여 1980년 5월에 외래 본인부담률을 대폭 개정하여 병원급과 의원으로 구분하고 의원은 30%를 유지하고, 병원은 본인부담률을 50%로 높여 의원 이용의 장려를 시도하였다.

1986년 1월부터는 의원은 정액제로 본인부담을 시키고 병원급에 대해서는 진찰료는 전액 환자 본인 부담하되 진찰료를 제외한 진료비를 병원의 종류에 따라 본인부담률을 다르게 적용하여 병원 이용을 억제하기 위한 조치가 강화되었다. 이때부터 본인부담제도는 정액제와 정률제가 혼합되었고 요양기관의 종류, 그리고 요양기관이 위치하는 지역이 도시지역인지 농촌지역인지에 따라 본인부담제도의 차이가 있어 매우 복잡하다.

그리고 6세 미만의 어린이, 65세 이상 노인, 희귀난치성 질환, 특정 암환자 등에 대해서는 본인부담률을 낮게 책정하는 등 복잡한 구조를 갖고 있다. 이렇게 된 원인은 의료보장 하에서 시장접근을 함에 따라, 가격 인식이 없는 환자들의 의료이용을 줄이려다 보니 본인부담제도를 이처럼 다양하게 고안하게 되었다. 그렇지만 환자들은 보험수가의 일부

[표 2-2] 보험급여의 외래 본인부담의 변천

시행일	의료기관	본인부담 내용	비 고
1977.7	전체	30%	입원 및 외래 동일
1980.5	병원, 종합병원	50%	의원 이용을 유도하기 위해
1986.1	의원	정액제 도입	적용 상한액 10,000원 (처방전 발생시 8,000원 이하)
	종합병원, 병원	– 진찰료 전액본인부담 – 진찰료 외 진료비 50~55%	의원 이용 촉진을 위하여
1988.10	병원 및 군지역 종합병원	– 진찰료 전액본인부담 불변 – 정액제 도입	군지역 병원 경영상태 고려
2000.7	상급종합병원 제외 모든 의료기관	– 정액 본인부담 경감대상 조정 (70세 → 65세 이상) – 정액제 본인부담액 상향조정	– 노인의료비용 부담 경감 – 의약분업으로 진찰료·처방료 통합에 따라 진료비 상승 반영
2001.7	전체	– 정률 본인부담 인하 – 상급종합 및 종합병원 : 25,000원을 기준으로 이원화 – 정액 상한액 의원급 이상 12,000원 → 15,000원	건강보험재정안정대책, 진찰료, 조제료 수가 인상 및 진찰료–처방료 통합에 따라 조정
2007.8	전체	– 정액제 폐지, 정률제 원칙 (65세 이상 제외)	경증 및 소액진료비환자에 대한 재정 절감액을 보장성 강화로 전환
2009.7	상급종합병원	– 본인부담률 인상(50% → 60%)	대형병원 환자 쏠림에 따른 의료자원 활용의 비효율성 개선
2010.7	중증화상 환자	– 본인부담률 5%로 인하	중증환자 보장성 강화
2011.10	상급종합 및 종합병원	– 외래경증 약제비 상종병원: 50%, 종병: 40%	52개 경증질환 종합병원 이용 시 약제본인부담 강화로 일차의료 활성화 추진
2017.01	전체	– 임신·출산 관련 진료: 의원 10%, 병원 20%, 종병: 30%, 상급종합: 40%	
		– 조산아(37주 미만), 저체중아(2.5kg 이하): 10%(만3세까지)	
2018.01*	의원 65세 이상 노인	– 15,001원~20,000원 10%, 20,001원~25,000원 20% 25,000원 초과 30% (노인외래본인부담의 급격한 증가 억제)	
2020 현재 (일반사항)	상급종합병원	– 진찰료 전액본인부담은 불변 – 진찰료 외 진료비 60%	
	종합병원	– 진찰료 전액본인부담은 불변 – 진찰료 외 진료비(시:50%, 군: 45%)	
	병원	– 진찰료 전액본인부담은 불변 – 진찰료 외 진료비(시:40%, 군: 35%)	

주: 상급종합병원이라는 명칭은 2010년부터 사용하였으나, 저자가 편의상 그 이전도 사용
2020년 현재는 앞의 조치가 유지되고 있으며, 일반적 사항은 재정리함
출처: 국민건강보험공단(2017), 『건강보험40년사』. 일부 자료는 필자가 보완함

만 부담하기 때문에 의료이용을 억제하는데 여전히 한계가 있다.

(5) 요양비

앞의 [Box 2-1]에 제시한 「국민건강보험법」 제49조(요양비) ①을 보면 “요양기관이 아닌 장소에서 출산한 경우(예: 재가분만)에는 그 요양급여에 상당하는 금액을 보건복지부령으로 정하는 바에 따라 가입자나 피부양자에게 요양비로 지급한다.”라고 규정하여 과거의 분만비를 요양비와 같이 취급하고 있다. 1989년 7월 전국민의료보험이 실시되면서 ‘진료권 제도’가 시행되어 병이 나면 환자는 자기가 속한 중진료권에서 1차적으로 진료를 받도록 규정하였다. 그래서 타지에 출장 또는 여행 중에 갑자기 병이나 진료를 받아야 할 처지가 될 때 자기가 속한 중진료권으로 가기 어려우면 가까이 있는 의료기관에서 진료를 받고, 진료비를 환자가 지불 후 영수증을 받아 자기가 속한 의료보험조합에 상환을 요청하면 의료보험조합은 영수증을 검토 후 진료비를 현금으로 상환하여 주었는데, 이 비용을 요양비라 하였다. 그리고 분만의 경우는 산후 조리를 위하여 자기 진료권 밖의 친정에서 출산하거나 다른 지역에 갔다 출산 예정일 보다 일찍이 출산을 하게 되면 부득이 하게 진료권 밖의 의료기관에서 분만을 하게 되어 요양비와 같이 분만한 의료기관에 먼저 지급을 하고 의료보험조합에 상환을 요청하면 조합에서 현금으로 상환하여 주었는데 이것은 요양비라 하지 않고 분만비라 하였다. 그리고 자기가 속한 진료권에 있으면서 출산 예정일 보다 먼저 급작스럽게 분만하게 되어 가정에서 분만하는 경우도 있다. 이 경우에도 조합에 비용을 청구하면 일정액의 비용을 현금으로 상환하여 준다. 이때 받는 비용을 또한 분만비라 하였다.

그러다 건강보험의 통합을 앞둔 1998년 10월 지역의료보험조합이 통합되면서 중진료권 개념을 적용하는 것이 무리라 판단하여 중진료권이 없어지고 질병 치료나 분만을 어느 지역에서 하여도 바로 보험급여로 인정됨에 따라 요양비를 이용하게 될 경우는 극히 예외적이 되고, 분만비도 재가분만인 경우를 제외하면 이용하게 될 경우가 극히 적었다. 그래서 요양비에 분만비도 포함시키는 개념으로 전환되었다.

(6) 본인부담액 상한제

본인부담액 상한제는 진료비의 일부를 본인이 부담함에 따라 피보험자의 부담이 과중해지는 것을 방지하기 위하여 고안된 제도이다. 즉, 요양급여를 받는 사람이 1년간 부담하는 본인일부부담금을 모두 합한 금액을 기준으로 하여 소득수준 등에 따라 상한선을 설정하도록 법 제44조(비용의 일부부담) 제3항은 규정하고 있다. 그리고 법 제44조 제2항에서는 상한선 이상의 금액은 건강보험공단이 가입자에게 상환해주도록 규정하고 있다.

본인부담 상환제 이외 본인부담을 경감시켜주기 위한 제도로 고가의 질병치료비 부담을 완화해주기 위하여 산정특례제도가 있다. 이 제도는 1983년 10월 인공신장투석과 복막관류술에 대하여 외래 진료비의 본인 부담률을 20%로 낮춘 것으로 시작되었다. 2005년 '보장성 강화 로드맵'을 제시하면서 암, 심장질환, 뇌혈관질환자에 대하여 입원, 외래 구분 없이 본인부담률을 10%로 낮추었고, 2009년 12월에는 암환자의 본인부담률을 5%로 낮추었고, 2010년 1월에는 심·뇌혈관질환자에 대해서도 본인부담률을 5%로 하였다. 그 외 희귀난치성 질환자, 중증화상 환자 등에도 산정특례제도가 실시되었고, 2016년 7월에는 결핵환자에 대하여 본인부담률 10%를 면제하는 조치가 이루어졌다. 이상의 열거는 중요한 질환에 대한 것이고 그 이외에도 아동을 대상으로 하는 산정특례제도가 있다. 아동에 대한 산정특례는 출산장려를 위한 목적도 있다. 이 가운데 몇 가지만 요약하면 [표 2-3]과 같다. 산정특례와는 다르게 65세 이상 고령자의 외래본인부담금 경감제도, 임신, 출산과 관련한 다양한 본인부담경감제도가 실시되고 있다. 그 외 2013년 8월부터 4대 중증질환과 중증화상자 가운데 저소득층의 의료비 과부담 가구를 대상으로 재난적 의료비 지원사업도 이루어지고 있다.

[표 2-3] 건강보험 본인부담 산정특례제도의 사례

암 및 희귀질환 산정특례			심장 및 뇌혈관질환 산정특례		
질병	적용기간	본인부담률	질병	적용기간	본인부담률
암	5년	5%	신장, 뇌혈관질환	30일	10%
희귀질환	5년	10%	중증 외상	30일	5%
중증난치성 질환	5년	10%	중증 치매	60일	10%
중증화상	1년	5%			

2) 건강검진

건강검진은 1980년 5월 15일 공·교의료보험에서 피보험자인 공무원 및 사립학교 교직원을 대상으로 처음 실시되었다. 건강검진은 시·군·구를 검진지역으로 설정하여 2년에 1회씩 격년제로 실시하게 되었다. 한편 직장의료보험은 1986년 5개 조합에서 간염예방사업의 시작으로 하여 1989년 보사부는 '의료보험 보건예방사업지침'을 정하여 진료비 지불을 위한 적립금이 50% 이상인 조합[3]만 예방사업을 할 수 있도록 하다가, 1992년에는 적립률 조건을 철폐하고 적립률이 낮은 조합도 형편에 따라 소규모 범위로 예방사업을 시행할 수 있도록 하였다. 건강검진수가도 1990~91년간은 보험수가의 80%로, 1992년부터 100%로 하였다(국민건강보험공단, 2017). 1995년에는 「의료보험법」을 개정하여 종래에 있던 제26조(예방사업 등)에 추가하여 제39조의2(건강진단) 조항을 신설하여 지역피보험자도 건강진단을 받을 수 있도록 하였다.

의료보험이 통합된 이후에는 「의료보험법」에 규정된 예방사업 조항을 삭제하는 대신에 건강진단사업을 질병예방을 위한 건강검진제도로 바꾸고 건강검진의 범위와 내용을 더욱 확대하여 왔다. 건강검진을 위한 법적 토대는 「국민건강보험법」 제52조(건강검진)[4] 및 시행령 제25조(건강검진)에 두고 건강보험공단은 피보험자와 피부양자에 대하여 건강검진을 실시하여 예방에 주력하고 있다. 건강검진은 일반건강검진, 암검진, 영유아건강검진의 세 종류가 있다. 일반건강검진은 직장가입자, 세대주인 지역가입자, 20세 이상인 지역가입자 및 직장피부양자를 대상으로 하고 있다. 암검진은 「암관리법」 제11조 제2항에 따른 암의 종류별 검진주기와 연령기준 등에 따라 대상자가 정해진다. 영유아건강검진은 6세 미만의 지역가입자 및 직장 피부양자를 대상으로 하고 있다. 영유아의 건강검진항목은 성과 연령 등의 특성 및 생애주기에 맞게 설계하고 있다.

건강에 대한 국민들의 관심도가 높아지고 있어 정부는 2008년 3월 21일 「건강검진기본법」을 제정(시행은 2009년 3월)하였고, 이 기본법에 따라 2011~15년간 '제1차 국가건강검진종합계획', 2016~20년간 '제2차 국가건강검진종합계획'을 실행하였으며 2021년부터 '제3차 계획'을 시행하고 있다. 건강보험에서는 이와 같은 국가의 기본계획에 맞추어 일반건강검진, 생애전환기 건강진단, 암검진, 영유아건강검진을 실시하고 건강검진의 사후관리 및 건강검진기관에 대한 질 평가 등을 하고 있다.

3) 장애인에 대한 특례

의료보험이 통합되면서 신설된 제도가 장애인에 대한 특례 제도이다. 과거 장애인 문

---

3) 당시는 지불준비 적립금을 1년치 급여비의 100%를 적립하도록 되어 있었다.

4) 국민건강보험법이 제정될 당시는 법 제47조(건강검진)에 규정되어 있었다.

제는 「장애인복지법」에서 다루도록 하였는데, 1999년 2월에 제정된 「국민건강보험법」에서는 제46조(장애인에 대한 특례), 현재 제51조 조항을 신설하고 「국민건강보험 시행규칙」 제26조(장애인보장구에 대한 보험급여기준 등)에 의거하여 「장애인복지법」에 따라 등록된 피보험자나 피부양자에 대해서는 「장애인·노인 등을 위한 보조기기 지원 및 활용촉진에 관한 법률」 제3조 제2호에 따른 보조기기에 대하여 보험급여로 제공하도록 규정하고 있다. 그리고 보조기기에 대한 보험급여의 범위·방법·절차와 그 밖의 필요한 사항은 보건복지부령에 규정하고 있다.

4) 부가급여

요양급여 이외에 대통령령으로 정하는 급여를 부가급여로 하고 있다. 「국민건강보험법」 제50조(부가급여)에는 요양급여 외에 대통령령으로 정하는 바에 따라 임신·출산 진료비, 장제비, 상병수당, 그 밖의 급여를 실시할 수 있다(법 개정 2013.5.22.)라고 규정하고 있다. 그러나 「국민건강보험법 시행령」 제23조를 보면 「국민건강보험법」 제50조에 따른 부가급여는 임신·출산(유산 및 사산을 포함한다. 이하 같다) 진료비로 한다(개정 2017.9.19.)라고 하여 장제비, 상병수당 등은 사문화되었다. 시행령 제23조 제2항에서 임신·출산 진료비 지원 대상은 다음 각 호로 하고 있다(개정 2018.12.24.).

1. 임신·출산한 가입자 또는 피부양자
2. 1세 미만인 가입자 또는 피부양자(이하 "1세 미만 영유아"라 한다)의 법정대리인(출산한 가입자 또는 피부양자가 사망한 경우에 한정한다)

그리고 제23조 제3항은 제2항 각 호의 어느 하나에 해당하는 사람에게 다음 각 호의 구분에 따른 비용을 결제할 수 있는 임신·출산 진료비 이용권을 발급할 수 있도록 하고 있다(개정 2020.6.2.).

1. 임신·출산과 관련된 진료에 드는 비용
2. 임신·출산과 관련하여 처방된 약제·치료재료의 구입에 드는 비용
3. 1세 미만 영유아의 진료에 드는 비용
4. 1세 미만 영유아에게 처방된 약제·치료재료의 구입에 드는 비용

5) 선별급여

이 제도는 2016년 3월에 「국민건강보험법」을 개정(2017.3.23. 시행)하면서 제41조의4

(선별급여)에 관한 규정을 두었다. 그리고 제41조의4의 ① 요양급여를 결정함에 있어 경제성 또는 치료효과성 등이 불확실하여 그 검증을 위하여 추가적인 근거가 필요하거나, 경제성이 낮아도 가입자와 피부양자의 건강회복에 잠재적 이득이 있는 등 대통령령으로 정하는 경우에는 예비적인 요양급여인 선별급여로 지정하여 실시할 수 있다.

② 보건복지부장관은 대통령령으로 정하는 절차와 방법에 따라 제1항에 따른 선별급여(이하 "선별급여"라 한다)에 대하여 주기적으로 요양급여의 적합성을 평가하여 요양급여 여부를 다시 결정하고, 제41조 제3항에 따른 요양급여의 기준을 조정하여야 한다고 규정하고 있다.

그리고 제42조의2(요양기관의 선별급여 실시에 대한 관리) 규정을 두고 「건강보험요양급여규칙」 제14조의3(선별급여의 실시조건)에 근거하여 2017년 3월 23일 이전에 있었던 「요양급여 100/100 미만의 본인부담률에 관한 기준」을 「선별급여 지정 및 실시 등에 관한 기준」으로 전면 개정하고 예비적 요양급여인인 선별급여를 단계적으로 급여범위에 포함할 예정으로 하였다[5]. 선별급여는 보험급여로 등재하기에는 미흡하지만 비급여로 두기에는 환자의 부담 등을 감안하여 예비적으로 급여화하는 것인데, 등재된 급여와의 차이는 본인부담률에 있다. 선별급여를 적용하기 위한 기준으로 치료효과성(임상적 유용성), 비용효과성, 대체가능성, 사회적 요구도 라는 네 가지 기준을 제시하였다. 사회적 요구도를 평가할 세부요소로 재정 영향, 연령, 사회적 취약계층 대상 여부, 의료적 중대성, 유병률, 환자의 경제적 부담, 비의료 영역의 부담 정도 및 급여 후 사용량 관리로 인한 이득 등 비용효과 분석에서 고려하기 힘든 기타 편익으로 하였다.

선별급여는 주로 4대 중증질환에 대하여 보험급여 범위를 넓히기 위하여 실시하고 있는데 일반적인 보험급여와 같이 상대가치점수가 주어지고 있다. 다만 일반적인 급여와 차이가 있는 것은 수가에 대한 본인부담률을 의료행위 및 치료재료에서는 50~90%, 약제에 대해서는 30~80%까지 높여 차등화 하였다.

2. 비급여 분석

건강보험의 보장성을 논의할 때 빠지지 않고 등장하는 정책적 과제가 비급여의 과다

5) '요양급여 100/100 미만'은 선별급여로 하고, '100/00 급여'는 뒤에 기술하는 바와 같이 행위비급여로 등재되고 있다.

문제이다. 그런데 비급여에 대하여 구체적인 정의나 종류 등을 기술한 문헌이 부족한 문제도 있다. 특히 2017년에 집권한 문재인 정부는 공약으로 내세운 보장성 강화를 위하여 치료에 필요한 비급여 3,800여개(의료행위 약 800개, 치료재료 약 3,000여개)를 평가하여 급여, 예비급여, 비급여로 분리 접근함으로써 지난 10년간 60%대에 머물고 있는 보장성을 2022년까지 70%로 끌어올리겠다는 보장성 강화대책을 2017년 8월 9일 발표하였다. 그러나 구체적으로 어떠한 서비스나 치료재료가 3,800여개의 비급여에 해당되는지는 아무도 모르는 문제가 있으므로 비급여에 대한 정리를 해보기로 한다.

1) 비급여의 원천적 배제: 「의료보험법」 시대

(1) 비급여의 원천적 배제

1977년 의료보험제도를 도입할 당시에는 비급여의 개념이 전혀 없었다. 의료보험제도를 매우 급작스럽게 도입함에 따라 불가피하게 일본 의료보험에서 사용하던 보험급여와 수가를 갖고 우리 실정에 부합하게 조정하여 실시할 수밖에 없었다. 당시 일본에서는 의료보험에 비급여를 전혀 인정하지 않고 있었기 때문에 우리나라에서도 비급여를 인정하지 않았던 것이다. 그러나 의료현장에서는 정부의 감독이 느슨한 틈을 이용하여 임의적으로 비급여 서비스를 제공하게 되었다. 그러다 2000년 건강보험통합과 함께 비급여가 공식적으로 인정이 된다. 그 과정을 간략히 설명하면 다음과 같다.

의료보험을 실시하기 위하여 1977년 6월 의료보험 진료수가 기준을 제정·고시하였다. 이 때 채택한 제도가 일본이 사용하던 진료비 지불방식인 행위별수가제의 점수제였다. 그리고 행위별 점수를 결정하기 위한 나름대로의 원칙을 정하였다. 일본의 의료보수 점수 결정원칙과 기준을 수가결정에 활용하되 일본식으로 행위를 과다하게 세분하지 말고, 시설 및 장비투자를 수가결정 참고 요소로 하도록 정하였다(양명생, 1993). 이와 같은 원칙에 따라 모든 서비스 행위를 수가표에 등재하지 않았고, 특히 새로 등장하는 신기술의 급여 등재를 할 때 마다 수가표를 새로 작성하는 문제도 있어 [Box 2-2]에 볼 수 있는 바와 같은 「진료수가기준 산정방법」을 작성하여 운영하였다. 「진료수가기준 산정방법」 제7항은 "분류되지 아니한 항목과 비슷한 진료행위는 가장 비슷한 분류 항목에 준용하여 산정[6]할 수 있으나 준용하기 곤란한 특수 또는 새로운 진료행위에 대하여는 보건사

6) 1977년 의료보험의 진료수가기준을 정할 때 일본의 진료보수 점수 결정방법을 참고하면서 세운 여

회부장관이 별도로 인정하는 기준에 의한다."라고 하여 수가표에 없는 서비스의 적용 기준을 제시하고 있다. 특히 이 규정에서 새로운 진료행위란 신의료기술을 의미하는 것으로 이것은 보건사회부장관이 별도로 인정하는 기준에 의하여 치료비를 청구하도록 하여, 비급여제도를 원천적으로 인정하지 않았다(김일천, 2020). 따라서 보건사회부장관이 인정하지 않은 항목의 진료를 하고 환자에게 진료비 전액을 징수하는 행위는 부정청구로 간주하였다.

다만 의료보험제도가 도입되기 전부터 존재하였던 선택진료와 상급병실료만 법적으로 비급여로 인정하였다.

[Box 2-2] 「의료보험법」에 근거한 「진료수가기준 산정방법」

제7항 : 제2장 내지 제10장 및 제13장에 분류되지 아니한 항목과 비슷한 진료행위는 가장 비슷한 분류 항목에 준용하여 산정할 수 있으나 준용하기 곤란한 특수 또는 새로운 진료행위에 대하여는 보건사회부장관이 별도로 인정하는 기준에 의한다.

출처: 김일천(2020)

(2) 의료보험 미적용자를 위한 일반수가 고시

의료보험이 실시되기 전인 1973.2.16. 「의료법」을 개정하여 [Box 2-3]에서 볼 수 있는 바와 같이 제37조(의료보수)에서 의료수가를 시・도지사로부터 인가받아 진료비를 받을 수 있도록 하였다[7]. 그러나 당시는 정부가 의료에 거의 개입하지 않던 시기로 시・도지사는 의료에 대한 이해도 낮았고 원가분석을 할 수 있는 능력도 없었기 때문에 이 조문은 실효성을 갖기는 어려웠다. 따라서 1977년 이전에는 모든 국민이 의료보험 없이 의료를 자유롭게 이용하였기 때문에 의료이용에 따른 공정가격 개념이 없었다. 그래서 당시의 수가에 대해서 흔히 일반수가 또는 관행(慣行)수가라는 표현을 사용하였다.

그러다 의료보험제도가 도입되면서 보험환자는 '의료보험진료수가기준액표'에 의거하여 정찰가격을 적용함에 따라 의료보험 미적용자에 대하여도 공정가격이 필요하지 않는가라는 관점에서 「의료법」 제37조는 나름대로의 의미가 있었다. 1989년 7월 전국민의료

러 가지 원칙 중의 하나가, 일본식으로 행위를 과다 세분(예: 실료, 기준간호료 5등급, 의료관리료, 침구료, 환자복(服)료, 각종 가산제)을 하지 말자는 원칙을 정함(양명생, 1993)에 따라 분류되지 않은 항목은 비슷한 분류항목에 준용하는 산정방법이 제시된 것으로 추정된다.

7) 1973년 이전에도 의료수가는 있었다(뒤에서 설명).

보험이 실시될 때까지 의료보험 미적용 인구가 있었기 때문에 의료법 제37조는 상징적인 의미에서 존속될 필요가 있었다. 그런데 1989년 7월 전국민의료보험이 실시된 이후에는 일반 환자가 없어졌기 때문에 모든 의료행위는 '의료보험진료수가기준'을 적용하게 되었고, 따라서 「의료법」의 의료보수조항은 삭제되어야 마땅하였다. 일본은 「의사법」이나 「의료법」에는 의료수가 규정이 별도로 없다(김일천, 2020).

[Box 2-3] 「의료법」 제37조(의료보수)

의료기관이 환자 등으로부터 징수할 의료보수에 관하여 그 지역을 관할하는 도지사의 인가를 받아야 한다. (주: 현재는 제45조가 됨)

그런데 전국민의료보험이 된 이후에도 「의료법」 제37조(의료보수) 규정은 삭제하지 않고 그대로 존속하였지만 실제 적용은 거의 하지 않아 사문화된 수준이었다. 즉, 의료보험 환자 진료시 의료기관은 신의료기술, 신약, 새로운 치료재료 등에 대한 수가를 보건사회부장관에게 정하여 줄 것을 신청하고, 장관이 수가를 정해주지 않은 상태에서 의료기관이 시술을 하고 의료수가를 징수하면 부정 청구로 간주하여 요양취급기관 지정을 취소하는 방식으로 운영이 되었다. 요양취급기관 지정 취소가 많았던 해가 언제인지 기록은 확실치 않으나 당시 의료보험 급여를 담당하였던 책임자의 기억으로는 전국의 210개 의료기관이 요양취급기관 지정 취소를 당하였던 때도 있었다는 것이다. 이렇게 많은 요양취급기관에 대하여 지정 취소를 한 근거는 [Box 2-2]에 있는 「진료수가기준 산정방법」 제7항이었다. 요양취급기관 지정을 받을 때의 법률상 조건은 의료보험 진료수가와 약가기준에 따라 의료기관이 보험환자에게 진료비를 징수하는 것이었다(김일천, 2020). 따라서 이때까지는 비급여가 공인된 것이 아니라 의료기관이 불법적으로 비급여서비스를 제공하고 환자가 수가가 높다고 보건사회부에 문의하거나 고발할 경우, 요양취급기관 지정이 취소되는 위험이 수반되었다. 그러나 전국민의료보험이 이루어진 1989년 7월 이후 보사부와 진료비 심사기관인 의료보험연합회의 업무가 많아짐에 따라 의료현장에서 임의적으로 자행되고 있는 비급여서비스 제공을 감독하는 것이 어려워 임의비급여가 상당한 수준으로 제공되고 있었다. 이러한 사실은 2001년 상대가치수가제도 도입을 앞두고 상대가치 점수 부여를 목적으로 의료현장에서 이루어지고 있는 진료행위에 대한 신고를 받을 때 예상보다 많은 비급여서비스가 신고됨에 따라 알게 되었다[8].

2) 의료보험통합과 비급여의 현실화

(1) 비급여서비스 제공의 법적 근거

의료기관으로서는 [Box 2-2]에 있는 「진료수가기준 산정방법」 제7항의 "분류되지 아니한 항목과 비슷한 진료행위에 관하여 보건사회부장관이 별도 인정하는 기준"이 매우 애매하다는 점에 대하여 불만이 많았다. 즉, 의사들은 비슷한 분류 항목에 준용이나 새로운 진료행위에 대한 장관이 인정하는 기준의 상세한 내용을 알기 어려워 의사 나름대로 해석하여 서비스를 제공한 후에 진료비를 청구하게 되었다. 당시의 진료비 심사기관인 의료보험연합회 심사부에서는 자체적인 내규를 갖고 심사를 하여 분류되지 않은 항목이 청구되면 심사과정에서 삭감되는 등의 일이 흔하게 일어났다. 이에 의사들은 심사부의 자체 내규를 알 수 없으니 진료비 심사라는 것이 주관식 답안을 작성하는 것과 같아서 의료보험연합회 심사부의 채점표를 보지 않는 한 주관식 답을 맞추기 어렵다는 비판이 쏟아지는 등의 불만이 팽배하였다.

이에 건강보험을 통합하는 과정에서 의료기관의 이와 같은 불만을 잠재우기 위하여 [Box 2-4]에서 볼 수 있는 바와 같이 비급여를 인정하는 결정을 하게 된다. 즉, 1999년 2월 8일에 제정한 「국민건강보험법」 제39조(요양급여) 제3항에 "보건복지부장관은 제2항의 규정에 의하여 요양급여의 기준을 정함에 있어 업무 또는 일상생활에 지장이 없는 질환 기타 보건복지부령이 정하는 사항은 요양급여의 대상에서 제외할 수 있다."라고 규정하여 분류되지 않은 항목을 요양급여대상에서 제외할 수 있는 서비스(즉, 비급여)로 인정하게 되었다. 이 법을 토대로 2000년 6월 30일에 제정된 「건강보험요양급여규칙」은 비급여를 공식적으로 제공할 수 있는 구체적인 내용을 제시하였다. 즉, 이 규칙 제9조 제1항은 "법 제39조 제3항에 따라 요양급여의 대상에서 제외되는 사항(이하 "비급여대상"이라 한다)은 [별표 2]와 같다"라고 규정하고 보건복지부고시 제2000-74(2001. 1.1.시행)로 비급여를 고시하였다. 그리고 [Box 2-4]에 볼 수 있는 바와 같이 2016년 2월 3일에 개정한 「국민건강보험법」 제41조(요양급여) 제4항은 "보건복지부장관은 제3항에 따라 요양

---

8) 2001년부터 상대가치수가제가 실시되면서 비급여로 제공되는 서비스도 모두 신고를 받아 일부는 급여로, 일부는 '100/100 본인부담 급여'로 처리하였다. 그런데 [표 2-1]을 보면 1999년에서 2001년 사이에 급여항목이 869항목이 증가하고, 100/100 본인부담 급여가 683종이 되었으며, 상당한 수의 임의비급여는 신고도 하지 않았을 것으로 추정되어 통합이 이루어질 당시 비급여가 얼마나 많았는지 짐작할 수 있다.

급여의 기준을 정할 때 업무나 일상생활에 지장이 없는 질환에 대한 치료 등 보건복지부령으로 정하는 사항은 요양급여대상에서 제외되는 사항(이하 "비급여대상"이라 한다)으로 정할 수 있다."라고 하여 비급여라는 용어를 법에 명기하기에 이른다[9]. 여기에 더하여 뒤에 설명되는 행위비급여까지 도입되어 비급여가 광범위하게 적용되었다.

[Box 2-4] 비급여에 대한 법적 근거

「국민건강보험법」 (1999.2.8. 제정)	제39조(요양급여) ③ 보건복지부장관은 제2항의 규정에 의하여 요양급여의 기준을 정함에 있어 업무 또는 일상생활에 지장이 없는 질환 기타 보건복지부령이 정하는 사항은 요양급여의 대상에서 제외할 수 있다.
「국민건강보험법」 (2016.2.3. 개정)	제41조(요양급여) ③ 요양급여의 방법・절차・범위・상한 등의 기준은 보건복지부령으로 정한다. ④ 보건복지부장관은 제3항에 따라 요양급여의 기준을 정할 때 업무나 일상생활에 지장이 없는 질환에 대한 치료등 보건복지부령으로 정하는 사항은 요양급여대상에서 제외되는 사항(이하 "비급여대상"이라 한다)으로 정할 수 있다.
「국민건강보험 요양급여의 기준에 관한 규칙」 (2000.6.30. 제정)	제9조(비급여대상) ① 법 제39조제3항에 따라 요양급여의 대상에서 제외되는 사항(이하 "비급여대상"이라 한다)은 [별표 2]와 같다.
「의료법」 (2001.1.16. 개정)	제37조(의료보수)를 "의료기관이 환자등으로 부터 징수하는 의료보수에 관하여는 종합병원・병원・치과병원・한방병원 또는 요양병원은 그 지역을 관할하는 시・도지사에게 신고하여야 하고, 의원・치과의원・한의원 또는 조산원은 시장・군수・구청장에게 신고하여야 한다. 다만, 다른 법률에 의하여 징수하는 의료보수에 대하여는 그러하지 아니하다.
「의료법」 (2010.1.18. 개정)	제45조(비급여 진료비용 등의 고지) ① 의료기관 개설자는 「국민건강보험법」 제41조제4항에 따라 요양급여의 대상에서 제외되는 사항 또는 「의료급여법」 제7조제3항에 따라 의료급여의 대상에서 제외되는 사항의 비용(이하 "비급여 진료비용"이라 한다)을 환자 또는 환자의 보호자가 쉽게 알 수 있도록 보건복지부령으로 정하는 바에 따라 고지하여야 한다. 〈개정 2010.1.18., 2016.3.22.〉

비급여란 건강보험에 적용을 받지 않는 것으로 요양기관이 정한 가격에 따라 환자가 전액을 부담하는 의료서비스, 치료재료, 의약품 등을 의미하는데, 「건강보험요양급여규칙」이 게시하는 [별표 2]에서 정하는 비급여대상이 되는 경우 또는 '특정행위・약제・치

9) 비급여라는 용어는 2000년 6월 30일 제정한 「국민건강보험 요양급여 기준에 관한 규칙」에서 처음 사용되었고, 「국민건강보험법」에서는 2016년 2월 3일 개정을 통하여 사용되었다.

료재료'는 다음과 같다.

① 업무 또는 일상생활에 지장이 없는 경우
② 신체의 필수 기능개선 목적이 아닌 경우
③ 예방진료로서 질병·부상의 진료를 직접 목적으로 하지 않는 경우
④ 보험급여시책 상 요양급여로 인정하기 어려운 경우(상급병상 등)
⑤ 건강보험급여원리에 부합하지 않는 경우(비용효과성 등 진료상의 경제성이 불분명한 경우)
⑥ 건강보험제도의 여건상 급여로 하기 어려운 경우(한방의 일부 경우에 해당)
⑦ 약사법령에 따라 허가를 받거나 신고한 범위를 벗어난 약제

(2) 비급여서비스와 의료기관의 영리화

비급여서비스의 등장은 불가피한 측면도 있었다. [표 2-1]에서 볼 수 있었던 바와 같이 비록 건강보험의 진료수가표에 등재되는 서비스 항목이 급격히 증가하고는 있지만 의료현장에서 제공되는 모든 서비스를 등재하기는 쉽지 않다. 건강보험이 통합되기 전에는 [Box 2-2]의 「진료수가기준 산정방법」 제7항에 의거하여 제도를 운영함에 따라 비급여 제공을 원천적으로 봉쇄할 수 있었으나 의료계의 불만을 해결할 수 없는 문제가 있었다. 이에 건강보험을 통합한 이후 의료계의 불만을 어떠한 형태이든 해결해줄 필요성은 있었다.

문제는 비급여를 공인하여 통합 전과는 전혀 다른 환경을 만들어 놓고 정부는 비급여 관리를 방임하게 되었다는데 있다[10]. 즉, 비급여가 공인되었다면, 일본처럼 가격을 엄격히 통제를 하였어야 하는데, 비급여서비스는 보험재정이 투입되지 않는다고 판단하여 「의료법」 제37조의 비급여 가격고시 조항을 삭제하지 않고 그대로 둔 판단 착오가 문제를 야기하였다. 통합 전에는 비급여가 원천적으로 봉쇄되었기 때문에 「의료법」 제37조는 아무런 의미가 없었다. 그러나 통합 후 비급여가 공인되자, 「의료법」 제37조는 의료기관이 비급여서비스를 제공하고 할 수 있는 법적 근거로 활용되었던 것이다. 즉, 비급여가 원천적으로 봉쇄될 때는 「의료법」 제37조는 문제가 되지 않았으나, 건강보험 통합 후 비급여

---

10) 통합 전에 비급여의 통제는 법적으로 완벽하였지만 감시 인력의 부족으로 관리가 제대로 이루어지기 어려워 의료현장에서는 비급여가 제공되는 사례가 빈번하였다. 그러다 당국에 적발되거나 환자가 고발을 할 경우에는 요양기관 폐쇄라는 징벌을 받기까지 하였다.

가 법적 근거를 갖게 된 이후「의료법」제37조를 토대로 의료기관들이 시・도지사에게 가격만 허락받으면 비급여서비스를 제공할 수 있어 쉽게 영리화의 길로 갈 수 있는 통로가 되었던 것이다. 즉, 비급여는 건보공단이 아니라 의료수가에 대한 전문성이 없는 시·도지사가 가격을 허락하기 때문에 원가보다 높게 책정이 가능하여 의료기관이 쉽게 영리적 수입을 얻을 수 있게 되었다.

「건강보험요양급여규칙」의 제정을 통하여 비급여가 공식화되고, 모든 국민에게 비급여가 제공될 수 있게 되었다면 의료수가에 대한 전문성을 가진 복지부가 비급여서비스의 가격에도 책임을 갖고 관리했어야 하는데, 통합 전과 같이 비급여에 대한 가격관리를 전문성이 전혀 없는 시・도지사(의원급은 시・구・군수)에게 넘겨 가격의 전국적 표준화도 이루지 못하고 가격 통제도 못하게 되는 우를 범하였다. 이와 같은 우둔한 정책에 더하여 2001년 1월 16일에는「의료법」을 개정하여 비급여서비스의 가격을 시・도지사에게 신고한 후에 의료기관이 징수할 수 있도록 신고제로 변경시켰다.

여기에 더하여 2010년 1월 18일「의료법」을 개정하면서 제37조를 폐기하고 제45조를 신설하여「국민건강보험법」및「의료급여법」의 급여대상에서 제외되는 사항의 비용을 환자 또는 환자의 보호자가 쉽게 알 수 있도록 보건복지부령으로 정하는 바에 따라 의료기관이 고지하여 비급여를 자유롭게 제공할 수 있도록 하여 시・도지사에게 신고하는 절차도 삭제하였다.

비급여의 관리에 대하여 이와 같이 중앙 정부는 지자체에 일을 떠넘기고,「의료법」을 개정하여 의료기관이 임의대로 가격을 책정할 수 있게 함에 따라 의료기관은 비급여서비스를 새로운 수익을 창출하는 원천으로 활용하게 되었다. 결과적으로 비급여의 공식적인 인정과 함께 수가책정을 의료기관에 일임함으로써 우리나라의 모든 의료기관은 영리화의 길로 들어서게 되었다.

3) 비급여의 종류

「국민건강보험법」에 명시된 법적 근거와 [별표 2]를 토대로 지영건(2017)은 [표 2-4]에 볼 수 있는 바와 같이 비급여를 발생 원인에 따라 항목비급여, 에피소드 비급여, 제도비급여, 자격절차 미충족 비급여로 구분하고 있다. 보건복지부는 같은 내용을 등재비급여, 기준비급여, 선택비급여, 제도비급여로 분류하고 있다.

지영건(2017)이 누구나 쉽게 이해할 수 있도록 비급여를 표로 제시하였지만, 급여 제공 과정에서 실질적으로 이루어지는 비급여에 대한 보충적 설명이 필요하여 몇 가지 경우의 비급여에 관하여 설명하기로 한다.

첫째, 건강보험 수가표(공식명칭은 건강보험요양급여비용)에 등장하는 행위비급여가 있다. 행위비급여는 건강보험제도가 도입된 초기에는 없었던 것으로 2008년 1월부터 법적으로 인정되어 수가표에 등장하고 있다. 2020년 2월에 결정된 행위 급여・비급여 목록을 보면 수가표에 등재된 급여목록은 총 7,858종으로 그 중 5.2%인 411종이 비급여행위이며 급여행위는 7,447종이다. 행위비급여가 등장하게 과정은 다음과 같다(이규식, 양명생, 지영건, 2010). 「국민건강보험법」(법 제41조, 2000년 당시 법 제39조)에 비급여의 근거를 마련하였지만 비급여 규칙을 마련한 것은 2000년 6월 30일 「건강보험요양급여규칙」을 제정한 이후부터이다. 구체적인 시행은 상대가치수가제도의 도입과 함께 2001년 1월 1일부터였으며 다음과 같은 행정적인 절차를 거친다. “2000년 12월 31일까지 결정신청된 미결정 행위 중에서 이 고시에 등재되지 아니한 행위에 대해서는 「건강보험요양급여규칙」 제9조제1항의 규정에 의하여 비급여대상으로 본다.” 라고 보건복지부고시 제2000-74(2001.1.1. 시행)로 시행하게 되었다.

이 당시 국민건강보험법령에 의하면 각 요양기관에서 비급여로 정하여 환자로부터 징수하는 행위는 2000년 7월 1일부터 못하도록 금지시키고 종래까지 비급여로 하던 행위는 2000년 6월 30일까지 보건복지부 또는 심평원에 제출하면 위 고시에 의거하여 상대가치점수를 정한 비급여항목은 그 금액으로 비급여수가를 받을 수 있도록 하였다. 그리고 위 고시에 없는 항목은 심평원에서 ‘신의료기술행위로 판정이 날 때까지 그 항목에 대하여는 종전처럼 임의수가를 환자로부터 징수할 수 있게’ 하였다. 많은 행위가 신의료기술행위 여부에 대한 심사를 받는데 장기간이 소요되기 때문에 임의수가를 받을 수 있는 서비스 항목이 상당수가 되었다.

보건복지부고시 제2000-74에 의거하여 2001년 1월부터 상대가치수가제도가 시행됨에 따라 상대가치점수를 정한 일부 기술행위항목이나 보험급여대상에서 제외한 일부 고가 의약품에 대하여 ‘100/100 본인부담 보험급여’로 고시하였다. ‘100/100 본인부담 보험급여’라는 제도는 법적 근거가 없는 문제가 등장하였다. 이에 2006년 1월 1일부터 ‘100/100 본인부담’ 용어를 버리고 ‘요양급여의 일부를 본인이 부담하는 항목’으로 고쳐 사용하다가 2008년 1월 1일부터 ‘제3부 행위 비급여목록’으로 변경하고 상대가치점수도 부여하였다.

[표 2-4] 급여 발생 사유에 따른 비급여 분류

지영건 분류	복지부 분류	내용	구체적 사례
항목 비급여	등재 비급여	**1) 평가 전 항목 비급여** 유효성 또는 경제성이 밝혀지기 이전 단계라, 비급여로 인정해줌	① (행위) 신의료기술 : 안전(+), 효과(+), 경제성(미정) ② (약제) 임상시험 또는 중증환자의 식약처 허가 초과 약제 사용 ③ (한방) 한방물리요법, 한방생약제제
		2) 무조건 항목 비급여 기준(조건) 없이 행위·약제·재료 항목이 비급여로 고시되어 있음	① 별표 2. 비급여 대상에 분류된 항목 : 보조생식술, 보철 등 ② 행위·치료재료: '비급여 목록표'로 고시된 행위·치료재료 ③ 약제 : '급여 목록표'에 나열되지 아니한 약제
	기준 비급여	**3) 조건부(기준) 항목 비급여** 기준(조건):적응증 또는 회수·개수에 따라 급여가 될 수도 있고 비급여가 될 수도 있음	① '별표 2. 비급여 대상'에 명시된 조건 있는 비급여 – 신체 필수 개선이 아니면 비급여: 미용목적 성형수술 등 – 예방목적이면 비급여: 예방접종, 치석제거 – 기타 조건부 비급여: 틀니 -65세 이상이면 급여, 그 외 비급여 ② '요양급여의 적용기준 및 방법에 관한 세부사항 고시'에 명시된 조건 있는 비급여
에피소드 비급여	선택 비급여	외래/입원 전체가 비급여 대상이 됨	**3대 사유:** ① 일상생활 지장 없음 ② 필수기능 개선 아님 ③ 예방 목적
제도 비급여	제도 비급여	행위·약제·치료재료의 속성을 가지지 아니 한 것	1) 상급병상 2) 보장구 : 안경, 보청기 등 3) 이송비용 : 장기이송 4) 진단서, 증명서
자격·절차 미충족			①–1 건강보험·의료급여 비대상자, 보험료 체납 ①–2 자보, 산재, 기타 외부 의료비 부담 등의 경우 ②–1 요양급여의뢰서 없이 2단계 요양급여 이용하면 비급여 ②–2 일반의약품– 처방 절차를 거치지 않으면 비급여 ③–1 마약류 중독자의 치료 보호 ③–2 범죄에 기인한 상해

주: 지영건(2017)의 분류를 토대로 한 후, 정부가 사용하는 용어를 추가하였음

행위비급여는 상대가치점수가 부여되지만 비용은 전액 환자 본인이 부담하는 특징이 있다. 행위비급여는 법으로 인정하는 비급여가 된다. 여기서 언급되는 행위비급여가 지영건이 분류한 무조건 항목비급여의 ②항에 해당하며 법적으로 허용되기 때문에 법정비급여라고 부를 수 있겠다.

둘째, 「건강보험요양급여규칙」 제9조 제1항에 의거한 [별표 2]에 제시된 비급여 대상으로 분류된 항목의 제공에 관한 것이다. 이것은 지영건의 분류에 따르면 무조건 항목비급여의 ①, ③항, 그리고 조건부 항목비급여가 여기에 속한다. 이와 같은 비급여는 법적으로 허용되기 때문에 법정비급여라고 부를 수 있겠다.

셋째, 신의료기술 평가 과정에서 발생하는 등재비급여이다. 신의료기술의 평가는 보험급여 목록에 등재하기 위해서 거쳐야 할 단계이다. 신의료기술의 사정과 보험급여 등재 판정 절차는 [그림 2-1]에 설명된 바와 같다. 신의료기술에 대한 안전성과 유효성에 대한 사정(assessment)을 통과한 이후에는 심평원에 보험급여등재를 신청하게 된다. 문제는 급여등재 신청과 동시에 등재비급여로 인정을 받게 된다는 점이다. 심평원에는 행위전문평가위원회, 치료재료전문평가위원회, 약제전문평가위원회가 있어 평가(appraisal)를 하며, 평가결과는 급여등재, 판정유예(비급여 지속), 현행기술 준용, 반려라는 네 가지로 나누어진다.

심평원에서 급여등재로 판정이 되면 비급여에서 급여로 전환이 된다. 판정이 유예되면 당분간 등재비급여로 지속이 되며, 현행기술 준용이면 신기술이 아니라 기존의 기술로 간주되어 종래의 유사한 항목의 보험급여로 등재가 이루어진다. 그리고 반려가 되면 이 기술은 사용이 불가능하며, 만약 반려된 기술을 사용할 경우에는 불법이 된다. 신기술평가와 관련된 비급여는 지영건의 분류에 의하면 평가 전 항목비급여의 ①항에 해당한다.

넷째, 의료공급자가 자의로 제공하는 경우는 임의비급여가 되며 불법으로 간주된다. 건강보험심사평가원 홈페이지(2020.3.27 열람)에서는 임의비급여를 다음과 같이 정의하고 있다. 현행 「국민건강보험법」에 전액본인부담 또는 비급여로 규정되어 있지는 않지만 환자에게 별도로 징수하는 진료내역을 의미한다. 보험수가로 정해지지 않은 것에 대하여 병원이 임의로 제공하여 가격을 매긴 항목이라고 하여 임의비급여라고 쓰이기도 한다. 조금 더 구체적으로 임의비급여는 ① 요양기관이 사위(詐僞) 기타 부정한 방법으로 가입자 등으로부터 요양급여 비용을 받거나 가입자 등에게 이를 부담하게 한 경우, ② 요양기관이 진료비를 자의적 판단에 따라 비급여로 처리하는 행위, ③ 요양기관이 요양급여기준에 해당하지 아니하고, 법령이 규정한 비급여대상에도 해당하지 아니한 진료행위를 시행하고 환자 측으로부터 그 비... (하략). 임의비급여는 법적으로 불법이기 때문에 의료현장에서 제공할 수 없는 것이 원칙이다.

[Box 2-5] 「의료법」에 의한 비급여 관련 규정

> 제45조(비급여 진료비용 등의 고지) ① 의료기관 개설자는 「국민건강보험법」 제41조제4항에 따라 요양급여의 대상에서 제외되는 사항 또는 「의료급여법」 제7조제3항에 따라 의료급여의 대상에서 제외되는 사항의 비용(이하 "비급여 진료비용"이라 한다)을 환자 또는 환자의 보호자가 쉽게 알 수 있도록 보건복지부령으로 정하는 바에 따라 고지하여야 한다.
> ② 의료기관 개설자는 보건복지부령으로 정하는 바에 따라 의료기관이 환자로부터 징수하는 제증명수수료의 비용을 게시하여야 한다.
> ③ 의료기관 개설자는 제1항 및 제2항에서 고지·게시한 금액을 초과하여 징수할 수 없다.
> 제45조의2(비급여 진료비용 등의 보고 및 현황조사 등) ① 의료기관의 장은 보건복지부령으로 정하는 바에 따라 비급여 진료비용 및 제45조제2항에 따른 제증명수수료(이하 이 조에서 "비급여진료비용등"이라 한다)의 항목, 기준, 금액 및 진료내역 등에 관한 사항을 보건복지부장관에게 보고하여야 한다.
> ② 보건복지부장관은 제1항에 따라 보고받은 내용을 바탕으로 모든 의료기관에 대한 비급여 진료비용등의 항목, 기준, 금액 및 진료내역 등에 관한 현황을 조사·분석하여 그 결과를 공개할 수 있다. 다만, 병원급 의료기관에 대하여는 그 결과를 공개하여야 한다.
> ③ 보건복지부장관은 제2항에 따른 비급여진료비용등의 현황에 대한 조사·분석을 위하여 필요하다고 인정하는 경우에는 의료기관의 장에게 관련 자료의 제출을 명할 수 있다. 이 경우 해당 의료기관의 장은 특별한 사유가 없으면 그 명령에 따라야 한다.
> ④ 제2항에 따른 현황조사·분석 및 결과 공개의 범위·방법·절차 등에 필요한 사항은 보건복지부령으로 정한다.

그런데 비급여와 관련하여 특이한 점은 [Box 2-5]에서 볼 수 있는 바와 같이 2010년에 개정된 「의료법」 제45조(비급여 진료비용의 고지)와 제45조의2(비급여 진료비용 등의 보고 및 현장조사 등)가 비급여에 대한 법적 뒷받침을 하고 있다는 점이다. 법정비급여나 행위비급여는 「건강보험법」에 의거한 보험수가표(건강보험요양급여비용)에 수가가 제시되어 있기 때문에 「의료법」 제45조의 적용을 받을 필요가 없다. 따라서 「의료법」 제45조는 임의비급여를 제공할 때의 진료비 고지 방법이 아닌가 여겨진다. 물론 신기술의 보험등재를 위하여 심평원에 평가(appraisal)를 신청함과 동시에 등재비급여가 되는 경우는 수가표에 등재할 시간적 여유가 없으니 「의료법」 제45조가 유용하게 적용될 수 있겠지만 이 경우라면 법에 구체적으로 신기술의 등재 평가가 끝날 때까지라고 명기되었을 것이다. 현재의 「의료법」 조문과 의료현장의 임의비급여가 이루어지는 것을 보면 「의료법」은 임의비급여가 현장에서 제공되고 있는 현실을 인지하고 있다고 판단된다. 특히 다음 장에서 설명되는 포괄수가제(DRGs) 및 신포괄수가제의 진료비 산출에서 보면 임의비급여가 엄연히 존재하며, 임의비급여는 공식적인 진료비 통계에서 얻을 수 없기 때문에 의료기관에 대한 실태조사를 통하여 밝혀지고 있다. 실태조사는 「의료법」 제45조의2에서 법적 근거까지 제시되고 있다. 따라서 건강보험에서는 임의비급여를 불법으로 간주하지만 현실은 포괄수가제의 진료비 산출에서 드러난 바와 같이 임의비급여가 인정되고 있으며, 그 뒷받침을 「의료법」이 제공하고 있다는 판단을 하게 된다. 실질적으로 의료현장에서 임의비급여가 이루어지는 양태는 [표 2-5]와 같다.

[표 2-5] 소위 '임의 비급여의'의 유형

유형	정의	발생기전
급여 · 비급여 목록에 없는 항목 (항목 비급여)	급여 · 비급여 목록에 등재되어 있지 않은 행위 및 치료재료에 대한 비용 징수	• 신의료기술 도입 과정에서 발생하는 경우 또는 • 신의료기술 절차를 무시하고 불법적으로 시술을 하는 경우
급여기준 초과 부분 (기준 비급여)	급여기준 초과 시 별도로 비급여가 명시되지 않은 부분을 비급여로 징수	• 의학적으로 합리성 있게 급여기준이 마련되지 못하거나 재정의 한계로 급여기준이 이에 미치지 못해 발생하는 경우 또는 • 합리성 있게 기준이 설정되었음에도 환자의 요구나 의사의 과잉 대응으로 발생하는 경우
별도산정 불가 항목 (기준 비급여)	약제 · 치료재료 비용이 행위료에 포함되어 있는 것을 별도로 비용 징수	• 불법이지만 현실적으로 이루어짐 • 치료재료 및 약제, 의료행위에 수반되는 각종 기자재들의 발전과 고가화를 이유로 비급여로 징수하는 경우 발생
약제 · 치료재료의 허가사항 초과 (기준 비급여)	식약처의 허가범위를 초과하여 사용한 약제 · 치료재료의 비용 징수	• 불법이지만 현실적으로 이루어짐 • 신규 약제 및 치료재료의 축적 속에서 적용대상의 확대와 급여기준의 불일치에 따라 발생하는 경우
급여항목을 비급여로서 처리 (기준 비급여)	심사삭감을 우려하여 급여기준에 해당하는 항목에 대한 비용 징수	• 불법이지만 현실적으로 이루어짐 • 의료 공급자의 자기 방어적 기전으로 발생하는 경우

출처: 이규식 외(2017)

4) 제도적 비급여[11)]

여기서는 제도적 비급여에 속하는 선택진료와 상급병실료에 대하여 변천과정을 살펴보기로 한다.

11) 이 부분은 이규식, 양명생, 지영건(2010)을 토대로 약간 보완하여 작성하였다.

(1) 선택진료

선택진료제도는 의료보험제도가 실시되기 이전인 1958년 세브란스병원이 환자 요구에 따른다는 이유[12]로 실시한 것이 최초의 사례라 할 수 있다. 그런데 당시 서울대 의과대학 부속병원을 위시하여 전국 국립대 의과대학 부속병원들의 봉직의사들에 대한 보수 수준이 사립대 의과대학 부속병원에 비하여 매우 낮아 박봉으로 교수직 유지가 어렵다는 핑계를 대고, 일부 교수들이 대리의사를 두고 개업하는 사례가 많았다[13]. 이러한 개업사례를 1961년 군사정부가 불법으로 단속하자 국립대 의과대학 교수들이 이직하는 사태가 발생하였다. 이에 문교부는 1962년 2월 「국립대학교 의과대학 부속병원 특진규정」을 제정하여 1963년 1월부터 국립대학교 의과대학 교수 이직 방지 및 확보수단의 일환으로 낮은 보수를 보충하기 위하여 '특진료' 제도를 공식화하게 되었다. 이 제도가 확대되어 전국의 모든 국립대학교 의과대학 부속병원과 부속치과병원에 적용되었다.

한편, 문교부와는 별도로 1967년 10월 13일 보건사회부에서는 대통령령 제3247호로 「국립의료원 특진규정」을 제정하여 1968년 1월 1일부터 국립의료원에서도 특진을 시행하였다[14]. 국립의료원의 특진제도도 국립대학교 병원과 같은 사정으로 의사의 이직 방지를 위하여 도입되었으며, 뒤에는 '국립정신병원', '국립원호병원', '철도병원' 등으로 확대되었다.

그 뒤 특진이라는 용어가 위화감을 조장한다고 하여 1991년 지정진료제도로 명칭이 바뀌었고, 2000년 1월부터 또 다시 선택진료제도로 명칭이 바뀌었다가 2018년 1월을 기하여 폐지되어 비급여 항목 한 가지가 없어지게 되었다.

(2) 상급병실제도

사회보험을 운영하는 국가에서 상급병실을 비급여로 인정하여 차액을 본인 부담시키는

12) 당시 세브란스에서는 교수, 부교수, 조교수 간의 월급은 차이가 있는데 같은 수술일지라도 어떻게 동일 수가를 받아야 하느냐라는 논쟁이 있었다. 이에 세브란스에서는 미국이나 일본에서 최신 수술기술을 습득한 주임교수급과 기타 교수 간에 차등을 둔다는 권위적 발상에서 특진제도가 실시되었다.

13) 당시에는 사립대 의과대학 교수들 가운데서도 근무가 끝난 시간에 개업을 하는 경우도 볼 수 있었다.

14) 2009년 보건복지가족부가 지정진료제도의 개선을 위한 회의 자료에서 지정진료제도의 출발점을 1968년 국립의료원으로 본 것은 보건복지부의 자료를 토대로 작성된 것이며, 실제는 문교부가 1963년 이미 서울대학교 부속병원을 대상으로 실시하고 있었다.

경우는 흔하지 않다. 유럽의 사회보험국가나 국영의료제도를 택한 국가들도 1~2인실을 운영하고 있다. 이들 국가가 1~2인실을 운영하는 방안은 대체로 2가지 경우가 있다.

첫째는 의사가 환자의 진료상 1~2인실에 입원시키는 것이 필요하다고 인정하는 경우이다. 이 때는 1~2인실을 이용하더라도 모두 보험급여로 하고 환자에게 추가 비용을 부과하지 않는다. 우리나라도 이와 같은 규정은 있지만 잘 지켜지지 않고 상급병실료를 내어야지만 1~2인실 이용이 가능하다.

둘째는 환자의 희망에 의하여 1~2인실을 이용하는 경우이다. 환자가 희망하여 특별히 단독 병실을 사용하는 경우에는 본인부담병상(pay bed)으로 취급하여 병실료 뿐만 아니라 진료비 전액을 환자에게 부담시키는 방법이다. 본인부담병상은 모든 의료기관이 갖추고 있기 보다는 돈 많은 환자가 찾는 병원(소위 유명병원)에 주로 설치되어 있다. 지방의 중소병원의 경우 본인부담병상(pay bed)을 갖추는 것을 금지하는 것은 아니지만 이용하는 환자가 없기 때문에 통상 큰 병원들이 갖추고 있다. 본인부담병상에 더 나아가 사회보험 환자를 전혀 받지 않는 민영병원(pay hospital or private hospital)도 허용하고 있다.

우리나라는 상급병실을 이용하는 사람에게도 보험급여를 허용하면서 차액 병실료만 본인부담으로 하는 특이한 방법을 택하고 있다. 우리나라에서 상급병실제도가 허용된 것은 의료보험제도 도입 이전으로 거슬러 올라가야 한다. 의료보험제도가 도입되기 이전에는 정부가 의료기관에 대하여 간섭을 할 필요가 없었기 때문에 대부분의 병원들이 기준병실과 상급병실을 동시에 운영하고 있었다. 의료보험이 도입되어도 상급병실을 없애기 어려웠기 때문에 상급병실을 이용하는 사람들에게 보험급여로 하고 기준병실과의 차이만 본인에게 부담시키는 제도가 자연스럽게 굳어졌다. 그런데 상급병실이 제도적으로 허용된 것이 아니라 관행적으로 인정됨에 따라 상급병실에 대한 여러 가지 민원이 초기단계에서 제기되었다.

이에 1980년 3월 당시 보사부는 상급병실의 무분별한 확대를 차단하기 위하여 기준병상을 병원 총 병상의 50%이상 의무적으로 설치하도록 규정하였다. 그러다, 2010년에는 상급종합병원에서 병상을 10% 이상 증축할 경우, 증축하는 병실은 기준병상을 70%까지 의무적으로 확보하도록 하였고, 2015년 9월에는 모든 병원으로 확대하여 기준병상을 70% 이상 의무적으로 갖추도록 결정하였다.

다음은 상급병실의 이용료 전부를 보험급여로 하지 못하지만 상급병실 이용자도 보험료를 내었기 때문에 기준병실료 만큼은 보험급여로 해야 하지 않느냐는 논리에 의하여 차액만 본인부담토록 하였다. 상급병실 이용에 따른 차액을 보험급여에서 제외하면 사용 희망자가 감소할 것으로 판단하였다. 그런데 현실은 의료기관들이 기준병실을 50% 범위에서만 설치하고 기준병상이 모자라면 환자를 상급병실에 입원을 시켜 상급병실을 채운다는 점이다.

과거 대가족제도에서는 입원 시 가족 간호가 일반화되었기 때문에 1~2인실이 환자에게나 가족에게도 편리하였으나, 최근에는 가족 간호가 어려워 환자 입장에서는 1~2인실보다는 기준 병실에 다른 환자와 같이 입원하는 것이 편리하지만, 기준병실이 부족하여 울며 겨자 먹기 식으로 상급병실에 입원해야 하는 문제가 생기고 있다.

이와 같은 문제를 해결하기 위하여 2014년 9월부터 기준병실의 기준을 4인실로 바꾸고, 2018년 7월에는 종합병원과 상급종합병원에 대하여 2~3인실을 건강보험 급여로 전환하였다. 종합병원은 2인실의 본인부담률을 40%, 3인실은 30%로 하였고, 상급종합병원은 2인실을 50%, 3인실을 40%로 하였다. 그리고 2019년 7월부터는 병원급이나 의원에 대해서도 2~3인실을 건강보험 급여로 전환하였는데 본인부담률을 종합병원과 같은 수준으로 하였다. 2~3인실을 보험급여로 적용함에 따라 기준병실과 같이 취급되었기 때문에 병원의 기준병실 의무 확보율을 80%로 높였는데 종합병원 이상은 2018년 7월부터 그리고 병원급은 2019년 7월부터 이 규정을 적용하였다.

그러나 1인실 및 특실은 여전히 기준병실료는 보험급여로 하고 차액을 전액 환자 부담으로 하고 있다. 그러다 보니 소위 Big 5로 불리는 대형병원들은 매우 제한된 수의 특별입원실을 갖추고 1일 기준 백만원을 상회하는 입원료를 받는 경우도 있다. 이렇게 고가의 입원실을 이용하는 환자에게도 건강보험의 급여를 제공해야 하는지 의문이 든다.

3. 요양급여와 요양기관 지정[15)]

1) 요양기관 지정제의 변천

(1) 당연지정제의 채택

1963년 12월 16일 「의료보험법」이 제정・공포되면서 「의료법」에 의한 병원이나 의원

15) 이 부분은 이규식, 양명생, 지영건(2010)을 중심으로 약간 보완하여 작성하였다.

명칭이 「의료보험법」에서는 '보험의료기관'으로 표현되었다. 이 법에서는 보험자(의료보험조합)가 의료기관 중 보험의료기관으로 지정하고자 할 때에는 '보험의료기관신청서'를 작성하여 보건사회부장관에게 제출하면 장관이 지정하는 방식으로 완전 명령식 강제지정제였다.

(2) 계약제로 변경

1965년도부터 일부 직장과 지역에서 '임의의료보험'을 하면서 의료보험조합이 병원과 의원을 방문하여 상호지정계약서를 작성, 이를 첨부하여 보건사회부장관에게 지정 요청하면 장관 명의로 지정을 하는 계약제 방식이 채택되었다.

1977년 사회의료보험제도의 도입을 앞두고 1976년 12월 22일 법률 제2942호로 전문개정한 「의료보험법」 제29조 제2항, 제32조, 제33조에서 '보험의료기관'을 '요양취급기관'으로 명칭을 변경하였다. 보험자인 의료보험조합이 「의료보험법 시행규칙」에서 정한 기준에 따라 해당의료기관과 '요양취급기관 지정계약서'를 작성하여 서울특별시장・부산시장 또는 도지사에게 제출하여 보사부장관의 승인을 얻어 '요양취급기관'을 지정하도록 변경하여 계약제 방식으로 지정하였다.

(3) 당연지정제로 회귀

1979년 1월 1일부로 공무원과 사립학교 교직원에 대한 의료보험을 실시하게 됨에 따라 전국적으로 산재해 있는 관공서와 학교에 근무하는 공무원과 교직원 및 그 가족의 보험급여 진료를 손쉽게 받을 수 있도록 전국 모든 의료기관과 심지어 보건소, 보건지소, 보건진료소, 모자보건센타 등 보건기관까지 요양취급기관으로 강제 지정하게 되었다.

1979년 공무원 및 사립학교 교직원에 대한 의료보험을 적용하면서 요양기관 당연지정제를 채택한 배경은 다음과 같다. 1979년 1월부터 공무원과 사립학교 교직원 그리고 피부양자인 그 가족까지 보험적용이 되고 직장조합은 300인 사업장까지 확대하면서 보험수가를 20.75% 인상하였지만 여전히 관행수가보다 낮아[16] 대부분의 대학병원 및 대형종합병원이 요양기관 계약을 기피하는 경향이었다. 왜냐하면 공무원 및 사립학교 교직원

---

16) 당시의 수가 수준은 관행수가의 55%였으나, 이것은 당시 서울의 종합병원을 기준으로 한 수가였고, 가산율 20%, 약가 등으로 75% 수준에서 크게 벗어나지 않았다고 의료보험연합회(1997)는 기록하고 있다.

및 그 가족을 모두 포함시켜도 보험 적용인구가 전 인구의 21.2%에 불과하여 일반 환자가 훨씬 많으며 보험진료의 경우 청구, 심사과정을 거치기 때문에 의료기관으로서는 업무의 복잡성, 진료비 지급의 지연 등으로 인하여 계약을 하지 않아도 병원 경영에 큰 문제가 없었기 때문이다. 그러나 공무원 및 사립학교 교직원은 전국 방방곳곳에 산재하여 있었고, 의료기관은 당시로서는 숫자가 부족하여 자칫하면 계약제가 가입자의 의료서비스 이용에 장애가 될 우려가 있었다. 이에 정부는 불가피하게 요양기관 계약제를 당연지정제(강제지정방식)로 법을 개정하여 부족한 의료자원으로 인하여 보험적용자가 의료서비스를 제대로 받지 못하는 일을 미연에 방지할 수 있었다.

한편, 직장의료보험은 1979년 7월 1일부터 300인 이상 상시근로자를 고용하는 사업장까지 당연적용사업장으로 확대되자, 근로자 및 피부양자는 공무원 및 사립학교 교직원과 그 피부양자에 비교하여 의료기관 접근성에서 차별이 생긴다는 지적이 많았다. 이를 해소하기 위해 전국적으로 산재되어 있는 직장의료보험조합의 요양취급기관 지정·취소업무를 당시 보험자단체인 '전국의료보험협의회'가 일괄 담당할 수 있도록 「의료보험법시행규칙」을 개정하고 1979년 7월부터 당연지정방식으로 전환하였다.

(4) 당연지정제의 지속적 운영

1988년 7월 1일 실시된 농어촌지역과 1989년 7월 1일 도시지역에 대한 의료보험 확대로 '전국민의료보험시대'를 열 때는 물론 그 이후에도 의료보험요양취급기관 지정·취소 방법은 보험자 또는 보험자단체의 일방적인 당연지정제 방식이 지속되었다.

1994년 1월 7일 「의료보험법」의 전문개정(법률 제4728호)과 「공무원 및 사립학교의료보험법」의 일부 개정(법률 제4729호)이 될 때 '요양취급기관'의 명칭을 '요양기관'으로 바꾸었으나 '당연지정제'는 그대로 유지되었다. 1997년 12월 31일 「공무원 및 사립학교의료보험법」을 폐기하고 「의료보험법」 중 지역보험가입자 관련조항을 일부 발췌하여 「국민의료보험법(법률 제5488호)」을 제정·공포할 때도 보험자에 의한 일방적 '당연지정제'가 그대로 존속되었다.

1999년 2월 8일 제정·공포된 「국민건강보험법(법률 제5854호)」은 2000년 7월 1일부로 '의료보험'이 '건강보험'으로 용어가 바뀌고 「국민의료보험법」과 「의료보험법」은 자동 폐기되면서 의료보험관리체제의 통합된 건강보험시대가 시작되는 새로운 법이 등장하였는데, 「국민건강보험법」 제42조(요양기관)는 요양급여를 제공하는 기관으로 보건기관(보건소, 보건의료원, 보건지소, 보건진료소), 의료기관(양・한방 포함), 그리고 약국과 한국희귀의약품센터로 규정하고 있다. 만약 계약방식으로 전환할 경우 의료기관이 '건강보험 요양기관'이 될 것을 회피할 우려 때문에 요양기관을 보험자가 강제로 지정하는 방식을 계속 유지하게 되었다. 그런데 요양급여를 제공키 위한 의료서비스의 가격은 요양기관과 보험자가 계약하는 방법을 택하고 있다. 강제지정 방식은 수가계약제와 합치되기 어려운 제도이다. 즉 수가계약을 하려면 요양기관도 계약제를 하여 보험수가를 수용하기 어려운 병원들은 계약을 하지 않고 전적으로 자비부담 환자만을 보는 것을 허용하여야 한다.

2) 당연지정제의 합헌 판정

자본주의 국가에서 모든 의료기관으로 하여금 건강보험 환자를 보도록 법으로 강제화하는 요양기관 당연지정제가 헌법에 위반하지 않느냐 하는 문제에 대하여 의료기관은 2002년, 2012년 및 2014년 세 차례에 걸쳐 위헌소청을 하였다. 이에 대하여 헌법재판소는 모두 합헌으로 판시하였다. 먼저 2002년 99헌마76의 요양기관당연지정제의 위헌 소청(「의료보험법」 1994년 1월 7일 개정과 「국민건강보험법」 1999년 2월 28일 전부개정의 관련 조항)에 대해서는 「헌법」 제10조, 제11조, 제15조, 제22조, 제23조, 제37조, 제119조 제1항을 열거하여 합헌으로 결정을 내렸다. 그리고 2014년의 2012헌마865의 요양기관당연지정제 위헌 소청(「국민건강보험법」 2011.12.31. 법률 제11141호로 전부개정된 것의 제42조 제1항 전문 중 제1호에 관한 부분)에 대해서는 「헌법」 제10조, 제11조 제1항, 제15조 및 헌재 판례 99헌마76에 의거 합헌으로 결정을 내렸다. 2014년의 2014헌마455는 「의료법」에 따라 의사 면허를 취득한 후 의료기관을 개설하거나, 의료기관에 고용되어 의료행위를 하거나, 또는 의료기관에서 인턴 또는 레지던트로 근무하고 있는 의사들이 「국민건강보험법」 제45조 등에 대한 위헌소청이었다. 청구인들은 「국민건강보험법」 조항들이 청구인들의 재산권을 제한한다고 주장하나, 「국민건강보험법」 조항들은 의료기관의 의료행위의 범위, 의료수가 등에 대하여 규제할 뿐 의료기관 자체 또는 의료기관 내 설비의 사용・처분 등을 제한하는 것은 아니어서 재산권을 제한한다고 볼 수 없으므로(헌재 2014.4.24.; 2012헌마865 참조), 합헌으로 결정을 내렸다.

요양기관을 계약방식으로 하든 당연지정제라는 강제방식으로 하든 어떠한 방식도 위헌적인 것은 아니다. 왜냐하면 헌법에 의료를 기본권으로 명기하고 있기 때문이다.

3) 당연지정제의 문제점

(1) 당연지정제 유지와 조건 : 혼합진료의 금지

의료보험에서 당연지정제를 유지하려면 일본과 같이 건강보험에서 비급여를 전혀 인정하지 않고 급여서비스만 허용해야 한다. 요양기관이 비급여서비스를 제공할 경우에는 제공하는 서비스만이 아니라 진료비 전액을 환자에게 부담시키는 방식으로 혼합진료를 금지시킨다면 당연지정제를 유지하여도 아무런 문제가 없다.

그렇지 않고 한국에서와 같이 의료보험 요양기관으로 지정된 의료기관에서 비급여서비스 제공이 공식적으로 허용되어 비급여서비스는 환자가 수가의 전액을 부담하고 보험급여서비스와 함께 이용하는 혼합진료 방식은 의료의 영리화와 함께 경상의료비를 증가시키는 문제가 있다. 이 제도는 하나의 의료기관이 보험급여 시장과 비급여 시장을 동시에 허용하여 의료기관에서 의사들이 비급여서비스를 제공하여도 환자가 거절하기 어렵다. 따라서 한국에서와 같이 혼합진료가 허용되면 의료기관이 비급여서비스의 가격을 원가보다 더 높게 책정할 수 있어 비급여서비스 제공을 통한 영리적 유혹에 빠지게 된다. 혼합진료의 허용은 의료기관의 영리화 문제뿐만 아니라 대형병원일수록 비급여 개발이 쉬워 대형병원과 중소병원과의 격차를 벌리는 부작용도 있다.

그러나 가입자인 환자의 입장에서는 어떠한 의료기관을 방문하더라도 급여서비스와 비급여서비스를 동시에 제공받을 수 있기 때문에 매우 편리한 제도가 될 수 있다. 특히 한국과 같이 실손형 민영의료보험제도가 발달되어 있는 현실에서 환자가 실손보험에 가입하면 의료이용 시 큰 부담을 느끼지 않고 비급여 의료도 마음껏 이용할 수 있게 된다. 반면에 가입자에게 불리한 측면도 있다. 모든 의료기관을 의료보험 요양기관으로 당연지정함에 따라 의료기관이 비윤리적이거나 지나치게 영리에 집착하여 공급자 유인수요를 남발하여도 이와 같은 의료기관을 요양기관에서 배제시킬 수 없어 가입자 보호에 부정적인 문제가 있다. 당연지정제는 가입자의 보호보다 의료기관을 보호하는 기능을 갖는 문제점이 있다.

공급자 측면에서는 당연지정제가 유리한 제도이다. 왜냐하면 한계공급자가 시장에서 퇴출될 염려도 없고, 수익을 극대화하는데 가장 유리한 제도이기 때문이다. 환자들은 보험증만 믿고 의료기관을 찾지만, 비급여가 허용되기 때문에 진료의사는 비급여서비스를 제공하여 수요를 유인할 수 있어서 의료기관 입장에서는 수입을 극대화시키기 매우 좋은 장치가 된다. 우리나라 의료기관이 공공, 민간 구분 없이 영리화가 가능하였던 원인은 당연지정제를 하면서 혼합진료를 허용하기 때문이라 볼 수 있다.

그러나 보다 심각한 문제는 한 의료기관에 두 가지의 이질적 시장을 허용함과 동시에 두 가지의 이질적 보험마저 허용한다는 것은 가입자의 의료이용을 증가시켜 건강보험재정은 물론 국민 경상의료비 증가를 부채질하게 된다. 특히 현재와 같이 실손형 보험과 연계하여 공급자가 의료이용을 유인하는 공급자의 도덕적 해이에 빠질 때 건강보험재정 보호는 매우 어려워진다.

따라서 당연지정제를 처음 실시할 1979년부터 건강보험을 통합하기 이전까지는 비급여서비스 제공이 원천적으로 봉쇄되어 제도상으로 혼합진료를 할 수 없었기 때문에 당연지정제도는 큰 문제가 없었다. 그런데, 건강보험을 통합하고 난 이후 의료기관에 비급여를 제도상 허용하여 혼합진료가 가능한 상황에서도 당연지정제를 유지하였다는 것은 우리나라 의료기관으로 하여금 영리화를 가능하게 만들었다는 점에서 문제가 있다. 따라서 우리나라 의료기관들이 영리화의 길을 걷게 된 것은 민간병원이 많았기 때문이 아니라 요양기관 당연지정제를 하면서 비급여서비스를 공인하였기 때문이다.

(2) 당연지정제의 논리적 문제점

요양기관 당연지정제가 갖는 논리상의 문제점은 다음과 같다.

첫째, 요양급여 비용을 결정하는 상대가치점수의 단가인 환산지수는 보험자와 의약계 대표자간 쌍방 계약제이면서 요양기관지정은 보험자와의 계약제가 아닌 법률에 의한 일방적인 당연지정제로 되어 있어 논리적인 모순을 갖는 문제가 있다. 이 점은 이미 앞에서 밝힌바 있다.

둘째, 자본주의 국가에서 민간자본에 의하여 설립된 의료기관의 서비스를 비록 사회보험이라 하여 정부가 법으로 강제 징발하는 일은 있을 수 없다. 자본주의 국가라도 전시와 같은 비상사태가 발생한다면 정부가 강제 징발을 할 수가 있지만, 상시적으로 강제 징발과 같은 당연지정제는 자본주의 정신과 배치되는 문제가 있다. 사회보험방식에서 모든 국민을 강제 가입시키는데 의료공급자에게도 건강보험의료를 강제로 제공하게 요구하는 것이 당연하지 않느냐는 논리를 펴는 사람들이 있는데 이 두 가지는 전혀 다른 차원이다. 전자는 국민에게 기본권 보장을 위하여 강제력을 발휘하는 것으로 혜택의 제공 차원이라 강제력을 발휘해도 어느 누구의 권리를 침해하지 않는다. 그러나 후자는 공급자의 재산권을 비록 박탈하는 것은 아니라 하여도 재산권의 사용과 관계되어 권리 침해가 발생하기 때문에 강제력 발휘는 곤란한 측면이 있다. 건강보험제도는 국민에게 기본권으로써의 의료를 보장하기 위하여 강제 가입을 원칙으로 한다. 만약 강제 가입을 규정하지 않으면 평균보험료 이상을 부담해야 할 고소득층은 건강보험 가입을 피하고 민영보험을 택하거나 보험 없이 지낼 것을 택하게 되어 건강보험제도가 붕괴된다. 사회보험은 정부가 국민의 기본권 보장을 위해 도입하는 것이기 때문에 이론적으로는 의료서비스의 공급도 정부가 책임을 져야 한다. 그러나 정부로서는 보험제도를 운영하는 일만 해도 벅차기 때문에 의료공급은 공공 및 민간의료기관에 위탁하는 것이 보다 효율적이다. 따라서 의료기관으로서는 정부나 지자체 등이 운영하는 공공의료기관이 아닌 한 건강보험서비스 공급을 의무적으로 해야 할 책임이 없다. 원리가 이와 같기 때문에 유럽의 건강보험국가는 의료기관과 계약을 통하여 건강보험 가입자에게 서비스를 제공하고 있다.

셋째, 의료서비스는 이론적으로 경제재 영역에 속하지만 의료가 인간의 기본권이라는 규범적인 판단에 따라 공공재로 간주되어 왔다. 1942년 『베버리지 보고서(Beveridge Report)』 발간 이후로 의료는 인간의 기본권으로 간주되었고, 기본권의 보장은 정부 기능의 하나가 되었기 때문에 NHS(국영의료제도)나 SHI(사회보험제도)가 전국민을 대상으로 의료를 제공하고 있다. NHS에서는 정부가 의료서비스를 직접 제공하며, SHI에서는 민간의료기관이나 공공의료기관과 계약을 통하여 의료서비스를 제공한다. 그런데 서유럽 사회보장국가들은 의료서비스가 실증적 차원에서 경제재라는 점도 인정하여 비록 일부에 지나지 않지만 계약을 통하여 자비부담병상이나 자비부담하는 영리병원과 같은 민간영역도 인정하고 있다(이규식, 2007). 그런데 우리나라는 규범적 판단에 의한 공공재 성격만 강조하여 당연지정제를 통하여 민간영역을 인정하지 않는 것은 논리적으로 타당하지 못하다. 더구나 모순적인 점은 모든 민간병원을 건강보험 환자를 보도록 당연 적용시켜 놓고는 민간병원이 생산하는 의료를 공공의료의 영역에 포함시키지도 않는다는 점이다.

넷째, 모든 의료기관을 요양기관으로 법에 의하여 당연히 지정하는 것은 강력한 정부 규제에 속한다. 규제의 경제이론에 따르면 규제란 소비자를 보호하기보다는 규제 대상자를 보호하기 위한 목적으로 등장하는 것이다(Stigler, 1971; Posner, 1974; Peltzman, 1976). 실제 우리나라에서 실시되는 요양기관 당연지정제를 보면 의료기관이 부족하던 1979년 당시에는 의료보험 적용자에게 의료기관에 대한 지리적 접근성을 보장하는 장치가 되었다. 그러나 의료자원이 많아진 오늘날은 당연지정제가 한계 의료기관을 보호하는 기능이 가입자를 보호하는 기능보다 강한 문제가 있다. 예컨대, 부당 청구가 잦은 의료기관, 의료사고가 빈발한 기관, 비윤리적인 행위를 하는 의료기관, 의료서비스의 수준이 낮은 기관을 현재의 제도에서는 퇴출시키기 곤란하다. 계약제가 이루어지면 보험자(구매자)는 인증제를 통하여 인증 받지 못한 서비스 수준이 낮은 기관은 계약에서 제외시키고, 비윤리적 행위를 하는 의료기관도 계약에서 제외시킴으로써 소비자를 보호할 수 있을 것이다. 그런데 현재의 당연지정제로써는 의료기관을 요양기관에서 퇴출시킬 기전이 없는 문제가 있다.

다섯째, 해외환자 유치와 관련하여서도 당연지정제는 큰 걸림돌이 되고 있다. 우리나라가 외국에 비하여 의료서비스에서 비교 우위가 있는 분야는 주로 비급여 분야이다. 따라서 해외환자를 유치하기 위해서는 비급여서비스가 많이 개발되어야 하는데 건강보험 요양기관이 비급여서비스를 많이 개발할 경우, 건강보험의 보장성을 훼손할 뿐만 아니라 국민 경상의료비 증가를 부채질하게 될 것이다. 따라서 해외환자 유치도 마음 놓고 하기 어려운 문제도 있다. 여기에 더하여 의료기관이 비급여서비스 가격을 자율 책정할 수 있어도 급여서비스에 비하여 2배 이상 높게 책정하기도 어렵다. 그렇다 보니 해외환자에게 진료비를 비싸게 받을 수도 없는 실정이다[17]. 따라서 요양기관 계약제를 실시할 경우, 계약 요양기관은 건강보험 환자를 주로 보도록 하고, 비계약 의료기관은 고도의 신기술로 해외환자를 비싼 값으로 진료하는 것이 국익에도 도움이 될 것이다. 이러한 전략을 사용할 때 비계약 병원을 중심으로 신의료기술의 개발이 가능하고 의료산업화에도 기여할 것이다.

4) 요양기관 계약제와 건강보험의 붕괴

혹자는 요양기관 계약제가 실시되면 부자들은 비계약병원을 이용하고, 부자라도 비계약병원을 이용할 경우 일시적으로 목돈이 소요되는 의료비 부담 문제로 민영의료보험에 가입하게 되기 때문에 건강보험에서 탈퇴하여 건강보험이 붕괴된다는 가설을 주장하며 요양기관 당연지정제를 고수해야 한다는 주장을 하고 있다.

이러한 주장은 전혀 사실과 다르다. 요양기관계약제와 건강보험계약제는 전혀 다른 사

17) 싱가포르의 경우, 영리병원의 수가는 보험환자를 진료하는 공공병원에 비하여 거의 10배 정도 비싸다. 그러나 우리나라 병원들은 혼합진료를 함에 따라 비급여서비스 가격을 싱가포르처럼 높게 책정할 수 없기 때문에 외국인 환자에게만 특별히 높은 가격을 차별적으로 요구할 수는 없다.

안이다. 사회보험 국가 가운데 국민에게 건강보험을 선택할 수 있도록 허용하는 계약제를 택하고 있는 국가는 독일뿐이며, 다른 국가는 전국민이 강제로 건강보험에 가입토록 되어 있으며, 우리나라도 예외가 아니다. 독일도 전국민에게 건강보험의 선택권을 부여하는 계약제를 택하는 것이 아니라 소득수준 상위 10% 정도의 주민에게만 선택권을 부여하고 있다. 독일에서 소득 상위계층에게 선택권을 부여하는 것은 건강보험에는 정부의 지원이 있기 때문에 고소득층을 건강보험에 강제 가입시켜 정부 지원 혜택을 줄 수 없다는 논리와 함께, 고소득층을 건강보험에서 제외시키고, 의료기관은 이들에게 높은 수가를 적용하여 부가적인 소득을 올린다면 건강보험의 통제 가격에서 오는 의료서비스의 질 저하를 막을 수 있는 이점이 있기 때문이다(이규식, 2012).

우리나라는 요양기관계약제를 택한다고 건강보험을 계약제로 전환할 하등의 이유가 없다. 왜냐하면 독일은 소득수준에 따른 보험료 격차가 매우 적다. 즉 최고소득층의 보험료가 2010년 기준으로 평균보험료의 1.2배 정도[18]에 불과하다(Busse and Blümel, 2014). 따라서 고소득층을 건강보험에서 배제시키는 것이 오히려 유리할 수 있다. 그런데 우리나라는 근로자 기준으로 최고소득층의 보험료는 평균 보험료의 26배에 이르기 때문에 고소득층을 건강보험에서 배제시킬 경우 보험재정이 위협을 받을 수 있는 문제가 생긴다.

만약 우리나라가 요양기관계약제를 도입하여 부유한 계층이 비계약병원을 이용하게 되면, 그들은 건강보험료는 보험료대로 내고, 비계약병원을 이용하게 되기 때문에 건강보험재정이 그만큼 절약되어 오히려 절약되는 재정으로 일반 국민들을 위한 건강보험의 보장성제고에 사용할 수 있는 이점이 있다. 2015년 기준으로 이미 국민의 75%가 민영보험에 가입(김남순 외, 2015)되어 있기 때문에 비계약병원 이용자가 많아져도 큰 영향은 없을 것이다. 국가가 운영하는 건강보험이 잘 되어 있어 거의 대부분의 서비스를 커버하는데도 불구하고 높은 가격을 전액 본인이 부담하면서 비계약병원을 이용하는 사람까지 굳이 막을 필요는 없을 것이다.

5) 외국의 사례

법률로 모든 의료기관은 건강보험 환자를 의무적으로 진료해야 한다고 규정하는 국가는 없다. 먼저 영국을 보면 전국민에게 국가의 일반예산으로 의료를 보장하는 국영의료

---

18) 독일이 비스마르크 질병보험 도입 당시인 1885에는 상한배율이 3.1배나 되었던 것이 점차 낮아져 1950년 1.5배로 2005년부터 1.2배로 축소되었다.

제도(NHS)를 1948년 도입하면서, NHS로 편입되는 것을 꺼리는 민간의 일부 병원에 대해서는 환자들이 진료비를 전액 자비로 부담하는 병원(private hospital)을 인정하고 있다. 자비부담병원은 영리병원으로 되었기 때문에 세금 혜택은 없다. 그 뿐만 아니라 국영병원에도 병상의 10% 범위 내에서 진료비 전액을 자비로 부담하는 병상(pay bed)의 운영을 허용하고 있다.

네덜란드의 경우를 보면 1998년을 마지막으로 모든 공공병원을 비영리민간병원으로 전환하고 영리병원은 법으로 금지하였다(Busse, Saltman and Dubois, 2004). 그러나 현장에서는 영리병원이 등장하여 2012년 기준 259개 병원 가운데 79개 병원이 영리적인 운영을 함에 따라 2014년 하원에서 영리병원의 설립을 허용하는 법안까지 마련하였다(Barua and Esmail, 2015).

싱가포르의 경우를 보아도 영국과 유사하다. 싱가포르는 1983년 의료개혁(National Health Plan)을 통하여 의료재정 조달체계와 공급구조를 대폭 개혁하였다. 1983년 개혁의 핵심은 출산율이 대체수준(합계출산율이 2.1일 때를 의미)에 도달하자 곧 인구고령화에 직면할 것을 우려한 리콴유 수상이 이에 대비하여 1985년 공급체계에 대한 개혁을 단행하였다.

개혁의 핵심은 의료비에 대한 환자 본인의 책임을 높여 도덕적 해이를 철저히 방지하기 위하여 모든 국민이 국영병원을 이용하고 진료비의 90%를 지원받는 시스템을 전면적으로 바꾸어 정부 지원율을 대폭 인하하였다. 공공병원에도 특실이나 1인실과 같은 쾌적도가 높은 병실 설치를 허용하였다. 공공병원 가운데 1인실이나 특실을 이용하는 경우에는 진료비 전액을 환자 본인부담으로 하였고, 2~3인실이나 다인실을 이용할 경우에는 이용자의 소득수준을 감안하여 정부가 진료비를 20~80% 수준으로 차등 지원하여 의료이용률을 낮추도록 유도하였다(싱가포르 보건부, 2015). 그리고 1차 의사의 80%, 병원의 20%를 민간부문으로 전환하고 이곳을 이용하면 전액 환자의 본인부담으로 하였다. 2015년을 기준으로 할 때, 민간영리병원의 1일당 입원비가 공공병원 입원비의 약 10배 정도 되었다. 우리나라에 널리 알려진 레플즈 그룹, 파크웨이 그룹 등은 영리병원[19])으로 이러

19) 우리나라에서 논의되고 있는 영리병원제도는 논리적으로 문제가 있다. 영리병원이 되면 건강보험의 당연지정에서 벗어나야 하는데, 당연지정제를 고수하면서 영리병원을 허용하겠다는 것은 매우 모순된 정책이다. 건강보험수가가 통제되고 진료내역이 심사를 받는 현실에서 어떻게 의료공급을 통하여 이윤이 날 것인지가 의문이며, 당연지정제에서 영리병원을 하겠다고 나설 투자가가 나올지도 의문시 된다.

한 병원들이 해외환자 유치에 앞장설 뿐만 아니라 의료산업화를 위한 전초 기지 역할을 하고 있다.

일본이 영리병원을 인정하지 않는 것은 우리나라와 유사하나 요양기관에 대하여 우리나라와 같이 법으로 당연지정하는 방식을 택하지는 않고 있다. 일본에서는 의료기관이 요양기관으로 지정 신청을 하지 않으면 의료보험 환자를 받지 않아도 되도록 법으로 정하고 있다. 의료기관이 요양기관 지정 신청을 하면 신청 받은 정부(도・도・부・현)에서는 다음과 같은 현저한 결격사유가 없는 한 보험의료기관으로 지정하게 되어 있다.

① 지정취소가 된 의료기관의 개설자가 따로 의료기관을 개설하고 지정을 신청한 경우
② 보험의료기관 지정취소를 2회 이상 중복하여 받은 경우
③ 지도・감사를 여러 번 받았음에도 불구하고 지시사항에 따른 개선을 하지 않은 상태에서 지정기간 갱신이 도래한 경우
④ 실료차액(상급병실료)을 징수하는 병실비율이 현저히 높은 경우
⑤ 도・도・부・현지사가 의료계획 목표달성을 위하여 특히 필요하다고 권고(병상억제를 위하여)하였음에도 불구하고 병원을 개설하고 보험의료기관 지정・신청을 한 경우

일본에서 보험의료기관으로 지정받지 못하면 환자 확보가 어렵기 때문에 모든 의료기관이 지정을 신청하고 있어 외관상으로는 당연지정제와 같아 보이지만 법적으로 엄연히 당연지정제와는 다른 형식을 취하고 있다.

우리나라보다 전국민의료보험을 늦게 1995년에 실시한 대만의 경우도 요양기관계약제를 실시하고 있다. 1995년 전민건강보험을 실시 직후인 1997년과 2004년의 의료기관 종류별 계약률을 보면 [표 2-6]과 같다. 2004년에는 병원은 구분 없이 97%가 계약을 하였으나, 우리나라의 상급종합병원급인 의학중심, 종합병원급인 구역병원은 계약률이 100%인 것으로 알려지고 있다.

[표 2-6] 대만의 요양기관 계약률 (단위: %)

구 분	의학중심	구역병원	지구병원	의원	한의원	치과	전체 평균
1997	100.0	100.0	94.6	89.5	83.6	97.3	91.3
2004	97			88	87	97	91

출처: 대만 행정원 위생서(1997); 대만 중앙건강보험국(2004)

제2장

보험수가와 진료비 지불제도[1)]

보험의료의 지불방법은 우리에게 익숙한 행위별수가제(fee for services), 포괄수가제로서의 DRGs와 함께 인두제, 예산제 등이 있다. 여기서는 우리나라에서 보험자가 의료공급자로부터 서비스나 치료재료 및 의약품을 구매하고 지불하는데 사용되는 방법에 한정하여 논의하기로 한다.

1. 행위별수가제도의 채택

1) 개요

행위별수가제란 서비스 행위 하나 하나에 대하여 항목별로 가격을 책정하는 진료비 지불방법으로 매우 보편적인 방법이다. 우리나라는 1977년 건강보험제도를 도입하기 이전부터 관행수가라는 명칭으로 수가가 존재하였는데, 이것이 행위별수가제에 해당된다. 의료서비스 공급자는 각각의 치료행위나 자신이 제공하는 산출물에 대해 진료비를 지불받는다. 이러한 진료비나 가격은 보험제도가 없을 때 공급자가 시장에서 결정되는 가격을 지급받는 것을 의미한다. 따라서 수가는 의료기관마다 달라질 수 있었다.

건강보험제도가 도입되면 의료기관에 대한 진료비를 환자가 직접 지불하는 것이 아니라 보험자가 하게 됨에 따라 지불하는 진료비에 대하여 표준화가 요구된다. 이것이 바로 건강보험 진료수가표(요양급여비용)의 고시로 표현되며 수가표에 의하여 진료비 통제가 이루어진다. 행위별수가는 진료행위 하나하나에 대하여 책정되며 정해진 수가는 모든 의료기관에 대하여 동일하게 강제적으로 적용된다. 수가표에 등재된 수가는 부과할 수 있는 가격의 상한 또는 하한을 나타낼 수 있다. 독일, 일본, 우리나라에서의 수가표는 일종

1) 이 장은 이규식(2019)을 토대로 작성하였다.

의 정찰제이다. 그리고 프랑스나 벨기에에서의 수가표는 보험자(구매자)에게는 정가로 작용되지만 공급자인 의사에게는 일종의 권장가격의 역할을 한다. 그러나 정해진 가격 이상으로 의사가 진료비를 받게 되더라도 건강보험에서 보상은 수가표에 등재된 가격을 기준으로 하기 때문에 정해진 가격 이상으로 받는 부분은 환자가 전액 부담하여야 한다. 대부분의 국가에서 수가표에 등재된 가격은 최고 가격을 의미한다. 우리나라는 공정가격으로 등재된 가격 이하를 받을 경우, 환자 유인행위라는 공정거래 질서를 위반하게 되기 때문에 금지되어 있다.

2) 행위별수가제도

(1) 점수제와 금액제

행위별수가제는 점수제와 금액제의 두 가지가 있다. 점수제란 모든 의료행위를 난이도, 시술시간, 행위빈도 등을 감안하여 점수로 각각의 중요도를 책정하는 방식이다. 그리고 점당 가격(환산지수)을 사전에 정하여 점수에 곱하게 되면 의료수가가 된다. 금액제는 모든 의료행위 각각에 가격을 직접 정하는 방식이다.

점수제로 하는 이유는 의료가격을 행위의 중요성과 인플레이션 요인을 분리하여 의료수가를 정하기 위함이다. 의료보장제도가 도입되면 의료서비스에 대한 소비자 시장이 없어지기 때문에 보험자가 매 의료행위에 대하여 가격을 책정해야 하는 일이 쉽지 않다. 의료시장이 있다면 의료행위의 수가 아무리 많아도 시장에서 수요와 공급에 의하여 가격이 결정되기 때문에 가격 책정에 어려움이 전혀 없다. 그런데 의료시장이 없기 때문에 모든 의료행위의 가격 책정이 공평(혹은 균형)하게 이루어져야 필요한 의료행위를 의료공급자가 제공할 것이다. 만약 각 행위의 가격이 공평하지 못하면 공급자는 유리한 행위만 생산하려고 원함에 따라 환자들이 치료에 어려움을 겪게 된다. 따라서 수가를 정하기 위해서는 각 행위의 상대적인 중요성을 알아야 균형적인 가격 책정이 가능해진다. 그런데 의료행위의 종류가 수천 가지에 이르게 되니 상대적인 중요성을 정하는 것이 쉽지 않다. 그리고 새로운 의료행위가 등장하면 상대적인 중요성의 변동이 불가피해진다. 따라서 행위간의 상대적인 중요성을 조정한다는 것은 쉬운 일이 아니다. 그리고 점수가 정해지더라도 매년 물가가 상승하게 되면 이것을 수가에 반영해주어야 하는 문제도 있다. 따라서 행위별수가로 진료비를 지불하려면 점수는 몇 년에 한 번씩 조정을 하고 인플레이션은 매년 반영하는 것이 합리적이 된다. 따라서 많은 국가가 점수제 방식을 택하여 의료행위 간의 상대적인 중요성이 왜곡되지 않도록 유의하면서 인플레이션 요인도 반영하여 의료의 공급이 제대로 이루어지도록 하고 있다.

반면 금액제는 행위의 상대적 중요성과 인플레이션 요인을 동시에 반영하여 행위별로 가격을 화폐 금액으로 정하는 방법이다. 금액제는 점수제에 비하여 수가 산정에서부터 전반적인 운영이 단순하다. 금액제는 인플레이션 요인이 생길 때나 새로운 행위가 등장할 때마다 상대적 중요성과 인플레이션 요인을 동시에 반영해야 하기 때문에 수가 인상은 용이하지만 어떠한 요인(즉 상대적 중요성 및 인플레이션)에 의하여 수가가 변동되었는지 알기 어려운 문제가 있어 자칫하면 의료행위 간의 수가가 균형을 상실하는 문제가 발생한다. 행위간의 수가 균형이 상실되면 공급자는 불리한 의료행위(서비스)는 공급하지 않게 되어 의료서비스 공급의 왜곡으로 환자들만 어려움을 겪는 문제가 발생한다.

우리나라는 1977년 7월 의료보험제도를 도입하면서 점수제 방식의 행위별수가제를 택하였다. 의료보험제도를 도입하기 위한 준비기간이 짧아서 서유럽의 건강보험 국가들이 진료비를 어떠한 방식으로 지불하는지 연구할 틈이 없었다. 그러다 보니 쉽게 원용할 수 있는 방식으로 일본이 사용하는 점수제 방식의 행위별수가제를 택하게 되었다[2].

(2) 보험의료수가의 제정[3]

1963년 12월「의료보험법」이 제정되었고 1964년 12월 2일 보건사회부 예규 제210호로「의료보험요양급여기준」까지 제정·공고되었으나 경제적 여건이 성숙되지 못하여 의료보험의 시행이 미루어졌었다. 그러다 일부 사업장에서 임의보험으로 의료보험이 실시됨에 따라 보사부 예규에 맞추어 당시 의정국 지방의정과에서 진료수가 기준제정을 위한 준비를 다음과 같이 하였다.

① 보험의료수가 기준 책정을 위한 조사연구

보건사회부에서는 대한의학협회(현 대한의사협회)에 '의료수가산정기준'을 제출토록

---

2) 유럽의 의료보장 국가의 경우, 개업전문의에 대해서는 대부분 국가에서 행위별수가를 사용하고, 개업 1차 의사에 대해서도 행위별수가를 적용하는 국가가 더 많은 실정이다. 독일의 경우, 개업의(보험)들은 주 단위로 질병금고연합회와 총액을 계약하여 진료비를 받아 개별 의사에 대한 배분은 행위별수가로 하고 있다(Paris, Devaux and Wei, 2010).

3) 이 부분은 이규식, 양명생, 지영건(2010)을 재정리하여 작성하였다.

요청하였으나 대한의학협회는 일부의료기관이 각기 임의 적용하고 있는 의료수가표를 통합 평균하여 '의료수가산정표'를 제출하였다. 보건사회부는 이러한 수가표는 실제 적용하기 어렵다는 판단에서 1966년에 고려대학교 경영대학원에 '진료비수가 원가계산 연구'를 의뢰하여 병원경영상태를 파악하였다. 이 연구는 세브란스병원, 수원도립병원, 한격부외과병원 등 3개병원에 대한 '원가계산보고서'를 토대로 분석하였으나 전국의 모든 병원에 적용할 수 있는 통일된 의료수가기준을 정하기에는 미흡하였다.

수가와 관련된 두 번째 연구는 1968년 10월 서울대학교 보건대학원에 의뢰하여 『의료원가계산을 중심한 의료수가기준 책정에 관한 연구』를 하였다. 이 연구에 대한 계속사업으로서 1969년 (사)한국병원관리연구소에서 『의료수가기준 책정에 관한 연구』를 수행하였다. 1970년에도 계속된 연구를 통하여 전국의 의료수가 실태 파악과 함께 '새로운 의료수가체계'에 접근하기 위한 논리를 제시하였다. 이 연구에서 의료보수의 구조를 약품을 포함한 '물건에 대한 대가'와 진료 및 치료에 대한 비용인 '기술료'로 구분하였다. 물건에 대한 대가에는 재료, 설비, 전기, 수도료 등을 통합시켰다. 그리고 기술에 대한 보수는 경제학적·사회학적 평가를 기준으로 결정하고, 물건에 대한 대가의 하한선은 원가라야 한다고 주장하였다. 또한 통일된 회계제도와 계정과목을 설정하여 의료기관의 의료경영실태를 정확히 파악하는 것이 중요하다는 건의를 하였다. 이 보고서는 1968년 이후의 연구결과를 종합적으로 고찰하여 병원부문별 의료원가계산을 하고 몇몇 행위별 원가를 계산하였다. 그리고 '의료수가 = 원가 + α로 정의 하고 α = 의료원가의 43%'라는 수치를 산출하였다. 의료의 공공성을 감안하여 의료수가는 [식 2.1]과 같은 공정보수방식의 수식을 따라야 한다고 주장하였다. 그리고 공정보수방식을 의료보수 기준 산정과정에 도입할 때 의료비에서는 '총수입 = 의사기술료 + 물건부문원가 + 공정보수'라는 식으로 기준설정의 기초로 삼아야 할 것이라고 주장하였다.

[식 2.1] $$R = E + (V - D) + \delta$$

여기에서 R : 총수입

E : 지출(인건비, 조세, 감가상각비를 포함한 관계비용 포함)

V : 건설당초의 사업재산

D : 사업재산의 감모액(減耗額)

δ : 사업재산에 대해서 허용될 공정보수율

② 일본 보험의료수가제도 참고

한국에서 1966년 이래 몇 차례의 수가연구가 이루어졌으나, 사회의료보험에 적용하는 것은 문제가 있었기 때문에 불가피하게 1976년 11월 일본 출장을 통하여 일본에서 사용하고 있는 '진료보수표'를 참고하도록 하였다. 일본 출장을 통하여 다음의 네 가지 내용을 파악하였다.

㉠ 행위별 진료비 점수 결정 방식

일본의 경우 '물(物)과 기술(技)'을 분리하여 기술을 중시하고 사무의 간소화를 원칙으로 하고 있었다. 기술(의료행위)의 보수지불은 난이도, 시술시간, 빈도를 기준으로 하여, 의료경제 및 병의원 경영분석을 통한 전문과별로 기준 행위를 선정한 후 점수를 부여하고 타 행위는 기준 행위와 비교하여 상대점수를 배점하고 있었다. 한국에서는 일본의 의료보수점수 결정원칙과 기준을 수가결정에 적용하되 일본식으로 행위를 과다하게 세분하지 말고, 시설 및 장비투자를 수가결정 참고 요소로 하기로 내부적으로 정하였다.

㉡ 진료비 점수표 개정

당시 일본의 진료비 점수표는 의료기술 발전에 따라 치료가 용이해지는 질병이 많아지는데도 불구하고 기존 점수는 존치한 채, 새로 개발된 치료행위의 점수를 첨가함으로써 행위간의 균형배점이 이루어지지 못하고 있으며, 전반적인 인상이 불가능할 경우 의료공급자 측의 압력 해소를 위하여 행위를 세분하거나 새로운 항목을 추가하는 등의 편법을 사용하고 있었다. 우리나라에서는 행위간의 균형배점은 불가능하지만 이해관계에 따른 불합리한 수가 개정을 피할 것과 개정 기간과 연동폭 등의 기준을 제정하여 각종 경제지표와 의료수가 개정을 연동시킬 것을 내부적으로 정하였다.

㉢ 약가 기준제정과 개정

일본에서는 도매가격(都賣價格)을 참고로 구입가에 따라 고시 가격을 정하고 있었으나 구입가 조사가 번잡하고 의사회 및 의료기관의 협조가 있어야 하기 때문에 실효성이 없었다. 우리나라에서는 우선 표시가를 기준함이 가능하며 현재 병의원 약가가 표시가의 3~10배인 점을 감안하면 표시가를 기준으로 하여도 과잉 투약 및 주사요인이 많이 없어질 것으로 보았다.

㉣ 요양급여의 제한

일본에서는 과잉수진(過剩受診) 방지를 위하여 초진시 본인부담을 200엔, 입원시 1개월 동안은 1일당 60엔을 본인 부담시키고, 피부양자에 대해서는 진료비의 30%를 본인 부담시키고 있었다. 그리고 1개월간 본인부담 진료비 총액이 39,000엔을 초과할 때는 초과금액은 보험자가 부담하고 있었다. 우리나라에서는 의료보험 실시 초기에는 피보험자와 피부양자 부담분의 폭을 넓히되 외래 환자의 본인부담을 입원환자보다 높게 하여 과잉수진을 방지하고 보험급여남용 방지를 위하여 비급여대상 폭을 넓힐 것을 내부적으로 정하였다.

③ 보험의료수가 책정

1976년 11월 10일 보건사회부에 '의료보험수가제정 조정위원회'가 설치되어 1977년 3월에 '의료보험수가 책정방법 시안'을 보건사회부 장관에게 보고하였다. 이 시안에서는 보험수가를 7개 항목으로 분류하고 다음과 같은 기본방향을 제시하였다.

첫째, 보험의료는 의학 및 의료기술에 부합되어야 하는 반면 의료비 지불에 제약을 받으므로 낭비를 배제하는 것이 의료보험 육성의 관건이다.

둘째, 보험의료를 담당할 의료기관의 경영실태에서 유리(遊離)된 의료수가 정책은 있을 수 없으므로 의료보험 출발시점의 경영 자료를 기반으로 수가를 책정하여야 한다.

셋째, 행위별수가제란 성과불(成果拂)로 의료비를 지불하는 의료보험 형태에서는 의약품의 남용 및 과다진료 등의 문제가 발생할 수 있으므로 의약품의 과잉사용을 억제할 수 있는 의료수가체계가 수립되어야 한다.

넷째, 기술과 물건을 분리하는 것을 원칙으로 하여 분리가 용이한 투약, 주사, 입원 행위에서는 의약품을 완전히 분리시켜 남용을 방지하도록 하여야 한다.

다섯째, 의료기관의 수입을 '의료원가+α'로 볼 때, 'α'에 대한 적정한 산정을 기해야 한다.

여섯째, 의료보험수가는 사회적·경제적 변동에 따라 해마다 자동적으로 조정되는 제도를 미리 마련해야 한다.

일곱째, 의료기관의 경영 자료를 가지고 의료수가를 금액으로 산출한 후 점당 단가(點當 單價)를 내정하고 의료행위별로 점수를 표시해야 한다.

이 시안을 토대로 '의료보험수가의 책정'을 위하여 서울시내 소재 국립의료원 등 수 개의 종합병원에 대한 관행수가를 조사하는 한편 난이도, 빈도, 시술시간에 의한 비율을 조사하였다. 당시 주된 수가 항목 수는 203개 항목으로 분류하였으며, 난이도는 해당 과의 진료행위 중 가장 시술이 기술적으로 곤란한 행위 하나를 선정하여 그 행위에 대하여 1,000점을 부여하여 기준 행위로 정하였다(일반외과의 경우 위전절제술을 1,000점으로 함). 그리고 빈도는 동일가의 모든 진료행위의 빈도를 분기 또는 연간으로 일정기간의 건수를 기재하도록 하였으며, 시술시간은 마취시간 및 수술전후를 제외한 실 수술시간을 기재하도록 하였다. 이와 같은 방법을 통하여 행위의 난이도, 행위빈도, 시술시간 등을 감안하여 상대가치를 산출하였다(이규식, 양명생, 지영건, 2010).

관행수가조사는 서울대학병원, 국립의료원, 연세의료원, 가톨릭성모병원, 서울적십자병원, 고려병원 등 6개 종합병원을 기준으로 하였으며, 난이도 · 빈도 · 시술시간 조사는 국립의료원, 연세의료원, 가톨릭성모병원, 고려병원, 순천향병원, 백병원, 필동성심병원, 을지병원, 한양대부속병원, 국군통합병원 등 10개 종합병원을 기준으로 하였다. 병원 수입비율조사는 국립의료원, 연세의료원, 가톨릭성모병원, 고려병원, 순천향병원, 백병원, 필동성심병원 등 7개 종합병원을 기준하였으며, 약가이윤조사는 연세의료원, 고려병원, 백병원 등 3개 종합병원 자료를 근거로 하였다.

이렇게 작성된 수가는 의료계의 동의를 얻어 1977년 6월 8일에 제정 · 공포하였다.

(3) 점수제에서 금액제로 전환

우리나라가 1977년 의료보험제도를 도입하면서 채택한 점수제 방식은 의료행위 간의 상대적인 가치를 토대로 점수가 결정되고 이 점수에 환산지수인 점당 가격을 곱하여 수가가 결정되는 방식이었다. 당시의 점당 가격은 10원으로 하여 금액제로 전환할 때까지 그대로 유지하였다.

점수제에서 의료기관은 진료비 청구를 당연히 점수로 하게 되었다. 그런데 점수제를 시행 후 의료기관들 가운데는 점수제를 제대로 인식하지 못하였는지 진료비 청구를 점당 금액을 곱하여 하는 사례[4]를 보사부 직원이 조합에 대한 감사에서 발견하였다. 당시는

4) 진료비 청구를 점당 가격을 곱하여 할 경우, 청구한 진료비 총액이 10배나 높아지는 문제가 있다.

진료비 청구를 의료보험조합에 하고, 조합에서 심사[5]하여 지급하는 방법이었는데 조합직원도 이를 제대로 파악하지 못하는 문제가 있었다[6]. 이에 정부는 점수제의 점당 가격에 대한 인식이 제대로 되어 있지 못하다고 판단하여 1981년 6월 15일 시행규칙을 개정하여 7월부터 점수에 10원을 곱한 금액으로 청구하는 금액제로 바꾸게 되었다(양명생, 1993). 환산지수인 점당 가격은 인플레이션에 대응하는 장치인데 당시에는 점수를 고정하는 방식으로 하였기 때문에 사실상 점수제나 금액제가 아무런 차이도 없었다[7].

(4) 점수제의 이점

점수제는 수가표에 등재된 의료행위의 상대적인 가치를 나타낸 것이다. 따라서 점수제 수가표의 총 점수가 반드시 100.0점이 되어야 한다. 그러나 수많은 행위량의 점수 합계를 100.0점으로 하여 각 행위의 가중치를 계산하는 것은 쉽지 않다. 그 대안으로 어떤 기준행위를 선정하여 이 행위의 점수를 100.0점으로 하고 다른 행위들은 이 행위와 비교하여 상대가치를 산정하는 방법이 있다. 행위의 점수는 난이도, 빈도, 시술시간에 의한 비율을 조사하여 점수를 산정하였다.

점수제가 갖는 이점은 서비스 행위의 상대가치를 수시로 바꾸는 것이 쉬운 일이 아니기 때문에 의료기술의 변화와 같은 여건변화에 따라 새로운 행위가 추가되거나 진료행태가 바뀔 때만 점수표를 조정하고 인플레이션이 있을 경우에는 환산지수(점당 가격)만 조정하여 수가를 쉽게 바꿀 수 있는 데 있다. 수가를 보험자와 공급자가 협상으로 결정할 경우에도 점수는 협상의 대상이 될 수 없고 보험재정, 의료기관의 경영수지를 감안하여 환산지수인 점당 가격만 협상하면 되는 편리한 점이 있다(이규식, 2019).

금액제는 의료기술의 변화로 새로운 의료행위를 등재할 때 새로운 행위의 상대가치를 기존의 행위와 비교하여 조정해야 하는 것이 쉽지 않기 때문에 원가개념에 입각하여 새

---

5) 처음에는 조합이 심사를 하였으나, 1979년 7월 1일부터 보험자 단체인 전국의료보험협의회 내에 의료보험요양비용 심사위원회를 설치하고 심사를 전담하게 되었다(의료보험연합회, 1997).

6) 진료비 청구를 점수로 하는데 점수를 곱하여 청구하는 사례(진료비가 10배가 됨)가 밝혀져 문제가 되었으나, 당시에 청구 의료기관이나 조합직원 모두 점수제를 제대로 인식하지 못한 실수라고 해명함에 따라 부당 청구로 간주하지 않고 제도상의 문제로 인식하게 되었다.

7) 점수를 고정하는 것은 일본의 점수제 운영방식이다. 일본은 1943년 4월 '진료보수계산규정'에 점수제를 채택하여 환산지수를 점당 의과 20전, 치과 10전으로 하고 점당 단가를 점차 개정하여 오다가 1948년 8월 갑지(甲地) 10엔, 을지(乙地) 9엔을 하였으며, 1958년 10월부터 모두 10엔으로 통일한 후 현재까지 유지하고 있다(양명생, 1993).

로 등재되는 의료행위의 가격만 단순하게 추가하는 방법이다. 금액제의 금액 설정은 원가개념이기 때문에 인플레이션 요인이 있을 때 기존의 등재된 행위의 가격(보험수가)을 모두 조정해야만 새로 등재되는 서비스와 기존 서비스 간의 균형이 이루어진다. 그런데 당시 의료수가는 물가당국이 통제하고 있었기 때문에 기존 서비스의 가격을 인플레이션에 맞추어 모두 조정하기란 사실상 불가능하였다. 따라서 금액제에서 기존 서비스와 새로 추가되는 서비스간의 상대적인 중요도를 반영한 가격 설정이 어려웠다. 즉, 수가표의 조정은 새로운 의료행위가 추가되거나 인플레이션의 요인이 있을 때 이루어진다. 그런데 두 요인이 혼재되기 때문에 수가의 조정에서 각 진료행위들의 원가를 정확히 반영하기 어려워 의료행위의 왜곡이 발생하는 문제가 일어났다(이규식, 2019).

각 행위간의 원가반영이 정확하지 못하면, 원가보다 가격이 유리하게 책정된 행위는 공급자들이 가급적 더 많이 시술하고자 하는 반면에 원가보다 낮게 가격이 책정된 행위는 공급자가 시술을 기피하게 되어 의료행위의 왜곡이 발생한다. 이와 같은 의료행위의 왜곡 문제는 점수를 가격으로 전환하는데 따른 불편함보다 문제가 훨씬 심각하다는 것을 깨닫게 됨에 따라 1994년 보사부에 설치된 '의료보장개혁위원회'에서 다시 점수제 방식의 하나인 상대가치수가제도로 환원을 결정하게 된다.

3) 수가의 구성과 산정

(1) 의료행위의 수가 구성과 산정

의료행위에 관한 수가는 의료기관의 경상비용과 자본비용으로 구성이 된다. 건강보험에서 보험자가 공급자에게 행위에 따른 보상을 할 때 경상비용만을 보상하는 방법과 경상비용에다 자본비용까지 모두 포함시켜 보상하는 방법이 있다. 우리나라와 일본에서 사용되는 행위별수가는 경상비용과 자본비용을 모두 포함하고 있다.[8] 반면 유럽에서는 뒤에 나오는 [표 2-36]에서 볼 수 있는 바와 같이 수가에 경상운영비만 반영하고 자본비용은 별도의 방법으로 보상하는 국가가 많다.

행위별수가제의 수가는 원칙적으로 각 의료행위에 투입되는 자원소모량(의사 인건비,

8) 우리나라는 의료기관의 등급에 따라 가산율을 달리하여 자본비용을 보상하는 매우 조악한 방법을 사용하는데 비하여, 일본은 서비스 항목별로 시설기준을 설정하여 점수에 반영하는 방식으로 자본비용의 반영이 상대적으로 치밀하다.

보조원 인건비, 사무실 임대료와 같은 기타 간접비)을 기준으로 일물일가(一物一價)의 원칙에 따라 산정되며 가장 큰 비용 항목은 의사의 인건비가 된다. 각 의료행위의 수가 산정에서 기본 원칙은 그 행위를 수행하기 위하여 필요로 하는 의사의 최소 훈련 인건비를 기준으로 한다. 만약 어떠한 의료행위가 의과대학을 갓 졸업한 일반의가 수행할 수 있으면, 비록 전문의가 수행하더라도 수가는 일반의 인건비를 기준으로 책정된다는 뜻이다(Feldstein, 2005). 따라서 간단한 의료행위를 대학병원의 전문의사가 수행하게 되면 수지가 맞지 않게 된다. 만약 행위별수가가 제대로 자원투입량을 기준으로 개발된다면 간단한 질병의 환자가 대학병원에 집중될 수 없고, 의료기관의 수준에 따라 환자가 배분될 것이다. 그런데 우리나라는 의료기관 종별로 가산율이 적용됨에 따라 간단한 의료행위가 3차기관인 상급종합병원에서 제공되면 더 높은 수가를 받을 수 있는 문제가 있다.

수가의 산정은 통상 세 가지 방법으로 이루어진다. 첫째, 보험자가 보건부와 협의를 거쳐 일방적으로 결정하여 고시하는 방법으로, 우리나라는 1999년 이전까지 이 방법을 사용하였다. 둘째, 보험자가 공급자와 협상을 통하여 결정하는 방법으로 일종의 단체협정(concerted action)인데 독일을 위시한 건강보험제도를 택한 많은 국가들이 이 방법을 사용하고 있다. 셋째, 두 가지 방법의 혼용이다. 먼저 수가에 대한 협상을 보험자와 공급자가 한 후에 이를 보건부가 승인하는 방법으로 일본에서 사용되고 있다. 우리나라는 2000년 7월부터 발효된 국민건강보험법에 수가의 결정을 계약방식으로 결정하고 복지부에 설치된 건정심의 승인을 받도록 하고 있다[9].

(2) 의약품의 수가 산정

의약품에 대한 수가 산정은 매우 복잡한 절차를 거친다. 신약의 경우 제네릭 의약품과 혁신적 신약으로 구분되어 의약품 가격이 산정된다. 먼저 의약품의 급여 결정 및 가격 협상 절차 및 소요기간은 [그림 2-2]와 같다.

제약회사가 식약처에서 안전성, 유효성 검사가 완료된 약제를 등재 신청하면 심평원에서는 신약의 경우 120일 이내, 위험분담신청 약제의 경우 150일 이내에 급여 여부를 평가해야 한다. 심평원은 의약품 요양급여 대상 여부를 평가하기 위해서 약제급여평가위원회(약칭 약평위)를 운영하고 있으며, 약평위는 임상적 유용성과 급여기준, 비용효과성을 종합적으로 판단하여 급여 적정성을 평가한다. 급여 결정이 내려진 경우 건보공단과 60

9) 우리나라는 수가협상이 이루어지지 못하면 정부가 일방적으로 고시할 수 있도록 규정하고 있다.

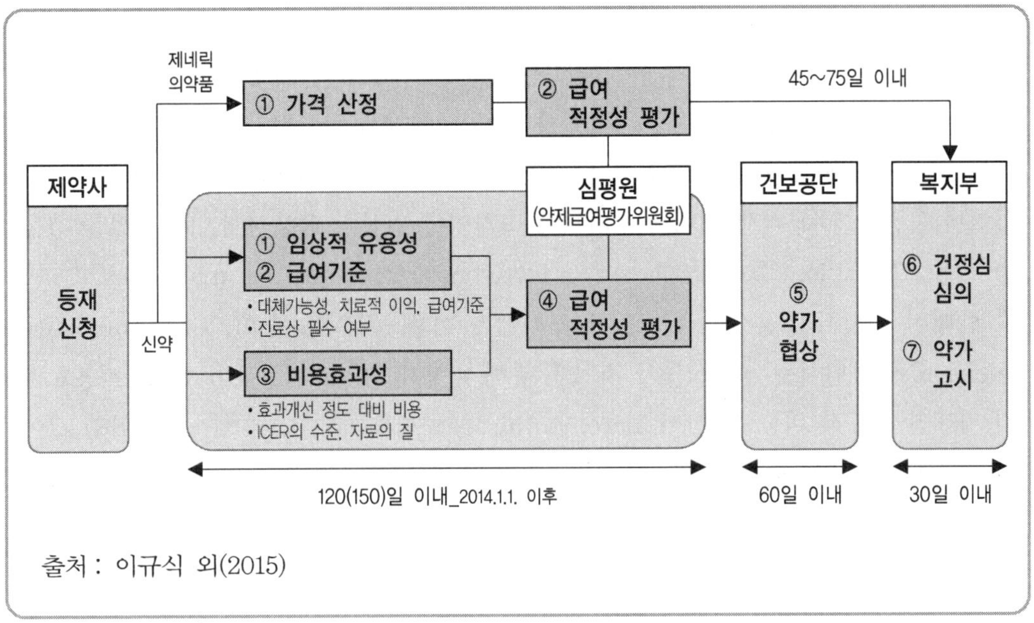

[그림 2-2] 신약의 급여 및 가격결정 과정 및 소요기간

일 이내 약가 협상 절차를 거치게 되며, 약가 협상이 타결된 약제는 건정심의 심의를 거쳐 최종적으로 등재 결정이 이루어진다.

제네릭 의약품을 등재 신청한 경우 가격 산정과 급여 적정성 평가 절차를 밟아 약가가 고시된다. ① 특허 기간이 만료되면 오리지널 의약품은 가격이 70%로 인하되고, ② 첫 번째 제네릭 의약품은 이 가격의 85%(최초 오리지널 의약품 등재가의 59.5%)를 받게 되며, ③ 가산기간 1년이 지나면 오리지널 의약품과 제네릭 의약품 모두 최초 오리지널 의약품 등재가의 53.55%로 약가가 인하된다.

신약이 심평원에 등재 신청되면, 먼저 '급여기준자문위원회'와 '암질환심의위원회'에서 각각 일반약과 항암제의 임상적 유용성 등을 고려하여 급여기준을 설정한다. 진료상 필수약제가 아닌 경우, 경제성평가 자료 등을 통한 비용효과성 입증이 요구된다. 진료상 필수약제란 ① 대체 가능한 다른 약제(치료법)가 없는 경우, ② 생존을 위협할 정도의 심각한 질환에 사용되는 경우, ③ 희귀질환 등 소수의 환자집단을 대상으로 사용되는 경우, ④ 생존기간의 상당기간 연장 등 임상적으로 의미 있는 개선이 입증된 경우로 「약제의 요양급여대상여부 등의 평가기준 및 절차 등에 관한 규정」 제6조에 해당하는 약제를 말한다.

대체약제가 있는 경우는 유효성, 안전성, 편의성 등의 임상적 유용성이 개선되었는지를 평가한다. 임상적 유용성이 유사하거나, 임상적 유용성의 개선은 있으나 비용효과성을 입증하지 못한 경우 '투약 비용 검토'를 통해 대체약제 가중평균가에 해당하는 약가를 받을 수 있다. 대체약제 가중평균가는 개별 성분별 1일 투약비용을 보정청구량으로 가중하여 산출된다. 비교약제 대비 신청가격이 고가이나 임상적 유용성이 개선되었을 경우에는 비용-효과/비용-효용 분석(cost-effectiveness/cost-utility analysis)으로, 비교약제 대비 임상적 유용성이 비열등한 경우에는 비용-최소화 분석(cost-minimization analysis)에 해당하는 경제성평가 자료를 통해 비용효과성을 입증해야 한다. 비용효과성의 지표인 점증적 비용-효과비(incremental cost-effectiveness ratio, ICER) 값이 1인당 GDP보다 낮으면 등재될 가능성이 높지만 ICER의 임계값(threshold)은 명시적으로 정해져 있지 않으며, 질병의 위중도, 재정영향 등을 고려하여 탄력적으로 평가되고 있다. 한편 2015년 5월 29일 개정된 급여평가기준에서는 희귀질환 치료제 및 항암제 등의 경제성평가 면제 절차가 신설되었다. 진료상 필수약제에는 해당하지 않지만 임상적 필요도가 있고, 근거 생산이 어려운 희귀질환 치료제 등의 약제는 경제성평가를 생략하고 A7 국가의 조정가 중 최저가에 해당하는 약가를 받을 수 있게 된다. 경제성평가 자료 제출 생략 가능 약제는 「약제의 요양급여대상여부 등의 평가기준 및 절차 등에 관한 규정」 제6조의 2에 그 조건이 명시되어 있다.

이상과 같은 절차로 심평원에서 가격이 설정되면 마지막 단계는 [그림 2-2]에 도시한 바와 같이 건보공단과 약가 협상을 한 후, 건정심의 심의를 거쳐 고시된다.

4) 상대가치제도에 따른 행위별수가제 시행

(1) 상대가치제도 도입의 제안

우리나라에서 자원기준 상대가치가 거론된 것은 1992년 이후이다. 1992년 연세대 '보건정책 및 관리연구소'에서 미국 Medicare 상대가치수가와 우리나라의 금액제수가를 비교하여 우리나라는 수가 간의 불균형이 47배까지 존재한다는 것을 분석하였다. 이 연구는 우리나라 수가구조의 문제점을 고치기 위해서 금액제의 대안으로 미국 Medicare에서 사용하는 자원기준 상대가치제도의 도입을 주장하였다(김한중 외, 1992). 미국 Medicare에서 1992년부터 사용하게 된 자원기준 상대가치제도(Resource Based Relative Value

Scale, RBRVS)는 우리나라가 1977년 7월부터 1981년 6월까지 사용한 행위별수가의 점수제와 유사하다.

미국도 상대가치를 개발하기 전에는 의사들에 대한 진료비 지불[10]을 관행적 수가(customary, prevailing and reasonable, CPR)로 하였는데(AAP, 2021), 이 관행수가가 효율성이 없고 행위간의 형평성이 없다는 문제가 제기되었다(Feldstein, 2005). 이에 대안으로 세 가지 목적에서 상대가치제도가 거론되었다(Reinhardt, 1974). 첫째는 어떠한 서비스라도 제공하는 의사의 훈련이나 배경에 무관하게 하나의 서비스에 대한 가격은 하나(1물1가의 법칙)라야 한다는 것이다. 둘째는 가격은 서비스를 제공하는 비용에 비례해야 한다는 것이다. 셋째는 제공되는 서비스의 비용은 평균값이 아니라 가장 효율적인 제공방법을 토대로 하여야 된다는 것이다. 이와 같은 원칙에 따라 Harvard 대학의 Hsiao et al.(1988)은 각 서비스의 비용을 추계하기 위한 상대가치(Relative Value Scale)를 개발하였다[11]. 상대가치 개발을 위한 전제는 완전경쟁시장에서 장기적으로 가격은 생산물의 평균 비용과 일치한다(P=AC)는 미시경제학 이론이 토대가 되었다[12](Feldstein, 2005). 의료서비스의 원가를 토대로 당시 7,000종이 넘는 의료행위의 상대가치를 산출하는 일은 쉽지 않았다. 미국은 의료행위를 CPT (current procedural terminology) code에 따라 분류하고, 행위간의 상대가치는 세 가지 비용으로 구분하여 산출하였다(AAP, 2021).

첫째는 의사의 업무(physician' work)에 따른 비용으로 2021년 기준으로 상대가치의 50.9%를 차지하고 있다. 여기에는 ① 서비스를 제공하는데 소요되는 의사 시간, ② 의사의 기술과 노력, ③ 정신적 노력과 판단, ④ 환자의 질병이 의사에게 원인이 있는 위험을 염려해야 하는 심리적 스트레스와 같이 네 가지 요소로 구성되었다.

둘째는 개업을 통한 진료비용(practice expense)으로 2021년 기준으로 상대가치의 44.8%를 차지하고 있다. 여기에는 임대료, 직원임금, 장비에 대한 감각상각비가 포함되

---

10) 미국 Medicare는 의사와 병원에 대하여 진료비를 별도로 지급하고 있다. 이것은 미국의 병원시스템이 개방형(open staff)으로 되어 병원에는 의사가 상근하지 않고 병원 인근에 개업하고 있는 의사와 계약을 맺어 입원 환자를 진료하기 때문에 의사들에 대해서는 행위별수가로 병원에 대해서는 DRGs로 지불하고 있다.

11) RBRVS는 Hsiao 교수 팀이 1985년 12월에 개발하여 1988년 9월에 JAMA에 발표하였다.

12) 이것은 세 번째 조건인 가장 효율적으로 제공하는 방법과 같은 의미가 된다. 가장 효율적인 제공방법이란 가장 낮은 비용으로 생산하는 것을 의미한다. 따라서 어떤 행위에 대하여 의료기관 전체의 생산비 평균이 아니라 가장 낮은 비용으로 생산하는 의료기관의 비용을 기준으로 한다는 의미가 된다. 완전경쟁시장이 이루어진다면 장기적으로 가격은 평균생산비와 일치하며 이때 평균생산비는 비용곡선의 제일 낮은 점(최저비용)에서 결정이 된다.

어 있다.

셋째는 의료사고 보험 비용(professional liability insurance)으로 2021년 기준으로 상대가치의 4.3%를 차지하고 있다.

다음 절차는 지역별 비용의 변이지수(geographic practice cost indices, GPCIs)를 반영하여 상대가치를 조정한다. 여기에도 ① 의사업무 비용지수, ② 환자진료 비용지수, ③ 의료사고 보험 비용지수라는 세 종류가 있어 이를 평균하여 적용하고 있다.

마지막으로 상대가치점수를 금액으로 환산하는 환산지수(점당 가격)부분이 있다. [표 2-7]에서 미국 상대가치수가제의 환산지수 변화를 보면 첫해인 1992년 점당 $ 31.0010으로 시작하였다. 그 후 1993년부터 1997년까지는 환산지수를 1차 의료부분, 외과부분, 기타 비외과부분으로 나누어 산정하다 1998년 다시 전체를 하나로 하여 점당 $ 36.6873으로 하였다. 특이한 것은 미국은 환산지수를 항상 올리기만 한 것이 아니라 상대가치점수가 증가하면 전년도와 재정중립적 조정을 위하여 환산지수 값을 내리기도 하여 2021년에는 $ 34.8931이 되었다. 환산지수 값이 전년도에 비하여 하락한 이유는 [표 2-7]에 간략히 설명되어 있다(AAP, 2021).

이렇게 산출한 상대가치수가는 Medicare는 물론 Medicaid와 같은 공적 지불을 위시하여 민간보험의 의사 진료비 지불에도 사용되어 미국 의사의 77%가 상대가치수가에 의하여 진료비를 보상받고 있다(AAP, 2021).

한편 한국에서도 1981년 7월부터 행위별수가를 금액제로 운영함에 따른 행위간의 수가 불균형이라는 문제점으로 진료행위의 왜곡문제가 의료계에서 심각하게 대두되어 논란을 빚던 차에 1994년 정부에 구성된 '의료보장개혁위원회'에서 상대가치를 이용한 의료보험 수가 구조개편을 채택[13]하기에 이르렀다. 이 위원회의 결정에 따라 1995년 7월 정부는 '의료보험수가구조개편협의회'를 구성하고 수가제도 개편을 위한 구체적인 절차에 들어가게 되었다.

13) 1994년 구성된 보건복지부의 '의료보장개혁위원회'는 수가와 관련하여 두 가지 정책을 제안하였다. 첫째는 행위별수가제를 유지하면서 수가구조를 개편하는 것으로 구체적으로는 상대가치와 환산지수의 개념도입 및 수가수준의 현실화, 의학 및 의료기술의 발전에 따른 수가 항목과 용어의 적절한 분류 등을 내용으로 하였다. 이 작업을 위하여 1995년 7월 '의료보험수가구조개편협의회'를 구성하고 연세대학교 인구 및 보건개발연구소에 상대가치연구를 의뢰하였다. 둘째는 입원에 대하여 행위별수가제를 DRGs로 바꾸는 것이다. 이를 위해 1995년 1월 'DRG지불제도 도입검토위원회'를 구성하여 일부 보편적인 질병군에 대해 DRGs 도입을 결정하였고 1997년 초에 1차 시범사업을 시행하였다.

[표 2-7] 미국 Medicare 환산지수의 변화

년도	환산지수 ($)	변화율 (%)	1차 의료 환산지수	변화율 (%)	외과적 서비스 환산지수($)	변화율 (%)	비외과적 서비스 환산지수($)	변화율 (%)
1992	31.0010		N/A		N/A		N/A	
1993	N/A				31.9620		31.2490	
1994	N/A		33.7180		35.1580	10	32.9050	5.3
1995	N/A		36.3820	7.9	39.4470	12.2	34.6160	5.2
1996	N/A		35.4173	−2.7	40.7986	3.4	34.6293	0
1997	N/A		35.7671	1	40.9603	0.4	33.8454	−2.3

년도	환산지수 ($)	변화율 (%)
1998	36.6873	
1999	34.7315	−5.3
2000	36.6137	5.4
2001	38.2581	4.5
2002	36.1992	−5.4
2003	36.7856	1.6
2004	37.3374	1.5
2005	37.8975	1.5
2006	37.8975	0
2007	37.8975	0
2008	38.0870	0.5
2009	36.0666	−5.3
2010.1.1.~5.31.	36.0791	0.03
2010.6.1.~12.31.	36.8729	2.2
2011	33.9764	−7.9
2012	34.0376	0.18
2013	34.0230	−0.04
2014	35.8228	5.3
2015.1.1.~6.30.	35.7547	−0.19
2015.7.1.~12.31.	35.9335	0.5
2016	35.8043	−0.36
2017	35.8887	0.24
2018	35.9996	0.31
2019	36.0391	0.11
2020	36.0896	0.14
2021	34.8931	−3.3

[상대가치 환산지수 관련 특기 사항]

* Medicare의 의사지불에 상대가치수가제도가 도입된 1992년에는 의료서비스 카테고리(1차 의료, 외과적 서비스, 비외과적 서비스)별로 환산지수 값을 따로 산정하였음
* 1998년부터 환산지수를 의사의 업무량, 진료비용 그리고 사고보험 비용의 상대가치(RVUs) 증가와 상쇄시켜 단일지수로 하였음
* 2009년의 환산지수는 '제3차 5개년 검토(the third Five-Year Review)'에서 의사업무량 가치의 증가와 상쇄시켜 마이너스로 나타나게 되었음
* 2011년의 환산지수는 진료비용 및 보험비용 상대가치의 증가와 상쇄되어 마이너스로 나타났음. 진료비용과 보험비용의 증가로 인한 상대가치는 개정된 MEI(Medicare Economic Index) 가중치에 맞추기 위한 상대가치 풀의 재조정의 결과로 상쇄되었음

출처: AAP(2021)

(2) 상대가치수가제도의 도입 과정[14)]

1977년 당연적용 의료보험을 시작하면서 정부는 동년 6월에 처음으로 의료보험 수가를 고시하였다. 당시의 수가는 일본의 을(乙)표를 기준으로 '물(物)'과 '기(技)'로 분리하여 의료행위를 나열하고 의료행위 각각에 대해 상대점수[15)]를 부여한 후 1점당 10원이라는 환산지수를 설정하였다. 이렇게 제정된 수가는 그 이후 몇 년간 항목이 추가되고 점수가 개정되면서 사용되었으나 1981년 7월 금액제로 바뀌면서 점수제는 폐지되었다.

1981년 6월까지 사용하던 점수제는 상대가치의 개념으로 만들어진 수가제도이다. 이 제도가 금액제로 바뀐 이후 매년 수가 인상을 하면서 상대가치가 뒤틀리기 시작하여 점수제로의 전환 문제가 제기되었다. 이에 우리나라는 앞에서 언급한 바와 같이 미국에서 사용되고 있는 자원기준 상대가치(RBRVS) 제도를 우리 실정에 맞도록 연구하여 2001년 수가개정에서부터 사용하게 되었다. 상대가치수가의 법적 근거는 「국민건강보험법」 제45조(요양급여비용의 산정 등) 및 동법 시행령 제21조(계약의 내용) 제1항 및 제2항에 의하여 '요양급여의 상대가치점수'는 요양급여에 드는 시간·노력 등 업무량, 인력·시설·장비 등 자원의 양, 요양급여의 위험도 및 요양급여에 따른 사회적 편익 등을 고려하여 산정한 요양급여의 가치를 각 항목 사이에 상대적 점수로 나타낸 것이라고 하고 있다.

여기서 투입되는 자원은 시간, 정신적 노력, 육체적 노력, 스트레스와 같은 의사업무량과 보조 인력의 임금, 장비, 기구, 재료, 약품 등의 비용, 임대(리스)료, 시설, 진료를 위한 관리나 사무비용을 포함하는 진료비용으로 구분되어진다. 따라서 상대가치점수는 각 의료행위에 사용되는 자원의 양을 상대적으로 비교하여 단위가 없는 점수로 표현한 것이다.

상대가치는 의료내적 특성(의학의 발달, 의료기술의 발전 등)은 반영되어 있다 할지라도, 의료외적 특성(임금 및 물가의 변동 등)은 반영이 안 되었기 때문에 환산지수를 통하여 이를 반영해 주고 있다. 따라서 상대가치에 의한 수가는 먼저 상대가치의 부분과 이를 금액으로 바꾸는 환산지수 부분으로 구분하고 있다.

(3) 미국과 우리나라의 상대가치제도 비교

우리나라와 미국의 상대가치제도를 비교한 것이 [표 2-8]이다. 미국은 상대가치수가를 의사들의 비용에 대한 보상체계로 사용하는 반면, 우리나라는 병원비용을 포함한 전체

14) 이 절은 이규식, 양명생, 지영건(2010)의 내용을 일부 수정하여 작성하였다.

15) 이때 사용된 상대점수는 2001년부터 사용한 자원기준 상대가치와 거의 유사한 개념이었다.

[표 2-8] 미국과 우리나라의 상대가치제도의 비교

구분	미국 Medicare 상대가치제도	우리나라 상대가치제도
단위 의료행위	• CPT(Current Procedural Terminology) • HCPCS(Healthcare Common Procedure Coding System) • 12,693항목(2003년 기준)	• 건강보험 행위수가코드 • 4,379개(2003년 기준)
적용부분	• 의과에만 적용	• 의과, 치과, 한방, 약국 모두에 적용
사용 목적	• 개업의에 대한 진료수가 기준으로 사용 • 병원 진료시 의사서비스에 대한 보상 기준으로 사용(병원서비스에 대해서는 DRG로 별도 보상)	• 전체 병원 및 개업의(의원)의 진료수가 산정을 위한 기준으로 사용
상대가치 구성요소	• 의사업무량 상대가치 • 진료비용 상대가치 • 의료사고 위험도 상대가치	• 단일 상대가치(상대가치 연구 시에는 의사업무량과 진료비용을 구분하여 계산하였지만, 이후 통합함)

출처: 이규식, 양명생, 지영건(2010)

진료비용에 대한 보상체계로 사용되고 있는 점에서 큰 차이가 있다. 이렇게 된 이유는 미국 병원들은 의사들이 상주하는 것이 아니라 바깥에서 개업하면서 병원에는 attending 하는 개방형 제도를 택하는데 반하여 우리나라는 모든 병원이 폐쇄형으로 병원 봉직의사들은 병원에 상근하기 때문이다. 따라서 attending 제도로 병원을 운영하는 미국에서는 진료비용 상대가치가 업무량 상대가치에 비해 적지만, 우리나라에서는 병원비용이 모두 상대가치로 보상되기 때문에, 전체 상대가치에서 진료비용 상대가치가 차지하는 부분이 상대적으로 클 수밖에 없다.

우리나라는 병원에 대한 보상이 상대가치제도에 포함되어 있기 때문에, 상대가치 산정과정이 훨씬 더 복잡하다. 진료비용에 간호사나 의료기사 등 병원 인력들의 인건비가 포함되어야 하고, 병원의 고가 장비나 시설에 대한 보상이 포함되어야 하기 때문에 복잡한 원가분석 방법론이 필요하다.

또한 미국에서 상대가치제도는 의과에만 적용되고 있지만 우리나라에서는 의과뿐만 아니라 치과, 한방, 약국 부분에도 적용되고 있기 때문에 각 부분의 상대가치를 조정해야 하는 복잡한 과제도 가지고 있다. 그리고 미국은 행위단위가 CPT 코드를 기반으로 하여 매우 세분화되어 있지만, 우리나라는 건강보험 행위수가코드로 되어 의료행위수가 미국에 비하여 적게 분류되어 있다.

5) 상대가치수가의 제정과 개편

(1) 상대가치수가의 제정(2001년 시행)

1994년 '의료보장개혁위원회'의 결정에 따라 대한의사협회는 1995년 5월부터 1년 동안 상대가치수가 연구를 위한 준비에 들어가 대한의학회 산하 24개 분과 학회를 참여시켜 '한국표준의료행위분류(Korean Classification of Procedures in Medicine, KCPM)'를 제정하였다.

그리고 보건복지부, 대한의사협회, 대한병원협회, 대한치과의사협회가 공동으로 연구비를 출연하여 1996년 6월 의료보험수가구조개편을 위한 상대가치 개발 연구 용역을 연세대학교 보건정책 및 관리연구소(연구책임: 김한중)에 의뢰하여 1997년 10월 연구를 완료하였다. 동 연구소가 『의료보험 수가구조개편을 위한 상대가치개발연구』에서 제안한 상대가치는 1996년에 마련된 한국표준의료행위분류(대한의사협회)의 8,687개의 항목과 한국표준치과의료행위분류(대한치과의사협회)의 1,321개 항목을 대상으로 산출하였다. 이때의 상대가치는 의사업무량 상대가치와 진료비용 상대가치를 각각 구분하여 합산한 결과이다.

업무량 시간은 의료행위를 수행하는데 실제 소요되는 시간을 측정하였고, 업무량 강도는 육체적 노력, 정신적 노력, 스트레스의 세 가지 요소를 magnitude estimation 방법으로 측정하였다. 의사업무량 상대가치는 3,259명의 설문 결과를 분석한 1차 조사와 1,944명의 설문 결과를 분석한 2차 조사를 통해 산출하였다.

진료비용 상대가치는 8개 표본병원(3차 기관: 4곳, 종합병원: 3곳, 병원: 1곳)의 조사를 통해 산출하였다. 진료비용의 산출방법은 각 병원에서 조사된 총 비용을 원가중심점으로 배분하고, 각 원가중심점(cost center)의 비용을 해당 원가중심점에서 발생한 행위의 의사업무량에 비례하여 진료비용을 배분하는 것이었다. 1997년 상대가치연구의 점수를 근거로 한 의료보험 재정중립(상대가치 도입 전후의 보험재정의 크기는 변동이 없음을 전제)을 토대로 산출한 환산지수는 32.923이었고, 원가분석에 의한 환산지수는 50.784로 추정되어, 원가보존율은 64.8%라고 보고되었다.

1997년에 개발된 상대가치를 건강보험수가에 그대로 적용하기에는 다음과 같은 몇 가지 문제가 있었다. 첫째, 한국표준의료행위(치과 포함)분류의 항목 수가 지나치게 많았고, 둘째, 급여 및 비급여의 구분이 없었으며, 셋째, 항목의 정의가 명확하지 않았으며,

넷째, 급여의 단위 정립이 미흡하였다.

이러한 문제가 발생한 이유는 1997년에 보건복지부의 '의료보험수가구조개편협의회'에서 상대가치개발을 위한 의료행위의 기준으로 '한국표준의료행위(치과 포함)분류'를 사용하였기 때문이다. 한국표준의료행위(치과 포함)분류는 의료보험의 적용에 목적을 둔 것이 아니라 우리나라에서 이루어지고 있는 의료행위들을 망라하여 표준화하는데 목적이 있었기 때문이었다.

이러한 문제점들을 보완하기 위하여, 한국표준의료행위(치과 포함)분류를 이용하여 의료보험에서 적용하고 있던 진료수가분류를 개편하는 연구(의료보험수가구조개편협의회, 1998)와 개편된 진료수가분류에 상대가치를 산출하는 연구(의료보험수가구조개편협의회, 1999)가 추가로 이루어졌다.

한편, 1999년 10월 대한의사협회 '상대가치개정위원회'에서는 각 전문학회에서 요청한 한국표준의료행위분류 3,357개 항목에 대한 개정을 심의·의결하였는데, 개정이 의사업무량 상대가치에만 국한된 것이 아니라 전체 상대가치를 대상으로 하였기 때문에 의사업무량 상대가치와 진료비용 상대가치를 구분할 수 없게 되었다.

따라서 2001년의 진료수가산정을 위해서 2000년 12월에 보건복지부에서 고시한 진료수가분류에 대한 상대가치는 이전의 상대가치와 차이점이 있다. 즉, 당시 건강보험에 적용하고 있던 진료수가산정금액을 55.4원(환산지수로 가정)으로 나누어 금액을 점수화하고, 이전 상대가치 연구의 결과와 비교하여 점수를 조정하여 상대가치로 고시한 것이다. 즉, 환산지수를 먼저 55.4원으로 고정하여 놓고 상대가치를 조정하여 건강보험수가로 사용하였다. 그 결과 2001년 1월에 상대가치수가제도를 실시할 때의 환산지수는 뒤에 볼 수 있는 [표 2-28]과 같이 55.4원으로 하였다. 그런데 2000년에 건강보험통합과 의약분업의 실시로 2001년에 건강보험 재정이 파탄될 지경에 이르자 정부는 의료계를 설득하여 2002년 환산지수는 2.9% 인하한 53.8원으로 하였다. 건강보험료의 인상과 정부의 재정지원 그리고 담배부담금의 일부를 건강보험재정에 투입하고 겨우 재정이 안정기로 접어들 기미가 나타남에 따라 2003년에 다시 환산지수를 55.4으로 회복하여 그 이후는 환산지수가 매년 인상되고 있다.

이러한 상대가치의 연구와 적용과정을 살펴보면, 우리나라에서는 4가지의 '의료행위 및 상대가치'가 존재함을 알 수 있다.

첫째, 한국표준의료행위(치과 포함)분류와 상대가치

둘째, 1997년 연구결과에 의한 것(1998년 2월 수정판 발간)과 1999년 대한의사협회의 상대가치 개정에 의한 것

셋째, 진료수가분류의 개편안과 상대가치

넷째, 2001년에 건강보험에서 적용하고 있는 진료수가분류와 상대가치

이들 중에서 의사업무량과 진료비용 상대가치를 각각 구분한 것은 1997년 연구결과에 의한 것이며 나머지는 구분이 되지 않고 있다. 2001년부터 시행된 상대가치점수의 가장 큰 문제점은 아이러니(irony)하게도 법[16]에서 명시한 방법에 근거하여 산출한 상대가치가 아니라는 것이다. 2001년에 건강보험 행위 수가의 상대가치제도를 도입하면서 보건복지부는 2000년의 수가 금액에 55.4로 단순히 나눈 값을 상대가치점수로 고시하였기 때문에, 법에 명시한 것과 같이 행위에 소요되는 의사 업무량, 진료비용, 위험도를 반영하였다고 보기는 어렵다[17].

(2) 제1차 상대가치[18] 개편(2008년 1월 시행)[19]

① 상대가치체계 개편 방향과 '상대가치점수연구개발단' 출범

초기에 정한 상대가치수가제도의 여러 가지 문제점을 해결하기 위해 보건복지부는 '건강보험정책심의위원회' 산하에 '상대가치운영기획단'을 두고 상대가치체계의 개선 방향을 검토하였으며, 상대가치운영기획단은 상대가치체계의 전면적인 개편을 위해 다음과 같은 세 가지 개선 방향을 정하였다(건강보험심사평가원 상대가치점수연구개발단, 2006).

㉠ 의사비용과 진료비용의 분리

㉡ 치료재료의 비용 분리

㉢ 진료 위험도 반영

---

16) 건강보험법 시행령 제24조 ② 요양급여의 상대가치점수는 요양급여에 소요되는 시간·노력 등 업무량, 인력·시설·장비 등 자원의 양과 요양급여의 위험도를 고려하여 산정한 요양급여의 가치를 각 항목 간에 상대적 점수로 나타낸 것으로 .... (이하 생략): 2001년 당시의 시행령으로 현재는 시행령 제21조의 2항임)

17) 일부 행위의 점수는 연구된 상대가치점수를 근거로 조정하였으나, 행위 전반에 걸쳐서 법에 근거한 상대가치를 반영하였다고 볼 수는 없다.

18) 당초에는 신상대가치체계로 명명되었는데, 그 이후 상대가치체계가 개편되어야 하기 때문에 제1차 상대가치 개편이라 부르게 되었다. 제2차 상대가치 개편은 2017년 7월에 이루어졌다.

19) 이 절은 이규식, 양명생, 지영건(2010)의 내용을 일부 수정하여 작성하였다.

위와 같은 세 가지 개선 사항을 반영한 상대가치를 2006년에 도입한다는 계획 하에 보건복지부는 2년에 걸친 연구용역을 추진하게 되었으며 건강보험심사평가원 내에 설치된 '상대가치점수연구개발단'이 연구를 수행하였다. 그리고 이 연구결과를 반영하여 보건복지부에서 상대가치점수를 개정 고시하고 있다. 상대가치 도입을 위한 연구와 1차 개편을 위한 연구의 내용과 방법 등은 [표 2-9]에서 비교하였다.

[표 2-9] 상대가치연구의 비교

	제도 도입을 위한 연구	1차 개편을 위한 연구
점수 척도 (scale)	'골수천자(骨髓穿刺)'의 의사업무량의 상대가치를 100.0으로 하였을 때의 점수 척도 도출	현행 건강보험 재정 중립 하에서의 점수 척도 도출
환산지수 (점수당 단가)	결정된 점수 척도를 이용하여 환산지수 도출	현행 건강보험 환산지수를 유지하는 것을 전제함
원가 보상 수준	환산지수 비교를 통하여 추정됨	회계 조사 자료를 통하여 추정됨
연구기간	1995 - 1997	2003 - 2006
보완연구	1998년 1차 보완, 1999년 2차 보완	2007년 개정
시행	2001년 1월	2008년 1월

출처: 이규식, 양명생, 지영건(2010)

1차 개편을 위한 연구에서는 현재의 건강보험재정을 중립으로 하고 점수 척도로 발표하였다. 1997년의 도입을 위한 연구에서는 '한국표준의료행위분류 3089.00 골수천자'의 의사업무량의 상대가치를 100.0으로 하여 이를 기준으로 진료비용 상대가치점수를 설정하고, 원가분석, 재정중립 등을 감안한 환산지수(점수당 단가)를 이후에 결정하는 방법을 취하였던 것과 대비된다.

② 연구사업의 개요

㉠ 의사 업무량 상대가치 개발

ⓐ 행위분류 검토 및 의사업무량 상대가치 개발

- 행위 정의 및 재분류: 급여 및 비급여 행위들의 적응증, 실시방법, 전형적인 사례를 정의하고, 필요 시 행위 재분류 안을 제시하도록 함
- 의사 업무량 상대가치: 의사의 전문적인 노력에 대한 보상액으로 행위 시간

과 강도를 고려해서 관련 단체에서 개발

ⓑ 행위 정의 및 의사 업무량 개발의 개요

- 관련 단체에서 초안을 개발하고 연구개발단에서 타당성 평가와 조정을 하는 방식으로 진행

㉡ 진료비용 상대가치 개발

ⓐ 진료비용 상대가치 개발 및 치료재료 비용 분리 방안 검토

- 진료비용의 구성요소로서 행위 관련 직접비용의 분리
  - 인건비: 의사 인건비(전공의 제외)를 제외한 임상인력에 대한 인건비
  - 재료비: 별도 보상되지 않는 치료재료비(예: 거즈, 솜붕대, 소공포 등)
  - 장비비: 행위에 사용된 의료장비 감가상각비
- 진료비용의 구성요소로서 행위 관련 간접비용: 행정인력 인건비, 사무용품비, 기타 비용(통신비, 전기료, 건물 감가상각비 등)

ⓑ 진료비용 상대가치 개발 개요

- 대표성 있는 다수의 기관을 대상으로 조사한 기관 단위 진료비용을, 전문가 패널에서 구축한 직접비용 자료를 이용해서 행위별로 배부하여 진료비용 상대가치를 결정
- 이렇게 결정되는 진료비용 상대가치의 타당성을 평가하기 위해 소수의 표본 기관을 대상으로 진료비용 상세조사를 실시

ⓒ 기관단위 진료비용 조사

- 대표성이 있는 다수의 기관을 대상으로 기관단위 진료비용과 행위빈도를 조사
- 표본기관 비용 상세조사: 소수의 표본기관을 대상으로 원가중심점(cost center)을 세분화하여 행위별 진료비용을 추정

ⓓ 행위별 직접비용 자료 구축

- 진료비용 상대가치의 합리적 산정을 위해, 각 행위별로 직접비용 항목을 구체적으로 명시
- 행위별 직접비용 자료는 각 행위를 수행하는데 필요한 임상인력 사용 시간, 의료장비 비용, 치료재료 비용으로 구성되며, 표본기관 조사와 임상전문가 패널조사를 통해서 구축

- 임상전문가패널(clinical practice expert panels, CPEP)을 구성: 진료영역별로 18개 분과 패널과 1개의 조정 패널로 구성하여, 의사, 간호사, 의료기사 등 230명의 관련 임상인력이 참여

ⓔ 치료재료 비용 분리 방안 검토

- 행위에 포함되어 별도 보상되지 않는 치료재료를 분류하고, 행위별 직접비용 자료 구축을 통해서 각 행위 수행에 사용되는 치료재료의 가격과 사용량을 파악
- 행위에 포함된 치료재료 중에서 별도 보상이 필요한 치료재료를 구분하고, 진료비용 상대가치를 조정

ⓕ 행위별 진료비용 배부 및 조정

- 구축된 직접비용 자료는 기관 단위로 조사된 직접비용을 행위별로 배분하는 기준으로 사용하였으며, 또한 업무량 상대가치와 함께 간접비용 배분에도 활용
- 표본기관 비용 상세 조사를 통해서 산출된 행위별 진료비용은 행위별 직접비용 자료와 기관 단위 비용 조사를 통해서 산출된 결과의 타당성을 검증

㉢ 위험도 상대가치 개발

ⓐ 의료사고 빈도나 관련 비용 조사를 기초로 진료과별 위험도를 추정

ⓑ 행위별로 진료과목별 위험도를 빈도 가중 평균하여 행위별 위험도를 결정

ⓒ 공청회 등 의견수렴 과정을 거쳐 배정 가능한 위험도 상대가치 총점을 결정

ⓓ 위험도 상대가치 총점을 위험도에 따라 행위별로 배분하여 최종적인 '행위별 위험도 상대가치'를 결정

③ 연구사업의 추진경과

㉠ 행위 정의 및 의사업무량 상대가치 개발

이 업무는 2003. 10. 13. ~ 2004. 6. 15. 기간 중에 대한의사협회, 대한치과의사협회, 대한한의사협회, 대한약사회에 연구용역을 통하여 행위 정의, 의사업무량, 개선이 필요한 행위분류에 대한 의견을 받았음. 이후 행위재분류를 위한 의

견조정을 하였고, 연구차원에서 사용할 행위분류를 확장

㉡ 진료비용 상대가치 개발

ⓐ 기관 단위 비용 조사(의료기관 회계조사)

- 2003. 12. 19. ~ 2005. 1. 19. : 연구용역 수행(서울대학교 경영연구소)
- 상대가치점수 계산에 사용할 기관 단위 비용을 결정

ⓑ 행위별 직접비용 자료 구축

- 임상전문가패널 조정회의를 통하여 전체 행위에 대한 직접비용 자료 조정

ⓒ 표본 기관 상세 조사

- 2004. 9. 23. : 의료비용 상세조사를 위해, 서울 소재 8개 대형병원을 대상으로 진료부서별 비용과 행위빈도자료를 병원협회에 용역을 의뢰

ⓓ 장비 및 치료재료 가격 조사

- 2004. 6. 25. ~ 12. 30. : 치료재료 및 장비 비용 산정을 위해 의료기기협회에 용역을 의뢰하여 재료 및 장비 가격 조사를 실시

ⓔ 직접비용 자료 검증을 위한 시간 조사

- 2005. 8. 11. ~ 9. 11. : 수술 시간의 객관적 검증을 위해 38개 종합전문요양기관의 4,267건의 의무기록을 조사 완료(대한의무기록협회가 수행함)
- 2005. 9. ~ 10. : 73개 의료기관을 방문하여 총 157건의 행위를 직접 관찰

㉢ 위험도 상대가치 개발

ⓐ 2004. 4. 27. : 연세대학교 의료법윤리학연구소에 연구용역을 의뢰

ⓑ 2005. 6. ~ 10.: 연구결과 보완 및 행위별 위험도 상대가치 계산

④ 연구사업의 기초연구 결과

㉠ 행위 정의 및 (의사)업무량 상대가치

행위의 종류별 수는 [표 2-10]과 같이 본인일부부담 행위, 전액본인부담행위, 비급여 행위 등 총 5,908개의 행위들의 적응증, 실시방법, 전형적인 사례 등에 관한 자료를 구축

[표 2-10] 행위 정의를 한 행위 수

구분	본인일부부담행위	전액본인부담행위	비급여 행위	신설 행위	계
의과	3,875	394	608	64	4,941
치과	199	23	471	2	695
한방	121	17	18	111	267
약국	5				5
총계	4,200	434	1,097	177	5,903

주: 1) 한방 제출 행위 수 중 양방과 중복된 행위 수는 제외함
2) 비급여 행위 중 일부 행위는 분류만 되어 있고 행위 정의는 되어 있지 않은 상태임

㉡ 진료비용 상대가치

ⓐ 기관별 비용 및 빈도 자료 구축

ⓑ 진료부서별 비용 및 빈도 자료 구축 조사

ⓒ 행위별 직접비용 자료 구축

- 5,158개(일부 부담 및 100/100 본인부담) 행위들의 직접비용 자료를 구축함

ⓓ 입원료, 진찰료 직접비용 자료 구축

㉢ 위험도 상대가치

연구용역을 통해 진료과목별로 의료사고 해결비용을 조사하였고, 이를 의사수로 나누어서 의사 1인당 해결비용을 도출하여 각 진료과별 위험도(risk factor)를 추정

⑤ 제1차 개편을 위한 상대가치점수 도출 과정

㉠ 상대가치점수 도출 원칙

ⓐ 의사업무량 상대가치는 전문가 단체가 제시한 값을 사용. 단 조정 과정에서 진료과별 업무량 총점 고정 하에서 일부 행위들의 의사업무량을 수정

ⓑ 진료비용 상대가치는 임상전문가패널(CHEP)에서 구축한 행위별 직접진료 비용에 의해 결정

ⓒ 각각 구해진 의사업무량과 진료비용은 의료기관 회계조사에서 조사된 의사비용과, 진료비용을 이용해서 단일한 척도로 통합

- 의사비용은 의사(전공의 및 수련의 제외) 인건비와 의사 인건비에 대응하는 간접비로 함
- 진료비용은 의사를 제외한 기타 임상인력 인건비(전공의 및 수련의 포함), 재료비, 장비비 등 직접 진료비용과 이와 대응하는 간접비로 함

의사비용 = 의사 인건비 총액 + 전체 간접비 × 의사 인건비 / (의사 인건비 + 직접진료비용) 진료비용 = 직접진료비용 총액 + 전체 간접비 × 직접진료비용 / (의사 인건비 + 직접진료비용)

ⓓ 현행 상대가치 총점을 부문별로 고정한 상태에서 신상대가치를 계산. 단 기본진료(진찰료, 입원료 등)는 현행 점수 유지

ⓔ 위험도 상대가치는 총점 고정과는 무관하게 별개로 계산. 즉 위험도 상대가치만큼 상대가치 총점이 증가

ⓕ 기존 행위수가 포함 재료의 별도 보상 시는 이에 상응하는 상대가치점수를 총점에서 체감. 단 비보험 재료의 별도보상으로 인한 상대가치 총점 체감은 하지 않음

㉡ 상대가치점수 도출 과정

ⓐ 1단계 : CPEP 직접비용 자료에서 별도보상 검토 재료 제외

ⓑ 2단계 : 행위별 원가 계산

행위별 원가 = 의사비용 + 임상인력 인건비 + 재료비 + 장비비 + 간접 진료비용 + 위험도 관련 비용

ⓒ 3단계 : 진료과별 상대가치 총점 고정 하에서 상대가치점수 도출

- 의사업무량 상대가치
- 진료비용 상대가치
- 위험도 상대가치

ⓓ 별도 보상 검토 치료재료 금액 계산

- 별도보상 검토 치료재료는 성격에 따라, 비보험 환자부담 재료와 행위 포함 재료로 구분하고, CPEP에서 제출한 금액을 행위별로 계산
- 2단계에서 구한 재료비용 변환지수(0.37)를 이용해서 CPEP 금액을 실제금액으로 환산
- 행위 포함 재료는 추정된 실제금액을 2005년 환산지수로 나누어서 상대가

치점수로 변환한 후, 현행 상대가치 총점에서 차감

- 비보험 환자부담 재료(임의비급여 재료)의 별도 보상으로 인한 상대가치 총점 차감은 하지 않음

⑥ 제1차 개편 상대가치 도출 결과

㉠ **부문별, 진료과별 상대가치총점 변화**(표 2-11)

ⓐ 부문별로 상대가치총점을 고정하였지만, 위험도 부분은 부가적으로 처리하였기 때문에 상대가치총점의 소폭 증가가 있었음

ⓑ 상대가치총점에서 차감한 기존행위수가 포함. 별도 보상 검토재료비를 함께 고려할 경우 의과의 경우 1.8%, 치과는 0.5%, 한방은 0.9%, 약국은 0.2%의 상대가치총점 증가가 있었음

ⓒ 상대가치총점 차감 없이 별도보상으로 검토한 기존 비보험 재료비는 의과의 전체 총점의 2.1%, 치과는 13.0%, 한방은 5%이었음

[표 2-11] 부문별 상대가치 도출 결과 (단위 : 백만점, %)

구분	첫 상대가치 총점(A)	1차 개편 상대가치 총점(B)	변화율 (B/A)	별도보상검토재료비-첫 행위수가 포함, 상대가치 점수변환(C)	(B+C)/A	별도보상검토재료비-첫 비보험, 상대가치 점수변환(D)	첫 총점 대비비율 (D/A)
의과	192,524	196,458	102.0%	367	102.2%	3,020	1.6%
치과	16,205	16,641	102.7%	36	102.9%	1,535	9.5%
한방	15,934	16,077	100.9%	0	100.9%	790	5.0%
약국	31,024	31,080	100.2%	0	100.2%	0	0.0%

주: 1) 별도보상검토재료비-기존행위수가포함: 첫 상대가치 행위료에 포함되어 있던 재료들 중, 별도 보상이 필요하다고 검토된 재료비용(해당 비용만큼 행위 상대가치총점에서 차감)
2) 별도보상검토재료비-첫 비보험: 행위수가로는 보상이 되지 않아서 환자에게 직접 비용을 부담시킨 재료

㉡ **의과의 상대가치** : 상대가치 도출 결과 표는 생략

㉢ **위험도 상대가치 연구결과**(표 2-12)

ⓐ 상대가치총점 고정 시 위험도 상대가치를 별도로 처리하였고, 이로 인해 약 37

억 점(2003년 기준) 가량의 위험도 관련 총점이 증가

ⓑ 위험도 상대가치 반영으로 인한 상대가치 총점 증가는 바로 재정 증가로 이어지는 것은 아니며, 환산지수 조정 시 의료사고 비용 인정 폭에 대한 재논의 과정을 거칠 필요가 있음

[표 2-12] 2003년 상대가치 총점 대비 위험도 총점 비율 (단위: %, 점)

구 분	2003년 상대가치 총점(A)	위험도 총점(B)	B/A(%)
의과	192,777,977,452	3,467,211,945	1.8
치과	16,204,625,676	77,307,271	0.5
한방	15,933,738,979	143,636,963	0.9
약국	31,023,564,723	56,784,465	0.2
합계	254,231,798,679	3,744,940,644	1.5

㉣ 행위수가포함 치료재료 별도 보상 검토 결과

ⓐ 기존 비보험 재료가 411품목, 기존 행위수가 포함재료가 229품목이 되었음

ⓑ 상기 재료가 별도보상이 될 경우 기존 비보험재료는 CPEP제출 비용 기준으로는 9,284억원, 회계조사에 따른 변환지수를 적용한 실제 비용 추정액은 3,580억원 정도였음

ⓒ '상대가치점수연구개발단'에서 별도 보상으로 검토한 재료들을 재료의 성격에 따라서 [표 2-13]과 같이 구분하고, 별도 보상여부 및 처리방향을 재조정

⑦ 개편의 의의와 한계

먼저 상대가치제도를 처음 도입할 때의 상대가치와 1차 개편을 한 상대가치를 비교하면 [표 2-14]와 같이 요약할 수 있다. 이와 같은 비교위에서 1차 상대가치 개편작업의 한계와 성과를 비교하여 보기로 한다.

㉠ 상대가치 개편 작업의 한계

ⓐ 작업의 가장 큰 목적은 현실을 반영한 객관적인 상대가치점수를 도출하여 상대가치체계의 불균형으로 인한 의료 왜곡을 시정하는 것임

ⓑ 그러나 급여수가가 전체적으로 소요된 비용에 미치지 못하는 상황에서, 상대

[표 2-13] 치료재료 성격에 따른 별도보상 여부 결정

구 분	환자 상태에 따른 동일 행위 내 사용량 편차	동일목적 재료의 가격 편차	별도보상 여부
필수재료[1]	적다	적다	별도보상 안 함[2]
	적다	크다	별도보상 안 함[2] (장기적으로 보험에서 부담하는 일정 가격 재료와의 차액을 환자가 부담하는 방식으로 개선)
	크다	적다	비급여로 별도 인정하거나 별도보상 함[3]
	크다	크다	
선택재료[1]	크다	적거나 크다	

주: 1) 필수재료와 선택재료 구분
필수재료: 행위 수행을 위해서는 반드시 필요한 재료
선택재료: 환자의 편의나 치료결과 향상을 위해서 사용하는 재료로서 사용하지 않더라도 행위 수행에 지장이 없는 재료
2) 별도보상으로 검토한 기존 비보험 재료를 행위수가에 포함시킬 경우에는 해당하는 재료 비용만큼 상대가치 총점을 증가시킴
3) 일부 행위에서만 별도 보상하는 고시된 재료나, 유사 재료가 급여로 등재되어 있을 경우 급여 별도 보상으로 검토하고, 나머지는 비급여 별도 인정으로 검토

적으로 비용이 낮다고 하여 상대가치를 하향 조정하기는 사실상 어려웠음. 즉 상대적으로 다른 행위들에 비해서는 상대가치가 높지만 여전히 수가가 소요 비용 미만인 행위의 상대가치를 하향 조정하는 것은 사실상의 수가 인하이기 때문에 해당 진료과에서는 수용할 수 없었음

[표 2-14] 제도 도입 첫 상대가치 및 1차 개편 상대가치 비교

구 분	첫 상대가치	1차 상대가치 개편
행위료에 포함되는 비용 범위	행위료에 포함되는 업무나 재료비용에 대해 논란이 있음	행위정의를 통해 행위료에 포함되는 업무나 재료비용을 명확하게 함
의사업무량/진료비용 구분	구분 없음	의사업무량과 진료비용을 별도로 구분하여 명시
의료사고 위험도	별도로 구분 안 됨	행위별 위험도 상대가치를 별도로 계산
치료재료	행위료로 충분히 보상이 되지 않는 재료비용이 비보험 형태로 존재	비보험 재료나 기타 별도보상이 필요한 재료를 분리하여 상대가치점수를 도출함

출처: 이규식, 양명생, 지영건(2010)

ⓒ 상대가치연구를 위해 120개 병원 및 의원급 의료기관을 대상으로 실시한 의료기관 회계조사 결과, 급여 행위는 들어간 비용에 비해 수입이 적고, 반대로 비급여 행위는 들어간 비용에 비해 수입이 큰 것으로 나타남. 즉 급여에서 모자라는 비용을 비급여로 보충하고 있는 구조를 가지고 있는 것으로 나타남

ⓓ 비급여가 진료과별로 큰 차이를 보이는 상황에서 원가 미만의 급여 행위에 대한 큰 폭의 상대가치 조정은 경우에 따라서는 진료과별 수입 격차를 더 심화시키는 방향으로 작용할 수도 있음

ⓔ 또한 수십만 줄에 해당하는 방대한 자료를 짧은 기간에 구축하면서, 진료과별 조정이 충분하지 못하였고, 작성 오류에 대한 검증이 충분히 이루어지지 못하였음. 이로 인해 기초 자료인 의사업무량과 직접비용 자료가 안정적으로 구축되었다고 보기 어려움

ⓕ 위와 같은 상황과 기초 자료의 불안정성으로 인해 1차 연도에는 진료과별 상대가치 총점을 고정하고, 5년간에 걸친 단계적 도입을 제안하여 실시중임

㉡ 위와 같은 한계에도 불구하고, 이 연구는 아래와 같은 성과가 있었음

첫째, 행위 정의를 명확하게 하고, 행위 정의에 따른 의사업무량 및 직접비용 자료를 구축하여 상대가치의 객관적인 근거자료를 확보하였음

둘째, 현재 하나로 합쳐져 있는 상대가치를 의사업무량과 진료비용으로 분리하였고 위험도 상대가치를 신설하였음. 의사업무량과 진료비용의 분리는 향후 개방병원제 도입이나 지불보상제도 개혁을 용이하게 할 수 있으며, 위험도 상대가치 신설은 의료사고 관련 비용의 적정 보상을 위한 출발점이 될 것임

셋째, 행위에 포함시키기 어려운 치료재료를 별도로 분리하여 명시하였음. 특히 기존에 환자부담으로 임의 처리되는 재료를 별도 보상으로 처리하여 환자의 실질적인 의료비 경감뿐만 아니라 치료재료 관리기전의 투명화로 치료재료와 관련된 요양기관과 보험자간 갈등을 상당부분 해소할 수 있을 것임

넷째, 진료과목 내 수가불균형이 심하던 행위의 상대가치점수를 조정하고 행위분류 개선이 필요한 일부 행위를 재분류하였음. 이를 통해 비용과 수가의 비정상적인 차이로 인해 발생하는 의료 왜곡을 최소화하였음

(3) 제2차 상대가치 개편(2017년 7월)[20]

① 기본방향

첫째, 상대가치 조정을 위해 업무량, 진료비용, 위험도의 비용 변화, 의료행위 특성 등을 적정하게 반영하도록 하였다.

둘째, 진료과목 간 갈등을 완화하기 위해 1차 개편에서 상대가치 산출체계를 진료과목별(40개)로 하였던 것을 [그림 2-3]과 같이 행위유형별(5개)로 전환하기로 하였다.

셋째, 원가보상 수준이 높은 유형의 수가를 인하하고, 상대적으로 원가보상 수준이 낮은 유형의 수가 인상 등을 통해 유형간 불균형 개선 및 추가 재정투입을 통한 조정을 기하기로 하였다.

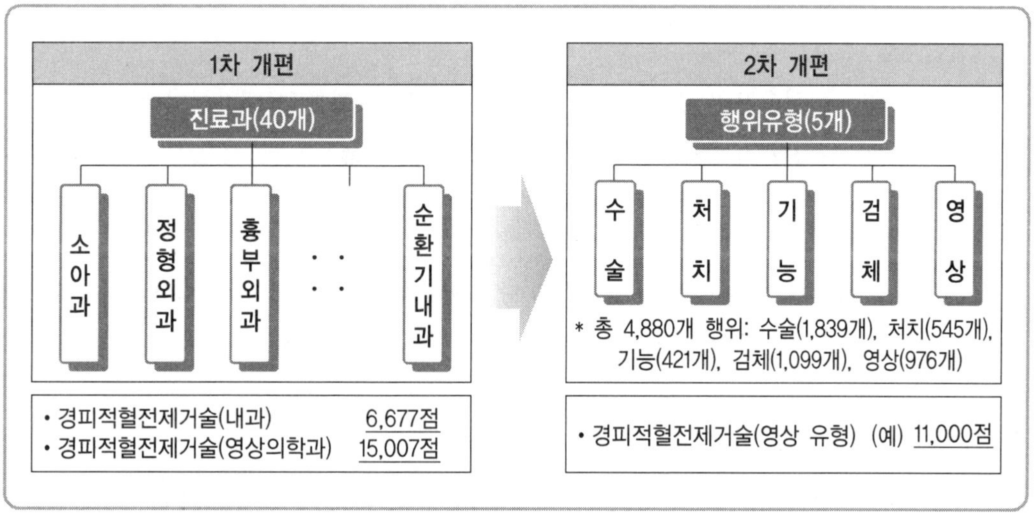

[그림 2-3] 2차 상대가치 개편을 위한 5개 유형별 산출체계

넷째, 상대가치 구성 요소별 개발주체는 [표 2-15]와 같이 하여 의약단체 및 학계와의 충분한 협의를 통해 실행 가능한 조정 방안을 마련하기로 하였다.

---

20) 이 절은 건강보험심사평가원(2017)을 요약하여 재정리하였다. 2차 개편에 관한 자료는 심평원에서 잘 보존되어 있기 때문에 1차 개편과 같이 상세한 결과는 제시하지 않았다.

[표 2-15] 상대가치 구성요소별 개발 주체

개발대상	개발주체	산출
업무량	의협, 치협, 한의협, 약사회	상대가치의 통합 및 조정
진료비용	임상전문가 패널 및 심평원	
위험도	전문 연구기관	

② 추진경과

2010년 하반기부터 관련단체 및 전문연구기관 등을 주축으로 상대가치점수 구성요소별 연구를 시작으로 2015년까지 진행하였다. 상대가치 개편방안 논의를 위해 '상대가치운영기획단'을 구성하여 운영하였다.

③ 주요내용

〈단계별 추진〉

◦ 1단계: 주 시술자의 업무량・진료비용・위험도에 따른 상대가치점수 도출
◦ 2단계: 유형간 재정이동을 통한 상대가치점수 산출

㉠ 총점 고정 후 상대가치점수 산출

ⓐ 상대가치 산출을 위해 의사업무량, 진료비용, 위험도, 회계조사 등 상대가치 구성요소별 연구 진행([표 2-16], [그림 2-4] 참조)

[표 2-16] 상대가치 구성요소 연구과제별 주요내용

연구과제	연구내용	비고
행위분류와 업무량 연구 (의협・치협・한의협・약사회)	행위분류 및 행위정의 정비, 행위별업무량상대가치산출	의약단체(의・치・한・약)에 위임하여 진행
진료비용 연구 (임상전문가패널 참여)	진료비용 총점 고정 하 진료비용 상대가치 산출 (의과 유형별)	의약단체가 추천하는 임상전문가패널이 직접 참여하여 행위별 직접진료비용 근거자료를 구축
위험도 상대가치 연구 (연세대의료법윤리학연구소)	의료사고 비용조사를 통한 위험도 상대가치 산출	의료사고비용 조사는 학계에서 의약단체와 의료기관 협조를 받아 진행
회계조사 연구 (한국보건사회연구원)	회계조사 결과 활용하여 업무량과 진료비용의 총액배분	연구기관에서 의약단체 협조를 받아 설문조사와 병원별 경영수지 자료를 제출받아 진행

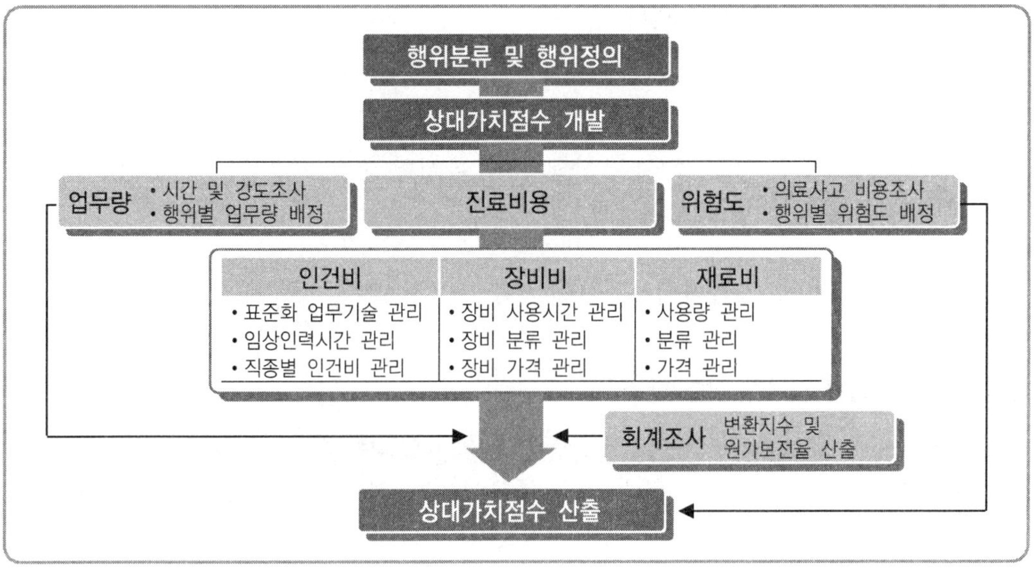

[그림 2-4] 상대가치점수 산출 체계도

ⓑ 구성요소별 연구결과를 토대로 상대가치 총점 고정 원칙에 따라 의과 · 치과 · 한방 · 약국 부문별 상대가치점수를 산출

㉡ 재정이동과 총액 변동을 통한 조정

ⓐ 진료과목간 · 유형간 수가 균형성 확보를 위해 유형별 총점 고정 후 재정이동 등을 통해 상대가치점수의 불균형 조정

ⓑ 원가보상률이 높은 검체 · 영상검사 분야 수가를 인하하고, 보상률이 낮은 수술 · 처치 · 기능검사 분야의 수가 인상을 통해 유형간 불균형을 개선하고 추가 재정투입(환산지수 연계)을 통한 조정방안 마련

ⓒ 행위재분류를 통해 분류개선이 시급한 행위를 재분류하고 일정 시간경과 시점에 빈도 변화 등을 모니터링하여 상대가치점수 조정 등

ⓓ 이와 더불어 소아가산, 정책점수 반영, 검체검사 유형의 수가 인하로 인한 질 관리 방안 마련

ⓔ 급격한 상대가치 조정으로 인한 혼란방지를 위해 단계적으로 적용하되 1차 개편(5년간 적용)과 달리 유형간 조정과 재정투입을 고려하여 1년 단축한 4년간 단계적 적용

④ 연구결과: 주요 결과만 제시

㉠ 의과

총점 고정 후 상대가치점수 산출 : 5개 유형별 총점을 고정한 후에 업무량, 진료비용, 위험도 점수를 합산한 상대가치점수 산출

〈총점 고정 후 상대가치점수 산출〉

[표 2-17] 유형별 업무량 산출 행위수

구분	소계	수술	처치	기능	검체	영상
행위수(개)	4,814	2,003	541	412	1,085	773

[표 2-18] 유형별 업무량 총점 변화율 (단위: 개, 억 점)

구분	행위수	총점	
		1차 개정	2차 개정
소계	4,541	645 (1.00)	880 (1.36)
수술	1,712	69 (1.00)	115 (1.66)
기능	396	112 (1.00)	147 (1.32)
검체	1,007	31 (1.00)	43 (1.40)
영상	912	70 (1.00)	82 (1.18)

주: 1차 연구와 매칭이 가능한 4,541개 행위분석으로 [표 2-17]의 행위수와 차이가 있음
2) ( )안은 1차 개정 대비 2차 개정 변화율

[표 2-19] 유형별 업무량 및 진료비용의 비율 (단위: %)

구 분	소계	업무량	진료비용
소계	100.0	22.3	77.7
수술	100.0	29.4	70.6
처치	100.0	29.4	70.6
기능	100.0	21.3	78.7
검체	100.0	7.0	93.0
영상	100.0	13.3	86.7

주: 업무량 비율은 의협의 업무량 순위 유지 요구에 따라, 5개 유형의 단일 비율(22.3%) 적용 (2012년, 제2차 임상전문가조정패널)

[표 2-20] 유형별 직접진료비용 변환지수 및 간접진료비용 비율 (단위: 원, %)

구분	1차 개정연구				2차 개정연구			
	직접진료비용(변환지수)			간접 진료비용 (비율)	직접진료비용(변환지수)			간접 진료비용 (비율)
	인건비	장비비	재료비		인건비	장비비	재료비	
소계	0.22	0.34	0.37	62.4	0.35	0.39	0.21	33.9
수술					0.67	0.55	0.36	37.0
처치					0.27	0.67	0.24	40.6
기능	0.22	0.34	0.37	62.4	0.35	0.33	0.20	37.8
검체					0.21	0.26	0.23	15.0
영상					0.86	0.28	0.65	39.2

주: 1차 연구는 단일 변환지수였으나, 2차 연구에서는 고유 행위비용 특성 등을 고려한 5개 유형별 변환지수 도출

[표 2-21] 유형별 원가보상률 (단위: %)

구분	의과	치과	한방	약국
급여	85.9	78.5	95.3	98.6
비급여 포함시	105.9	132.1	104.7	105.9

[표 2-22] 의과 유형별 원가보상률 (단위: 조 원, %)

구분	기본진료료		행위 유형				
	진찰	입원	수술	처치	기능	검체	영상
총액	8.5	3.1	1.7	4.6	1.2	3.4	2.7
원가보상률	75		76	85	74	159	122
			99				

주: 1) 총액 = 2016년 고시점수(5단코드) × 2013년 빈도 × 2016년 환산지수
2) 원가보상률은 자동화검사 수가 인하(2010~12년), 고가특수장비(CT 등) 수가 인하(2012년) 금액을 추가 반영하여 재산출

〈상대가치점수 산출 결과〉

1 상대가치 산출 방법: 산출 대상은 기본진료료, 정액수가 및 2011년 이후 신설 행위 등 제외한 전체 행위

① 업무량 상대가치점수

② 진료비용 상대가치점수

③ 위험도 상대가치점수

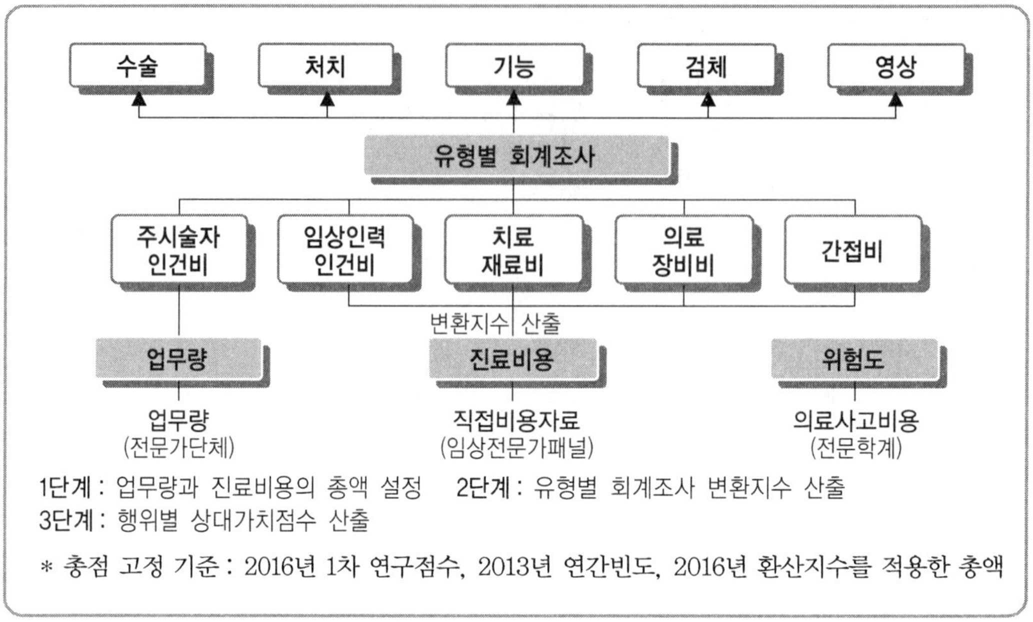

[그림 2-5] 총점 고정 후 상대가치점수 산출 체계

2 상대가치점수 산출 결과: 기본진료료, 식대, 정액수가 등을 제외한 4,880개 행위의 상대가치점수 산출

[표 2-23] 유형별 상대가치점수 산출 행위수 및 총 진료비용 (단위: 개, %, 억 원)

구분	소계	수술	처치	기능	검체	영상
행위수	4,880 (100.0)	1,839 (37.7)	545 (11.2)	421 (8.6)	1,099 (22.5)	976 (20.0)
진료비 총액	132,669 (100.0)	15,350 (11.6)	45,290 (34.1)	12,615 (9.5)	34,065 (25.7)	25,350 (19.1)

주: 1) 총액 = 2차 연구점수(정책점수, 재정이동, 재분류 제외) × '13년 빈도 × '16년 환산지수
2) ( )안은 전체 합계 대비 비율

[표 2-24] 상대가치 구성요소(업무량, 진료비용, 위험도)별 금액 (단위: 억 원, %)

구분	소계	업무량	진료비용	위험도
총액	135,807 (100.0)	31,683 (23.3)	102,288 (75.3)	1,837 (1.4)

주: 1) 총액: 구성요소별 2차 연구점수(정책점수 제외/재정이동 포함) × '13년빈도 × '16년 환산지수
2) ( )안은 총액 대비 비율

⑤ 최종 조정 결과(영향 분석)

[표 2-25] 부문별 총액변화 현황 (단위 : 억 원, %)

구분		소계	상급종합	종합병원	병원	의원
의과	1차 개정	136,022	38,678	34,286	24,309	38,749
	2차 개정	140,067	39,761	34,689	25,029	40,588
	변화율	103.0	102.8	101.2	103.0	104.7
치과	1차 개정	12,762	312	280	542	11,628
	2차 개정	12,761**	314	280	541	11,626
	변화율	100.0	100.7	100.2	99.8	100.0
한방	1차 개정	13,724	–	208	1,593	11,923
	2차 개정	13,724	–	203	1,531	11,990
	변화율	100.0	–	97.6	96.1	100.6
약국	1차 개정	33,034	–	–	–	–
	2차 개정	32,876	–	–	–	–
	변화율	99.5	–	–	–	–

주: 1) 1차 개정: '16년 연구점수(8단 코드, 정책점수 제외) × '13년 빈도 × '16년 환산지수
2) 2차 개정: 2차 연구점수(8단 코드, 정책점수 제외) × '13년 빈도 × '16년 환산지수
3) 의치과 공통행위 및 봉합사 차감 반영, 변화율은 1차 대비 2차 총액 변화율

⑥ 개편의 의의와 한계

㉠ 의의

ⓐ 진료과 간 상대가치 불균형으로 인한 의료공급 왜곡(기피 또는 과잉)의 개선 기반 마련과 연구 방법을 5개 유형별로 접근하여 행위 간 균형의 기틀 마련은 의의가 큼

ⓑ 유형별 접근으로 유형간 편차를 줄이고자, 검사(검체 · 영상)의 물적자원 보다는 수술 · 처치 등 인적자원에 대한 행위점수를 상향 조정하여 상대가치 유형 간 조정을 시도함

ⓒ 불필요하게 과다 제공되던 검체 · 영상 수가를 인하하고 수술 · 처치 등 수가 인상을 통해 의료 공급의 균형을 확보함

ⓓ 그간 인건비, 장비비, 재료비의 단일 변환지수(3개)로만 적용되던 한계였으나, 수술 · 처치 등 5개 유형 기준의 원가중심별 회계조사 통한 구성요소별(인건비, 장비비, 재료비) 변환지수의 세분화(총 15개)는 직접비용 특성이 현실감

있게 반영되는 구조임

ⓔ 진료과별 근거자료 작성수준 편차 조정을 위하여 동료평가방식에 의한 표준화와 수술유형의 EMR '시술 중 시간' 검증은 합리적 근거로서의 가치가 큼

ⓕ 행위재분류 개편 이후 일정 시간 경과 시점에 빈도 변화 모니터링 등을 통하여 필요시 상대가치점수 재산출, 연도별 계획에 따른 행위재분류는 의료현실을 반영할 수 있는 기전으로 의의가 있음

㉡ 한계점

ⓐ 5개 유형별로 접근하였으나 동일 유형 내 행위의 다양한 특성을 반영하기에는 여전히 제한점이 있어 유형을 보다 세분화 할 필요성 있음

ⓑ 2010년부터 시작된 2차 개정연구 작업을 5년간 진행하였고, 유형간 재정이동, 재정투입 논의 등 개편방안 논의에 1년 이상 소요되어 2차 전면 개정 도입이 지연되었음

ⓒ 이처럼 새로운 상대가치점수의 도입 시기가 지연될수록 비용자료의 근거 등이 과거시점 반영으로 의료현실과 점점 멀어져 연구방법, 시기, 절차를 시행할 수 있는 법적인 장치 마련이 필요함

ⓓ 또한 진찰료 · 입원료 등 기본진료료 부문이 연구대상에서 제외되어 차기 연구시에는 보다 현실성 있는 기본진료료가 반영될 수 있도록 방법론 모색이 선행되어야 할 것임

[표 2-26] 상대가치 개편의 성과와 한계

구분	상대가치 도입(2001년)	1차 개편(2008년)	2차 개편(2017년 7월)
성과	상대가치 개념 정립 점수제 최초 도입	점수의 객관화 40개 진료과목 내 불균형 조정	5개 유형별 불균형 조정 산출체계 전환 통한 실질적 구조개편 추진
한계	기존 관행수가 인정 → 상대가치 불균형 지속	진료과목별 총점 고정 → 진료과목 간 불균형 해소 실패	입원료 · 진찰료는 제외 진료과목별 불균형 여전

출처: 신현웅 외(2018)

6) 환산지수의 산정과 조정[21)]

행위별수가제가 2001년부터 상대가치시스템으로 바뀌면서 환산지수(점당가격) 산정도 중요해졌다. 상대가치시스템 적용 첫해인 2001년에는 환산지수가 55.4원으로 출발하였다. 그런데 상대가치시스템이 도입된 해에 정부는 수가계약제의 시행을 발표하여 점당가격이 의료계와 협상대상이 되었다. 환산지수는 경영수지분석을 토대로 원가산정에 기초하여 주로 협상이 진행되었다. 그러다 2004년에는 경영수지분석과 SGR 모형(sustainable growth rate, 지속가능한 진료비 목표증가율)을 토대로 연구가 처음으로 제안되었으나, 모형 검토 시간 부족, 작동기전에 대한 경험 부재 등 이유로 의료계와 가입자 측으로부터 수용되지 못하였다. 그 후 SGR 모형은 2007년 연구에서 사용된 이후 현재까지 유형별 순위 결정에 활용되고 있다. 2001년부터 2020년까지 환산지수 산출 연구 방법의 변화에 대하여 [표 2-27]과 같이 요약할 수 있다.

[표 2-27] 연도별 환산지수 산출 방법

연도	환산지수 산출 방법
2001	보험재정중립 모형, 경영수지분석 모형, 원가기준분석 모형
2002~03	경영수지분석 모형, 원가기준분석 모형
2004	경영수지분석 모형(의원), **SGR 모형**(병원, 한방, 약국)
2005	경영수지분석 모형, 지수 모형
2006	경영수지분석 모형, 원가기준분석 모형 비급여 수익차감법 환산지수
2007~09	원가기준분석 모형, 지수 모형, **SGR 모형**
2010	원가기준분석 모형 및 경영수지분석 모형, 지수 모형, **SGR 모형**
2011	원가기준분석 모형, 지수 모형, **SGR 모형**
2012~13	지수 모형, **SGR 모형**
2014~17	지수 모형, **SGR 모형**, 중장기개선 모형(AR모형)
2018~20	**SGR 모형**, 중장기개선 모형(AR모형)

출처: 신현웅 외(2016)

(1) SGR 모형

이 모형은 자원기준 상대가치(RVRBS)를 개발한 미국의 Medicare에서 사용하는 방법으로 주로 거시적 경제지표를 활용하여 환산지수를 산출하는 방법이다. 진료비(행위료)의

21) 이 부분은 신현웅 외(2016)를 토대로 작성하였다.

목표치를 정하고, 실제치를 목표치에 근접시킬 수 있도록 환산지수(수가수준)를 조정하는 것으로 목표치는 전년도 목표치에 SGR을 곱하여 산정한다. SGR은 기준년도부터 당해 연도까지 모든 연도의 목표진료비와 실제진료비를 각각 합산하여 목표진료비를 수립하는 누적 개념이다. SGR은 [식 2.2]에서 볼 수 있는 바와 같이 의료물가(MEI), 실질소득상승, 인구증가, 인구고령화와 같은 인구구조의 변화를 보정하는 지수, 보험적용 범위의 확대 여부 등을 고려하여 산정한다. 우리나라에서는 유형별 환산지수 계약을 결정한 2007년도를 기준연도로 정하고 목표진료비를 구하되, 그 목표진료비와 실제진료비 간의 차이를 환산지수를 통해 보정해 주고 있다. 의료물가(MEI)는 의료기관들의 원가항목별 가격 상승률(혹은 인하율)에 원가항목별 비중을 곱한 가중평균치로 계산된다.

[식 2.2] SGR = 의료물가(MEI) × 1인당 실질소득 상승률 × 인구증가율 × 인구구조 보정지수 × 법과 제도에 의한 변화

이 모형은 미국에서 상대가치 환산지수 계산을 위해 개발된 것으로 이론적으로나 경험적으로 일정수준 검증된 모형이다. 이 모형은 개별 병의원의 자료가 아닌 거시지표를 활용하므로 경영수지분석 방법보다 자료의 신뢰성이나 객관성이 높으며, 자료 활용에 있어 논란의 여지가 적다. 목표예산제의 일종으로 진료비가 많이 증가할 경우 환산지수를 인하하여 의료비의 급격한 증가를 방지할 수 있는 이점도 있다. 그러나 이 모형의 단점은 적용기준 시점을 언제로 하느냐에 따라 환산지수 값의 격차가 발생하는 문제가 있다. 이 모형에 의한 산출 결과는 유형별 순위 결정에만 반영될 뿐, 실질인상률은 공급자와 구매자 간의 협상에 의해 결정되기 때문에 산출결과의 실효성이 결여되고 있다. 그리고 이 모형을 개발한 미국에서 이 모형이 갖는 기술적 결함이나 실제 계약 시 적용의 한계 등의 이유로 2014년부터 사용을 중단하고 있다.

(2) 원가분석 모형

이 모형은 표본요양기관을 선정하여 의료수익이 의료행위에 투입한 원가를 보상하는 수준에서 환산지수를 산출하는 방법이다. 의료서비스 제공에 따른 원가를 분석한 후 이를 보상기준인 의료행위의 상대가치점수와 빈도수를 결합하여 산출한다. 총 의료사업비 중 의료부대사업 및 건강보험 행위료 이외 수익을 제외하고 순수한 의료사업비를 구분한다. 순 의료사업비는 다시 건강보험수익에 대응하는 비용과 건강보험 이외 수익에 대응하는 비용을 구분하여 건강보험수익에 대응되는 비용만을 구분한다. 총 비용에는 진료와

관련된 비용만을 포함하며, 교육과 연구를 위한 비용은 제외하였다. 의료기관의 경영수지보전을 위한 수가인상률의 근거로 직접 사용하기에는 한계가 있다. 그리하여 환산지수를 원가분석 모형만으로 결정하지는 않는다. 이론적으로는 각 진료행위에 대한 원가를 계산하여 이를 근거로 적정이윤을 보전해주는 방법으로 타당성이 있다. 이 모형은 요양기관의 경영합리화가 이루어져 있다는 전제에서 출발하지만 그러한 요양기관을 선정하기 어렵고, 이를 일반화하기도 어려워 표본기관의 대표성 문제 및 표본기관 자료의 신뢰성에 대한 문제가 지속적으로 제기된다. 의료보험제도 초기에 보험수가를 책정할 때는 원가분석 방법을 많이 시도하였으나 최근에는 앞서 지적한 여러 가지 문제로 인해 거의 사용하지 않고 있다.

(3) 경영수지분석 모형

경영수지 분석도 원가분석 모형과 같이 표본 요양기관을 선정하여 이들을 대상으로 경영수지를 분석하여 환산지수에 반영하는 방법이다. 의료기관의 총 수익과 비용을 대응시켜 의료수익으로 의료비용을 충당할 수 있도록 하는데 초점이 있는데, 의료행위 각각이 아닌 의료기관을 분석단위로 하여 의료기관의 관점에서 실현된 수익을 발생비용과 일치시켜 손익분기점에 도달할 수 있도록 해주는 개념이다. 이 모형은 원가분석 모형과 비슷하지만 수입을 총 진료비 수입만 사용하지 않고, 각 유형별 비급여 비중을 적용하여 비급여 수입까지 합하여 수입을 추정한다. 의료수익이 의료행위를 제공하는데 소비된 원가를 회수하기 위해서는 현재의 수익에 어느 정도의 조정이 필요한가를 알기 위하여 수가조정률을 산출하고 이 수가조정률을 기초로 환산지수를 산출한다. 경영수지분석은 가능하면 충분한 시계열 자료를 확보하여 시계열 분석을 하거나, 다른 산업의 경영지표 또는 외국 의료산업의 경영지표와 비교분석하는 것이 바람직하다. 이에 더하여, 경영합리화를 위한 기준을 설정하기 위해서는 표본병원에 대한 적합한 표준지표를 개발하여야 한다. 이러한 표준지표를 기준으로 과잉투자를 억제하고 비용을 절감하여 효율적이고 건전한 기관운영을 유도할 수 있는데, 표준지표를 설정하려면 시설 면에서는 진료과목별, 병원규모별로 표준의료장비를, 인력 면으로는 환자 수, 병상규모별 등에 따라 적정 의료 인력수를 우선적으로 파악하여야 한다.

(4) 지수 모형

특정연도의 환산지수를 기준으로 하고, 의료물가지수, 요양급여 수익 등의 변동에 따른 환산지수의 변동을 측정하고 이를 이용해 원하는 연도의 환산지수를 산출하는 방식이다. 이 모형은 기존의 원가분석법이 가지고 있는 결함을 극복하기 위해 개발된 환산지수 산출방법으로 기준 연도의 요양기관 경영수지는 전년도의 환산지수 수준에서 균형을 이루었다는 전제하에, 지난 1년간 수익과 비용의 변동률을 지수화하여 환산지수를 산출한다. 이 모형은 요양기관의 경영수지가 실제로 적자인지, 흑자인지 공급자와 가입자의 주장이 서로 엇갈리는 상황에서 기준 연도를 균형점으로 인식하고 1년간의 수지 변동에 근거하여 다음 수가계약시점까지 1년간의 환산지수를 제시하는 방법이다. 방법론상으로 건강보험 급여수익 비율, 건강보험 급여수익 중 행위료 비율 등 주요 모수만 알면 간단히 구할 수 있다. 지수 모형에서 수익증가와 비용증가의 차이로 환산지수가 결정되는데, 구조적으로 수익증가가 비용증가보다 높아 대부분 환산지수를 인하해야 한다는 결과들이 제시되어 공급자 측에 불리한 구조이다. 수익증가율을 보험급여 실적만을 반영하고 있어 현실성이 떨어지는 문제가 있다. 근본적인 한계는 기준년도의 환산지수가 수지균형이라는 전제를 증명할 길이 없다는 점이다.

(5) 중장기 개선 모형(Acceptable Rate, AR모형)

중장기 개선모형의 구조는 [식 2.3]과 같이 요양기관 모두가 공통적으로 인상되어야 할 것으로 판단되는 부분과 요양기관별로 차등을 두어여 할 부분으로 구분하였다. 이 모형은 중장기적으로 진료비 목표관리제(targeted healthcare expenditure)에도 활용 가능한 모형이다.

[식 2.3] 환산지수 인상률($\triangle CF_{it}$) = 인정가능 인상률($\triangle AR_t$) ± 유형별 차등 증감률(D_{it})

① 인정가능 환산지수 인상률($\triangle AR_t$)

인정가능 환산지수 인상률이란 당해 연도의 의료기관 경영 상 반영 요소 및 건강보험 재정을 고려하여 결정된다. 공급자 측면에서는 당해 연도 의료기관 운영상 인건비, 관리비, 재료비 등의 비용 증가요소를 반영하여 기본 인상률 결정을 요구하고 있다. 반면 구매자(건보공단) 측면에서는 당해 연도의 건강보험 재정과 관련된 당기 수지, 보험요율 인상, 보장성 확대 등을 고려하여 기본 인상률 결정을 희망하게 된다.

② 유형별 차등 증감률(D_{it})

유형별 차등 증감률은 요양기관 종별 실제 진료비 증가율을 반영하여 산정되는 환산지수이다. 환산지수에 가격 이외에 진료량의 증가가 포함된다. 유형별 차등 증감률은 요양기관 유형별로 전년도의 실적(실제 진료비 증가율)과 목표진료비 증가율의 차이뿐 아니라, SGR 모형과 마찬가지로 과거 진료비 증가 추이도 반영하여 결정된다. 유형별 차등 증감률은 요양기관 유형별 합이 0이 되도록 하여 환산지수 인상률이 인정가능 인상률(△ARt)과 같아지도록 한다. 그리고 목표진료비와 실제 진료비 증가율 차이를 산출하는 데 있어, 현실적으로 차년도 환산지수 계약이 금년도에 이루어지고, 진료비 실적은 작년도 자료를 이용하게 되므로, 당해 환산지수 인상률($\triangle CF_{it}$)은 전전년도의 진료비 실적과 유형별 차등증감율(D_{it-2})을 반영하여 산출하게 된다.

(6) 환산지수(점당 가격)의 조정

건강보험진료수가인 환산지수인 점당가격의 결정을 보험자 대표인 건강보험공단 이사장과 각 의약단체가 선출한 의약계 대표자 간에 1년 간 유효한 계약을 하도록 규정(법 제42조 제1항)하였으나 2007.9.27. 대통령령 제2028호로 「국민건강보험법시행령」이 개정되어 상대가치점수의 점수당 단가를 건강보험공단이사장과 의약계 각 대표 간 · 요양기관 유형별로 체결하도록 됨에 따라 보험수가가 과거 단일수가이던 것이 2008년 1월 1일부터는 요양기관종별수가가 되었다. [표 2-28]에서 연도별 환산지수 계약 결과를 보면 계약으로 환산지수가 결정된 때보다는 건정심 의결이라는 정부에 의한 결정이 더 많았다.

2. 입원서비스와 DRGs 도입

1) DRGs에 대한 일반적인 개념[22)]

(1) 건당진료비와 DRGs

건당진료비는 단일 치료행위를 토대로 하는 것이 아니라 단일 질병 건을 토대로 산정

---

22) 이 부분은 이규식(2019)을 수정하여 작성하였다.

[표 2-28] 연도별 환산지수 계약 결과

적용연도		환산지수		인상률		합의결과		
2001		55.4		7.08		건정심 의결		
2002		53.8		-2.90		건정심 의결		
2003		55.4		2.97		건정심 의결		
2004		56.9		2.65		건정심 의결		
2005		58.6		2.99		건정심 의결		
2006		60.7		3.58		계약체결		
2007		62.1		2.30		건정심 의결		
유형별		병원	의원	치과	한방	약국	보건기관	조산원
2008	환산지수	62.2	62.1	63.6	63.3	63.1	62.1	80.7
	협상결과	결렬	결렬	체결	체결	체결	체결	체결
2009	환산지수	63.4	63.4	65.8	65.6	64.5	63.7	88.2
	협상결과	체결	결렬	체결	체결	체결	체결	체결
2010	환산지수	64.3	65.3	67.7	66.8	65.7	64.8	93.5
	협상결과	결렬	결렬	체결	체결	체결	체결	체결
2011	환산지수	64.9	66.6	70.1	68.8	67.1	66.4	100.0
	협상결과	체결	결렬	체결	체결	체결	체결	체결
2012	환산지수	66.0	68.5	71.9	70.6	68.8	67.7	104.2
	협상결과	결렬	체결	체결	체결	체결	체결	체결
2013	환산지수	67.5	70.1	73.8	72.5	70.8	69.1	106.9
	협상결과	체결	결렬	결렬	체결	체결	체결	체결
2014	환산지수	68.8	72.2	75.8	74.4	72.8	71.0	110.0
	협상결과	체결	체결	체결	체결	체결	체결	체결
2015	환산지수	70.0	74.4	77.5	76.0	75.1	73.1	113.5
	협상결과	체결	체결	결렬	결렬	체결	체결	체결
2016	환산지수	71.0	76.6	79.0	77.7	77.4	74.9	117.1
	협상결과	결렬	체결	결렬	체결	체결	체결	체결
2017	환산지수	72.3	79.0	80.9	80.0	80.1	77.1	121.4
	협상결과	체결	체결	체결	체결	체결	체결	체결
2018	환산지수	73.5	81.4	83.1	82.3	82.4	79.3	125.5
	협상결과	체결	체결	체결	체결	체결	체결	체결
2019	환산지수	74.9	83.4	84.8	84.8	85.0	81.5	130.1
	협상결과	체결	결렬	결렬	체결	체결	체결	체결

출처: 윤태영 외(2018)

되는 지불제도로 행위별수가제와 구분된다. 건당진료비제도는 두 가지 종류가 있다. 첫째는, 진단과 무관하게 모든 의료서비스에 대하여 건당 정액의 진료비를 사전에 책정하는 방법으로 매우 단순한 지불방법이다. 이것은 의사가 진료에 얼마나 힘이 들고 자원 투입이 많으냐와 무관하게 정액을 책정하는 것이다. 둘째는, 의사의 진단에 기초하여 진단명 당 정액으로 진료비를 사전에 책정하는 방법으로 DRGs(diagnosis related groups)라고 부른다[23]. DRGs는 1983년 10월부터 미국 Medicare에서 병원에 대한 진료비지불제도로 사용되었다. 그 후 1985년 오스트레일리아가 미국형 DRGs를 시험적으로 사용하다 자체적인 모형을 개발하였고[24], 2003년부터 독일이 오스트레일리아형을 토대로 자체 DRGs 모형을 개발하여 입원에 대한 진료보수 지불모형으로 사용하고 있고 스위스도 자체 모형을 개발하고 있다(WHO, 2007).

(2) 건당 정액의 결정방법

① 일반적인 건당 정액 결정

건당 정액을 책정하는 방법은 매우 단순하다. 일정 기간(통상 1년) 동안에 병원이나 의사의 평균 진료건수와 총 비용을 토대로 건당 평균비용을 산출하여 이를 사용하면 된다. 건당 금액은 전문의 분야별로, 그리고 의료기관별로 달리 책정할 수 있다. 이 방법은 운용하기가 매우 용이하다는 장점이 있다. 반면에, 건당 요구되는 치료의 수준이 달라질 때 이를 차등화시키지 못함에 따라 중증 질환자는 제대로 서비스를 받지 못할 위험이 있다. 따라서 이 방법은 질병의 증상 정도가 비슷한 1차 의료기관의 진료비 지불제도에 사용하는 것이 적합하다.

② DRGs 수가 결정방법

DRGs 수가 결정에는 매우 정교한 방법이 요구된다. 설정의 첫 단계는 가능한 진단명

---

23) DRGs는 미국의 예일대학 팀에 의하여 1960년대 말부터 10여년에 걸쳐 병원의 산출물을 정의하기 위하여 개발된 입원환자 분류체계이다. DRGs 분류체계는 모든 입원환자들이 주 진단명, 기타 진단명, 수술처치명, 연령, 성, 진료결과 등에 따라 진료내용이 유사한 질병군으로 분류되는데, 이때 하나의 입원환자 분류군을 DRGs라고 부른다. DRGs는 진료비 지불 이외에도 의료서비스 이용분석, 의료 질 관리 프로그램 등에 사용하고 있다.

24) 호주는 병원시스템이 폐쇄형이라 DRGs에 의사인건비를 포함시켰으나, 이를 모든 병원에 지불제도로 활용한 것이 아니라 공공병원에 대하여 주 정부가 예산을 배정하기 위한 방법으로 사용한 특징이 있다.

을 열거하고 다음 단계에서는 질병별로 투입되는 원가를 산정하여 가격을 책정하는 것으로써 행위별수가제에서의 수가 산정과 유사하다. 여기에서 유의해야 할 점은, 진단명의 열거를 가능하면 많은 진단의 다른 요구를 충족시킬 수 있을 정도로 상세해야 하지만 너무 상세하게 진단명이 열거되면 행위별수가와 차이가 없어지는 문제가 있다. DRGs제도의 가정(假定)은 동일한 진단명의 질병에 대하여 진료행위를 표준화할 수 있다는 것인데, 의료인들은 진료행위의 표준화에 대하여 진료의 자율성을 침해한다고 비판하고 있다.

(3) DRGs 제도와 PPS (prospective payment system)

진료비 지불제도에 관한 많은 외국 문헌들은 DRGs를 PPS(예견정액지불제도)[25]로 부르고 있다. DRGs제도가 사용되기 시작한 1983년 이전의 문헌에서는 PPS라는 용어를 발견하기가 어렵다[26]. PPS라는 용어는 DRGs제도의 등장과 함께 일반화된 것으로 보인다. Prospective라는 용어의 의미는 장차 발생되는 진료비를 사전에 예견할 수 있다는 의미인데, DRGs제도가 사용된 이후부터 PPS를 선불상환제라는 개념으로 확대시켜 다른 지불방법에도 적용시키려는 저술들이 등장하게 되었다.

그 내용은 PPS는 선불상환제로 그리고 PPS에 대응되는 용어로 retrospective를 사용하여 후불상환제로 통용하면서 행위별수가를 대표적으로 제시하고 있다. 선불상환(prospective payment)으로 인두제 및 월급제가 거론된다(Rochaix, 1998). 한편 병원에 대하여는 건당 진료비, 서비스당 진료비(per unit of service), 연간 진료비를 PPS의 일종으로 제시되고 있다(Coyne and Roemer, 1987). 그러나 대부분의 문헌에서는 여전히 DRGs를 PPS의 대명사로 사용하고 있음에 유의하여야 한다[27].

(4) DRGs 제도와 병원경영

1983년 미국은 Medicare에서 병원에 대한 진료비 지불방법을 비용토대상환방식(cost-based reimbursement)의 일당진료비제도에서 DRGs 제도로 전환하게 되자 병원들은

---

25) DRGs를 일본에서는 예견정액지불제도(豫見定額支拂制度)로 칭하고 있다(일본 중의협, 2004).

26) 진료비 지불제도를 의사에 대한 것과 병원에 대한 것으로 분리하여 저술한 Glaser(1970 및 1987)의 저서에서도 prospective나 retrospective라는 용어는 등장하지 않는다.

27) 지불제도를 설명하면서 이 책에서는 선불상환제와 후불상환제를 구분하지 않고 DRGs를 PPS로 표현하는 통상적인 표현을 사용하기로 한다. 특히 의료체계와 관련된 대부분 문헌이 PPS를 DRGs 제도에 한정하고 있기 때문에 보편적인 방법을 따르도록 하였다.

경영 방법에서 새로운 길을 찾게 되었다[28]. 종래의 비용토대상환방식에서는 의사가 환자를 장기 입원시켜도 투입된 비용이 전부 상환되기 때문에 병원으로서는 경영상 문제가 될 것이 없었다. 그런데 DRGs 제도로 지불방법이 바뀜에 따라 입원일수에 상관없이 진단명이 같으면 진료비가 동일하게 상환되기 때문에 장기 입원을 할 경우 병원이 경영상의 큰 타격을 받게 된다. 그러나 의사들은 행위별수가(RBRVS)로 지불을 받기 때문에 장기입원이 의사의 입장에서는 유리하여 진료행태를 바꾸려 하지 않았다. 다급해진 병원은 장기입원을 줄이기 위하여 나름대로 퇴원심사를 엄격히 하여 의사들의 불필요한 장기입원을 방지하기 위한 노력을 기울이게 되었다. 입원일수의 단축으로 혹시 재발하는 사례가 발생할 경우, 의사들의 항의에 대비하기 위하여 병원은 퇴원심사와 함께 의료의 질에 대한 관리를 시작하게 되었다.

DRGs 제도의 도입으로 병원의 입원일수가 줄어들게 되자 병상이 남게 되어 병원 간 경쟁이 치열해졌으며, 도산하는 병원들이 생기게 되었다. 이에 병원은 새로운 환경에 대처하기 위하여 비용을 줄이기 위한 공동구매와 같은 방법의 수평적 통합이 등장하게 되었고, 수평적 통합의 효과가 미미하자 병원은 더욱 적극적인 방법으로 수직적 통합을 시도함과 동시에 관리의료(managed care)가 등장하기 시작하였다(Feldstein, 2005). 이와 같이 진료비 지불제도의 변화는 의료공급의 행태나 병원경영의 방법에도 큰 영향을 미치게 된다.

(5) DRGs와 유사한 제도

DRGs 제도는 세계 여러 국가에서 채택하고 있는데, 국가에 따라 자국의 실정에 맞게 변형시켜 활용하고 있다. 우리나라와 의료제도가 매우 유사한 일본은 DPC(diagnosis procedure combination)라는 제도로 변형시켜 사용하고 있다. 일본 DPC는 포괄평가 부분과 행위별평가 부분으로 구성되어 있다. 포괄평가 부분에는 입원기본료, 검사(내시경 등의 검사료는 제외), 영상진단, 투약, 주사, 수술 전후의 의학관리료, 1,000점 미만의 처치료를 포함시키고 행위별평가 부분에는 의학관리료, 수술료, 마취료, 내시경검사, 방사선치료, 진단천자・검체 채취, 병리진단, 지도관리료, 재활, 정신과 전문요법, 1,000점

---

28) 미국 예일대학에서 DRGs를 개발한 목적이 지불제도에 사용하려는 것이 아니라 병원 산출물의 표준화를 통한 병원경영의 효율화에 있었기 때문에 DRGs와 병원경영을 연결하는 것은 매우 자연스럽다.

이상의 처치료를 포함시키고 있다. 그리고 진단명으로 질병을 분류한 후에 포괄부분은 질병별로 1일당 진료비로 산정하는데 진료일수가 길어지면 체감률을 적용하고 있다(일본 건강보험조합연합회, 2016)[29].

네덜란드는 2005년 DBC (diagnosis treatment combination) 제도를 개발하였다. DBCs는 DRGs와 달리 사후에 code를 부여하고, 한 가지 질병 건에 한 개 이상의 code를 부여할 수 있다. 그리고 수가에는 전문의 보수가 포함되며, 전문의가 직접 code를 부여하기 때문에 upcoding에 대한 유혹이 있다. DBCs 제도를 도입한 목적은 보험자와 공급자 간의 협상에서 서로의 재량권을 보다 넓히고, 전문의에 대하여 별도로 적용하던 행위별수가를 DBCs에 포함시키는데 있었다(Wynand and Schut, 2008). 전문의에 적용하던 행위별수가를 DBCs에 포함시키려다 보니 DBCs code 수가 30,000종이 넘어 포괄화의 의미가 없어진 문제가 있다[30]. 네덜란드는 DBCs code 수를 3,000종으로 줄이려는 방안을 연구하고 있으나 실행에 어려움을 겪고 있다. DBCs는 자본비용은 A 영역으로 경상운영비는 B 영역으로 나누어 별도로 가격이 결정되는데 A 영역의 가격은 의료청(Dutch Health Care Authority, NZa)에 의하여 결정되며, B 영역은 보험회사와 병원 간의 협상으로 결정된다. 2005년에는 B 영역이 10%를 차지하였으나 점차 확대되어 2009년에는 34%가 되었다. 그리고 A 영역의 가격 설정은 과거에 사용하던 기능주의 예산방식(비용을 고정비용, 준고정비용, 가변비용, 위치비용으로 구분)을 그대로 유지하여 A 영역을 고정비용과 준고정비용으로 하고 있다.

한편 영국은 2003년에 PbR(payment by results) 제도라는 activity-based payment를 개발하여 병원에 대한 예산을 배정할 때 사용하고 있다. 이 제도가 도입되기 이전에는 1차의료책임경영단(PCTs)[31]에서 병원에 총액을 계약(block contract)하는 방식으로 예

29) 질병별 평균재원일수를 기준으로 4기간으로 구분하여 체감률을 적용한다. 기간 1은 평균재원 일수 분포의 1/4기간 중으로 하고 이때는 일당진료비의 115%를, 기간 2는 1/4 기간부터 평균재원일까지고 이 기간 중에는 일당진료비를, 기간 3은 평균재원일수부터 2표준편차 구간 중이며 이 기간 중에는 일당진료비의 85%를 적용하고, 기간 4는 기간 3을 초과하여 180일까지로 하여 행위별수가를 적용, 180일을 초과하는 입원 기간 중에는 특별고정수가를 적용하고 있다.

30) 네덜란드는 개방형 병원으로 전문의는 입원 환자에 대하여 행위별수가로 병원과는 별도로 진료비를 보험에서 지불받았다. DBCs 제도는 전문의 진료비를 병원에 지불되는 DBCs에 포함시켜 전문의는 병원과 계약을 통하여 보수를 받도록 바뀌었다. 그리하여 전문의에게 적용하던 행위별수가가 DBCs에 포함될 수밖에 없어 DBCs code 수가 많아지게 되었다. 병원들도 폐쇄형을 선호하여 2009년 기준으로 전문의의 약 25%가 병원에 소속된 봉직의가 되었다.

31) 2013년 영국은 PCTs를 임상의료구매단(Clinical Commissioning Groups, CCGs)으로 바꾸었다.

산이 배정되었으나, PbR방식은 진료실적에 따라 예산을 배정하는 방식이다. PbR은 임상적으로 유사하고 자원 소모에 동질적인 환자군 분류시스템인 HRGs(healthcare resource groups)에 의하여 동일한 분류에 속하는 질병에 대해서는 전국적으로 단일 수가를 적용하여 진료실적에 따라 예산을 지급하는 방식이다. 2003년에는 15개의 HRGs로 구분하여 가격이 책정되었고, 2004년에는 48개의 HRGs로, 2009년에는 1,000개가 넘는 HRGs로 구분하여 가격이 책정되었다(DoH UK, 2013). 이 제도는 영국형 DRGs로 불리고 있다. 2008년 기준으로 병원 예산의 30%는 총액방식으로 지급하고 70%는 PbR로 지급하고 있다.

2) DRGs의 도입

(1) 개요

우리나라에서는 행위별수가제도가 갖는 문제점을 개선하기 위하여 입원진료비를 DRGs로 바꾸자는 주장이 1980년대 중반부터 제기되었다. 미국에서 개발된 DRGs 제도는 1983년 467개의 DRGs 군을 Medicare의 지불제도로 처음 사용하였다. 우리나라는 1986년 서울대 신영수 교수팀에 의하여 K-DRGs 적용모델(약 470개 군)이 개발되었다(신영수 외, 1986 및 1987). 그 사이에 미국은 합병증 및 동반상병을 고려하여 보다 세분화된 Refined DRGs를 발전시켰고, 우리나라도 미국의 R-DRGs를 참고하여 중증도 등을 반영하여 1991년에는 1,199개의 K-refined DRGs로 발전시켰다(이규식, 2012).

(2) DRGs 지불제도의 실시

한편 1994년 보건복지부에 구성된 '의료보장개혁위원회'에서 DRGs 지불제도의 단계적인 도입을 건의함에 따라 'DRGs 지불제도 도입 검토협의회'를 구성하여 본격적으로 DRGs 제도를 입원 진료비 제도로 도입할 준비를 시작하였다. 의료보장개혁위원회의 단계적인 도입방안의 건의에 따라 1997년부터 2001년 말까지 DRGs 제도의 도입을 위한 시범사업이 실시되었다.

시범사업 결과를 토대로 2001년부터 DRGs를 전면적으로 실시할 예정이었으나 의약분업 파동에 밀려 실시가 연기되어 시범사업이 2001년까지 연기되었다. 그 이후 의료계의 반대로 2002년 1월부터 희망 의료기관에 대해서만 DRGs로 진료비를 지불하게 되었다. 2012년 7월부터 정부는 의료계의 반대를 무릅쓰고 [표 2-29]와 같이 7개 질병군에 대하여 DRGs 제도를 의원 및 병원급에 전면적으로 실시하였다. 그 이듬해인 2013년 7월부터 종합병원 및 상급종합병원도 전면적으로 실시하였다. 우리나라에서 DRGs의 개발에서부터 입원의료비의 지불제도로 채택된 과정은 [표 2-30]에 정리하였다.

[표 2-29] 2012년부터 실시된 DRGs 내용

진료과	상병명	분류항목 수
안과	수정체 수술	12(소절개 6, 대절개 6)
이비인후과	편도 및 아데노이드 절제술	4
외과	충수절제술	12(단순 6, 복강경 6)
	서혜 및 대퇴부 탈장 수술	21(단순 9, 복강경단측 3, 단순양측 7, 복강경양측 2)
	항문 수술	11(복수항문 2, 기타 3, 치핵절제 3, 주요항문수술 3)
산부인과	자궁수술	11(자궁적출 6, 자궁 및 자궁부속기 5)
	제왕절개	7(단태아 4, 다태아 3)

[표 2-30] 우리나라의 DRGs 도입과정

연도	주요 내용
1986	서울대병원 연구소에서 미국 DRGs에 근거하여 K-DRGs 개발
1991	미국의 Refined-DRGs(합병증 및 동반상병 고려)에 근거하여 K-refined DRGs 개발
1994.06.	보건복지부 '의료보장개혁위원회'에서 DRGs 지불제도의 단계적 도입 건의
1995.01.	보험자, 의료계, 학계 등 15인으로 'DRGs 지불제도 도입 검토협의회' 구성
1997.02. ~2001.12.	3차에 걸친 DRGs 시범사업 실시 (1차) 1997.02~1998.01 (2차) 1998.02~1999.01 (3차) 1999.02~1999.12 (1차 연장) 2000.01~2000.12 (2차 연장) 2001.01~2001.12
2002.01.	8개 질병군 대상으로 요양기관 선택방식의 DRGs 포괄수가제 실시 → 2003.09부터 7개 질병군으로 변경 : 자연분만 후 출혈 등 진료변이 문제로 '질식분만' 제외
2003	의료기관의 강제 참여방식 도입을 추진코자 하였으나 공급자의 반발로 제도 확대 보류
2012.07.	7개 질병군 포괄수가제를 의원, 병원급 요양기관에 당연 적용 → 종합병원 및 상급종합병원은 선택참여 방식으로 실시
2013.07.	종합병원 및 상급종합병원에도 당연적용

(3) K-DRGs 분류체계

한국형 DRGs의 분류방법은 [표 2-31]과 같은데, 분류에 사용된 재원(材原)은 다음과 같다.

[표 2-31] K-DRGs 분류방법

<table>
<tr><td colspan="3">(1) 입원환자의 주진단으로 출발</td></tr>
<tr><td colspan="3">(2) 주 진단범주(Major Diagnostic Category, MDR)</td></tr>
<tr><td colspan="3">(3) 수술 및 처치여부</td></tr>
<tr><td>외과계</td><td colspan="2">내과계</td></tr>
<tr><td>수술처치명 분류</td><td>주 진단명 분류</td><td>2일 이내 사망시
조기사망으로 분류</td></tr>
<tr><td>(4) 4단위 질병군
(ADRG)</td><td colspan="2">(4) 4단위 질병군
(ADRG)</td></tr>
<tr><td>(5) 연령군 분류</td><td colspan="2">(5) 연령군 분류</td></tr>
<tr><td>(6) 부상병에 따른 중증도 분류</td><td colspan="2">(6) 부상병에 따른 중증도 분류</td></tr>
<tr><td>(7) 최종 외과계 DRGs 코드부여(6단위)</td><td colspan="2">(7) 최종 내과계 DRGs 코드부여(6단위)</td></tr>
</table>

① 한국표준질병사인분류(KCD-4)의 질병코드 사용

② 주로 신체기관에 따라 주 진단명을 23개로 범주화

③ 건강보험 요양급여비용의 수술 및 처치코드를 이용하여 내과적/외과적 DRGs로 구분

④ 4자리까지의 DRGs

⑤ 연령구분이 요구되는 DRGs의 경우만 분류

⑥ 부상병의 진단코드에 따라 중증도 점수가 반영됨

⑦ 최종 6자리의 DRGs 분류번호 생성

(4) DRGs 수가

① DRGs별 진료비 설정

DRGs 진료비는 다음과 같이 구성된다.

DRGs 진료비 = 행위별 급여 진료비 평균 + DRGs 수가에 포함된 행위별 비급여 진료비 평균 + 비보험 진료비 평균 * 0.5 + 종별 인센티브

㉠ 질병군 수가구성

- DRGs 수가에는 (급여항목+법정비급여+임의비급여) 비용 포함
  = 식대는 행위별과 동일, 초음파 등 일부항목 별도 비급여 허용
- 행위별 총액과의 차이가 100만원 이상이면 초과금액 별도 보상
- 30일 초과 입원시 초과분은 행위별수가제로 산정

※ DRGs 제외 건: 혈우병환자, HIV 감염자, 차상위 본인부담경감자 중 일부

㉡ 질병군 수가산출

급여(A)	비급여(B)	비보험(C) (의학적 비급여)	종별 인센티브
행위별 급여 진료비의 평균	행위별 비급여 진료비의 평균	행위별 비보험 진료비 평균의 50%	[상급종합병원 금액(A+B+C) −해당 종별 금액] × 50%

- 급여 및 비급여 진료비 평균에 비보험 진료비 및 종별 인센티브를 부여해 산출

㉢ 본인부담

- (질병군별 포괄수가 × 20%) + (식대 × 50%) + 비급여
  ※ 비급여: 선택진료료, 병실차액, 초음파 등

㉣ 비급여 진료비와 비보험진료비(임의비급여)는 건강보험 청구데이터를 활용하여 파악할 수 없기 때문에 별도의 병원조사자료를 활용하여 산출

- 따라서 현행 DRGs 수가 속에는 조사시점의 의료제공 형태 뿐 아니라 당시 수가 및 인센티브, 가산 등에 의한 영향이 DRGs 비용 속에 모두 포함

㉤ 이와 별개로 종별 인센티브는 상급종합병원에서 발생한(행위별 급여진료비 평균 + 비급여 + 비보험 진료비) 금액과 나머지 종합병원, 병원, 의원에서 발생한(행위별 급여진료비 평균 + 비급여 + 비보험 진료비) 금액의 차액을 비교하여 차액의 50%를 제공하는 것으로 단순 상병군에 대한 치료를 가급적 대형기관보다는 소규모 의료기관에서 이루어지도록 유인하기 위한 구조라 하겠음

㉥ 행위별수가에서는 의료기관 종별로 가산율을 지급하지만 DRGs에서는 같은 질병코드에 대하여 의료기관 종별로 점수를 달리하는 방식으로 가산율의 의미와 유사하게 운영하고 있음

② DRGs 가중치 및 환산지수

DRGs 가중치는 실제 발생 비용에 대한 조사(비급여와 비보험 진료비에 대한 부분 조사 및 급여비 청구액)를 통해 확보된 DRGs별 진료비를 환산지수(점수당 단가)로 나누어 DRGs 가중치(상대가치)를 계산하는 방법을 이용하였다.

DRGs 수가금액 = DRGs 상대가치 × 점수당 단가(계약적용 연도) DRGs 상대가치 = DRGs 행위상대가치 + 약, 치료재료대 금액/점수당 단가

③ DRGs 조정계수

외국의 예에서 보이는 조정계수는 적용하지 않았다. 그 대신에 종별인센티브가 차등수가 개념으로 적용되었다.

④ 열외군 관리

㉠ 진료비가 예외적으로 많이 발생했을 때 추가 보상한다.

열외군 보상금액 = (행위별총진료비 - DRG포괄수가총액) - 100만원 요양급여비용총액 = DRG포괄수가총액 + 열외군보상금액

㉡ 상·하한 입원일수 열외군

입원일수가 정상군 하한 미만인 경우에는 하단 열외군으로, 정상군 상한을 초과한 경우에는 상단 열외군으로 분류하여 진료비를 차감 혹은 증가하여 지급한다.

DRGs 질병군별 일별 금액산정금액이 있음 추후 상·하한 입원일수 열외군 모니터링 후 자문회의 후 불인정 여부판단 상·하한 입원일수 이상 일병 금액산정금액이 있음(오래 입원할수록 불리하게 산정)

(5) 문제점[32)]

① 2002년 의료기관의 선택에 의하여 DRGs가 7개 질병군 입원환자를 대상으로 실시되었으나 여전히 의료기관의 부정적인 인식으로 더 이상 확대되지 못하고 있어 포괄수가제 실시 효과가 미흡

② **수가 조정기전** : 정기적으로 질병군별 상대가치점수를 조정하는 체계가 부재

32) 이 문제점은 2012년 2월 국민건강보험공단 보험급여실이 작성한 7개 질병군 포괄수가제 추진 현황을 참고하여 수정·작성하였다.

③ **모니터링 및 질병관리체계** : 요양기관에 대한 진료행태 모니터링, 질 평가 및 인센티브 기전 부재, 단순질환 위주로 복잡한 질병에는 적용 곤란

④ **비용의 중복 청구 및 전이** : 입원 전·후 외래방문(검사 등) 증가로 비용의 중복 청구 현상이 있고, 장기 입원에 대한 분리청구 등으로 비용 전이도 발생

⑤ **의료기술** : 신의료기술 도입 기전 미비

3) 신포괄수가제의 도입

포괄수가제인 DRGs는 앞에서 본 바와 같은 문제점으로 인하여 대안이 모색되었다. 특히 DRGs를 실시할 때 예상하였던 효과가 제대로 나타나지 않고, 의료계의 반발이 끊이질 않아 7개 질병군에서 더 이상 확대가 되지 않아 이에 대한 대처방안으로 일본의 DPC와 유사한 방법의 도입이 요구됨에 따라 신포괄수가제를 검토하게 되었다.

(1) 신포괄수가제의 도입 경과

신포괄수가모형 개발 연구를 통해 2008년 K-DRGs의 새로운 모형이 제안된 이후 2009년부터 [표 2-32]에서 볼 수 있는 바와 같이 신포괄수가제 도입을 위한 시범사업이 실시되었다.

① 2009년 4월부터 건강보험공단 일산병원 건강보험 입원환자를 대상으로 20개 질병군 대상으로 신포괄수가제 시범사업을 시작하여, 2010년 7월에는 76개 질병군, 2011년 7월부터는 553개 질병군으로 확대하여 시행하고 있다.

② 지역거점 공공병원(부산광역시의료원, 대구의료원, 전라북도남원의료원) 건강보험 입원환자를 대상으로 76개 질병군을 대상으로 시범사업을 시작하였으며, 2012년 7월 1일부터 의료급여를 포함하여 건강보험공단일산병원, 지역거점 모든 공공병원(39개 지방의료원)으로 확대하여 시범사업을 시행하였다.

③ 2015년 8월 1일부터는 국립중앙의료원 입원환자를 대상으로 시범사업을 확대 실시하게 되었다.

④ 시범사업은 건강보험공단일산병원, 국립중앙의료원 및 39개 지방의료원을 포함하여 총 41개 기관을 대상으로 실시하고 있으며, 2016년 현재 시범사업에 적용되는 질병군은 559개(연령 세분화 질병군 669개, 합병증 및 동반상병 세분화 질병군 1,765개에 해당)이다.

[표 2-32] 신포괄수가 시범사업 현황

일시	시범사업	대상 병원	대상 질병군(개)	대상 의료보장형태
09. 4~10. 6	1차	일산병원	20	건강보험
10. 7~11. 6	2차	일산병원	76	건강보험
11. 7~12. 6	3차	일산병원	553	건강보험
	1단계	지방의료원 3개소	76	건강보험
12. 7~13. 6	4차	일산병원	550	건강보험 의료급여
	2단계	지방의료원 39개소		
13. 7~현재	5차	일산병원	559	건강보험 의료급여
	3단계	국립중앙의료원 및 지방의료원 39개소		

(2) 수가 산정

신포괄 요양급여비용 = {기준수가 + (환자 입원일수 - 평균 입원일수) × 일당수가} + 비포괄수가

① 포괄수가 산정방법

㉠ 기준수가 및 일당수가 산출방법

기준수가 = 기준점수 × 점수 당 단가
일당수가 = 일당점수 × 점수 당 단가

㉡ 포괄수가는 기준수가에 평균입원일수와 해당 환자의 입원일수 차이만큼 일당수가를 가감

포괄수가 = {기준수가 +(환자 입원일수 - 평균 입원일수) × 일당수가}

ⓐ 기준수가: 질병군별로 평균 입원일수만큼 입원했을 때 발생되는 건당 진료비
ⓑ 일당수가: 입원일수가 1일 증가함에 따라 추가되는 질병군별 진료비용

② 비포괄수가 산정방법

㉠ 비포괄수가는 각 항목별로 해당 행위별수가의 80%를 산정
(단, 흉부외과, 외과 전문의 가산료, 식대는 해당 금액의 100%를 산정)

행위 = 행위 급여·비급여 목록표 및 상대가치점수에 의한 금액의 80%(또는 100%)
약제 = 상한금액 범위내 시범기관 구입금액의 80%
치료재료 = 상한금액 범위내 시범기관 구입금액의 80%

③ 환자군별 신포괄수가제에서 요양급여비용 산출방법을 요약하면 [표 2-33]과 같이 정리할 수 있다.

[표 2-33] 환자군별, 입원일수에 따른 진료비 산출

<table>
<tr><th rowspan="2"></th><th colspan="3">환자입원일수</th></tr>
<tr><th>정상군 하한일수 미만</th><th>정상군 하한~정상군 상한일수</th><th>정상군 상한일수 초과</th></tr>
<tr><td>하단열외군</td><td>행위별수가</td><td>–</td><td>–</td></tr>
<tr><td>정상군</td><td colspan="2" rowspan="2">신포괄 요양(의료)급여비용 = 포괄수가 + 비포괄수가
*포괄수가(포괄항목 100%, 비포괄항목 20%비용포함)
= 기준수가 + 일당수가
*비포괄수가 = 항목별로 행위별수가의 80% 산정</td><td>–</td></tr>
<tr><td>상단열외군</td><td>행위별수가</td></tr>
</table>

4) 7개 질병군 포괄수가와 신포괄수가 비교

앞에서 설명한 7개 질병군 포괄수가제와 신포괄수가제를 비교하면 [표 2-34]와 같으며, 진료비 산정은 [표 2-35]와 같이 정리할 수 있다.

[표 2-34] 7개 질병군 포괄수가제와 신포괄수가제의 비교

구분	7개 질병군 포괄수가제	신포괄수가제
개념 (특징)	• 의료서비스의 종류나 양에 관계없이 질병군별로 미리 책정된 진료비 적용 • 건당 포괄수가 • 비급여의 보험급여화 (치료목적의 모든 비급여 포함)	• 포괄수가+행위별수가 (고가진료, 의사 시술행위 등) • 건당 포괄수가 • 비급여의 보험급여화(초음파, 저가 비급여)
추진 형태	• '97년부터 5년간 시범사업 • '02년부터 희망기관 대상으로 사업 실시 • '12년부터 의원 및 병원에는 당연 적용 • '13년부터 모든 의료기관 당연적용	• '09년 4.20부터 시범사업 ▶ 1차 : '09.4.20~'10.6.30 ▶ 2차 : '10.7.1~'11.6.30 ▶ 3차 : '11.7.1~'12.6.30
대상 기관	• 의원(입원실 구비), 병원, 종합병원, 상급종합병원 전체	• 1, 2차 : 일산병원 • 3차 : 일산병원 + 3개 지방의료원(부산, 대구, 남원) • 4차 : 일산병원 + 39개 지방의료원 • 5차 : 국립중앙의료원 추가
대상 질병군	• 7개 질병군(전체 입원건의 약 7% 차지)	• 1차 : 20개 질병군(전체입원건의 16%) • 2차 : 76개 질병군(전체입원건의 50%) • 3차 : 553개(전체 입원건의 95% 예상)

[표 2-35] 2개 제도 간 진료비 산정의 비교

<table>
<tr><th>구분</th><th>급여*
구분</th><th>7개 질병군 포괄수가제</th><th colspan="2">신포괄수가제</th></tr>
<tr><td rowspan="3">포괄
수가
영역</td><td rowspan="2">급여</td><td rowspan="2">전체 비용(외과가산료 포함)</td><td>단가 10만원 미만</td><td>전체 비용</td></tr>
<tr><td>단가 10만원 이상</td><td>비용의 20%</td></tr>
<tr><td>비급
여</td><td>• 치료목적의 전체 항목비용
• 임의비급여 비용 중 50%</td><td colspan="2">• 치료목적의 단가 10만원 미만 항목비용
• 초음파검사비용
• 임의비급여 전체비용</td></tr>
<tr><td rowspan="2">행위별
수가
보상</td><td>급여</td><td>• 식대
• PCA
• 입원일 30일 초과 진료비용</td><td colspan="2">• 단가 10만원 이상 항목의 80% 비용
• 외과가산료 • 식대 • PCA
• 정상군 상단일자 이후의 진료비용</td></tr>
<tr><td>비급
여</td><td>• 초음파검사비용 • MRI • PET
• 병실차액 등 치료목적 외 비급여 비용</td><td colspan="2">• 치료목적의 단가 10만원 이상 항목비용
• 병실료차액 등 치료목적 외 비급여 비용</td></tr>
<tr><td rowspan="2">열외군
보상</td><td>기준</td><td>행위별수가 − 포괄수가 < 100만원</td><td colspan="2">행위별수가 − 포괄수가 < 200만원</td></tr>
<tr><td>금액</td><td>100만원 초과금액의 100% 보상</td><td colspan="2">200만원 초과금액의 100% 보상</td></tr>
</table>

주: 급여여부는 행위별수가제에서의 급여기준

3. 보험의료 수가의 법적 근거

1) 보험의료 수가의 특성

(1) 필요도 배분을 위한 기준

보험의료수가는 일반적인 상품이나 서비스의 가격과는 다른 특성이 있다. 일반상품이나 서비스의 가격은 각 시장에서 수요와 공급에 의하여 가격이 결정된다. 의료서비스는 완전경쟁이 지배하지 않지만 상품으로서의 의료는 시장에서 결정되어지기 때문에 의료수가는 의료기관마다 다르다. 동일한 성격의 상급종합병원이라도 환자가 많으면(즉, 수요가 많으면) 수가를 높게 받게 된다. 시장에서 결정되는 수가는 의료자원의 배분을 위한 신호(signal) 역할을 하게 된다. 어느 병원의 수가가 높다는 것은 그 병원이 환자가 원하는 만큼의 자원이 모자란다는 신호를 보내는 것과 같아, 그 병원은 의사를 더 채용하고, 병상을 늘리는 등의 조치를 취하여 시장 신호에 부응하게 된다.

시장에서 결정되는 수가도 원가가 고려되지만 이것은 어디까지나 공급자의 공급곡선에 반영될 뿐이다. 시장에서 결정되는 수가에 대한 이해를 더욱 명확히 하기 위하여 [그림

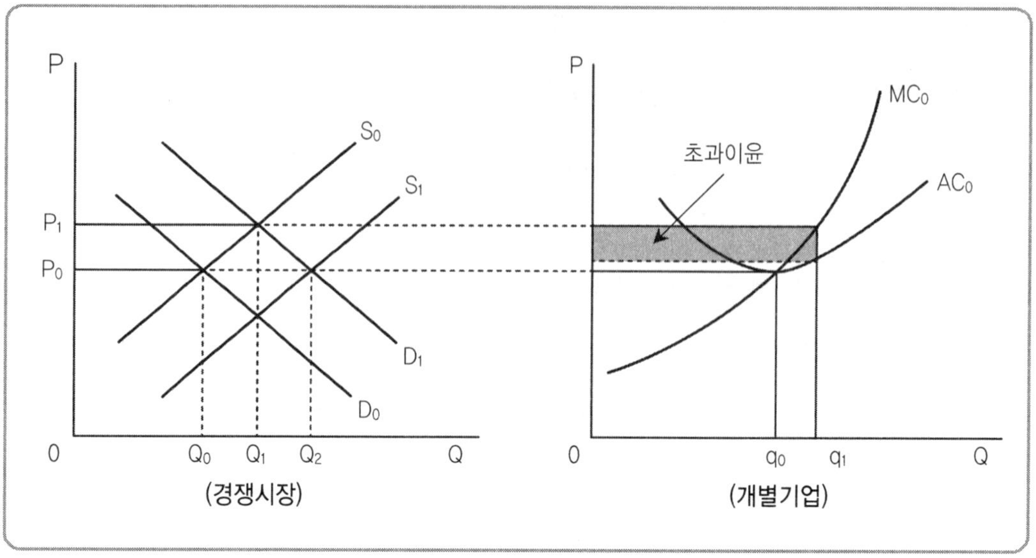

[그림 2-6] 경쟁시장의 가격결정

2-6]을 통하여 설명하기로 한다. 시장에서 수요곡선은 수요자의 한계편익(marginal benefit)을 나타내는 것이며, 공급곡선은 기업의 평균비용곡선(AC_0)과 한계비용곡선(MC_0)에 의하여 결정된다. 한계비용곡선은 항상 평균비용곡선의 최저점을 통과하는데, 공급곡선은 [그림 2-6]과 같이 평균비용곡선의 윗부분을 지나는 한계비용곡선이 된다. 기업은 한계수입곡선(혹은 한계편익곡선)과 한계비용곡선이 만나는 점에서 생산을 결정하게 된다. 따라서 원가는 평균비용곡선과 한계비용곡선에 반영이 되어 시장가격을 결정하는데 영향을 미친다.

어떤 재화이든 완전경쟁시장이 이루어지면 시장 균형은 [그림 2-6]에서와 같이 수요곡선(D_0)과 공급곡선(S_0)이 만나는 균형점에서 균형가격(P_0)과 균형거래량(Q_0)이 결정되고, 개별기업은 생산량이 q_0에서 이루어진다. 이때 성립되는 시장 균형가격(P0)은 개별기업의 입장에서는 평균비용(AC_0)의 최저값이 되기 때문에 초과이윤을 볼 수 없다. 따라서 경쟁시장이 가장 높은 효율을 달성할 수 있다. 만약 소비자들의 취향이 변화되거나 소득의 증가와 같은 변화가 일어나면 시장수요가 증가하여 수요곡선이 D_0에서 D_1으로 이동(shift)하게 되면서 초기균형은 파괴되고 시장가격은 P_0에서 P_1으로 상승하게 된다. 이때 개별기업의 생산량은 공급곡선(MC0)에 따라 q_0에서 q_1으로 증가하고 가격(P_1)은 평균생산비(AC_0)보다 높은 곳에서 결정되기 때문에 음영으로 처리된 부분만큼 초과이윤을 얻게 된다.

개별기업이 초과이윤을 얻게 되면 다른 기업들이 이 산업에 진입하게 되어 생산이 증가하게 된다. 결과 시장공급이 늘어 공급 곡선은 S_0에서 S_1으로 이동하고 가격은 다시 P_0의 제자리로 돌아오게 된다(이때 개별기업의 생산원가는 불변이라 가정). 이렇게 되면 개별기업이 누리던 초과이윤도 소멸하고 가격은 다시 평균생산비의 최저값(P_0)으로 되돌아오고, 시장 거래량만 증가한 상태에서 새로운 균형(D_1, S_1, P_0, Q_2)이 이루어진다. 경쟁시장에서는 원가상승으로 인한 비용곡선이 변동하지 않는 한 가격은 평균생산비의 최저값(P_0)에서 변동하지 않는다. 수요의 변동으로 가격이 상승하여도 일시적으로 나타나는 현상일 뿐 곧 다른 기업이 이 시장에 진입하기 때문에 가격은 평균생산비의 최저값(P_0)으로 다시 회복된다. 따라서 경쟁시장이 효율적이라는 이유는 기업의 비용조건이 바뀌지 않는 한 가격은 평균생산비의 최저값(P_0)에서 벗어나지 않기 때문이다. 그런데 수요의 변동으로 개별기업도 수요가 늘어나자 이에 부응하기 위하여 원료구입을 늘리거나 인력을 더 채용하게 되면 원료가격이나 인건비가 상승하여 원가가 올라갈 수 있다[33]. 이때 [그림 2-6]의 오른쪽에 있는 개별기업의 비용곡선(AC_0, MC_0)도 위로 이동(shift)하게 되며[34] 공급곡선은 S_1에서 S_0로 이동하게 되어 가격은 P_0이던 것이 P_1으로 이동하게 된다.

그러나 의료보장제도가 도입되면 시장이 의미가 없어지기 때문에 환자 수에 무관하게 수가가 결정된다. 현실적으로 수가의 결정은 구매자와 공급자 간의 협상으로 결정되거나 구매자가 일방적으로 결정할 수 있다. 비록 수가결정을 구매자와 공급자가 협상으로 하든, 구매자가 일방적으로 결정하든 수가는 통상 원가를 반영하도록 노력하고, 수가의 성격은 필요도 배분을 위한 역할을 하게 된다. 의료보장제도에서 등장하는 행위별수가의 상대가치도 원가개념을 약간 확대하여 결정을 하며, 과거 유럽 국가들이 입원에 사용하였던 일당진료비도 원가개념이며, DRGs 역시 진단명에 따라 원가를 산정하는 특징이 있다. 그리고 정부 공영제국가에서 사용하였던 예산할당제는 서비스 단위로 따지는 원가개념이 아니라 병원 전체의 원가를 산정하는 원리이다.

---

33) 이 분야 기업들이 사용하는 원료가 전체 원료시장에서 비중이 낮거나 인건비 상승이 일어나지 않으면 비용곡선은 이동하지 않고 그 자리에 머무르게 된다.

34) 비용곡선의 이동은 세 가지 형태로 나타난다. 비용이 수확이 체증하는 방향으로 이동하면 비용곡선은 오른쪽 방향으로 상승 이동하여 가격은 상승하여도 생산량은 증가하며, 수확을 체감하는 방향으로 이동하면 가격이 상승하면서 생산량도 수축이 된다. 수확이 비례적으로 증가하면 비용곡선은 수직으로 상승하여 가격만 올라가고 생산량은 q0에서 머무르게 된다.

필요도를 토대로 운영되는 의료보장제도에서 수가를 결정할 때 원가개념을 적용하는 이유는 이용측면에서 기본권으로 지불능력에 무관하게 접근성을 보장하더라도, 서비스의 생산에는 자원이 소요되기 때문이다. 원가보전이 안될 경우 다음 기에 생산이 이루어 질 수 없기 때문에 의료보장제도의 지속성을 유지하기 위해서 생산원가 보전은 필수적이다. 원가보전에 있어서 서비스 단위로 할 경우에는 개별의료기관의 원가 사정은 따지지 않고, 의료보장시장 전체에 적용할 수 있는 단일 수가를 하게 된다. 따라서 같은 수가를 적용받고도 경영을 잘하여 개별의료기관이 흑자를 낼 수도 있고, 반대로 적자를 낼 수도 있다. 그래서 건강보험제도를 실시하고 있는 거의 모든 국가가 의료기관의 효율적 경영에 신경을 쓰고 있다. 유럽 국가들은 의료가 기본권 개념으로 전국민의 접근성을 보장하기 때문에 의료보장은 공적재정으로 이루어지고, 문제는 서비스 생산의 효율성이었다. 생산의 효율성이 보장되면 그만큼 공적재정의 크기를 줄일 수 있기 때문이다. 따라서 유럽 국가들은 병원의 소유자가 공공이냐 민간이냐를 따지지 않고 공적재정으로 생산되는 의료는 모두 공공의료로 간주하여 생산을 누가 더욱 효율적으로 하느냐가 관심사항이었고, 이것이 1990년대 유럽 국가들의 의료개혁으로 발현되었다.

그리고 행위별수가제나 DRGs의 경우 원가 보전이 서비스 행위간의 균형을 이루어야 한다. 이미 앞에서 언급하였지만 행위간의 균형이 잘못되어 어떤 행위는 원가보다 수가가 높아 보상이 좋으며, 다른 행위는 수가가 원가에 미치지 못하게 될 경우, 원가보다 수가가 높은 행위는 공급을 늘리려 하고 원가 보상이 제대로 안 되는 행위는 공급을 기피하여 의료의 왜곡이 발생한다. 의료의 소비자 시장이 성립할 경우에는 시장가격이 이러한 균형문제를 해결하기 때문에 어려움이 없다. 그러나 소비자 시장이 없는 의료보장제도에서는 행위간의 균형을 구매자인 보험자가 결정해야 하기 때문에 원가에 기초하는 수가 산출은 매우 어려운 과제가 된다.

예산할당제는 의료기관 단위로 원가를 산출하여 예산을 지급하기 때문에 개별기관의 사정이 예산책정에서 고려될 수도 있을 것이다. 따라서 Semashko 모형을 택한 구 동구권 국가들(CEE 및 CIS)이나 2차 대전 이후에 많은 개발도상국가들은 병원을 국가 소유로 하여 예산을 배당하여 운영되었기 때문에 예산 확보를 위한 병원의 노력이 상당한 수준의 부패로 연결되기도 하였다.

그리고 영국을 위시한 유럽의 공영제 국가들은 의료의 생산에 효율성을 찾기 위하여 1990년대 의료개혁을 통하여 구매와 공급을 분리하고, 병원의 경영개선을 위하여 책임경영기관으로 하거나, 병원에 대한 예산할당에 DRGs 또는 이와 유사한 활동기준지불(예: 영국의 PbR) 등이 도입되기도 하였다. 그리고 1990년대 중반에는 세계은행(World Bank) 주도로 공공병원의 자율화 정책(autonomization)[35]이 시도되기도 하였다.

(2) 경상비용과 자본비용

의료수가 책정을 원가기준으로 함에 따라 경상비용과 자본비용을 원가에 어떻게 반영하느냐가 문제가 된다. 의료를 상품으로 간주하는 국가에서처럼 가격이 시장에서 결정되는 경우에는 비용에 자본비용과 경상비용이 모두 포함된다. 따라서 병원의 공급곡선을 도출하는 비용에 자본비용이 모두 포함된다. 따라서 이와 같은 국가(미국)의 경우에는 의료서비스의 가격 결정에 자본비용과 경상비용이 동시에 반영된다.

그러나 의료보장 국가에서는 자본비용을 수가에 반영하는 국가도 있고 그렇게 하지 않고 따로 보상하는 국가도 있다. 우리나라와 일본은 수가에 자본비용과 경상운영비를 포함시키고 있다. 자본비용은 통상 감가상각비로 반영이 된다. 진료비 지불에 자본비용을 포함시킴에 따라 수가표에 자본비용을 반영시키는데 많은 어려움이 있다[36].

유럽 국가들 가운데 자본비용을 별도 보상하고 있는 국가들은 [표 2-36]과 같다. 공영제 국가는 정부가 운영하는 관계로 당연히 예산을 줄 때 경상비와 자본비용이 같이 지불되기 때문에 여기서 언급할 필요가 없다. 건강보험제도를 택한 국가로 자본비용을 분리보상하는 대표적인 국가가 독일이다. 독일은 1972년부터 소유주에 관계없이 병원의 자본비용은 주 정부에서, 그리고 경상비용은 건강보험에서 상환해주는 이원적 지불보상체계가 출발하게 된다. 자본비용을 별도로 보상하게 된 것은 제2차 세계대전으로 파괴된 병원을 재건하여 부족한 의료 인프라 문제를 해결하기 위한 목적이었다. 건강보험에서는 의료기관 종사자의 임금, 서비스와 관련되는 비용, 의료시설의 유지 보수와 같은 경상비용만 보험수가로 보상하고, 자본비용은 주 정부가 보상하도록 하였다. 병원이 자본비용을 보상받기 위해서는 주 정부가 작성하는 병원계획(hospital requirement plan)에 등

35) World Bank(1987)는 국가소유 병원에 대한 병원자율화 정책을 제안하여, 국가소유 병원을 유지하였던 구 공산권 국가들이나 중동 산유국가들은 2000년대 들어 병원자율화 정책을 추진하기 시작하였다. 병원자율화 정책에 관한 논문들로써 Liberman and Wagstaff(2009), Wagstaff and Bales (2012) 등을 들 수 있다.

36) 수가표는 모든 의료기관에 일률적으로 적용한다. 그런데 자본투자는 의료기관에 따라 투자내용이 다르고(의원과 병원 그리고 대형병원이 다름), 투자시점도 달라 자본투자에 따른 비용을 일률적인 수가표에 반영하는 것이 매우 어렵다.

[표 2-36] DRG를 채택한 OECD 회원국의 자본비용 보상 방식

	공공병원		민간병원		
			비영리법인		영리법인
국가	자본비용 별도	수련비용 및 연구비 별도	자본비용 별도	수련비용 및 연구비 별도	지불제도
호주	○	○	×	○	처치나 서비스 기준지불
오스트리아	−	−	−	−	건당지불제도
벨기에	○	○	○	○	−
칠레	○	○	○	○	품목별예산제도 (line-item budget)
핀란드	예산할당	○	−	−	−
프랑스	×	○	×	○	DRG
독일	○	○	○	○	DRG
그리스	○	○	○	○	처치나 서비스 기준지불
네덜란드	공공병원 없음		DBC안에서 자본/경상분리보상		2012년부터 영리병원 인정
폴란드	○	○	−	−	DRG
슬로베니아	×	○		○	DRG
스위스	×	○	×	○	DRG
영국	예산할당	○	×	○	행위별수가
미국	×	○	×	○	처치나 서비스 기준지불

주: 1) 미국은 주정부에 따라 전공의 수련비용 및 연구비용을 별도로 보상하지 않는 경우 있음
2) 네덜란드는 비영리병원만 존재(영리병원이 실질적으로 존재 2012년 72개, 2014년 하원에서 영리병원 허용하는 법안 통과, 2015년 6월 상원에 법안 계류(Barua and Esmail, 2015)
출처: OECD(2013)

재되어야 한다. 이 계획에서는 필요한 전문과목을 열거하고, 병원별로 전문과별 병상수를 기재한다. 병원수와 병상수에 대한 계획은 주 정부, 병원, 질병금고 대표들로 구성되는 위원회에서 결정된다. 자본비용은 장기적인 비용과 단기 비용으로 나누고 단기 투자비용은 3~5년의 경제적인 기한을 갖는 것으로 매년 정액으로 주 정부가 지불하는데 병원의 규모와 발전 비용을 고려하여 결정한다. 장기 자본투자는 필요시에 신청한 투자 금액을 심사하여 건당 총액으로 결정한다. 문제는 자본비용이 100% 전액 보상되지 않는데 있다. 그리고 자본비용은 병원이 요청한 기일 내에 보상도 어려운 실정이다. 영리병원은

[표 2-37] 각국의 병원소유 형태별 병상 비중(2015) (단위 : %)

국가	병상 총수	공공병원	민간병원	
			비영리	영리
오스트리아	65,138	69.3	17.2	13.5
벨기에[1)]	65,649	60	40	0
프랑스	405,245	62.1	14.1	23.9
독일	664,364	40.8	29.1	30.1
이스라엘	25,355	70.2	18.5	11.3
룩셈부르크[1)]	2,810	50	50	–
네덜란드('16)[2)]	61,767	0	100.0	0
폴란드('11)	252,281	73.3	0	26.7
포르투갈	34,890	68.9	20.0	11.1
스페인	95,015	68.7	12.1	19.2
스웨덴[1)]	23,904	98	0	2
핀란드	23,854	94.5	0	5.5
덴마크	14,380	93.3	4.6	2.1
영국[1), 3)]	169,995	96	4	0

주 : 1) 총 수는 OECD 통계에서, 병상 비중은 Busse, Saltman and Dubois(2004)에서 발췌
2) 네덜란드는 2012년 현재 민간병원의 30.5%인 79개가 영리병원임(Barua and Esmail, 2015)
3) 영국은 민간병상의 65%가 영리병원에 의하여 운영하는 것으로 기록되어 있음(European Observatory on Health Systems and Policies(1999), *Health System in Transition, United Kingdom*)

출처: OECD, Health Statistics(2018)

자본투자에 대한 감가상각비를 질병금고로부터 보상받을 수 있는데 이것은 경상운영비의 상환을 통하여 이루어진다. 주 정부는 주 전체의 병원계획을 갖고 있으며, 병원신임제도를 운영하고 있다(Busse and Blümel, 2014).

프랑스의 경우는 [표 2-36]을 보면 원칙적으로는 자본비용이 진료비에 포함되어 보상을 받는 구조이다. [표 2-37]에서 프랑스의 병원 구조를 보면 공공병원이 민간병원보다 수적으로 훨씬 많으며 민간병원의 62.9%가 영리병원이다. 영리병원은 주로 소규모의 전문화된 병원으로 병원수는 많으나 병상수의 비중은 낮다. 그래서 공공병원의 병상수가 전체 급성기 병상의 67%를 차지하고 있다. 1983년부터 공공 및 비영리 민간병원은 일당

진료비에서 총액예산방식으로 진료비를 지불받았는데, 2004년부터 점차적으로 DRGs 방식이 적용되었다[37]. 병원(공공 및 비영리민간 병원)의 자본비용은 건강보험으로부터 상환받는 진료비에서 일부 조달이 되고, 또 일부는 정부 및 지역의 특별 프로그램으로 조달된다. 그런데 1983년에서 2003년 기간 중에 병원 지불제도가 총액예산방식(global budget payment system)이 되어 자본투자가 매우 위축되었다. 그래서 병원 의료의 질과 안전기준을 달성하기 위한 목적으로 두 개의 전국적인 투자계획(2003년에 수립한 *Plan Hôpital 2007* 및 2007년에 수립한 *Plan Hôpital 2012*)을 수립하여 병원에 대한 자본 투자를 지원하고 있다. 병원 자본투자에 대한 관리는 지역병원관리국(Regional Hospital Agency, ARS)에서 담당하고 있다(Chevreul et al., 2015).

2) 보험의료수가의 법적 근거[38]

우리나라에서 의료보험제도를 도입하기 이전에는 각 의료기관이 자체적으로 '수가표'를 정하여 사용하였으며, 국·공립병원 및 대학병원은 예산승인을 하는 주무부처의 승인을 받는 형식을 거쳐 왔다. 1977년 7월 1일 의료보험제도를 시행하기 위하여 수가표를 제정한 것이 '의료보험진료수가기준액표'이며 그동안 많은 변천을 거쳐 현재는 '건강보험요양급여비용'이라는 명칭으로 보험의료수가를 표시하고 있다.

보험의료의 수가기준이 변천된 과정을 논의하기 전에 먼저 「의료법」에서 규정하고 있는 '의료수가'에 대한 변천과정을 살펴보는 것이 현재 사용하고 있는 '건강보험요양급여비용'에 대한 이해를 높일 것으로 본다.

(1) 의료법에 의한 의료수가(임의수가)

① 「국민의료법」 제정

「의료법」은 정부 수립 후 처음으로 1950년 부산 피난국회에서 제정되어 1951.9.25. 법률 제221호로 「국민의료법」으로 공포되었다. 「국민의료법」은 '국민의 보건향상과 국민의료의 적정을 기함을 목적'으로 제정되었다. 「국민의료법」 제44조에 "의료업자가 환

---

37) DRGs는 2004년에 공공 및 비영리병원 중에서 10%, 2005년 25%, 2008년에 모두 적용되었고, 영리병원은 2005년 3월부터 전부 적용되었다(Or, 2014).

38) 이 부분은 이규식, 양명생, 지영건(2010)을 재인용하였다.

자로부터 징수하는 의료보수에 관하여는 소관 지방행정의장의 허가를 받아야 한다."로 규정하였다. 이때 사용한 '의료보수'란 용어는 일제시대 「일본의료법」에서 사용하던 용어를 그대로 사용한 것이다. 그러다 2009.1.30. 「의료법」을 일부개정(2010.1.31. 시행)하여 제45조에서 '의료보수'는 삭제하고 대신 그 조항을 '비급여 진료비용등의 고시'로 바꾸었다.

「의료법」상의 의료수가기준에 대한 변천과정을 요약해 보면 다음과 같다.

㉠ 소관 지방행정의장 허가제(1951.9.25.)

㉡ 서울특별시장 또는 도지사 허가제(1962.3.20.)

㉢ 보건사회부장관 인가제(1965.3.23.)

㉣ 관할도지사(서울특별시장·직할시장·도지사) 인가제(1973.8.17.)

㉤ 관할시·도지사 또는 시장·군수·구청장에게 신고제(2000.7.13.)

- 종합병원·병원·치과병원·한방병원·요양병원은 관할 시·도지사에게 신고
- 의원·치과의원·한의원·조산원은 관할 시장·군수·구청장에게 신고
- 다른 법률(국민건강보험법, 의료급여법, 산재보험법, 자동차손해배상법 등)에서 정한 경우는 그 법에 따름

㉥ 의료기관의 고지 및 게시제(2010.1.31.)

- 건강보험 및 의료급여 대상에서 제외되는 '비급여진료비용'과 '제 증명 수수료의 비용'은 보건복지가족부령으로 정하고
- 비급여진료비용은 환자 또는 보호자가 쉽게 알 수 있도록 '고지'
- 제 증명 수수료의 비용은 '게시'

「국민의료법」 제2조는 "제1종 의사·치과의사, 제2종 한의사, 제3종 보건원·조산원·간호원의 3종으로 구분"하고, 제45조에서 "의료업자에 대하여는 영업세를 면제한다."라고 규정하였다.

② 「의료법」으로 개칭

1962.3.20. 법률 제1035호로 「국민의료법」을 전면 개정하면서 「의료법」으로 개칭하고 12장, 70조로 구성하였다. 의료수가와 관련하여서는 제51조(의료보수) '의사, 치과의사, 한의사 또는 조산원이 환자, 임부 또는 해산부로부터 징수하는 의료보수에 관하여는 서울특별시장 또는 도지사의 허가를 받아야 한다.'라고 하여 지방정부의 허가업무로 정하

였다. 1965년 3월에 「의료법」을 일부 개정하면서 제51조(의료보수)를 '의사, 치과의사, 한의사 또는 조산원이 환자, 임부 또는 해산부로부터 징수하는 의료보수에 관하여는 보건사회부 장관의 인가를 받아야 한다.'라고 중앙정부의 인가업무로 변경하였다.

③ 「의료법」 전면 개정

1973년 2월에 「의료법」을 전부 개정하고 제7조(의료보수)에 "의료기관이 환자로부터 징수하는 의료보수에 관하여 그 지역을 관할하는 도지사의 인가를 받아야 한다."라고 다시 지방정부로 환원하였다.

④ 「의료법」 일부 개정

2000년 1월 「의료법」을 일부 개정하면서 제37조(의료보수) "의료기관이 환자 등으로부터 징수하는 보수에 관하여는 종합병원·병원·치과병원·한방병원 또는 요양병원은 그 지역을 관할하는 시·도지사에게 신고하여야 하고, 의원·치과의원·한의원 또는 조산원은 시장·군수·구청장에게 신고하여야 한다. 다만 다른 법률에 의하여 징수하는 의료보수에 대하여는 그러하지 아니하다."로 하여 병원급과 의원급의 신고 관청을 구분하고 '인가제'를 '신고제'로 바꾸었다. 그리고 「건강보험법」, 「의료급여법」, 「산재보험법」, 「자동차손해배상법」 등에서 정한 경우에는 그 법에 따르도록 함으로써 지금까지 법률에 정한 '인가' 업무를 방치해온 지방자치단체들을 해방시켜 주었다.

2009년 1월 「의료법」을 일부 개정(시행 2010.1.31.)하면서 제45조(의료보수) 내용을 전문 삭제하고 대신 제45조(비급여 진료비용 등의 고지)로 명칭을 변경하고 비용은 환자 또는 환자의 보호자가 쉽게 알 수 있도록 보건복지가족부령으로 정하는 바에 따라 고지하게 함으로써 비급여를 공인하는 결과를 초래하였다. 비급여 진료비를 복지부령으로 고지하도록 규정하여 비급여 부분의 수가에 대하여 정부가 개입할 수 있는 법적 토대를 마련하였다.

(2) 「건강보험법」에 의한 의료수가(고시제)

① 개요

1963.12.16. 법률 제1623호로 「의료보험법」(임의가입을 규정)이 공포되고, 1964.12.

2. 보건사회부 예규 제210호로 '의료보험요양급여기준'을 정하면서 제18조(수가규정) 및 제19조(수가조절)에 '진료비수가'라는 용어를 사용하였으나 수가기준은 정하지 못하였다. 1965년 11월 한국종합화학(당시 호남비료)에서 최초로 임의의료보험조합을 설립하여 의료비 공제사업을 실시하였다. 이때 의료보험조합은 부근에 있는 의료기관과 진료비기준을 상호 협약을 하여 조합가입자에 대한 치료비 할인사업을 하였는데, 이것은 '수가협의제'라고 할 수 있을 것이다.

② 수가협의제 도입 – 의료보험제도 시범사업에 적용

㉠ 청십자의료보험조합과 희망 의료기관간 당사자 협의제 실시

- 1964.12.2. 의료보험 요양급여 기준 제정(보사부예규 제210호)
- 의료기관에 지불하는 진료비 기준은 '진료비수가'라는 용어를 신설하고「의료법」제51조의 규정에 의한 '의료보수'를 기준으로 보험자와 협의 결정하여 필요에 따라 수시 조절할 수 있도록 함. [예규 제18조(수가규정) 및 제19조(수가조절)]
- '의료보수'는 의료기관과 의료보험조합 간 요양취급기간 지정과 진료비기준을 상호 협의하여 실시하여 왔음

㉡ 단체계약이라는 명분으로 일반관행 수가보다 낮은 수준으로 상호협의 결정

(예시): 부산청십자 의료보험조합과 부산청십자병원 초량분원간의 수가계약

- 수술비와 검사비는 50%, 입원비 · 약대 · 방사선촬영 비용은 20% 인하

③ 수가고시제 시행 – 사회의료보험제도 도입

㉠ 1976.12.22 법률 제2942호로「의료보험법」전문 개정하여 1977.7.1.부터 500인 이상 상시 고용사업장과 공업단지 입주사업장을 대상으로 당연적용방식의 직장의료보험(당시는 제1종 의료보험으로 명명)을 시작하면서 의료보험수가 기준을 보건사회부 장관이 고시하는 '수가고시제'를 도입

- 486개 의료보험조합 1,748개 사업장, 피보험자수 1,160천명, 피부양자수 1,938천명, 합계 3,098천명 적용(전인구 대비 8.9%)
- 의료보험 진료수가기준 제정 고시(1977.6.8.)
- 486개 의료보험조합과 계약 의료기관 간에 보험환자 진료 시 적용하는 수가

㉡ 1979.1.1. 공무원 및 사립학교 교직원과 그 가족에 대하여 의료보험 확대 실시함

과 동시에 전국의 모든 의료기관을 의료보험 요양기관으로 강제지정

- 그러나 의료보험에 적용받지 못하는 사람들에게는 소위 '일반수가'를 의료기관에서 적용하였음(「의료법」에 근거하여)

㉢ 1989.7.1. 전국민의료보험이 달성됨에 따라 모든 의료기관은 '의료보험수가기준'에 의존할 수밖에 없게 됨

④ 수가계약제 도입

1999.2.8. 법률 제5854호로 「국민건강보험법」이 제정(시행 2000.7.1)되고, 이때 처음으로 제42조(현재 법 제45조, 요양급여비용의 산정 등)에 '수가계약제'가 등장하게 되었다.

(3) 상대가치수가 및 DRGs 수가

① 상대가치수가

1999년 12월 31일 개정된 「국민건강보험법」 제39조 ②은 '제1항의 규정에 의한 요양급여의 방법・절차・범위・상한 등 요양급여의 기준은 보건복지부령으로 정한다'.라고 하면서 상대가치점수제 도입 등을 보건복지부령으로 넘기고 있다.

그러나 상대가치제도에 관해서는 2001년 7월 1일 시행된 「국민건강보험법 시행령」 제24조(현재는 제21조, 계약의 내용 등) ①항에서 상대가치점수의 점당 가격에 관하여 규정하였고, ②항에서는 상대가치의 산출근거를 "요양급여의 상대가치점수는 요양급여에 소요되는 시간・노력 등 업무량, 인력・시설・장비 등 자원의 양과 요양급여의 위험도를 고려하여 산정한 요양급여의 가치를 각 항목간에 상대적 점수로 나타낸 것으로 하되, 보건복지부장관이 심의조정위원회의 심의를 거쳐 보건복지부령이 정하는 바에 의하여 이를 고시한다."라고 규정하였다. 이 규정은 2017년 3월 20일 개정되어 상대가치 결정요인에 요양급여에 따른 사회적 편익이 추가된다.

한편 요양병원에 대해서는 2008년 1월 1일 시행된 「국민건강보험법 시행령」 제24조 ④ 제2항 및 제3항에도 불구하고 「의료법」 제3조제5항에 따른 "요양병원의 입원에 대한 요양급여의 상대가치점수는 요양급여 각 항목의 점수 및 약제・치료재료의 비용을 합산하여 환자의 경중도의 구분에 따른 1일당 상대가치점수로 산정할 수 있다."라고 하

여 요양병원의 진료보수 지불을 1일당 정액 진료비로 하는 근거를 마련하였다.

상대가치수가의 고시는 「국민건강보험 요양급여의 기준에 관한 규칙」 제8조(요양급여대상의 고시) ②항에서 요양급여행위를 규정하고 ⑤항에서 하나의 행위 또는 하나의 포괄적인 행위의 경우 “시행령 제21조제2항에 따른 요양급여의 상대가치를 함께 정하여 고시한다.”라고 규정하여 DRGs도 포함하여 고시하게 되었다. 그리고 시행규칙 제12조(상대가치점수등의 조정 등) ①항에서 제10조 제1항 및 제10조의2 제1항에 따른 ‘요양기관, 의약관련 단체, 약제·치료재료의 제조업자·위탁제조판매업자(약제의 경우만 해당한다)·수입자(치료재료가 인체조직인 경우에는 「인체조직 안전 및 관리 등에 관한 법률」 제13조에 따른 조직은행의 장을 말한다) 또는 가입자등은 이미 고시된 요양급여대상의 상대가치점수·상한금액, 요양급여대상·비급여대상의 조정을 보건복지부장관이 정하여 고시하는 바에 따라 보건복지부장관에게 신청할 수 있다.’라고 규정하여 상대가치점수의 개정에 관한 내용을 담고 있다.

② DRGs 수가

DRGs 제도의 도입도 「국민건강보험법 시행령」에 근거하고 있다. 2012년 7월 1일 시행된 「국민건강보험법 시행령」 제24조④항은 1호와 2호로 개정하였는데 1호는 요양병원에 관한 것으로 기존의 조항을 1호로 수정하였을 뿐이다. 2호는 시행령을 개정하면서 추가한 것으로 DRGs에 관한 근거가 되는 조문이다. 제24조④항 2호는 “「의료법」 제3조 제2항 제1호 가목에 따른 의원, 같은 항 제3호 가목에 따른 병원, 같은 호 라목에 따른 요양병원, 같은 호 마목에 따른 종합병원, 같은 법 제3조의 4에 따른 상급종합병원 또는 「지역보건법」 제8조에 따른 보건의료원에서 보건복지부장관이 정하여 고시하는 질병군(진단명, 시술명, 중증도, 연령 등을 기준으로 분류한 환자집단을 말한다)에 대하여 입원진료를 받는 경우: 해당 진료에 필요한 요양급여 각 항목의 점수 및 약제·치료재료의 비용을 포괄하여 입원 건당 하나의 상대가치점수로 산정”이라고 제시하였다. DRGs에 의거한 진료비는 행위료의 점수뿐만 아니라 약제, 치료재료의 비용도 모두 포괄하도록 규정하였다.

특이한 점은 DRGs와 관련된 수가고시나 변동을 모두 상대가치수가의 고시나 변동과 동일하게 취급하고 있다는 점이다.

제3장
약제급여

약제급여는 의약품과 관련을 맺고 있다. 의약품과 관련하여 정부정책은 의료정책의 관점, 산업정책의 관점, 그리고 공중보건정책의 관점에 따라 달라진다. 의료정책의 관점에서 의약품 정책은 비용절감을 위하여 의사나 소비자에 대한 통제가 중심이 되며, 공중보건정책의 시각에서는 의약품의 안전성, 치료의 효험, 의료에 대한 환자의 접근성 등에 관심이 주어져 주로 규제 중심의 정책이 이루어진다. 반면 산업정책의 시각에서는 R&D 역량의 신장, 고용창출, 무역수지, 연구기반조성 등에 초점이 맞추어져 장려정책이 중심이 되고 있다. 그런데 정책을 조금 다른 차원에서 본다면 공중보건정책 및 의료정책은 주로 규제에 초점이 주어지고 있는 반면 산업정책은 주로 육성을 위한 지원이나 장려에 초점을 두고 있어 두 가지 측면의 정책이 균형을 필요로 한다(이규식 외, 2007). 다른 문헌에서는 의료정책안에 공중보건정책을 포함시켜 의약품과 관련된 정책은 의료정책의 목적과 산업정책의 목적간의 균형을 요구하고 있다고 표현하고 있다(Busse and Blümel, 2014).

규제정책이라면 주로 건강보험재정 보호를 위한 비용절감(cost-containment)을 위한 정책으로 가격정책과 진료비 상환정책이 주를 이루는데 진료비 상환과 관련하여서는 나라마다 다양한 정책을 건강보험제도에 부합되게 실시하고 있다.

1. 의약품비의 중요성과 외래의약품 관리방식

1) 의약품비의 중요성

앞 장에서는 주로 의료서비스에 관련한 보험급여에 관하여 설명하였다. 의약품은 의료서비스와는 다른 특성이 있어 약제급여를 별도로 다루도록 하였다. 의약품 산업이 발전하기 이전에 약은 의사가 진료실에서 직접 조제하여 환자 진료에 사용하였다. 그러다 의약품의 생산이 의사의 진료실을 벗어나 별도의 생산자가 제조하여 판매하는 형식으로 발전하였고 제약업이 점차 성장하여 오늘날에는 다국적 기업 형태의 제약회사가 출현하는 단계에 이르렀다. 그리고 약제급여는 의사, 약사, 보험자, 의료기관, 제약회사, 도매상, 약국 등이 서로 얽힌 가운데 정부나 보험자의 여러 가지 규제를 통하여 제공되는 특징이 있다.

의료보장제도를 택한 모든 국가들은 의약품도 공적재정의 급여 대상으로 한다. 따라서 많은 국가들이 위험한 약이나 가짜 약의 출현으로부터 대중을 보호하기 위하여 의약품의 생산에 대하여 검사와 면허과정을 거치게 하며, 자유판매약과 의사의 처방약에 대한 품목 일람표를 갖춘다.

의료보장의 약제급여가 지향하는 것은 안전성과 유효성을 갖춘 의약품을 저렴하게 제공하는데 있다. 특히 의약품의 가격이 지나치게 높을 경우 의료보장에 소요되는 재정을 위협하기 때문에 약제급여와 관련된 문제는 약제급여 대상 의약품을 어떻게 정하느냐의 문제와 의약품의 가격을 어떻게 책정하느냐의 문제로 귀착된다. 대부분의 국가들은 의약품과 관련하여 지나치게 많은 수입을 올려 의료보장재정을 위협하는 것을 방지하기 위하여 의약품의 가격에 대한 통제를 가하는데 그 방법은 나라에 따라 다양하다. 특히 제약회사들이 다국적 기업이 되어 각국이 공정한 약값이나 비용을 알아낸다는 것은 쉽지 않다. 보험에서는 의사가 처방약 목록(national formulary)에 있는 약을 처방하였을 경우 비용의 전부나 일부를 지불한다. 각국의 처방약 일람표에는 많은 복제(generic) 의약품, 효능이 떨어지는 의약품, 그리고 일상의 단순한 질병의 치료약(감기약 등)들을 포함하고 있다. 어떤 나라는 처방약에서 비용-효과가 떨어지는 의약품은 일람표에서 제외시키기도 한다(Glaser, 1991).

보험자에 의해 의약품에 대한 대금을 지불하는 방법은 국가마다 다르다. 어떤 나라는 정부의 통제가격으로 책정한 약값을 모두 지불하기도 하며, 어떤 나라는 보험에서 약값을 할인하기도 한다. 일반적인 가격통제가 없을 경우 보험자가 급여 대상 의약품에 대하여 정가를 정하기도 한다. 주요 국가(A7 국가[1])와 우리나라의 국민의료비에 대한 의약품비의 지불 비중은 [표 2-38]과 같다. 우리나라는 경상의료비에서 차지하는 의약품 총 지출 비중이 A7 국가에 비하여 높다.

---

1) A7 국가란 우리나라가 수입약가를 정할 때 비교하는 7개 국가를 말한다.

[표 2-38] A7국가의 경상의료비 대비 의약품 지출 비중 (단위: %)

	2000	2005	2010	2015	2019
스위스	10.7	–	14.2	13.7	13.5
프랑스	16.9	17.6	15.5	13.6	13.2
독일	14.1	15.1	15.0	14.4	14.1
이탈리아	21.2	20.4	18.8	17.8	17.5('18)
일본	18.4	19.8	20.5	19.7	18.6('16)
영국	–	–	11.7('13)	11.8	11.9
미국	11.9	12.9	12.4	12.6	12.0
한국	24.5	28.3	25.8	21.6	20.7('18)

주: 국민의료비는 2015년부터 자본비용을 뺀 경상의료비 개념으로 전환됨
출처: OECD Health Statistics(2020)

2) 공적재정에 의한 의약품의 가격통제 및 상환

환자에게 투약되는 의약품은 거의 공적재정으로 보상이 이루어진다. 공적재정의 적용 인구비율은 독일(90%), 그리스(86%)를 제외하고는 거의 전 국민이 적용을 받고 있다. 유럽 지역은 입원환자와 외래환자의 의약품 관리방식이 다르다. 입원환자에 대한 의약품은 병원이 제약회사나 도매상으로부터 직구입이 가능하여 가격통제나 등재방식 등을 별도로 정하지 않고 병원에 일임하는 셈이다[2]. 그리고 외래는 환자가 비용의 일부를 부담하는 등으로 다르고 가격도 통제를 받는 등으로 다르다(Vogler et al., 2018). 따라서 여기서 언급되는 모든 내용은 외래에 관한 것이다.

외래의약품에 대한 가격통제는 세 가지 경우가 있다. 대부분 국가가 공적재정으로 상환되는 의약품만을 통제하는데 반하여 베네룩스 3국(벨기에, 룩셈부르크, 네덜란드)은 모든 약을 대상으로 하고 있고, 노르웨이와 포르투갈은 처방약(prescription drug)만 통제대상으로 하고 있다. 외래의약품의 상환비율은 [표 2-39]와 같다[3]. 오스트리아, 독일, 네덜란드, 이탈리아, 영국은 정률이 정해져 있지 않고 다른 나라는 모두 약효능이나 대상

2) 유럽의 경우, 과거 공영제 국가들은 병원에 대해서 예산을 할당하는 방식이었고, 건강보험국가들은 입원환자에 대해서 일당진료비로 지불을 하였기 때문에 의약품 구입은 병원의 자율에 맡겨져 있었다. 의료개혁을 하면서 공영제 국가들이 예산할당에 DRGs 요소를 일부 포함시키고 있고, 건강보험국가들은 DRGs로 지불을 하지만 의약품 구입은 과거와 같이 여전히 병원의 자율에 맡기고 있다.

3) [표 2-39] 이하의 표는 WHO Europe 본부가 2017년 4~8월간에 걸쳐 조사한 자료와 문헌을 통하여 구한 자료를 토대로 작성되었다(Vogler et al., 2018).

인구 등에 따라 차등률을 적용하고 있다.

[표 2-39] 유럽 주요 국가들의 공적재정원과 상환비율 (2017년 기준)

국가	의료보장	구매자수[1)]	가격통제 대상 외래약	외래 공적재정 상환비율(%)[2)]
오스트리아	SHI	복수	상환약	no percentage
벨기에	SHI	복수	모든 약	100, 75, 50, 40[a]
프랑스	SHI	복수	상환약	100, 65, 30, 15[a]
독일	SHI	복수	상환약	no percentage
이스라엘	SHI	복수	상환약	85~90[a]
룩셈부르크	SHI	복수	모든 약	100, 80, 40
네덜란드	SHI	복수	모든 약	no percentage
스위스	SHI	복수	상환약	90, 80 deductible 까지
그리스	SHI/NHS	단수	상환약	100, 90, 75[a]
이탈리아	NHS	단수	상환약	no percentage
핀란드	RHS	단수(지방)	상환약	100, 65, 40[a]
노르웨이	RHS	단수(지방)	처방약	100, 61[a]
스페인	NHS	단수	상환약	100, 90, 40~60(소득과 연계)[a,b]
포르투갈	NHS	단수	처방약	100, 90, 69, 37, 15[a,c]
스웨덴	RHS	단수(지방)	상환약	100, 90, 75, 50[d]
덴마크	RHS	단수(지방)	상환약	100, 85, 75, 50[a]
영국	NHS	단수	상환약	no percentage

주: 1) RHS형 국가는 구매자가 지방정부이기 때문에 단수로 간주하고 있음
2) 공적재정에서 상환하는 비율에 대하여 각국의 사정은 아래와 같이 영문 각주로 표현
a. 참조가격제로 인하여 본인부담이 추가될 수 있음
b. 스페인은 실업수당 없는 실업자, 최저연금수급자, 직업병환자는 100% 상환
c. 포르투갈은 저소득연금수급자에게 90, 69, 37, 15% 대신 95, 84, 52, 30%를 적용
d. 스웨덴은 18세 이하의 당뇨처방약, HIV와 간염과 같은 감염병 약, 21세 이하의 피임약, 자신의 질병을 느끼지 못하는 사람에 대한 처방약은 100% 상환함

출처: Vogler et al.(2018)

3) 공적재정 상환의약품 선정 및 지불자(구매자)

공적재정으로 상환되는 의약품의 가격 설정을 할 때 외국의 가격을 참고하는지 여부는 [표 2-40]에서 알 수 있다. 스웨덴과 영국을 제외하고는 모든 국가가 외국의 의약품 가격을 참조하는 것으로 조사되었다.

공적재정으로 상환해주는 의약품의 선정은 다음의 네 가지 기준으로 하고 있다.

첫째, 생산된 의약품의 효능을 기준(product-specific eligibility)으로 정책결정자가 상환가치가 있다고 판단할 때 선정한다. 여기에 주로 사용되는 판단 기준은 therapeutic benefit, added therapeutic value compare to alternative products, cost-effectiveness, budget impact 등이다. 대부분의 국가들이 이 기준을 주로 택하고 있다.

둘째, 질병기준(disease-specific eligibility)으로 치료 가능한 질병과 관련하여 선정된다.

셋째, 인구그룹기준(population groups-specific eligibility)으로 인구집단에 따라 적용될 의약품이 다르다는 점을 강조한 것이다. 특정 인구집단이 주로 갖는 증상(예, chronic or infectious disease, disability, pregnancy), 연령(예, 어린이, 노인), 사회적 신분(예, 연금수급자, 원호대상자), 생계수단(예, 저소득자, 실업자)에 적합한 의약품을 선정한다.

넷째, 소비기준(consumption-based eligibility)으로 통상 1년 기간 동안에 의약품 소비가 많이 증가하는 품목을 선정한다. 여기에는 본인부담의 기준점(threshold), 소위 deductible을 넘어서면 공적재정에서 지불을 전액 또는 부분적으로 하게 된다. 소비기준으로 하면 환자들의 의약품 소비를 부추길 수 있다(특히 만성질병의 경우). 소비를 주 기준으로 하는 국가로는 덴마크와 스웨덴이 있다.

그러나 대부분의 국가에서 하나의 기준만으로 외래 의약품의 상환기준으로 하지 않고 [표 2-40]과 같이 주 기능은 주로 의약품의 효능을 기준으로 하여도 질병기준, 인구기준 등을 혼합하고 있다.

다음으로는 공적재정의 지불자가 누구냐 이다. 이것은 의료보장의 형태에 따라 정해진다. 즉 건강보험국가는 질병금고가 지불자가 되며 공영제 국가는 중앙정부 또는 지방정부(county or municipality)가 지불자가 된다. 특이한 경우는 그리스, 핀란드, 노르웨이로써 이들 나라는 NHS나 RHS형 국가이기 때문에 입원 의약품은 지방정부나 병원예산에서 지불하고, 외래 의약품은 SHI에서 부담하는 것으로 되어 있다. 이러한 국가에서 SHI는 상병수당을 의미하며 사회보장청이 담당한다. 아마 세 국가의 외래 의약품을 SHI가 지불한다는 것은 사회보장청이 지불을 담당하는 것으로 보인다.

[표 2-40] 공적재정 의약품 상환약의 선정기준과 지불자

국가	외국가격 참고	상환약의 선정기준		공적재정 지불자	
		주 기준	부기준	외래	입원
오스트리아	yes	효능	질병, 인구	SHI	병원소유자
벨기에	yes	효능	질병, 인구	SHI	
프랑스	yes	효능	질병	SHI	
독일	yes	효능	질병, 인구	SHI	
이스라엘	yes	효능	–	보건부/HMO	
룩셈부르크	yes	효능	–	SHI	
네덜란드	yes	효능	–	SHI	
스위스	yes	효능	–	SHI	
그리스	yes	효능	–	SHI	정부병원예산
이탈리아	yes	효능	–	Regions	
핀란드	yes	효능	질병, 인구, 소비	SHI	Municipality
노르웨이	yes	효능	질병, 인구	SHI	Regions
스페인	yes	효능	질병, 인구	Community budgets	
포르투갈	yes	효능	질병, 인구	NHS	
스웨덴	no	소비	효능, 질병, 인구	County councils	
덴마크	yes	소비	질병, 효능	Regions	
영국	no	효능	질병, 인구	NHS	

주: 효능–생산물 효능기준, 질병– 질병기준, 인구–대상인구 기준, 소비–소비기준을 의미
출처: Vogler et al. (2018)

4) 외래 의약품 등재 방식

과거에는 처방약 목록에 등재된 의약품을 의사가 처방하는 경우 약값의 전액 내지는 일부를 보험에서 지불하였다. 그러다 1960~1970년대 의료비 지출이 급증하자 보험자들은 정부의 일반적인 가격통제보다도 더 구체적인 조치들을 적용하였다. 각국이 경험하는 일반적인 문제는 처방약으로 등재된 의약품의 수가 너무 많고 또한 등재가 매우 쉽게 이루어진다는 점이다. 의약품을 관리하는 당국이 유효성이 입증되지 못한 복제약이나 이미 폐용된 의약품, 그리고 일반약(over the counter, OTC)도 처방전 목록에 등재하고, 의사들은 쉽게 처방하여 보험에서 지불하는 의료비 부담을 높였다는 점이다.

1970~1980년대에는 많은 국가에서 보험에서 지불하는 제한된 처방약 목록(limited lists)을 작성하는 방법을 사용하였다. 보험에서 상환하는 의약품의 목록에는 포지티브 방식과

네거티브 방식의 두 가지가 있다. 먼저 네거티브 방식은 유효성과 안전성이 입증되어 의약품으로 허가받은 품목 가운데 일부 의약품을 제외하고는 모두 보험의약품으로 등재하는 방법을 말한다. 포지티브 방식은 의약품으로 허가받은 품목 가운데 보험에서 상환하는 의약품을 별도로 정하는 방식이다. 포지티브 방식은 의약품과 관련하여 자원의 효율적인 사용을 목적으로 채택된 방식인데, 동일한 효능의 의약품 가운데 경제성이 우수한 의약품만 보험의 상환대상 의약품으로 등재하는 제도이다. 따라서 포지티브 방식을 도입하기 위해서는 의약품에 대한 비용-효과분석이라는 경제성 분석이 수반되어야 한다(이규식 외, 2007).

다음 [표 2-41]은 포지티브 제도와 네거티브 제도를 택하고 있는 국가의 현황이다. 대부분의 유럽 국가들이 포지티브 리스트 제도를 택하고 있고, 독일은 네거티브 리스트 제도를 갖고 있다. 스페인과 영국은 두 제도를 병행하고 있다. 우리나라는 2006년 12월 29일을 기하여 네거티브 방식을 포지티브 방식으로 전환하였다. 그런데 상당수의 국가들에서는 보험에서 급여로 제공하는 의약품의 목록표(drug list)가 없는 경우도 있다(Normand and Weber, 1994).

[표 2-41] 외래의약품 등재제도별 국가(2017년 기준)

구분	국가
포지티브 리스트	오스트리아, 벨기에, 덴마크, 핀란드, 프랑스, 그리스(포지티브와 비처방약 목록), 이스라엘, 이탈리아, 룩셈부르크, 네덜란드, 노르웨이, 포르투갈, 스웨덴, 스위스
네거티브 리스트	독일(prescription-only 약품, 예외적인 경우 비처방약 보험상환)
두 제도 병용	스페인, 영국

출처: Vogler et al.(2018)

5) 참조가격제

의약품에 대한 지불을 줄이기 위한 방안으로 많이 거론되는 방식이 참조가격제이다. 이 제도는 [표 2-42]에서 볼 수 있는 바와 같이 1989년 독일이 처음 도입한 이후 많은 유럽 국가들이 채택하고 있다. 참조가격제를 채택하기 위해서는 약 효능이 유사한 의약품 군이 있어야 한다. 약 효능이 유사한 의약품 가운데 보험자(지불자)가 어느 한 가지 의약품을 참조(reference pharmaceutical)하여 그 의약품의 가격을 지불기준으로 할 때, 효능군이 유사한 의약품으로 그 가격보다 비싼 약을 처방을 하게 되면 보험자는 참조가격만을 지불하고 그 이상은 환자가 전액 부담하게 된다. [표 2-42]에서 오스트리아, 룩셈부르크, 스위스, 영국은 참조가격제를 실시하지 않고 있으며, 스웨덴은 1993~2002년까지 실시하다 현재는 중단되어 있다.

참조가격제의 운영은 후술되는 독일의 의약품에서 상세히 설명하기로 한다. 참조가격제를 채택하기 위해서는 의약품의 그룹을 만드는 것이 중요하다. [표 2-42]에서 보면 의약품의 그룹화는 주로 ATC[4] 5를 사용하고 있고, 독일과 그리스는 ATC 4를 병용하고 있다.

[표 2-42] 참조가격제의 실시 현황(2017년 기준)

국가	참조가격제	
	도입연도	Grouping
오스트리아	no	–
벨기에	2001	ATC 5
프랑스	2003	ATC 5
독일	1989	ATC 5, 4
이스라엘	연도불명	ATC 5
룩셈부르크	no	–
네덜란드	1991	interchangeable products 사용
스위스	no	–
그리스	2006	ATC 5, 4
이탈리아	2001	ATC 5
핀란드	2009	ATC 5
노르웨이	2003	ATC 5
스페인	2000	ATC 5
포르투갈	2003	ATC 5
스웨덴	1993-2002(현재 중단)	
덴마크	1993	ATC 5
영국	no	–

출처: Vogler et al. (2018)

4) ATC란 Anatomic Therapeutic Chemical을 뜻하며, interchangeable medicines의 cluster가운데 하나이다.

6) 대체조제

많은 국가들이 약제비를 줄이기 위하여 노력하고 있다. 그러한 노력의 일환으로 값이 싼 복제약(generic drug) 사용을 장려하기 위하여 대체조제를 허용하게 된다. [표 2-43]에서 볼 때 대체조제를 허용하지 않는 국가는 오스트리아, 룩셈부르크, 영국이다. 그러나 룩셈부르크와 영국은 국제적 비전매 특허 의약품(international nonproprietary name, INN)의 처방은 허용하고 있다.

벨기에에서는 제네릭 대체는 명시적 허용이지만, 항생제나 항진균제는 대체가 의무적이다. 스위스에서는 약사가 제네릭 대체에 대한 수수료(fee)를 받고 있다. 반면에 프랑스는 제네릭 대체와 처방에 대하여 의사에게는 자발적인 P4P 보상을, 약사에게는 제네릭 조제에 대한 동일한 보상이라는 인센티브가 주어진다. 네덜란드에서는 만약 의약품이 우대가격정책의 범주 안에 있으면 제네릭 대체는 의무적이다(그런데 의사가 다른 의약품을

[표 2-43] Generic 의약품의 대체조제 여부(2017년 기준)

국가	INN prescription	대체 조제 허용
오스트리아	불가	불가
벨기에	허용, 명시적	허용, 명시적
프랑스	의무적	허용, 명시적
독일	허용, 명시적	의무적
이스라엘	허용, 명시적	허용, 명시적
룩셈부르크	허용, 명시적	불가
네덜란드	허용, 명시적	허용, 명시적
스위스	허용, 명시적	허용, 명시적
그리스	의무적	의무적
이탈리아	의무적	의무적
핀란드	허용, 명시적	의무적
노르웨이	허용, 명시적	허용, 명시적
스페인	의무적	의무적
포르투갈	의무적	허용, 명시적
스웨덴	불가	의무적
덴마크	불가	의무적
영국	허용, 명시적	불가

주: INN stand for International Nonproprietary Name.
출처: Vogler et al. (2018)

처방할 필요성이 있다고 표시하면 예외가 됨).

제네릭 대체가 의무적이더라도 처방의사에게 대체를 거부할 권리가 주어진다(예: 의사가 처방전에 brand name을 적을 경우). 그리고 환자가 대체조제를 원하지 않고 비싼 의약품을 원하면 제네릭과의 차액을 지불하고 이용할 수 있다.

2. 주요 건강보험국가들의 의약품 가격 결정과 상환제도[5)]

약제급여와 관련하여서는 약값을 어떻게 약국에서 결정하고 보험에서는 어떻게 상환하느냐의 문제가 제기된다. 의약품을 보험급여로 제공하고 이를 상환 받는 것은 대체로 그 나라의 진료비 지불제도와 관련이 있다. 유럽 국가들은 대부분이 병원에 대한 진료비와 개업한 의사에 대한 진료비 지불방법이 다르기 때문에 약제비에 대한 상환방법도 다른 특징이 있다.

서유럽의 건강보험국가들은 과거에는 병원에 대하여 입원 1일당 정액으로 진료비를 상환하였고, 여기에는 의사의 인건비를 위시하여 약값이나 다른 비용들을 모두 포함하였다. 2000년대 이후에는 많은 국가들이 DRGs 제도로 진료비를 지불하는 방법을 바꾸었으나 일당 진료비와 같이 의사인건비, 약값 등의 모든 비용을 DRG 가격에 포함시키는 방법은 동일하다. 따라서 병원들은 의약품 구입에 대하여 별도로 보상받지 못하기 때문에 입원환자에게는 포지티브 방식이냐 네거티브 방식이냐가 큰 의미가 없고 외래처방일 때만 의미가 있다. 유럽 국가 병원들은 의약품을 제약회사로부터 직접 구매하는데, 구매가격은 병원의 능력에 따라 값싸게도 구입이 가능하며 값싸게 구입하는 병원일수록 경영에 도움을 얻게 된다.

이러한 유럽 국가들도 외래환자의 경우는 의사가 처방전을 발행하고 환자들은 약국에서 처방을 받고 의약품을 구매하게 된다. 즉, 이때 약제비 상환은 주로 개업 의사를 방문하여 처방을 받아 약국에서 조제하는 의약품에 대한 것이다. 각국의 약가제도는 그 나라의 제약산업의 발전과정, 의료보장의 형태, 국민들의 부담정도 그리고 경제체제와도 결부되어 형성되어왔기 때문에 이를 하나의 틀로 정형화시키기는 매우 어렵다.

의약품의 최종 가격은 세 부분으로 구성된다. 첫째는 생산자 가격, 둘째는 도매상의 추

5) 이 부분은 이규식(2009)을 토대로 자료를 update하여 재작성하였다. 그러나 자료의 제한으로 각국 제도를 일정한 틀(frame)로 소개하지 못한 아쉬움이 있다.

가 부가가격, 셋째는 소매상의 추가 부가가격이다. 각 부분마다 비용과 이윤으로 구성된다. 만약 정부가 약값을 통제하려면 세 부분을 분리하여 따로 하거나 아니면 최종 판매가격을 규제하게 된다.

각국 정부는 의약품에 대하여 제한된 통제권을 갖는다. 통상적으로 의약품의 판매자나 도매상은 자국민이기 때문에 쉽게 통제가 가능하다. 그러나 의약품의 제약사는 다국적기업으로 외국인이기 때문에 통제의 대상에서 벗어나 있다. 만약 다국적 기업이 생산하는 약의 가격을 통제코자 한다면, 벨기에가 사용하고 있는 방법인 원산지에서의 도매가격에 수입업자의 추가 부가가격을 더해주는 것을 생각할 수 있다(Glaser, 1991).

의약품에 대하여 나라에 따라 매우 엄격한 가격통제를 하고 있는데 대상은 생산자가격, 도매상가격, 소비자가격으로 다양하다. 어떤 나라는 생산자가격은 합법적인 권리로 인정하여 자율적인 책정을 허락하고 도매상이나 판매상(약국이 될 수 있음)의 추가 부가가격을 통제 대상으로 하기도 한다. 반대로 생산자가격을 통제하기 위하여 약 생산에 소요되는 모든 사항을 기록 보관시키고 초과이윤으로 간주되는 것은 배제시키는 방법을 택하는 나라도 있다.

통상적으로 약값은 정부기구에 의하여 감시를 받고 있다. 그리고 질병금고는 고시된 가격보다 항상 낮게 지불하려는 노력을 하고 있다. 독일이나 미국과 같이 다국적 제약기업이 많은 국가에서는 의약품의 생산자 가격에 대하여 자율적 결정을 선호한다(Glaser, 1991). 많은 국가들은 의약품의 생산비가 올라가면 생산자 가격의 상승을 법적으로 허용한다. 그런데 제약기업들이 그들의 회계장부를 완벽하게 공개하지 않기 때문에 의약품의 생산비를 파악하기가 무척 어렵다. 그리하여 기본적으로 자율가격제를 바탕으로 하는 국가가 있는 반면에 통제가격인 공정가격제를 기본으로 하는 국가도 있다. 따라서 획일적으로 어느 나라의 제도가 가장 좋은 제도라고 말하기가 어렵다. 이러한 사정을 이해한 연후에 몇몇 국가들의 약가제도를 살펴보기로 하자.

1) 독일

(1) 일반적 사항

독일의 의약품은 우리나라와 같이 처방약, 약국 판매약(pharmacy only 표시된 OTC), 자유판매약으로 구분된다[6]. 약국 판매약은 의사의 처방전 없이 약국에서만 판매 가능한 의약품으로 흔히 OTC로 부르고 있다. 의약품과 관련하여 몇 가지 지표를 2011년 기준으로 보면 다음과 같다(Busse and Blümel, 2014). 독일 내에서의 총 판매액 453억 유로로서 380억 유로(84%)가 약국, 39억 유로(8%)가 급성기병원, 나머지 34억 유로(7%)가 슈퍼마켓 등에서 판매되었다. 그리고 약국에서 판매된 380억 유로 중에서 전문의약품이 335억 유로, OTC가 45억 유로로 구성되었다.

총 의약품비 지출 중 건강보험에서 지출되는 비중이 72%, 민영보험에서 7%, 개별 가구에서 16%, 나머지 5%는 다른 용도로 사용되었다. 2004년 「건강보험현대화법」의 제정으로 OTC 의약품이 건강보험 급여에서 제외되어 모두 환자 부담이 되었다. 약국에 대하여 부가가치세가 부가되는데 2006년까지는 16%이던 것이 다른 EU 국가들에 비하여 낮다고 하여 2007년부터 19%로 인상되었다.

대부분의 처방의약품은 ambulatory 분야에서 이루어지고 2010년 통계로는 95%가 약국에서 조제되고 있으며, 처방 건수로는 전문의약품과 OTC 의약품이 반반 정도이다. 그러나 금액으로는 전문의약품이 총 지출(약국)에서 85%를 차지하고 있다. 또한 2003년까지는 ambulatory 분야 조제는 약국에서 독점하였으나 2004년부터 엄격한 조건에서 통신판매(e-commerce)가 도입되었고 병원 약국도 질병금고와 협의가 되면 통신판매용 조제가 허용되었다. 개업의사는 특별한 예외가 아니면 조제할 수 없다. 2003년까지는 약사 한 사람에게 하나의 약국 운영만 허용하였으나 2004년부터 4개까지 지점 운영을 허용하고 그중 3개는 반드시 본점과 같은 county나 이웃 county에서만 운영이 가능하도록 하였다(Busse and Blümel, 2014).

(2) 의약품 가격

의약품에 대한 가격 규제는 입원 부분과 ambulatory 분야가 다르다. 병원은 제약회사나 도매상과 약가협상을 하여 의약품을 구매할 수 있는 반면에 유통망과 가격은 시장에서 규제가 이루어진다.

① 생산자 출하가격

독일에서는 입원 부분이든 ambulatory 분야이든 원칙적으로 제약회사가 정부로부터 가격이나 이윤통제를 받지 않고 자율적으로 의약품의 출하가격을 결정한다. 그러나

6) 처방약도 pharmacy only지만 당연하기 때문에 여기서는 OTC만 언급하였다.

제약회사는 참조가격제 형식의 간접적인 가격 규제, 병행수입[7]품의 법적인 최소 판매, 질병금고에 지불해야 하는 리베이트 등은 고려하여 가격을 결정한다.

② 도매가격

도매상의 도매가격에 대해서는 정부가 개입하고 있다. 도매가격은 생산자 출하가격에 일정률의 마진을 붙여 판매한다. 도매가격에 허용되는 마진폭의 최대값은 '의약품가격규정'(Arzneimittel-preisverordnung)에 따라 결정되는데 제약회사의 출하가격에 반비례하게 되어 있다.

㉠ 도매가격 = 생산자 출하가격 + max. mark-up price

㉡ mark-up price = 생산자 출하가격 × 마진율(mark-up rate)

- 마진율은 출하가격에 역 비례하여 8단계로 구분(12~21%)되어 설정

③ 약국의 판매가격

소매를 맡은 약국의 판매가격에 대하여도 정부가 개입하고 있다. 약국도 공식적인 마진율이 정해져 있으며 '가상적 도매가격(hypothetical wholesale price)'을 기준으로 마진율이 정해진다. '가상적 도매가격'이란 공장도 출하가격에 최대의 도매마진율을 적용한 가격을 말한다. 따라서 가상적 도매가격은 독일 전역에 걸쳐 단일가격이 된다.

㉠ 가상적 도매가격 = 생산자가격 + max. mark-up price

㉡ 공식적 소매가격 = 가상적 도매가격 × mark-up rate

㉢ Mark-up rate는 가상적 도매가격에 역 비례하여 7단계로 구분(30~68%)되어 설정(가상적 도매가격이 낮을수록 마진율을 높게 함)

제약회사들은 의약품의 가격과 약의 장점을 놓고 경쟁을 하게 되며 도매상은 최대허용마진율의 설정을 놓고 가격경쟁을 벌이게 된다. 그러나 약국은 가격경쟁을 벌이지는 않는다. 도매상의 마진율은 약가가 높을수록 낮지만 마진의 절대액은 고가약일수록 크기 때문에 실제 도매가격(가상적 도매가격보다 낮음)은 협상으로 결정하여 도매마진을 도매상과 약국이 나누어 갖는 형식이 된다. 따라서 누구도 약가를 낮출 재정적인 유인이 없다(NERA, 1993).

약국에서는 보험의약품에 대하여 일정 마진율을 인정하기 때문에 공식적인 조제료는

7) 대리점 등 제약회사의 승인판매 경로 이외의 경로를 통한 수입품을 말한다.

허용하지 않고 있었으나(일본 약업시보사, 1995), 2002년부터 조제료를 허용하고 있다. 약국에서는 3%의 고정된 마진율 이외에 처방당 8.35 유로의 조제료를 받고 있다. 3%의 마진율은 가상적 도매가격에 대한 것이다. 비처방의약품은 건강보험의 상환대상이 아니기 때문에 가격은 약국에서 자유로 결정할 수 있다(Busse and Blümel, 2014).

(3) 보험 상환 의약품과 가격통제

병원에 대해서는 제약회사가 바로 의약품을 공급하게 되며 병원 진료비는 질병금고가 DRGs로 지불하기 때문에 병원이 약을 싸게 구입할 경우 그만큼 병원 경영에 유리해진다. 의약품가격 정책은 질병금고의 재정보호를 위하여 ① 리베이트, 할인, 가격동결, ② 참조가격제, ③ 상환한계, ④ 상환규모, ⑤ 대체조제와 병행수입과 같은 간접적인 규제 방법이 있다(Busse and Blümel, 2014).

① 리베이트, 할인, 가격동결

여기에는 다음과 같은 네 가지 방법이 있다.

㉠ 약국이 질병금고에 제공하는 법적 리베이트

건강보험제도가 의약품시장을 주도하기 때문에 약국은 질병금고에 리베이트를 주는 것으로 의무화되어 있다. 2003년까지는 리베이트가 최종 약가의 고정률로 되어 있었으나, 2004년부터 처방약의 정해진 양에 대하여 정액부과로 바뀌어졌다. 처음에는 조제 pack 당 2 유로에서 2007년에는 2.30 유로로 높아졌다가 2009년에는 1.75 유로로 낮추도록 협상이 되었고, 2011년에는 2.05 유로로 다시 높아졌다. 그 이후는 질병금고와 약국 조직 사이에 집단적 협상이 이루어져, 2013년에 1.8 유로로 2015년에 1.77 유로가 되었다. OTC 의약품에 대해서는 5%의 리베이트가 건강보험(G-BA exemption list에 기초)에 지불되고 있다. 2012년 기준으로 건강보험 의약품비의 약 4%가 리베이트가 되었다.

㉡ 제약회사가 질병금고에 제공하는 법적 리베이트

2003년 이후 참조가격없이 건강보험에서 커버되는 의약품에 대하여 6%의 리베이트 율을 적용하였는데, 2004년에는 일시적으로 16%로 하여 그 해의 질병금고의 재정에 크게 기여하였다. 2006년 「약물치료 효율성 개선법」에 의하여 참조가격보다 30% 아래에 있지 않는 제네릭 의약품에 대하여 제약회사가 10%의 리베이트를 주도록 규정하였다. 참조가격제도에 있지 않은 의약품은 리베이트가 2010년 8월부터 2013년 말까지 다시 16%가 되었다. 2014년 4월부터 참조가격제 밖에 있는 의약품에 대한 제약회사의 리베이트는 특허 약에 대해서는 7%, 특허 만료된 의약품은 6%로 하였다. 2012년 기준으로 건강보험 의약품비의 약 8%가 리베이트였다.

㉢ 질병금고와 제약회사 간의 협상에 의한 할인계약

2003년 이후 질병금고는 제약회사와 할인계약을 체결하였으나, 2007년 이후 약국은 처방의사의 반대가 없는 한 피보험자에게 계약된 의약품만 조제해야 할 의무가 부여되었다. 질병금고는 약국에 특정의약품의 배타적인 사용을 보장하고, 제약회사는 질병금고에 협상된 할인을 해준다. 2012년 말에 대부분의 질병금고가 할인계약을 협상하였다.

㉣ 잠재적 리베이트를 통한 기술적인 가격동결(price freezes) 실현

추가적으로 제약회사는 일정기간 동안 질병금고를 위하여 가격인상을 금하게 되는데 이것을 price freezes라고 부른다. 그런데 독일에서는 출고가격이 자유로 결정되기 때문에 제약회사가 질병금고에 시장가격이 인상되는 것만큼 리베이트를 주어 기술적으로 동결하게 된다. 2010년 8월 이후 건강보험 의약품의 가격은 2009년 수준에서 동결되었다.

② 참조가격제도

의약품 상환에서 간접적인 가격통제를 하기 위한 수단으로 1989년 9월부터 참조가격제(reference price system)가 도입되었다. 참조가격은 질병금고가 상환 의약품의 상한가격을 설정하는 것으로 의약품의 성분이 동일하거나 비교할만한 효능(comparable efficacy)을 갖는 유사한 의약품에 대하여 적용한다. G-BA가 의약품의 성분을 식별하여 유사성 여부를 분류할 책임이 있으며, 참조가격은 질병금고연합회가 설정한다. 질병금고는 참조가격(상한가격)에 이르기까지는 상환을 해주고 만약 환자가 참조가격보

다 높은 가격의 의약품을 처방받게 된다면 참조가격 이상의 가격은 환자가 전액 부담한다. 1992년 이전에는 의약품 가격이 참조가격 이하면 환자에게는 co-payment가 없었다. 1993년부터는 모든 의약품에 대해 정액의 co-payment를 지불하여야 했는데, 시장가격이 참조가격보다 높으면, 차액과 함께 co-payment도 지불하도록 되었다. 여기서 주목해야 할 점은 참조가격을 초과하는 의약품은 극히 적다는 점이다. 2006년 이후는 참조가격보다 30% 정도 값이 싼 의약품에 대해서는 co-payment가 면제되었다.

1998년 「건강보험연대강화법」이 참조가격의 설정에 대하여 규제를 강화시켜, 시장에서 가격이 낮은 3개 의약품 가운데 가장 높은 가격의 의약품보다 가격을 더 높게 책정하는 것을 금지시켰다. 그리하여 1999년 4월 1일자로 참조가격을 갖는 446개 그룹가운데 202개가 가격을 낮추게 되었다.

참조가격제도는 의약품의 비용억제에 효과적인 것으로 입증이 되었다. 왜냐하면 환자의 co-payment 회피 행동이 참조가격(상한가격) 이하의 의약품 이용을 증가시켰기 때문이다. 2011년 1월 기준으로 의약품 시장에서 약국 총 매출과 관련하여 참조가격 의약품의 매출액은 37.8%, 처방 건은 75.7%에 이르게 되었다.

2004년 「건강보험현대화법」은 치료상 추가적 편익이 없는 특허 신약에도 참조가격제도를 확대시켰다. 그래서 특허를 이용하여 제약회사가 참조가격제를 피할 수 없도록 하였다. 2004년부터는 IQWiG가 G-BA와 연방질병금고연합회를 지원하여 신약을 유사한 의약품과 비교하여 혁신성과 효과성의 정도에 따라 분류하고 있다. 2004년 8월에 statins, sartans, triptans proton pump inhibitors가 참조가격제에 포함되면서 특허 효력이 있는 많은 의약품을 참조가격제에 포함되도록 이끌게 되었다.

한편, 참조가격제도에 의해 약가가 결정되지 않는 의약품이 있다. ㉠ 상당한 치료적 개선을 보이거나 이전에 비해 부작용이 경감된 오리지널 성분을 포함하는 신규 특허 의약품, ㉡ 약국제조가 허용된 의약품, ㉢ 백신과 같이 「의약품법」에 명시된 특수한 의약품 등이 이에 해당된다. 한편, 단일한 치료군 내에 있는 다수의 특허의약품의 경우 그 치료군내 첫 번째 성분의 특허가 종료되기 전까지는 참조가격제도에 적용을 받지 않는다.

③ **상한한도 설정**(Reimbursement limits, 2007~2010)

2007~2010년간 연방질병금고연합회는 참조가격그룹이 아닌 의약품의 상환에 대하

여 상한한도(upper reimbursement limits)를 설정하여 의약품비 지출을 통제하였다. 질병금고는 상한까지만 의약품비를 상환하게 되는데 이때 제약회사는 상한선에 대하여 의견을 제시할 수 있도록 하여 제약회사의 의약품 개발비용이 적절히 반영될 수 있도록 유의하였다. 그리고 상한제는 비용–편익분석을 토대로 설정하도록 하여, 의약품이 비용–효과성을 입증하게 되거나 치료에 다른 대안이 없다면 상한제 적용을 유예하였다. 그리고 의약품에 대한 비용–편익분석은 IQWiG가 담당하였다.

④ **상환량 설정**(Reimbursement amounts, 2011년 이후)

G–BA 결정에 따라 추가적인 편익이 있는 의약품은 연방질병금고연합회가 제약회사와 (할인된)가격으로 소위 상환량(reimbursement amounts)을 협상(참조가격제와는 달리 환자의 비용 분담은 허용하지 않음)하게 된다.

만약 양측이 G–BA가 추가적 편익을 결정한 후 6개월 이내에 상환량에 대한 협상을 하지 못할 경우, 중재위원회가 국제적 가격비교를 토대로 3개월 이내에 가격을 정한다. 중재 결정에서 상환량도 결정하는데, 이 의약품이 시장에 나온 13개월을 소급하여 적용한다. 2013년 말까지 추가적인 편익을 갖는 41개 의약품에 대한 상환량이 결정되었는데 37개는 협상으로 4개는 중재로 결정되었다.

⑤ **간접적 가격규제**(Indirect instruments)

의약품 시장에서 간접적인 가격규제는 「의약품지출제한법」을 통하여 2002년에 도입된 aut–idem('or the same') provision에 대한 것이다. 법에서는 약국은 의사가 처방한 오리지널 의약품 보다 값이 더 싼 의약품을 팔도록 규정하고 있다. 다만, 의사가 성분명으로 처방하였거나, 동일 성분의 의약품으로 대체를 배제하지 않았을 때로 하고 있다. 의사는 처방전에 동등한 효능을 갖고 보다 비용–효과적인 의약품이 있다면 약사가 이를 사용해도 될 지 여부를 명기해야 한다. 만약 질병금고와 제약회사 간에 리베이트 계약이 있다면, 이 계약은 aut–idem provision에 우선한다.

(4) 지출 총액 상한제(Spending caps)

Spending caps은 의약품 지출 총액을 통제하는 제도로 의약품 지출 억제를 위한 유명한 조치로 1993년부터 2001년까지 존치되었다가 2002년에 폐지되고 적절한 처방과 비용

통제의 협상 목표방식으로 대체되었다.

(5) 처방 통제(Prescription controls)

질병금고와 각 지역 보험의사협회 간에 목표량을 의사 전문과목별로 설정한다. 이 제도는 분기별로 전문과별 의사가 평균적으로 처방하는 건수와 일치하도록 하였다. 건강보험 계약 의사가 개인의 목표 한계보다 처방건이 15%를 초과하게 되면 처방행태를 재고하라는 경고 서신을 받게 된다. 과잉처방과 환불의 법적 한계는 개인 목표의 125%로써 의사가 목표치보다 25%를 초과하게 되면 과잉처방의 타당성을 입증하도록 요구받게 된다. 자신이 제출한 과잉처방 사유가 기각되면 환불 대상이 되어 목표 한계 115%와 처방한 건수와 차이만큼 통상 질병금고로 환불 조치가 취해진다.

2) 프랑스

(1) 일반적 사항

프랑스는 우리나라와 같이 선별등재제도에 의해 의약품에 대한 보험급여를 결정한다. 신약의 보험등재 여부의 판단에는 경제성 평가보다는 절대적 혹은 상대적 의학적 가치(안전성, 유효성 외에 대체치료법 유무, 적응증의 중증도, 치료중심인지의 여부, 근본치료인지의 여부)에 의해 결정되고 있다. 그리고 보험등재가 결정된 의약품에 대해 의약품의 유용성(임상적 효과, 비교유효성, 질병양상, 대상인구, 공중위생상의 영향도, 의료기관에의 영향도 등)에 따라 보험에서의 상환율을 차별 적용하는 특징이 있다. 우리나라와 유사하게 보험급여등재와 약가결정은 다른 트랙으로 2원화된 체계로 운영되고 있다(이규식 외, 2015).

(2) 생산자 판매 승인과 보험등재(西村智子, 2013)

〈1단계: 판매승인 신청〉

의약품의 판매승인은 유럽의약품청(European Medicines Agency, EMA) 또는 프랑스 국립의약품·의료용품안전관리기구(ANSM)에 의해 실시된다. 등재 목록에는 외래처방과 원내처방 두 종류가 있으며 의약품은 양쪽에 신청한다. 입원에 DRGs가 도입된

2004년부터 의약품은 병원 외래약과 입원에서 DRGs에 커버되지 않고 처방되는 의약품을 'list T2A'의 카테고리로 설계되어 있다.

〈2단계: 유용성 평가(assessment)〉

제약회사는 의약품의 보험 등재를 희망할 때나 적응증 확대를 희망할 때 HAS(French National Authority for Health)[8]에 평가를 신청한다. HAS는 의약품, 의료기기, 생화학테스트, 행위에 관하여 제조업체로부터 제출된 데이터를 기초로 유용성을 4단계로 평가한다[9]. 의약품에서 유용성 평가는 SMR이라 하고, 5년마다 재평가를 실시한다. 신청으로부터 판정까지 의약품은 90일 이내, 의료행위는 180일 이내에 이루어지게 되어 있다. 표준처리기간을 지키기 위해 심사는 간소화된 것으로부터 본격적인 것까지 다양한 형태로 이루어지고 혁신적인 제품에 관해서는 fast track을 적용한다.

의약품의 유용성 평가에서 상당수는 '중요'로 평가받고 있지만 등재 평가에서 효과가 '불충분'으로 평가받는 경우도 있다. 특히 2011년에는 '불충분' 평가가 32.3%에 이르고 있었다.

〈3단계: 등재 결정(appraisal)〉

HAS의 assessment가 끝나면 의료계 대표가 보험 등재할 조건이 갖추어졌는지 여부를 판단하고 정부가 건강보험 급여목록에 등재를 결정한다. 질병금고연합회는 임상적 효과 등 의약품의 중요도를 고려하여 건강보험에서의 상환율을 [표 2-44]와 같이 결정한다.

[표 2-44] 의약품에 대한 HAS의 유용성 평가와 상환율

HAS의 평가내용(SMR)	UNCAM이 결정하는 상환율
중요(Important)	65%~100%
중간 정도, 동등(Moderate)	30%
낮음(Low)	15%
불충분(Insufficient)	상환하지 않음(전액 환자부담)

8) HAS는 2005년에 설립된 신의료기술평가기구로 의료기술, 의약품, 의료기기 등의 기술적인 안전성과 임상적인 유효성을 판단하는 기능을 갖고 있다.

9) 유용성 평가의 4단계는 중요, 동등, 낮음, 불충분으로 되어 있다.

건강보험에서 의약품을 상환하는 비율은 의약품의 중요도(유용성)에 따라 달라지는 것이 프랑스 제도의 특징이다. HAS에서 중요한 의약품으로 평가를 할 경우 의약품 가격의 100%를 건강보험에서 부담하고 환자는 전혀 부담이 없다. 즉, 필수적이고 장기·고비용 치료에 활용되는 것이라면 약가의 100%를 건강보험에서 상환해준다(백색줄무늬 라벨). 일반적인 의약품이라면 약가의 65%를 상환해준다(백색라벨). 경증용 의약품이면 30%를 상환(청색 라벨)해주고, 비타민과 같이 치료와는 상관없는 의약품은 전액을 이용자 본인부담으로 하고 있다. 예외적으로 전체 인구의 10%에 해당하는 만성질환자, 극빈자, 장애인, 임산부 등에게는 약가의 100%를 상환해주어 본인부담금이 면제된다. 또한 정부가 지정한 30개 만성질병의 환자들은 그 병의 치료에 사용되는 의약품 비용의 본인부담금이 면제된다. 건강보험의 상환율 결정과 병행해서 보건부 내에 의료제품경제위원회가 외국의 의약품 가격을 참고(주로 평균가격)하여 제조업체와 협상하여 보험의약품의 가격을 결정한다.

2013년 10월부터 상대적인 치료적 가치(relative therapeutic interest, ITR)라는 새로운 기준을 도입하게 되었는데, 이 기준에 따라 급여 여부 및 가격을 결정하게 된다. ITR은 관련 경쟁제품과 비교임상연구를 명확히 반영하도록 하는 상대평가라고 할 수 있다. 평가지표로는 효과, 안전성, 예측가능성, 세부 환자군 등이 해당될 수 있으나, 질병의 중증도는 포함하지 않고 있다. 평가결과에 따라 보험에서의 상환가격은 다섯 가지로 구분되고 있다(이규식 외, 2015).

- Inferior인 경우: 보험급여로 등재할 수 없음
- Identical인 경우: No reimbursement or less than weighted average price
- Slightly superior인 경우: Reimbursement at weighted average price
- Moderately superior인 경우: Reimbursement at a negotiated price
- Very superior인 경우: European price

〈HAS에 의한 경제성 평가〉

경제성 평가는 2008년부터 시작하여 매년 증가하고 있다. 서로 다른 기술의 비용과 효과를 비교하는 다면적인 검토에는 상당한 시간을 필요로 하기 때문에 경제성 평가는 가격 개정을 동반한 재평가의 경우 등에 실시한다. HSA 내의 경제성 평가를 담당하는 위원회는 CEESP(Public Health Committee)로서 의료전문가, 환자 대표 및 8개의 다른

분야(경제학, 공중보건, 관리, 운영, 역학, 약리학, 사회학, 철학)의 전문가 25인으로 구성되어 있다.

방법론은 정해져 있지 않고 대상기술에 맞춰 효과와 비용의 지표는 그때그때 선택한다. 안전성과 유효성이 동등한 제품의 비교에서는 비용만이 평가의 기준이 되지만 장기관찰을 필요로 하는 경우에는 질병 경과 전체의 비용을 고려하여 평가한다. 안전성과 유효성에 차이가 있는 복수의 기술을 평가하는 경우에 실시하는 비용효과 분석에서는 의료제도가 다른 나라의 평가를 참조한다. 이때도 방법론을 정해놓고 실시하는 것이 아니라 외국의 의료기술평가기구와 제휴를 하면서 조금씩 실제의 케이스를 누적해 가고 있는 형편이다.

(3) 가격결정

① 생산자 출하가격

프랑스는 제약회사의 의약품 출하가격에 대하여 정부가 통제하는 공정가격제를 택하고 있다.

② 도매가격

일단 생산자 가격이 정해지면 정부가 정한 도매마진율과 부가가치세가 가산되어 도매가격이 결정된다. 허용되는 마진폭은 생산자 출하가격에 대하여 10.74%이다.

③ 약국의 판매가격

약국의 의약품 판매가격에도 일정한 마진율이 허용되며 부가가치세가 가산되어 소비자에게 판매된다. 약국의 세전 마진폭은 약국구입가격이 증가함에 따라 감소하는 형태(degressive scale)를 취하고 있는데 최대마진은 45%, 최소마진은 8%이다. 약국의 평균 마진율은 공정가격의 27%이다(일본 약업시보사, 1995). 약국에 대하여 마진율을 인정하는 관계로 프랑스에서는 약국 조제료를 인정하지 않고 있다.

④ 보험상환가격

보험상환가격은 앞에서 설명한 바와 같이 보험등재 절차를 거치면서 상환율과 가격이 결정된다. 약국의 약제급여에 대하여 환자가 먼저 진료비나 약값을 지불하고 이를 보험자에 청구하여 상환을 받는다. 병원은 제약회사로부터 약을 직접 구입하게 되는데 병원에서 사용되는 의약품의 약 90%가 제약회사로부터 구입하고 있다. 병원에 대한 진료비가 DRGs로 지불되기 때문에 병원입원 환자는 의약품값을 별도 부담하지 않는다[10]. 제약회사의 의약품 출하가격이 공정가격제이기 때문에 병원이 직접 구입을 하여도 독일에서처럼 병원 경영과는 큰 관련이 없어 보인다.

3) 일본[11]

(1) 일반적 사항

일본은 우리나라와 달리 네거티브(negative)제도로 보험급여 의약품을 관리하고 있다. 그리고 약가는 정부가 결정하여 고시하는 고시가제도를 택하고 있다. 신약의 경제성은 고려하지 않으며, 치료효능 개선으로 정의되는 임상적 유용성에 따라 신약을 몇 개의 등급으로 구분하고 치료효능 개선이 우수할수록 더 높은 약가 가산율을 적용하는 체계를 가지고 있다. 보험에 등재된 의약품의 가격은 2020년까지는 매 2년 단위로 시장의 실거래가격을 조사하여 조정하고 있었으나, 2021년부터 매년 실거래가격을 조사하고 있다.

일본도 의약분업이 거의 이루어져[12] 외래나 개업의사는 처방전을 발행하고 환자들은 약국에서 조제를 받게 되는데, 약국에서는 조제료를 받게 된다. 일본도 제네릭 사용을 유도하기 위하여 약국에서 대체조제를 허용하는데 의사의 처방전에 대체가 가능하다는 표시가 있어야 한다. 의사가 처방전에 대체조제를 허용할 경우, 처방당 소액의 수수료가 의사에게 지불된다.

---

10) 항암제와 같은 고가의약품이나 신투석과 같이 비용이 많이 소요되는 경우는 DRGs와 별도로 상환을 받는다.

11) 이 부분은 이규식 외(2015)를 토대로 수정하여 작성하였다.

12) 항생제와 항히스타민제는 반드시 처방전이 있어야 약국에서 조제가 가능(Tatara and Okamoto, 2009)하며, 다른 약의 경우에는 의사의 처방 없이도 조제가 가능한 임의분업이지만, 2019년 1월 기준 의약분업률은 76.4%에 이르고 있다(일본약사회, 2020). 일본은 1997년 정부가 37개 국립병원을 의약분업 모델병원으로 지정하고 의약분업을 시작하여 2003년 50% 이상의 의료기관이 참여하여 오늘에 이르고 있다.

(2) 보험의약품의 등재

의약품의 제조 및 판매를 위해서는 「약사법」에 의해 허가를 받고 제조 판매하는 의약품에 관하여 품목별로 제조판매 승인을 받아야 한다. 「약사법」에 기초한 품목별 승인을 얻기 위해서는 제약회사는 신약의 후보물질을 찾는 기초연구와 후보물질의 약리작용, 약물동태, 독성 등을 조사하여 전임상시험을 실시한 후 장기간에 걸친 임상시험(치험)을 실시하고 승인 신청을 하게 된다. 임상시험에는 건강한 사람에게 투여하여 안전성을 확인하는 제1상 시험, 한정된 수의 환자에게 사용하여 유효성, 안전성을 검토하는 것과 더불어 적정한 용법 용량을 검토하는 제2상 시험, 많은 수의 환자에게 투여하여 유효성과 안전성을 확인하는 제3상 시험이 있다.

의약품 개발에서 등재까지의 과정은 [그림 2-7]과 같이 먼저 신규물질의 합성 및 발견을 위한 기초연구에 통상 2~3년이 소요된다. 다음은 동물을 대상으로 신규 물질의 유효성과 안전성 연구인 비임상시험에 3~5년이 소요되며, 사람을 대상으로 하는 임상시험

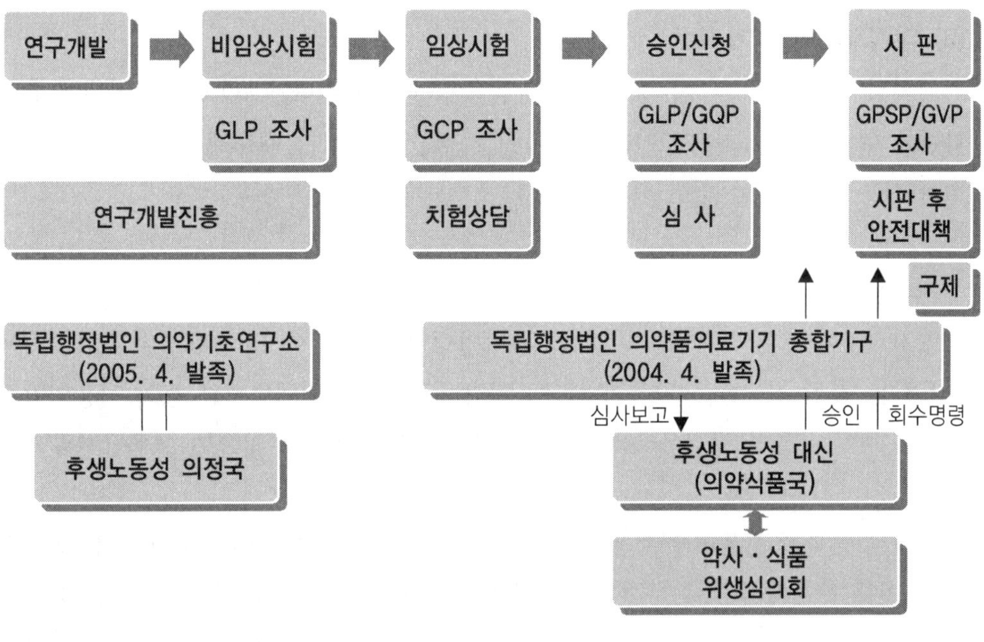

주: GLP: 비임상시험실시기준, GCP: 임상시험실시기준, GMP: 제조품질관리기준
GQP: 제조판매품질보증기준, GPSP: 판매 후 조사시험실시기준, GVP: 판매 후 안전관리기준

[그림 2-7] 일본의 의약품 등재과정

(치험)에 3~7년이 소요된다.

항암제 등 일부 의약품을 제외하고 이러한 모든 과정을 거치지 않으면 승인을 취득할 수 없다. 임상시험을 거쳐 안전성과 유효성이 있다는 판정을 얻게 되면 제약회사는 후생노동성에 의약품의 승인 신청을 하게 되는데 이때 '의약품·의료기기총합기구'에서 심사를 하게 된다. 후생노동성은 시판 후 안전성 등도 '의약품·의료기기총합기구'에 의뢰하여 심사를 하게 된다. 이 기구는 2004년 4월 발족한 독립된 행정법인으로서 미국의 FDA와 유사한 기능을 수행하며 모든 신약과 제네릭 약을 대상으로 안전성과 효과성을 서류로만 심사를 한다. 심사 시에 비임상시험기준인 GLP(good laboratory practices)와 임상시험기준인 GCP(good clinical practices)의 적합성을 검토하기 위하여 실험은 하지 않지만 현장 심사는 할 수 있다.

건강보험 적용여부는 중의협 산하 약가산정조직에서 결정하는데 이곳에서 보험적용 여부와 함께 약가도 심사하게 된다. 약가 결정이 완료된 의약품은 의료용의약품, 보험의료의약품, 처방의약품 등으로 불리며 일본 내에 유통이 허가된다.

(3) 약가제도와 약가기준

가격책정에는 획기성, 유용성, 소아, 시장성 등을 반영한다. 그리고 가격정책에서 실거래가격을 매년 1회 조사하여 이를 반영하여 가격을 조정하기 때문에 신약의 가격이 높게 책정되어도 조정기전이 있는 특징이 있다.

① 약가기준제도

약가기준은 보험의료기관 및 보험의료요양담당 규칙 등에 의해 규정된 의료보험에서 사용하는 것이 가능한 의약품의 품목표이며, 동시에 보험의료기관 등의 사용의약품의 청구가격(가격표)의 역할을 한다. 즉, 약가기준에 등재되지 않으면 보험급여를 할 수 없다.

신약은 연 4회 상품명으로 등재되는데, 승인으로부터 60일 이내 등재하며, 늦어져도 90일 이내 등재가 되도록 하고 있다. 일본은 negative list 제도를 택하고 있어 신약의 승인이 끝나면 거의 보험의약품으로 등재된다. 특허가 끝나면 20~30여개의 후발의약품(generic)이 생산되는데 제네릭 의약품은 연 2회 등재되고 있다.

② 신약의 약가 산정방식(三村 まり子, 2013)

신약의 약가를 산정하는 방식은 [그림 2-8]과 같다. 신약이라도 시장에 처음 등장하는 혁신적인 신약과 기존의 의약품과 유사한 의약품(me too)이 있다. 유사의약품과 혁신적 신약의 가격책정방법은 차이가 있다.

〈혁신적 신약의 가격 결정〉

유사약이 존재하지 않는 혁신적 신약은 [그림 2-8]에서 볼 수 있는 바와 같이 원가계산방식으로 약가를 결정한다. 원가산정에는 제조원가, 판매비, 일반관리비, 영업이익, 유통경비 및 소비세 등을 감안하여 약가를 산정하고, 외국의 의약품 가격[13]과 비교 조정을 거친 후 최종 가격을 결정한다. 원가계산방식에서는 규격 간 조정 절차는 필요가 없다.

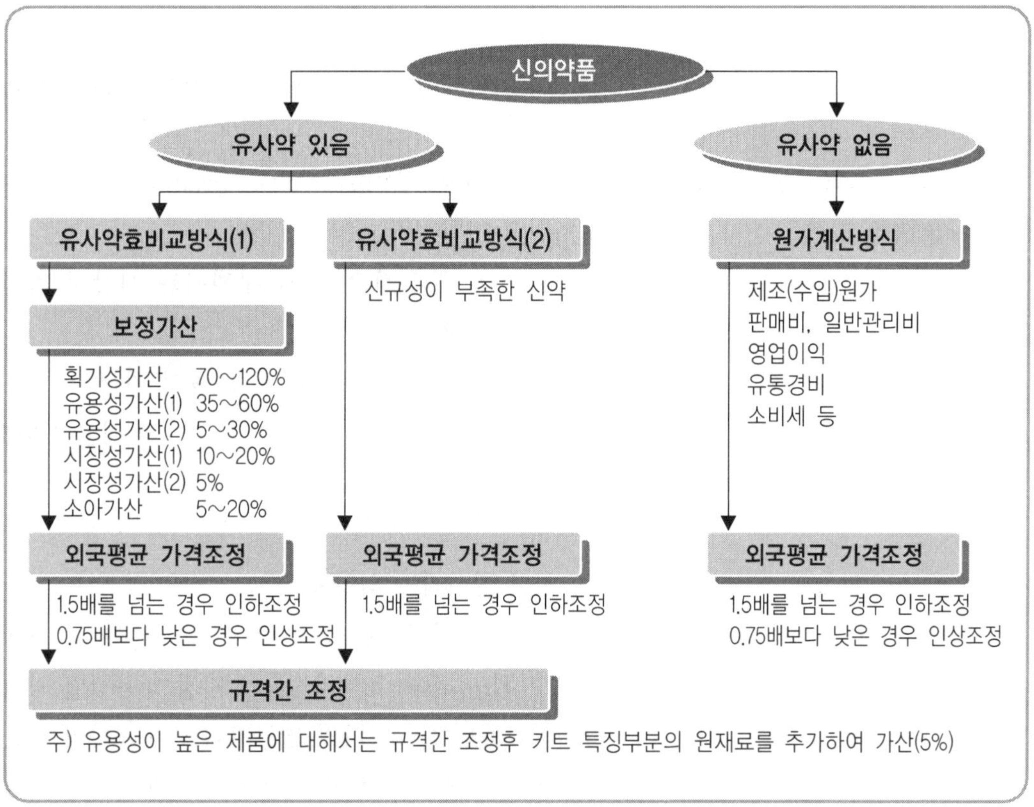

[그림 2-8] 일본의 신약 약가 산정방식

13) 여기서 외국은 미국, 영국, 독일, 프랑스 4개 국가를 말한다.

〈유사 의약품의 가격결정〉

해당 신약이 유사 의약품에 비교하여 유용성 등이 입증되는 경우에는 다음과 같이 2가지 방법이 있다.

〈유사 의약품의 가격결정(1) - 신규성이 인정되어 보정가산 방법〉

해당 신약이 기존의 유사 의약품을 개선하여 약효를 높이거나, 치료방법의 개선을 이룩하는 등으로 개선시킨 의약품은 기본적인 룰로 책정되는 기존 유사약 가격에 대하여 가산율을 적용하는 방법으로 가격을 조정한다. 이때 사용되는 비교약은 약가 등재 후 10년 이내의 의약품으로 후발품이 등재되지 않은 경우의 의약품에 한정한다.

유사 의약품의 효능개선에 따른 가산율은 다음과 같이 여섯 가지가 있다.

- 개선 정도에 획기적이면 획기성 가산(level 1: innovation premium)으로 유사효능군 가격의 70-120%를 가산
- 다음으로 효능이 개선된 의약품에 대하여 유용성 가산(level 2: usefulness premium)으로 35~60%를 가산
- 효능이 조금 개선된 경우는 유용성 가산(level 3: usefulness premium)으로 5~30%를 가산
- 희귀약(orphan drug)이나 시장규모가 극히 작은 약에 대해서는 시장성 가산(market size premium)으로 5~20%를 가산
- 소아약이면 소아가산(pediatric product premium)으로 5~20%의 가산

이렇게 결정된 신약의 약가는 다시 미국, 영국, 프랑스 및 독일의 4개국 평균가격에 맞춰 조정을 하게 된다.

〈유사 의약품의 가격결정(2) - 신규성이 떨어지는 의약품〉

새로운 의약품이 기존의 유사 의약품과 비교하여 신규성이 떨어지는 경우에는 보정가산율을 적용하지 않고 과거 6년간 등재된 기존의 유사의약품의 가장 낮은 1일 약가 또는 과거 10년간 등재된 기존의 유사의약품의 1일 약가의 평균가격를 비교하여 낮은 금액으로 한다. 그리고 외국 4개국의 평균가격으로 조정하는 절차로 진행하고, 외국평균가격조정에서 1.5배 이상인 경우에만 가격 인하로 조정한다.

신규성이 떨어지는 신약이란 ① 보정가산에서 제외되는 의약품, ② 약리작용유사약

이 3개 이상 존재, ③ 최고 오래된 약리작용유사약이 약가 등재된 후 3년 이상 경과되어야 한다는 세 가지 조건에 해당되는 의약품을 말한다.

〈가격조정의 일반적 룰〉

효과가 동일한 기존의 유사의약품이 있는 경우에는, 시장에서의 공정한 경쟁을 확보한다는 관점에서 신약의 1일 약가와 기존의 유사의약품의 가격과 일치시키도록 가격을 책정하는데, 구체적인 사례는 다음과 같다.

기존약	신약	신약 1정의 가격산정
1정 = 50엔	1정 = X엔	50엔×3정 = X엔×2정
1일 3정	1일 2정	X = 75엔

〈외국평균가격 조정방법〉

[그림 2-8]에 등장하는 외국 평균가조정이란 4개 국가의 유사한 의약품 가격을 평균하여 일본의 의약품 가격결정에 참고하는 것을 말한다. 조정대상 조건은 산정된 의약품의 가격이 외국평균가격의 1.5배를 상회할 경우에는 산정된 가격을 인하시키고, 외국 평균가격의 0.75배 이하인 경우에는 산정된 가격을 인상시킨다.

〈규격 간 조정〉

[그림 2-8]에서 가격책정의 마지막 단계에 규격 간 조정이 있다. 규격 간 조정이란 널리 사용되는 의약품(범용규격)의 가격으로부터 자주 사용되지 않는 의약품(비범용규격)의 가격을 산정하는 것을 의미한다.

③ 신규 제네릭 의약품의 약가 산정

신약에 비해 제네릭 의약품의 승인 신청을 할 때 제출할 자료는 규격시험방법, 가속시험 및 생물학적 동등성 자료의 3종이고 매년 2회 등재된다. 후발의약품의 등재도 신의약품과 마찬가지로 「약가산정기준에 관하여」(2012년 2월 개정) 등을 따르고 있다. 신규 후발 의약품의 약가산정은 다음과 같다.

첫째, 후발 의약품(generic)이 처음으로 등재될 경우에는 선발품(original 의약품) 가격의 70%로 책정둘째, 후발 의약품이 이미 등재되어 있는 경우에는 등재되어 있는 후발 의약품 가운데 가장 가격이 낮은 가격을 적용

셋째, 단, 내용약(内用藥)에 대해서는 같은 신규 후발품이 동시기에 상품명이 10개가 넘게 판매되는 경우에는 0.6을 곱한 가격을 적용

(4) 기존 등재 의약품의 약가 개정

① 기본적 룰: 약가 개정에서의 조정폭 방식

조정폭 방식이란 이미 등재가 된 의약품의 약가 개정 원칙으로 현재 등재가격을 토대로 결정하는 것을 의미하며, 조정폭 방식의 틀은 [그림 2-9]와 같다. 조정폭 방식이란 의약품 가격을 실거래가격으로 인하시키는데 목적을 두고 [식 2.4] 및 [식 2.5]와 같이 결정한다. 조정폭 방식에서 중요한 것은 실구입가에 대한 조사와 조정률의 결정이다. 조정률은 의약품 가격을 떨어뜨리기 위하여 2%로 정하고 있으며, 오래된 의약품으로 유용성이 있는 의약품은 조정률을 5%로 인정하고 있다.

[식 2.4] 개정 약가 = (의료기관의 실 구입가) (1 + 소비세율) + 조정폭
= 의료기관 실 구입가 + 소비세 + 조정폭

[식 2.5] 조정폭 = 현재의 고시가 × 조정률(2%)

의약품 실구입가는 실거래가격을 조사하여 구하는데, 방법은 전체 구입금액과 구입개수를 조사하여 전체 구입금액을 구입개수로 나누어 산출(즉 가중평균 방식이 됨)한다. 예컨대 현 고시가가 100엔이라 할 때 시장 실거래가(=전체 구입금액/전체 구입개수)가 93엔으로 조사(소비세 포함)되었다면, 새로 약가를 고시할 때 새 고시가는 95엔이 되는데 이는 다음 [식 2.6]과 같은 방식으로 구할 수 있다. 만약 고시가는 100엔인데 실구입가(소비세 포함)가 80엔으로 조사되었다면 새로운 고시가는 82엔이 된다.

[식 2.6] 95엔 = 93엔(실 거래가) + 100엔(현행 고시가) × 0.02(조정폭 2%)

의료기관이나 약국은 고시된 가격보다 항상 낮은 가격으로 구입하기 때문에 약가조사를 하면 실거래가격은 고시가보다 낮아진다. 그 결과 약가조사를 하게 된 다음에는 의약품의 고시가격은 인하할 수밖에 없게 된 것이 일본의 의약품 가격결정 구조이다.

후생성이 실거래가 가중평균치 산정을 위해 약가조사(본 조사)를 시행하는데 먼저

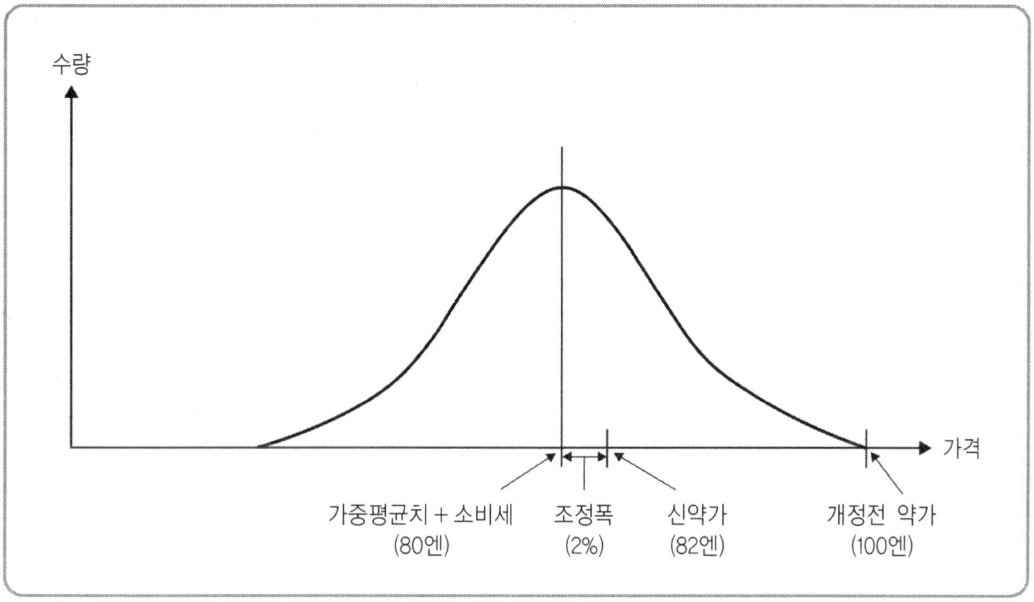

[그림 2-9] 일본의 기존 등재 의약품의 약가조정 틀

도매상 자료를 전부 수집하여 평균을 구하지만 신뢰성의 문제가 있어, 이를 보정하기 위하여 의료기관을 표본 선정하여 조사하고 그 후에 후생성이 실사를 하게 된다.

② 제네릭이 등재된 경우 오리지널 약의 가격조정: 기존 등재의약품 가격조정 특례

최초의 후발품(generic)이 약가 등재된 후에 처음하게 되는 약가 개정에서 해당 선발 의약품(희귀성 질환 의약품은 제외)에 대해서는 기본적 룰에 따라 약가를 개정한 후에 한 번 더 약가를 4~6% 특례 인하를 하게 된다.

③ 약가 재 산정(re-pricing system)

기존의 등재된 의약품에 대하여 사용량이 크게 변하거나 효능의 변화가 있을 경우에는 의약품 가격을 재 산정하는 바, 구체적으로 다음의 경우가 해당된다.

첫째, 시장 확대 재 산정: 사용방법, 적용대상환자 등의 변화에 따라 사용실태가 현저하게 변화하여 당초 예상 판매량을 대폭 초과하여 판매되는 의약품(매년 150억 엔 이상 그리고 예상 판매량의 2배 이상이 판매될 때)

둘째, 효능변화 재 산정: 주된 효과나 효능이 변경된 의약품

셋째, 용법 용량 변화 재 산정: 주된 효과나 효능과 관계되어 용법이나 사용량의 변화가 있는 의약품

넷째, 불채산품(不採算品) 재 산정: 보험의료상의 필요성은 높으나, 약가가 너무 낮아 채산성이 없어 계속 생산이 어려운 의약품

(5) 약가기준 개정

약가 개정작업은 대개 전년도 9월의 거래분에 대해서 판매측(도매판매업자 전수 약 4,000), 구매측(각각 정한 표본 추출률로 무작위로 추출된 병원, 의원, 약국 약 3,400기관)에서 약가기준등재 전 품목에 대한 약가조사(본조사) 및 시간의 추이에 따른 6회 정도의 경시보완조사에서 구한 판매가격의 가중평균치의 소비세를 감안하여 조정폭(R)을 넣어 앞에서 본 [식 2.5]의 공식에 의하여 약가를 조정한다.

5) 외국 제도로부터 교훈

독일, 프랑스, 영국, 일본 네 나라의 제도를 간략하게 살펴보았는데 나라마다 약가제도는 전혀 달랐다. 그러나 이들 몇 개 국가를 포함하여 외국의 의약품 제도와 관련하여 우리나라의 약가정책에 교훈이 될 몇 가지 사실을 정리하면 다음과 같다.

첫째, 생산자 출하가격을 자유롭게 결정하는 국가가 있는 반면에 공정가격제를 실시하는 국가가 있다. 독일, 미국, 영국, 스위스 등은 생산자 가격을 원칙적으로 자유롭게 설정하는 국가인 반면에 프랑스, 일본, 네덜란드와 같은 나라는 생산자 가격에 대하여 통제가격을 사용한다. 생산자가격을 자유롭게 설정하는 국가들은 오리지널 의약품의 생산이 많아 외국에 비싼 가격으로 수출을 원하며 제약산업의 발전에도 정책적인 관심을 두고 있다는 점이다.

둘째, 생산자 가격을 공정가격으로 하는 국가는 당연히 건강보험의 상환가격을 고시하지만 생산자 가격을 자율로 하는 독일도 건강보험에서의 상환가격은 고시하고 있어 보험에서는 고시가제도가 일반화된 제도가 아닌가 여겨진다.

셋째, 의약품 가격을 어느 국가에서도 완전히 시장에서 결정하는 것 같지는 않다. 생산자 출하가격을 자율로 하는 경우가 아마 가장 시장 접근적일 것이다. 그렇더라도 도매상에서의 마진율이나 약국에서의 마진율에 대하여 정부가 개입하는 것을 본다면 완전한 시장의존형은 없는 것 같다. 그러나 마진율의 폭을 넓게 하므로 경쟁의 요소를 고려하는 정

도의 차이는 있다.

넷째, 프랑스나 일본은 제약기업의 의약품 출하가격에 공정가격제를 도입하는데 약가의 결정과정이 우리나라에 비교할 수 없을 정도로 엄정한 절차를 거치고 있다.

다섯째, 대부분의 국가들은 병원에 대해서는 제약회사가 바로 의약품을 공급하고, 병원은 대부분 국가가 DRGs로 진료비를 상환받기 때문에 약을 값싸게 구입할 경우 경영개선에 도움을 받고 있다. 그러나 우리나라 병원들은 제약회사로부터 음성적인 도움 이외는 직접적인 도움을 논의하기가 어렵기 때문에 병원이 도매상을 운영하여 의약품의 유통차액을 병원 경영에 활용하는 형식을 취하고 있다.

여섯째, 대부분의 국가들이 의약품의 거래와 관련하여 거래마진을 허용하고 있다. 프랑스는 약국에 대하여 추가 부가가격의 책정이라는 마진을 허용하는 관계로 조제료가 별도로 없다(일본 약업시보사, 1995). 벨기에 역시 조제료는 인정하지 않고 있다(Gerkens and Merkur, 2010). 영국은 약국에 대하여 일정한 이윤을 허용하면서 조제료를 별도로 인정하는 데 조제료는 앞에서 본 바와 같이 처방건수에 따라 차등화하고 있다. 그 외에도 독일이나 일본은 조제료를 별도로 인정하고 있다.

일곱째, 의약품 가격정책과는 별개로 건강보험의 재정보호와 의약품비 지출의 억제를 위하여 대부분 국가들이 다양한 정책을 실시하고 있다. 독일의 경우, 참조가격제를 실시하여 참조가격보다 비싼 의약품 사용의 억제를 도모하고 있으며, 그 일환으로 참조가격을 초과하는 금액은 전액 본인부담을 시키고 있다. 참조가격제는 네덜란드, 덴마크 등에서도 실시되고 있다. 그 외에도 독일은 오리지널 의약품보다 더 값이 싼 의약품의 조제를 독려하는 대체조제의 실시, 상환한도제도, 처방통제와 같은 매우 강력한 정책을 사용하고 있다. 대체조제는 대부분 국가들이 사용하고 있는 정책이었다. 프랑스는 의약품의 효능 및 유용성에 따라 건강보험에서 상환해주는 비율을 차등화하고 있다. 일본은 의약품에 대한 가격조사를 매년 실시하여 의약품 가격의 인하를 유도하고 있다.

3. 우리나라의 의약품 가격 결정과 상환제도

우리나라의 의약품 가격구조는 매우 복잡하다. 의약품은 의사의 처방이 불필요하여 보험급여 대상에서 제외되는 일반의약품[14]과 의사 처방에 의하여 사용될 수 있는 전문의약

14) 일반의약품도 통상 두 가지로 나누어진다. 한 가지는 편의점이나 슈퍼마켓 등에서 팔 수 있는 일반

품으로 보험급여 대상이 되는 의약품이 있다.

일반 의약품은 과거에는 표준소매가격[공장도 가격(70%)과 유통마진(30% 내)] 제도라 하여 정부가 가격을 고시하는 형태를 취하였는데 정부 규제 가격이 오히려 생산자에게 유리한 가격제도라는 비판에 직면하자 정부는 1999년 1월부터 판매가격표시제(open price system)라는 자율가격제도로 전환하였다(이규식, 2001).

그러나 보험의 급여대상이 되는 의약품은 의료기관이 의약품을 사용하였을 경우, 정해진 가격이 있어야 보험자가 합리적인 상환이 가능하기 때문에 자율가격제 방식으로 할 수가 없다. 만약 보험급여 의약품에 대한 가격 설정을 시장에 맡길 경우 동일한 의약품이라 하더라도 의료기관마다 구입가격이 다를 것이기 때문에, 구입가를 기준으로 보험자가 상환하는 것은 거의 불가능하다. 따라서 의료보험에서 약제급여를 실시하기 위해서는 의약품에 대하여 단일의 상환가격을 책정할 필요가 있다고 판단하여 보험급여 대상이 되는 전문의약품은 정부나 보험자가 의약품의 가격을 정하는 방식의 고시가제도를 택하였다. 고시가제도가 문제가 많다는 비판이 비등하는 가운데 2000년 7월부터 의약분업을 실시하기로 예정됨에 따라 1999년 11월 15일을 기하여 세계 어떤 국가에서도 실시하지 않는 실거래가제도를 도입하여 오늘에 이르고 있다(이규식, 2001). 이제 두 제도에 관하여 간략히 설명하기로 한다.

1) 고시가제도

(1) 개요

1977년 7월 최초로 보험약가를 정할 당시의 기준은 생산원가로 하되 거래 단계마다 적정한 유통비용을 마진으로 인정하여 약제급여와 관련하여서는 아무도 적정 유통비용을 넘는 과당이득을 취하지 못하게 하였다. 즉 의료서비스와 관련하여 서비스를 제공하는 전문적인 행위와 같은 '기(技)'에 대하여는 진료행위료로 보상하되 약과 같은 '물(物)'에 대하여서는 유통비용 이외에는 이득을 취하지 못하게 생산원가를 상환기준으로 하였다.

생산원가를 알기 위하여 초기에는 정부가 '직권실사' 방식으로 접근하였다. 약제급여 대상이 되는 의약품에 대하여 전국 271개 제약회사의 원가 조사를 하였다. 일부 업소에

약이며, 다른 한 가지는 약국에서만 팔수 있는 OTC약으로 외국에서는 통상 Pharmacy Only라는 라벨을 붙이고 판매하는 의약품이다.

대해서는 세무 보고자료 및 판매자료에 근거하여 직접 실사를 하였고, 나머지 업소에 대해서는 소정의 조사표 및 근거 자료를 제출하게 하였다.

직권실사 방식은 조사의 어려움이 있고, 조사를 통해 산출한 공장도 출하가격과 제약회사가 신고한 공장도 출하가격 간에 별다른 차이가 없었다. 그래서 1982년부터는 직권조사를 신고제로 바꾸었다. 제약회사가 제약협회를 경유하여 신고한 공장도 출하가격(신고가)에 도매마진율을 가산하여 보험약가를 고시하였다. 신고제 도입 당시 도매마진율은 저가약품의 경우 12.3%, 고가약은 8.0%, 마약은 27.6% 이었는데, 이때 저가약품이란 정제는 500원 이하, 주사제는 5,000원 이하의 의약품으로 하였다.

1985년부터는 유통거래폭을 전면 조정하였는데, 제약회사가 신고한 공장도 출하가격과 실제 도매거래의 최저가격 사이에 5%의 차이가 있음을 감안하여, 마약을 제외하고 저가품의 유통거래폭을 5.15%, 고가품의 유통거래폭을 3.43%로 하향 조정하였다. 1990년 1월에도 유통거래폭이 다시 조정되어 유통관행을 어느 정도 인정하여 도매업소가 보험의약품을 일시에 대량 거래할 때에는 유통거래폭을 기존의 5% 외에 추가로 5%를 더 인정해 주었다. 이 경우 대량 거래기준은 고시가로 환산하여 500만원을 초과하는 것으로 하였다. 그러나 이러한 조치에도 불구하고 실제 거래는 정해진 유통 거래폭보다 훨씬 낮은 수준에서 이루어졌으며, 이 때문에 이후 의료기관을 대상으로 실거래가를 모니터링하는 과정에서도 이러한 현실 여건을 감안하여 유통 거래폭이 고시가 보다 24.17% 이상 낮은 경우에만 경고와 가격인하 조치를 하였다.

(2) 고시가제도의 문제점과 장점

어떤 사회적 제도라도 완벽한 제도는 없지만 고시가제도는 우리나라 의료보험제도가 정착하기까지 많은 약제급여가 원만하게 제공될 수 있는 기반을 만들었다. 그러나 이 제도는 보험급여 의약품의 생산원가를 알 수 없었다는 점에서 다음과 같은 문제가 있었다.

첫째, '고시가와 실거래가의 괴리'를 들 수 있다. 의약품의 생산원가를 제대로 알 수 없음에도 불구하고 생산원가를 토대로 유통 단계별로 적정 마진율을 인정한 다음에 최종상환가격으로 정한 고시가는 원가반영이 제대로 안되기 때문에 실제의 거래가와 차이가 날 수 있다. 즉 의료기관은 보험급여 의약품을 입찰 방식으로 구매함에 따라 고시된 가격보다 훨씬 낮은 가격에 구매할 수 있어 구입가와 고시가의 차액만큼 이득을 취할 수 있었다는 점이다.

둘째, 의약품 사용량의 증가를 들 수 있다. 구입가와 고시가만큼의 차액인 소위 유통마진은 의료기관의 의약품 사용량이 많아질수록 수익 또한 비례해서 많아지기 때문에 의료기관은 과잉투약을 하는 문제가 있었다[15].

셋째, 고시가와 실거래가의 차액이 매우 클 경우 이를 호도하기 위하여 의료기관과 약 공급자는 장부상의 거래를 별도로 만들어 의약품과 관련된 거래를 투명하지 못하게 만드는 문제가 있었다. 장부상의 거래와는 별도로 제약업소가 의료기관 또는 그 종사자들에게 제공하는 금품, 할인, 할증, 랜딩비, 연구비, 출장비, 해외여행비 지원 등의 음성적인 거래도 문제가 되었다.

넷째, 고시가제도는 제약회사나 도매상 간에 과당 경쟁을 유도하였다. 경쟁은 가격을 기준으로 이루어졌으며 주로 저가공급이 가능한 복제약을 중심으로 이루어졌다. 그 결과 연구·개발 등의 투자를 통한 신약의 개발을 어렵게 하여 국내 제약회사는 주로 복제약 중심의 생산구조를 만들었다.

반면 고시가 상환제도는 다음과 같은 장점도 있었다(변재환, 2000).

첫째, 고시가 상환제도는 '진료비 심사의 편의'라는 행정상의 단순화를 기하여 의료보험의 정착에 기여한 측면이 있었다.

둘째, 고시가제도는 의료기관에 대한 교차보조(cross subsidy)[16]의 기능을 수행하여 의료기관의 자본축적에 기여하여 의료기관이 급성장할 수 있는 배경의 하나가 되었다. 의료기관의 성장으로 우리는 만 12년만에 전국민의료보험의 달성을 가능케 하였다. 의약분업으로 인한 의료파동이 보험수가의 대폭 인상으로 진정된 것은 바로 약가 차액이 교차보조로서의 기능을 하였음을 단적으로 증명한다고 할 수 있다.

고시가제도가 행정적인 편의성이나 교차보조의 성격을 갖는 이점이 있다 하여도 의약품의 생산자 출하가격이 지켜지지 않는 상황에서 2중 가격구조를 낳을 수밖에 없어 고시가 상환제도를 폐지하고 실거래가 상환제도로 변경이 이루어졌다.

---

15) 의료기관의 과잉 투약의 원인으로 유통 마진 때문으로 간주하는 것은 매우 단순한 논리에 지나지 않는다. 우리나라는 의료보험제도를 저수가로 시작하였으며, 의사 수는 외국에 비하여 상대적으로 적었기 때문에 의사들은 자신도 모르게 짧은 시간에 많은 환자를 보아 진료수입을 올리는 박리다매형의 진료 관행이 굳어졌다. 짧은 시간에 많은 환자를 보아야 함에 따른 불안감도 있기 때문에 이를 의약품 사용으로 대처하게 됨에 따라 과잉투약이 일반화되었던 것으로 추정된다. 이것을 의사들이 경제적 이유 때문에 의약품을 과다 사용하였다는 것은 의사들의 진료행위의 몰이해에서 비롯된다. 왜냐하면 의약분업이 되었어도 의약품 사용은 크게 줄지 않고 있다는 점이 이를 설명한다.

16) 교차보조란 정부가 직접적으로 의료기관에 보조금을 주지 않아도, 의료체계를 구성하는 주체들의 자율적인 행위가 주체 간에 보조로 이루어질 때를 이야기 한다2005).

2) 실거래가 상환제도

(1) 제도의 개요

보험의약품에 대한 유통마진을 의료기관이 갖는 한, 의료기관은 의약분업에 반대할 것이라는 가정에 따라 정부는 유통마진을 없애 의료기관의 의약분업에 대한 저항을 차단하고 의약품의 과다사용을 막아 보험재정을 보호한다는 명분으로 의약분업을 앞둔 1999년 11월 15일 약가의 인하와 함께 실거래가 상환제도를 실시하였다.

실거래가 상환제도는 의료기관이 실제 거래한 내역을 기초로 하여 상환가격의 책정은 [식 2.7]과 같이 실제 구입한 가격에 의약품 관리비용 및 저가필수의약품 사용 장려비용(incentive)을 가산한 금액으로 하고 있다.

[식 2.7] 보험의약품 실거래 상환액 = 요양기관 실거래가(분기별 평균가) + 의약품관리료 + 저가필수의약품 사용 장려비용(incentive)

여기서 요양기관 실거래가는 매분기 품목별 평균거래가를 산정하여 다음 분기동안 품목별 실거래가로 하여 청구하도록 하고 전(前) 분기 동안 거래실적이 없는 품목에 대하여는 전전(前前)분기 자료를 사용하도록 하였다. 의약품관리료는 의약품 구매에 따른 비용, 재고 관리 비용, 자연 감모손 비용으로 의약품 취급에 따르는 비용이다. 저가필수의약품 사용 장려비용 항목은, 실거래가로 의약품 대금을 상환하게 되면 저가필수의약품(essential drug)이 생산과 공급에 차질을 빚게 될 것을 염려하여 저가필수의약품 사용을 장려(incentive)하기 위해 포함되었다. 저가 필수의약품은 WHO의 필수의약품 목록을 토대로 대한의사협회, 대한약사회, 대한병원협회, 한국제약협회, 의료보험연합회 등 관련 단체들의 의견을 수렴하여 선정하였다. 저가필수의약품 사용 장려금은 해당 의약품을 사용할 때 일정 금액 또는 기준 약가의 일정률을 가산하여 지급하도록 하였다.

그런데 실거래가로 의약품 대금을 상환하게 되면 도매상과 의료기관 또는 약국이 담합하여 의약품비가 올라갈 우려가 있어 이러한 문제를 사전에 예방하기 위하여 의약품별로 기준약가를 산정・고시하여 거래의 상한선으로 설정하여 실거래가가 상한선을 넘으면 상한선만큼만 지불하도록 하였다. 보험의약품의 거래 상한선을 기준약가라 하여 '요양기관 등으로부터 제출 받은 보험의약품 거래 내역 등 자료를 토대로 가중평균 거래가'로 책정하였다.

신규등재 의약품은 보험약가 등재 신청 절차에 의하여 산정된 가격을 등재 초년의 기준약가로 책정하고, 실거래가 정보 부족으로 기준약가를 직접적으로 구할 수 없는 의약품의 경우, 동일성분 제제 또는 유사성분 제제의 기준약가를 비교・검토하여 기준약가로 하였다. 이렇게 결정된 기준약가는 연 2회(매년 1월 1일과 7월 1일) 정기 조정되며, 수시로도 조정이 가능하도록 했다. 급격한 환율 변동이나 각종 경제지표의 변화 등으로 기준약가의 인상요인이 발생한 경우 제조 원가 또는 수입 원가를 분석하여 기준약가를 조정하기로 하고 '사후 관리'에 따라 기준약가의 조정이 필요한 경우 수시로 기준약가를 조정하기로 한 것이다.

기준약가는 이미 사용 중인 보험의약품은 1999년 11월 15일을 기하여 고시가격을 평균 30.7% 인하하고 이를 상한가격인 기준약가로 책정하였다. 그리고 새로 보험급여 의약품으로 등재하는 경우에는 앞에서 본 [그림 2-1]과 [그림 2-2]의 절차에 따라 건강보험심사평가원의 의약품전문평가위원회의 심의와 건보공단의 약가협상을 거쳐 건강보험심의위원회에서 보험의약품으로 고시함과 동시에 상한가격을 기준가격으로 확정하였다. 상한금액의 산정기준은 다음과 같다.

① 신청된 품목과 동일성분의 제재로 함량이 같은 품목이 상한금액으로 등재되어 있으면 상한금액의 90% 이하로 한다(2개 품목 이상 등재시에는 기 등재된 성분의 상한금액 중 최저가 이하로 하되 최고가의 90% 이하로 한다).

② 동일 성분 제재가 등재되어 있지 않는 경우

첫째, 외국의 가격이 있는 경우로 기존의약품과 비교하여 뚜렷이 개선된 것은 A7국가의 공장도 가격을 평균한 금액에 부가가치세와 도매마진을 가산한 금액으로 산정한다.

둘째, 신약을 제외한 기타 의약품의 경우에는 동일, 유사효능제재의 5가지 품목과 신청의약품의 외국가격을 조사하여 각 품목당 나라별 상대비교가를 평균하여 나온 값으로 산정한다.

셋째, 외국에 가격이 없는 신약인 경우에는 실제 개발에 소요된 비용을 고려하여 상한액을 산정한다.

이렇게 정해진 상한가격은 매년 1월과 7월에 조정한다. 상한가격의 조정은 실거래가의 변동, 환율의 급격한 변동, 경제지표의 변동 등으로 조정요인이 발생하였을 때이다.

(2) 실거래가제도의 문제점

실거래가격을 조사하여 이를 의약품 비용 상환에 사용하겠다는 제도는 당초부터 무리한 발상이다. 의약품 가격의 결정에 시장 기능을 도입하겠다는 것이 실거래가격 제도인데, 현실적으로 거래에서 담합이 이루어지기 때문에 실거래가제도가 효력을 발휘할 수 없다.

실거래가제도는 시장경쟁 기전을 이용하여 의약품의 가격을 낮추자는 의도로 시행하였는데, 시장거래의 투명성을 지킬 감시자가 없어 경쟁이 아니라 의약품 공급자(도매상이나 제약회사)와 수요자(의료기관이나 약국)가 담합하여 실거래 상한가격으로 거래한 것처럼 신고하고, 실제 거래와 담합 가격(신고가격)간의 차액은 거래 당사자가 나누어 갖게 되어 정부의 의도는 실패로 끝날 수밖에 없었다(이규식 외, 2013).

일반 상품은 소비자가 직접 수요자가 되어 공급자와 거래하기 때문에 담합이 일어나지 않는다. 그러나 의약품은 수요를 결정하는 사람은 소비자가 아니라 의료기관이 소비자를 대리하여 공급자와 시장에서 거래를 하기 때문에 거래의 감시자가 없으면 담합이 이루어지는 것이 시장의 질서(시장의 악용)이다. 따라서 의약품의 경우 실거래가제도가 성립하기 어려운 것이 시장원리이다. 이러한 시장원리를 모르고 실거래가제도를 채택한 정책당국자가 2중 거래를 부추긴 꼴이 되었다. 결과적으로 실거래가제도는 2중 거래(실제 거래가격을 보험자에게 신고하지 않고 상한가격으로 거래를 하였다고 신고하는 형태)에 의한 담합이윤은 의료기관에 대한 리베이트 형태로 존재하게 된다. 리베이트에 대한 근절을 정부는 말썽이 있을 때만 조사하는데, 현재의 시장 구조로 봐서는 어떠한 형태든 리베이트는 존재할 수밖에 없다[17].

그런데 리베이트를 취하다가는 언제 불법으로 처벌을 받을지 모르니 의료기관이 아예 도매상(수입, 시약, 한약, 원료도매업 제외)을 설립하여 담합이윤을 합리적으로 취하고 있다. 여기에다 2001년 규제 완화 차원에서 도매업 허가 기준에서 창고 면적 규정(80평)을 철폐하였고, 자산기준으로는 자본규모 5억원을 3억원으로 완화시킴에 따라 많은 도매상이 [표 2-45]에서 볼 수 있는 바와 같이 설립되었다. 도매상은 처음에는 대형병원들이 직접 도매상을 설립하였는데 그 후에는 동네 의원들도 몇 개가 모여 도매상을 설립하여 실거래가격을 높게 신고하고 거래 차액을 직접 챙기는 문제까지 일어나고 있다(이규식 외, 2013). 요양기관이 의약품 도매상을 설립한다는 것은 담합 행위를 뛰어 넘는 불공정 거래로 의약품 실거래가제도를 무력화시키는 문제가 있다. 도매상의 난립은 [표 2-46]에서 미국 및 일본과 비교할 때 우리나라 도매상의 규모를 영세수준으로 전락시킨 문제도

17) 2007년 공정거래위원회가 적발한 제약업체 리베이트 규모는 5,228억 원이었다.

있다. 미국은 1개소 당 평균 거래액이 약 3조 2000억 원에 이르고 일본은 1개소 당 약 4천억 원인데 우리나라는 평균 52억 원에 불과하다. 이 통계는 2004년 기준인데 그 후 우리나라는 도매상이 더 많이 증가하였기 때문에 도매소 당 평균 거래액은 더욱 낮아졌을 것으로 추정된다.

[표 2-45] 의약품도매업체수 (단위: 개)

년도	1999	2000	2005	2010	2015	2018
도매업체수	942	1,046	1,582	2,338	2,728	3,684

출처: 보건복지부, 보건복지통계연보

[표 2-46] 미·일과 비교한 국가별 의약품 도매업체 현황

국가	의약품 시장규모('04)	도매업체수(개사)	업체평균 연간시장규모	도매유통비중(%)
미국	263조원 (2,287억 US $)	65	약 3조 2천억 원	80
일본	63조 7천억 원 (554억 US $)	152*	약 4천억 원	95
한국	9조 1천억 원	1,020	약 52억 원	58

주: 환율은 1달러 = 1,150원 기준, *일본은 도매업체수가 계속 줄어 1978년 615개소에서 2002년 175개, 2019년 70개소가 되었음

출처: IMS Health(2017)[18], 의약품 도매협회, 제약협회, 일본의약품도매연합회

실거래가가 결국 속임수가 되기 때문에 이를 방지하기 위하여 상한가격을 책정하는데 이 또한 많은 문제가 있다. 상한가격을 낮게 책정한다면 건강보험재정에 도움을 줄 것이지만 제약회사가 도산하는 문제가 있기 때문에 무턱대고 낮게 책정할 수 없다. 그런데 문제는 의약품의 원가를 제대로 파악하기 어렵기 때문에 상한가격 책정이 쉽지 않은데 있다. 정부가 그동안 실거래가 조사를 통해 약가를 인하하여 건강보험 재정을 절감하였다고 자체 평가한 내용은 [표 2-47]과 같다. 1999년에 실거래가 상환제를 도입한 다음 해인 2000년에서 2010년까지 11년 동안 실거래가를 조사해서 의약품 가격을 인하한 합계

18) IMS Health는 1954년 미국에서 의료산업에 information, services and technology을 제공하는 민간업체로 출발하였으며, 2016년에 Quintiles와 합병하여 2017년에 IQVIA라는 회사로 되었다.

는 2,856억원[19]으로 매년 약 260억원에 해당하는 의약품비를 절감하였다는 것은 전체 보험의약품비에 비하여 매우 저조한 성과라 하겠다.

실거래가제도가 이와 같은 초라한 효과를 낳게 된 것은 거래의 대부분이 상한금액으로 거래됨에 따라[20] 의약품의 가격통제기능이 상실된 것과 의료기관의 의약품 처방이 과거에는 복제약 중심으로 하던 것을 오리지널 의약품 중심으로 함에 따라[21] 실거래가제도가 실패하고 있음을 입증하고 있다.

[표 2-47] 실거래가 조사에 의한 약가 인하 현황

연도 (시행일 기준)	인하품목수	평균인하율(%)	보험재정절감 추정액(억원)
2000	295	3.01	23
2001	5,819	7.40	1,277
2002	1,953	5.66	575
2003	1,794	3.19	468
2004	782	2.16	38
2005	1,561	1.56	90
2006	1,519	0.85	57
2007	1,114	0.67	58
2008	346	0.47	13
2009	1,535	0.80	111
2010	1,757	0.94	154
계			2,856

출처: 보건복지부 (2012), 2011 보건복지백서

3) 시장형 실거래가 상환제도

실거래가 상환제도가 많은 문제를 보이자 정부는 2010년 10월 실거래가가 상한가격으로 거래되는 것을 막기 위하여 시장형 실거래가제도를 도입하게 되었다. 시장형 실거래

19) 건보공단(약제비 관리 정책 편람, 2011)의 자료(86쪽)에는 추정 절감액 합계가 약 3,973억원으로 기록되어 차이가 있다.

20) 실거래가 실시 1년 후인 2000년 후반기 병원의 의약품 구매행태를 보면 병원 전체 평균으로 99.7%가 상한가로 구입하였고, 국공립병원은 97.1%가 상한가로 구매한 것으로 나타났다(이규식, 2001).

21) 역시 실거래가 실시 1년 후인 2000년 12월의 처방행태를 보면 오리지널 의약품 처방률이 58.9%로 나타났다(이규식, 2001).

제도는 요양기관이 저가로 의약품을 구매하는 경우 상한금액과 구입금액 차액의 70%를 요양기관에 인센티브로 제공하여 병원, 약국 등에서 의약품을 저렴하게 구입하도록 하는 동기를 제공하고자 한 제도이다. 그리고 환자에게는 요양기관이 구매한 실거래가격을 기준으로 약값을 계산하므로 요양기관이 싸게 살수록 환자본인부담금이 줄어들게 된다. 아울러 요양기관이 실제 구매한 가중평균가격으로 상한가를 인하하여 약제비 증가를 억제하자는 목적으로 실시하였다.

그러나 시장형 실거래가 상환제도는 기등재 의약품 목록정비 및 약가재평가 등을 통한 약가 인하 효과가 상당할 것으로 예측되던 2012년 2월에 제도 운영을 1년 동안 유예시키고, 이후 일괄 약가 인하 등 약가 제도 개편을 통해 약가가 또다시 큰 폭으로 인하되자 2014년 1월까지 다시 한 번 제도의 운영이 유예된 상태이다.

시장형 실거래가의 효과를 보면, 대형 요양기관만 평균 할인율이 크고 협상력이 적은 의원이나 약국은 미미하여 수익은 대형요양기관으로 집중되는 형평성 문제를 야기하였다. 즉, 실제 저가구매 효과는 미미하였으며, 인센티브는 주로 대형병원만 받았다. 또한 의약품 거래 가격에 구매이윤을 인정하는 것은, 보험약에는 약가마진을 인정하지 않는다는 원칙이 훼손되면서, 제도적으로 의약분업에도 부정적인 영향을 미칠 수 있고, 실거래가 상환제도가 갖던 가장 큰 장점이 상쇄될 우려가 있었다. 반면에 수천종의 의약품을 대상으로 정기적으로 가중평균가 산정과 적용을 위하여 행정업무가 과중하게 늘어난 문제도 있어 대한의사협회나 대한병원협회 등 의료계를 포함하여 제약협회, 약사회 및 시민단체들 조차도 시장형 실거래가 상환제도는 약품비 절감보다 증가를 초래하는 제도라고 비판하면서 이 제도의 폐지를 주장하게 되었다(이재현, 2013). 이와 같은 비판에 직면함에 따라 시장형 실거래가제도는 2014년 7월에 폐지되었다.

4) 실거래가제도와 처방·조제 약품비 절감제도[22)]

시장형 실거래가제도가 폐지되어도 과거와 같은 고시가제도로 환원하기는 어려운 일이기 때문에 결국 실거래가제도로 환원되었다고 말할 수 있다. 시장형 실거래가제도의 폐지와 함께 정부는 2014년 9월부터 처방·조제 약품비 절감 장려금제도를 실시하였다. 이 제도는 기존의 저가구매 인센티브제도와 외래처방 인센티브제도가 결합된 형태이다. 기존의 저가구매 인센티브는 저가구매 장려금으로 외래처방 인센티브는 사용량 절감 장려

22) 이 부분은 건강보험심사평가원(2020)을 토대로 작성하였다.

금으로 전환하였다. 처방·조제 약품비 절감 장려금제도는 의료기관의 입원 및 외래 약품비와 약국의 약품비까지 확대하여 시행하고 있다.

이 제도는 요양기관의 의약품 사용량 감소와 저가구매 노력을 반영한 장려금을 지급함으로써 요양기관들이 자율적으로 처방행태를 개선하도록 유도하여 약품비의 적정 관리를 목적으로 하고 있다. 처방·조제 약품비 절감 장려금은 사용량 감소 장려금과 저가구매 장려금으로 구성된다. 사용량 감소 장려금은 전년도 보다 의약품 사용량을 줄인 경우에 [식 2.8]과 같이 산출된다. 그리고 저가구매 장려금은 의약품 상한가보다 낮은 가격으로 구매하는 경우에 지급하는데 [식 2.9]와 같이 산출된다.

[식 2.8] 사용량 감소 장려금 = 사용량 감소 절감액 × 기관별 지급률
사용량 감소 절감액 = 기대약품비 - 실제 약품비
지급률 범위: 10~50%
적용대상기관: 의원, 병원, 종합병원, 상급종합병원

[식 2.9] 저가구매 장려금 = 저가구매 절감액 × 기관별 지급률
저가구매 절감액 = Σ 약제별(상한가 - 실구입가) × 사용량
지급률 범위: 10~30% (약국에 대한 지급률은 20%로 함)
적용대상기관: 의원, 병원, 종합병원, 상급종합병원에 약국을 추가

처방·조제 약품비 절감 장려금제도도 운영을 하면서 여러 가지 문제점이 등장하고 있어 다양한 개선방안이 연구되고 있는 실정이다. 개선방안은 처방·조제 약품비 절감 장려금제도를 폐기하는 등의 개혁이 아니라 이 제도를 약제급여적정성평가 가감지급사업과 연계하여 당초 목적인 약품비의 적정관리를 효과적으로 달성하자는데 초점이 있다.

5) 실거래가 상한금액 조정 예외기준의 문제

정부는 실거래가제도에서 상한금액을 조정하는 제도를 통하여 의약품의 가격을 인하하여 왔다. 그런데 「약제실거래가 조사에 따른 약제 상한금액 조정기준 세부운영지침」에서는 보험약가표에서 가격을 인하하여야 할 요인이 발생하여도 저가약품 등 6종의 특례 의약품에 대하여서는 보험약가를 인하 조정하지 않는다고 규정하여 의약품 가격인하 정책의 예외를 인정하고 있다. 일본도 저가 의약품 특례(저가의약품 분류를 36가지로 분류)규정이 있다. 그러나 이익이 나는 저가 약품은 특례적용을 하지 않는데 우리나라에서는 이익 발생 여부는 따지지 않고 특례를 인정하고 있다. 6종의 의약품 가격이 낮더라도 판매

가 잘되어 수준 이상의 이익이 발생하면 약가를 인하하는 것이 당연함에도 저가 의약품 등은 약가 인하대상에서 제외[23]한 것은 문제가 있다.

제약업에서 싼 약이라도 널리 쓰여서 다량으로 판매되면 고가 약보다 이익이 더 발생할 수 있다. 그리고 가장 많이 쓰이는 범용 약은 대체로 저가 약이다. 예컨대 범용해열진통제로 저가 약품인 '타이레놀'의 경우, 개발된 지 오래된 약품이다. 타이레놀과 같이 오래된 저가 약은 시간이 갈수록 원료가격이 하락하고 저렴한 제약방법이 개발되고 시장이 넓어질수록 이익이 많이 나는 약인데 저가 약이라고 의약품 가격을 인하하지 않는다는 논리는 문제가 있다(김일천, 2021).

그리고 퇴장방지의약품 775품목, 마약 및 희귀의약품 421품목, 방사성의약품 80품목 그리고 인공관류용제 147품목은 약값 인하요인이 발생하여도 상한가를 인하하지 않도록 규정하고 있다. 퇴장방지의약품이란 그 약품이 퇴장되어 의료기관이 구매를 못 하면 환자치료에 지장을 주거나 치명적인 결과를 초래할 수 있는 의약품이다. 필수의약품이라 할지라도 약가를 인하할 요인이 있으면 약가를 인하하고 인상할 요인이 있으면 인상하면 되지 약가를 인하하지 않겠다고 하는 것은 보험의약품의 가격지지제도라고 인식된다. 의약품은 출시된 이후 원료값의 하락과 제조공정기술의 발전으로 가격이 하락하는 것이 일반적인 현상임에도 불구하고 퇴장방지의약품이란 명분으로 약가를 인위적으로 지지하는 정책은 재고될 필요가 있다(김일천, 2021).

---

23) 약가 인하요인이 발생하여도 의약품의 고시 상한가격을 인하하지 않는 저가의약품 제제별 하한 금액은 내복제 70원, 내복 액상제 150원, 외용제 1,000원, 1회 외용제 150원, 주사제 700원이다.

참고문헌

건강보험심사평가원 상대가치점수연구개발단 (2006), 9. 25. 공청회 자료.
건강보험심사평가원 (2017), 『상대가치점수 2차 개편 종합보고서』.
건강보험심사평가원 (2020), 『약제 적정사용 및 약품비 효율화를 위한 처방·조제 장려금사업 모형개발 연구』.
국민건강보험공단 (2011), 『약제비 관리 정책 편람』.
국민건강보험공단 (2012), 7개 질병군 포괄수가제 추진 현황.
국민건강보험공단 (2017), 『건강보험 40년사』.
김남순 외 (2015), 『의료이용 합리화를 위한 실태분석과 개선방안』, 한국보건사회연구원, 제5장.
김일천 (2020), 보건복지부를 위한 100가지 질문(미발간).
김일천 (2021), 복지부에 대한 약제상한금액 조정기준세부운영지침에 관한 질문 외 2건(미발간), 5월 25일.
김한중 외 (1992), 『의료수가제도의 합리적 개선방안』, 연세대학교 인구 및 보건개발연구소.
김한중 외 (1997), 『의료보험 수가구조개편을 위한 상대가치개발연구』, 연세대학교 인구 및 보건개발연구소.
변재환 (2000), 신구 의료보험 약가제도에 대한 이해, 한국병원경영연구원.
보건복지부 의료보험수가구조개편협의회 (1998), 의료보험 수가구조개편을 위한 2차 연구.
보건복지부 의료보험수가구조개편협의회 (1999), 의료보험 수가구조개편을 위한 3차 연구.
신영수 외 (1986), 『의료보험진료수가 및 지불제도 연구』, 공무원 및 사립학교교직원 의료보험관리공단.
신영수 외 (1987), 『DRG 적용모형의 실용화 방안에 관한 연구』, 공무원 및 사립학교교직원 의료보험관리공단.
신현웅 외 (2016). 『2017년도 유형별 환산지수 연구』, 국민건강보험공단, 한국보건사회연구원.
신현웅 외 (2018). 『제1차 국민건강보험종합계획 수립 및 실천방안 제안』, 보건복지부, 한국보건사회연구원.
양명생 (1993), 한국의료보험 진료수가제정 및 인상조정과정에 관한 연구, 경산대학교 대학원(박사학위 논문).
윤태영 외 (2018), 『2019년도 유형별 환산지수 연구』, 경희대학교, 국민건강보험공단.
의료보험연합회 (1997), 『의료보험의 발자취』.
이규식 (2001), 건강보험약가제도의 문제점과 개선방향, 보험약가제도개선 정책토론회, 대한병원협회, 국회의원회관 소회의실, 8월 30일.
이규식 (2007), 의료에 대한 이념과 정책, 『보건행정학회지』, 17(3): 106-128.
이규식 (2009), 외국의 건강보험 약가정책, 건강보험약가제도 정책토론회, 국회의원 심재철, 건강복지정책연구원. 국회도서관 소회의실, 9월 9일.
이규식 (2012), 『의료보장과 의료체계(제3판)』, 서울: 계축문화사.

이규식 (2019), 『의료보장론(개정판)』, 서울: 계축문화사.

이규식, 사공진, 김원식, 김양균 (2007), 『의약품 산업의 발전과 규제정책의 평가』, 한국제약협회.

이규식, 양명생, 지영건 (2010), 『건강보험급여와 수가제도의 변천과정 및 문제점』, 건강복지정책연구원.

이규식, 김정덕, 나영균, 정희정 (2013), 『선진형 패러다임을 위한 건강보험 급여구조의 개혁』, 국민건강보험공단.

이규식, 사공진, 강혜영, 신의철, 황성완 (2015), 『신약의 급여적정성 평가 개선방안 연구』, 건강보험심사평가원, 건강복지정책연구원.

이규식, 정형선, 황성완, 최대봉 (2017), 『고령사회를 대비한 노인의료비 효율적 관리방안』, 국민건강보험공단, 건강복지정책연구원.

이재현 (2013), 시장형 실거래가제도 고찰(미발간), 성균관대학교.

지영건 (2017), 건강보험급여구조와 비급여관리, 『의료개혁, 누가 어떻게 할 것인가?』, 건강복지정책연구원 기획, 청년의사.

西村智子 (2013), 『フランスにおける醫療技術評價の政策利用とHAS』, JHOじほう

三村 まり子 (2013), 『日本の藥價基準制度』, JHOじほう

일본 약업시보사 日本 藥業時報社 (1995), 『歐美諸國 における 藥劑と醫療保險制度改革』

일본 중의협 日本 中醫協 (2004), 『診療報酬改定- 今後の流れ』.

일본 건강보험조합연합회 日本 健康保險組合連合會 (2016), 日本 DPC 制度 槪要, 7월21일 브리핑 ppt 자료.

대만 행정원 위생서 臺灣 行政院 衛生署 (1997), 『全民健康保險 實施 2年 評價報告』.

대만 중앙건강보험국 臺灣 中央健康保險局 (2004), 『全民健康保險 簡介』.

American Academy of Ped (AAP) (2021), 2021 RBRVS What is it and How does it affect Pediatrics?

Barua B and Esmail N (2015), *For-Profit Hospitals in Universal Health Care Countries*, Fraser Institute, fraserinstitute.org.

Beveridge W (1942), *Social Insurance and Allied Services*, Presented to Parliament by Command of His Majesty, November 1942, London Her Majesty's Stationary Office, Reprinted 1969, New York, NY: Agathon Press.

Busse R, Saltman RB and Dubois HFW (2004), Organization and financing of social health insurance systems: current status and recent policy developments, In: Saltman RB, Busse R and Figueras J eds. *Social Health Insurance in Western Europe:* 33-80, European Observatory on Health Care Systems and Policies Series, Berkshire, England: Open University Press.

Busse R and Blümel M (2014), Germany health system review, *Health Systems in Transition*, 16(2), European Observatory on Health Systems and Policies, Copenhagen: WHO Europe.

Chevreul K et al. (2015), France health system review, *Health Systems in Transition*, 17(3), European Observatory on Health Care Systems and Policies, Copenhagen:

WHO Europe.

Coyne JS and Roemer MI (1987), Paying for hospital care: evolution and implications, *Journal of Public Health Policy*, 8(1), Spring: 65–85.

European Observatory on Health Systems and Policies (1999), Health System in Transition, United Kingdom

Feldstein PJ (2005), *Health Care Economics* (6th ed.), Albany, New York: Delmar Publishers Inc.

Gerkens S and Merkur S (2010), Belgium health system review, *Health Systems in Transition: Belgium*, European Observatory on Health Systems and Policies, Copenhagen: WHO Europe.

Glaser WA (1970), *Paying the Doctor*, Baltimore: The Johns Hopkins Press.

Glaser WA (1987), *Paying the Hospital*, San Francisco: Jossey–Bass Publishers.

Glaser WA (1991), *Health Insurance in Practice, International Variations in Financing, Benefits, and Problems*, San Francisco: Jossy–Bass Publishers.

Hsiao WC, Braun P, Yntema D, Becker ER (1988), Estimating physician's work for a resource–based relative–value scale. *The New England Journal of Medicine*, 319(13): 835–841.

Liberman SS and Wagstaff A (2009), *Health Financing and Delivery in Vietnam, Looking Forward*, The World Bank.

NERA (1993), *The Health Care System in Germany*.

Normand C, Weber A (1994), *Social Health Insurance, A Guidebook for Planning*, WHO, ILO.

OECD (2013), Managing Hospital Volumes: Germany and Experiences From OECD Countries

Or Z (2014), Implementation of DRG payment in France: issues and recent developments, *Health Policy*, 117:146–150.

Paris V, Devaux M and Wei L (2010), Health systems institutional characteristics, a survey of 29 OECD countries, *OECD Health Working Papers, No. 50*, OECD Publishing. doi: 10.1787/5kmfxfq9qbnr–en.

Peltzman SL (1976), Toward a more general theory of regulation, *Journal of Law and Economics*, 19(2): 211– 240.

Posner RA (1974), Theories of economic regulation, *Bell Journal of Economics and Management Sciences*, 5(2): 335–358.

Reinhardt UE (1974), Alternative methods of reimbursing non–institutional providers of health services, Controls on Health Care, Proceedings of a Conference, January 7–9.

Rochaix L (1998), Performance–tied payment systems for physicians, In: Saltman RB, Figueras J and Sakellarrides C eds. *Critical Challenges for Health Care*

Reform in Europe: 196–217, Berkshire, England: Open University Press.

Stigler GJ (1971), The theory of economic regulation, *Bell Journal of Economics and Management Sciences*, 2(1): 3–21.

Tatara K and Okamoto (2009), Japan health system review, *Health Systems in Transition*, 11(5), Copenhagen: WHO Europe.

The World Bank (1987), *Financing Health Services in Developing Countries*, An Agenda for Reform.

Vogler S et al. (2018), *Medicines Reimbursement Policies in Europe*, Copenhagen, Denmark: WHO Europe.

Wagstaff A and Bales S (2012), *Impact of Public Hospital Autonomization*, Impact Evaluation Series No. 61, The World Bank Development Research Group, Human Development and Public Services Team, July.

WHO (2007), Provider payments and cost–containment lessons from OECD countries, *Technical Briefs for Policy–Makers*, No 2, Department of Health Systems Financing, Health Financing Policy.

Wynand PMM van de Ven and Schut FT (2008), Universal mandatory health insurance in the Netherlands: a model for the United States?, *Health Affairs*, 27(3): 771–781.

건강보험심사평가원

http://www.hira.or.kr/co/search.do?query=임의&collection=dictionary (2020.03.27. 열람)

일본 약제사회

https://www.nichiyaku.or.jp/activities/division/about.html (2020.04.17. 열람)

싱가포르 보건부

https://www.moh.gov.sg/content/moh_web/home/pressRoom/pressRoomItemRelease (2015.11.05. 열람)

제 3 부

구매제도의 개혁

제1장

보험급여제도의 문제점

1. 보험급여 설정의 문제

1) 필요도 설정에 대한 개념 부재

(1) 필요도와 포괄성 원칙의 연계 결여

보험급여 설정을 위해서는 제1부에서 언급한 포괄성(comprehensive services) 원칙과 최소수준(national minimum) 원칙에 대한 이해가 필요하다. 그런데 문제는 보험재정의 제약으로 최소수준 원칙을 지키더라도 유효성과 안전성이 입증되는 모든 서비스를 의료보장에서 제공할 수 없다는데 있다. 따라서 포괄성 원칙은 보험재정과 필요도에 의하여 제약을 받는다. 필요도는 의료소비자 개개인이 정하는 것이 아니라 전문가의 자문을 받아 구매자(보험자나 정부)가 결정하게 된다. 포괄적 급여를 위해서는 필요도의 범위 안에서 임상적으로 안전하고 효과성이 있는 서비스를 찾아야 한다. 즉, 필요도 설정과 포괄적 급여 원칙이 반드시 연계되어야 한다.

우리나라는 의료보장제도가 실시된 지 벌써 40년이 지났음에도 불구하고 의료보장에서 제공하는 의료서비스도 시장에서 거래가 가능한 것으로 착각하여 수요 접근을 하고 있다. 그러다 보니 건강보험 의료를 공공의료로 간주하지 못하고 '공공성이 강한 사적재화'라는 인식을 갖고 정책을 운영하고 있다. 아이러니한 것은 정책당국이 건강보험의 요양기관 당연지정제 문제가 대두될 때는 건강보험의료를 공공재로 간주하여 당연지정제가 전혀 법적으로 문제가 없다는 식으로 대처하고, 공공의료 문제가 제기되면 건강보험의료를 공공재로 인식하는 것이 아니라 '공공성이 강한 사적재화'라는 식의 2중적인 잣대로 접근한다는 점이다.

건강보험의료를 사적 재화로 간주함에 따라 필요도 개념은 전혀 고려하지 않고, 모든 비급여서비스를 급여로 전환해야만 포괄성 원칙이 지켜지는 것으로 단순하게 생각하고 있다. 만약 모든 비급여서비스가 엄격히 관리되고 새로운 비급여서비스 등장을 제대로 관리할 수 있다면 현재와 같이 수요 접근을 하더라도 포괄적 서비스 제공이 가능할 수도 있다. 그런데 우리나라에서는 비급여서비스 관리도 철저하지 못한데다 의료기술 발전으로 새로운 비급여서비스가 빠르게 등장하고 있어 필요도와 급여 패키지 설정을 연계하지 않으면 보장률 제고는 사실상 어렵다는 점을 인식해야 한다.

(2) 우선순위 설정의 부재와 포괄성 원칙

필요도 접근을 할 경우에는 필요도의 우선순위가 설정되어야 한다. 우선순위는 제1부에서 본 바와 같이 명시적으로 할 수도 있고 묵시적으로 할 수도 있다. 명시적으로 할 경우에는 보험급여에 포함되는 모든 서비스의 제공 순위를 설정하고 보험재정이 허용하는 범위에서 서비스를 제공할 수 있다. 묵시적인 경우에는 명시적 우선순위 설정에서와 같이 모든 보험급여를 순서로 정하는 것이 아니라 개략적으로 가장 우선순위가 높은 서비스 군을 1차 의료로, 차 순위 군을 2차 의료, 차차 순위 군을 3차 의료로 하던가, 아니면 1차 의료 내지는 외래 서비스 군을 정하고 병원 서비스는 시설 기준 등을 통하여 2차 의료와 3차 의료를 정하여 서비스를 제공할 수 있다.

의료를 이용할 필요가 있으면, 먼저 1차 의료를 이용한 후에 차 순위 의료가 필요하면 1차 진료 의사의 소견서를 받아 2차나 3차 의료를 이용하여야 한다. 환자들이 이러한 필요도의 우선순위에 따라 의료를 이용할 수 있게 제도화한 것이 환자의뢰체계(referral pathway 혹은 patient pathway)이다. 그리고 1차 의원급은 제한된 범위의 1차 의료 패키지를 제공하고, 2차 의료를 제공하는 병원도 병원에 적합한 제한된 범위의 의료 패키지를 제공하며, 3차 의료를 제공하는 종합병원에 이르러서야 포괄적 급여 패키지를 제공하여야 한다.

그런데 우리나라는 필요도의 우선순위 개념이 없으니, 1차 의원이나 3차 대학병원이나 동일한 급여 패키지를 제공할 수 있도록 되어있다. 그러다 보니 중복진료가 발생하고 포괄적인 서비스를 제공하려면 엄청난 보험재정이 소요되는 문제가 있다. 보험재정이 제한되기 때문에 우리나라처럼 모든 의료기관에 동일한 급여 패키지를 적용하여 중복진료가 허용될 경우 보장성을 높일 수 없다. 환자가 필요도의 우선순위에 따라 서비스 제공 패키지가 다른 의료기관을 환자의뢰체계에 따라 단계적으로 이용하도록 하여 중복진료를 없앨 수 있다면, 제한된 재정으로도 포괄적 급여가 가능하여 보장률을 높일 수 있을 것이다.

(3) 보장성과 연계되기 어려운 보험급여정책

건강보험정책이 수요를 토대로 이루어지다 보니 보장성과 보험급여를 연계시키지 못하는 문제가 있다. 필요도를 묵시적으로 설정하는 국가들 가운데 공영제 국가는 병원에 대해서는 예산을 할당하는 방식[1]으로 의료를 배급(rationing)하며 1차 의료기관에 대해서는 구비해야 할 의료장비를 제한하여 필요도를 통제하게 된다. 따라서 이러한 국가들은 제공하는 급여서비스 범위의 결정을 필요도를 토대로 하기 때문에 의료보장의 보장률이 높아지게 된다.

건강보험국가로 묵시적으로 필요도를 설정하는 국가의 사례로 독일이나 대만을 들 수 있다. 독일이나 대만이 우리나라보다 보장률이 높은 것은 전적으로 필요도 접근을 하기 때문이라 볼 수 있다. 우리나라는 필요도 개념이나 계약 개념 없이 보험급여를 관리하기 때문에 현재의 보험급여 정책으로 높은 보장률 달성은 거의 불가능한 문제가 있다.

(4) 시민단체 참여의 논리

우리나라에서는 보험급여 정책에 여러 시민단체가 많은 참여를 하고 있다. 그런데 왜 많은 시민단체가 참여해야 하는지에 대한 논리가 전혀 없다. 보험급여와 관련된 주요 기구가 건강보험정책심의위원회(건정심)인데 [Box 3-1]에서 「국민건강보험법」(제4조 제1항)이 정하고 있는 건정심의 역할을 보면 보험급여와 관련된 사항은 거의 모두 심의·의결하게 되어 있다. 보건복지부에 속한 대부분의 위원회는 장관의 자문기구에 속하는데 건정심만 유독 심의·의결권을 갖는 정책 결정기구이다. 그만큼 건정심의 중요성은 지대하다.

그리고 「국민건강보험법」제4조 제4항에서 건정심의 구성원을 보면, 가입자나 시민단체 8명, 의료계 및 약업계 8명, 공익 대표 8명으로 구성되어 있다. 가입자나 시민단체 및 공익 대표가 2/3를 차지하고 있다. 건강보험 정책 결정과정에 가입자 및 시민단체에 소속된 인사의 참여가 많은 것은 건강보험에서 의료의 구매자를 가입자로 인식한 결과이다. 가입자를 구매자로 인식할 경우, 건강보험의 작동은 [그림 1-4]와 같이 가입자를 중심으

1) 과거에는 항목별로 예산을 할당(line-item budget rationing)하였는데 1990년대 개혁 이후에는 많은 국가에서 의료공급자의 효율을 제공하기 위하여 DRGs제도를 도입하여 예산을 할당하고 있다.

[Box 3-1] 건강보험정책심의위원회 조항

제4조(건강보험정책심의위원회) ① 건강보험정책에 관한 다음 각 호의 사항을 심의·의결하기 위하여 보건복지부장관 소속으로 건강보험정책심의위원회(이하 "심의위원회"라 한다)를 둔다.
1. 제3조의2제1항 및 제3항에 따른 종합계획 및 시행계획에 관한 사항(심의에 한정한다)
2. 제41조제3항에 따른 요양급여의 기준
3. 제45조제3항 및 제46조에 따른 요양급여비용에 관한 사항
4. 제73조제1항에 따른 직장가입자의 보험료율
5. 제73조제3항에 따른 지역가입자의 보험료부과점수당 금액
6. 그 밖에 건강보험에 관한 주요 사항으로서 대통령령으로 정하는 사항

② 심의위원회는 위원장 1명과 부위원장 1명을 포함하여 25명의 위원으로 구성한다.
③ 심의위원회의 위원장은 보건복지부차관이 되고, 부위원장은 제4항제4호의 위원 중에서 위원장이 지명하는 사람이 된다.
④ 심의위원회의 위원은 다음 각 호에 해당하는 사람을 보건복지부장관이 임명 또는 위촉한다.
1. 근로자단체 및 사용자단체가 추천하는 각 2명
2. 시민단체(「비영리민간단체지원법」 제2조에 따른 비영리민간단체를 말한다. 이하 같다), 소비자단체, 농어업인단체 및 자영업자단체가 추천하는 각 1명
3. 의료계를 대표하는 단체 및 약업계를 대표하는 단체가 추천하는 8명
4. 다음 각 목에 해당하는 8명
   가. 대통령령으로 정하는 중앙행정기관 소속 공무원 2명
   나. 국민건강보험공단의 이사장 및 건강보험심사평가원의 원장이 추천하는 각 1명
   다. 건강보험에 관한 학식과 경험이 풍부한 4명

⑤ 심의위원회 위원(제4항제4호가목에 따른 위원은 제외한다)의 임기는 3년으로 한다. 다만, 위원의 사임 등으로 새로 위촉된 위원의 임기는 전임위원 임기의 남은 기간으로 한다.
⑥ 심의위원회의 운영 등에 필요한 사항은 대통령령으로 정한다.

로 전개된다. 이들이 보험료를 갹출하여야 보험자가 역할을 하게 되며, 이들이 의료서비스를 구매할 때 의료기관이 움직이며, 의료기관이 진료비를 보험자에게 청구함으로써 구매자의 심사·지불 활동이 이루어진다. 따라서 이러한 모형에서는 가입자에 속하는 시민단체의 역할이 그만큼 중요해진다.

그런데 구매자가 보험자가 되면, 건강보험의 작동은 [그림 1-6]에서 본 바와 같이 구매자인 보험자를 중심으로 전개된다. 가입자는 단지 보험료만 납부하고, 건강보험의 작동은 구매자인 보험자가 주로 수행하여 공급자와 협상을 통하여 보험서비스의 가격을 결정하고, 이 가격에 의하여 서비스를 구매하고 가입자는 이용만 하게 된다. 사회보험의료체계의 효율화에 대한 책무도 구매자인 보험자가 맡게 된다. 가입자가 건강보험과 관련하여 불만이 있거나 의료이용에서 피해를 입게 되면, 보험자가 설치한 옴부즈맨을 이용

하거나 사법기관에 제소하는 방법으로 해결하게 된다.

유럽의 건강보험 국가들은 의료서비스 구매자를 가입자가 아닌 보험자로 간주하기 때문에 건강보험과 관련된 의사결정에 가입자의 참여가 우리나라에 비하여 그렇게 많지 않다. 유럽의 건강보험 국가들에서 가입자가 참여하는 경우는 제1부에서 본 바와 같이 필요도와 우선순위 설정과 관련을 맺고 있다. 필요도와 우선순위 설정과정에서는 이해관계자(stakeholder)의 참여를 매우 중요시 하는데, 이해관계자로는 의사, 환자, 일반 대중이라는 세 가지의 핵심 그룹이 있다. 이해관계자들을 우선순위 설정과정에 참여시키는 것은 우선순위 설정의 가치와 원칙이 편기되지 않고, 우선순위가 민주적 절차를 지키며, 의사의 임상적 경험과 환자의 질병에 대한 감성을 반영하기 위함이다. 이해관계자인 의사나 일반 시민의 참여 방법은 다양하다. 정책결정자가 이해관계자의 자문을 받는 방식인데, 여기에는 시민배심원제도, 이용자 패널, 포커스 그룹 인터뷰, 커뮤니티 회의, 공청회, 설문(전화 포함) 조사, 상설 패널 여론조사 등이 있다.

보험급여와 관련하여 제1부 제2장에서 독일 G-BA와 일본 중의협의 사례를 본다면 의사결정에는 공급자 대표, 보험자 대표, 공익 대표들만 참여하고 있다. 그런데 우리나라는 근로자 단체(노조) 대표 2인, 사용자 대표 2인, 시민단체 대표가 4인으로 보험급여에 관한 전문지식이 없는 8명이 참여하고 있다. 노조 대표나 시민단체 대표, 사용자 대표를 참석시킬 경우, 이들이 어떠한 역할을 수행할 것인지, 그리고 왜 8명이나 필요로 하는지에 대한 논리가 있어야 한다. 노조 대표나 사용자 대표가 필요하면 각 1인씩이면 될 것이며 시민단체는 어떠한 단체가 무엇 때문에 필요한지 등에 대한 논리가 없다. 이들이 독일 G-BA와 같이 옵서버로 토론에만 참여한다면 모르겠으나 급여기준, 급여비용, 상대가치점수, 약제・치료재료의 요양급여비용의 상한선 결정에도 참여하여 의결권을 갖는 것은 전혀 논리가 없다. 이해관계자들의 참여가 의사결정의 투명성과 신뢰성(합법성)을 높이는 수단의 하나로 활용되지만, 보험급여에 관련된 시민들의 의견을 듣고, 이해를 높이려면 몇 사람의 건정심 참여보다는 시민배심원제도, 이용자 패널, 포커스 그룹 인터뷰 등의 방법을 활용하는 것이 오히려 많은 시민들의 의견을 정책에 반영할 수 있는 더 좋은 방법이 아닌가 여겨진다.

2) 신의료기술과 보험급여 확대

의학의 발전이 매우 빠르게 이루어짐에 따라 의료보장제도를 유지하고 있는 대부분의 국가가 당면하는 문제점은 새로운 의료기술(서비스, 의약품, 치료재료, 장비 이용 등)을 어떻게 의료보장 급여에 포함시키느냐가 되고 있다. 이러한 고민을 해결하기 위한 방안의 하나로 등장하게 된 것이 의료기술평가(health technology assessment, HTA)라 하겠다. 1987년 스웨덴이 처음으로 의료기술평가기구를 설립한 이후 유럽의 대부분 의료보장 국가에서 설립하였고, 우리나라도 2007년에 '신의료기술평가위원회'를 설치하고 2009년에는 신의료기술평가위원회 업무를 뒷받침하기 위한 기구로 한국보건의료연구원(National Evidence-Based Healthcare Collaborating Agency, NECA)을 설립하였다. 우리나라에서는 「의료법」에 의하여 설치된 신의료기술평가위원회가 있고, 정부 출연 연구기관으로 NECA가 있으나 신의료기술의 관리를 제대로 하지 못하여 새로운 의료기술의 보험급여화가 매우 빠르게 이루어지는 문제가 있다.

(1) 신의료기술을 통한 급여 확대

신의료기술의 관리가 어려운 데는 제도적 요인과 법률적 요인이 있다. 먼저 제도적인 측면은 제2부 [그림 2-1]을 보면 쉽게 이해할 수 있다. 현재 건강보험에서 관리되고 있는 의료기술은 의료행위, 치료재료 그리고 의약품의 세 가지로 나누어진다. 그리고 세 가지 의료기술의 안전성과 유효성을 판단하는 조직과 경제성을 판단하여 보험급여등재를 결정하는 조직이 다르게 되어 있다. 안전성과 유효성을 사정(assessment)하는 기구로 식약처와 신의료기술평가위원회(NECA가 실무적 뒷받침을 함)라는 두 기구가 있고 안전성과 유효성 사정이 끝나면, 건강보험심사평가원에서 세 종류의 평가위원회를 두고 등재여부를 평가(appraisal)하고 있다.

신의료기술의 안전성과 유효성 사정이 끝나면 보험등재를 위한 평가위원회에서 심의 결정하는데, 이때 필요도의 우선순위 등이 반드시 검토되어야 한다. 그런데 우리나라는 필요도와 우선순위의 개념이 없다보니 보험급여 등재가 유럽의 의료보장 국가에 비하여 상대적으로 용이한 문제가 있다. 대부분 정권이 집권하면 건강보험 보장성 제고 정책을 제시하였기 때문에 보험급여로 등재되는 행위수와 의약품 수는 매우 빠르게 증가하고 있다. 그리고 이미 등재된 항목에 대한 퇴출 프로세스가 구체화 되어 있지 않아 등재품목수가 계속 증가하게 된다.

또 다른 제도적 문제점은 신의료기술을 시행할 수 있는 의료기관에 대한 기준이 없다. 따라서 어떠한 의료기관이라도 신의료기술을 시행할 수 있게 되어 있다. 이렇게 된 이유는 보험급여가 필요도 기준이 아니기 때문에 보험급여 패키지에 포함되면, 어떤 의료기관이라도 시술이 가능하기 때문이다. 이에 반해 일본, 영국 등은 신의료기술을 시행할 수 있는 의료기관을 지정하여 지정받지 못한 의료기관은 신의료기술을 시행할 수 없도록 하고 있다. 비록 의료기술평가기구가 신의료기술의 유효성을 문헌이나 외국의 사례 등을 감안하여 사정하였지만 확고한 임상적 근거(evidence based medicine, EBM)를 토대로 한 것은 아니다. 일본의 경우 신의료기술의 임상적 근거를 확보하기 이전에는 신의료기술 시행을 제한할 필요가 있기 때문에 신의료기술을 시술할 수 있는 의료기관을 지정하여 신의료기술의 보급에 신중을 기하고 있다. 우리나라에서는 신기술의 효율성이 기존기술과 어느 정도 차이가 있는지 등에 대하여 임상적으로 충분한 입증이 되지 못하고 있는데도 불구하고 모든 의료기관이 신의료기술을 시행할 수 있도록 허용하고 있다. 이와 같은 조치는 신의료기술의 보급을 가속화시켜 보험진료비를 급속히 증가시키고 의료의 영리화를 초래시키는 부작용이 있다.

다음으로는 법률적 측면의 문제이다. 현재 규정은 신의료기술이 유효성과 안전성에 대한 사정이 끝나면 보험급여로 등재 신청을 하게 된다. 이를 판정 대기 신의료기술 이라 하며 현행「건강보험 요양급여규칙」제9조 제1항에 따른 [별표 2] 비급여 대상의 제4호 '하'목에 의해 규정한 바와 같이 "비급여대상으로 결정·고시되기 전까지의 신의료기술등"은 급여 결정 신청을 함과 동시에 자동적으로 등재비급여가 되도록 2002년 1월부터 규정하고 있다(Box 3-2에서 내용을 요약 정리하였음).

[Box 3-2] 신의료기술의 보험급여와 관련된 사항

- 신의료기술에 관한 급여 여부 판정에 대한 제도가 도입될 당시에 제정된 요양급여기준규칙(복지부령 제158호, 2000.7.1.)에는 신의료기술은 복지부로부터 비급여대상으로 결정 고시될 때까지는 비급여가 될 수 없었기 때문에 이러한 서비스를 제공할 경우 불법적 행위가 되었음
- 2002년도 요양급여기준규칙(복지부령 제207호, 2001.12.31.개정)부터 현행과 같이 급여 등재 신청을 함과 동시에 급여판정이 이루어지기 까지는 등재비급여가 되도록 하였음

임상적인 안전성과 유효성에 대한 사정이 끝나고 30일 이내, 급여 여부를 신청하면서 등재비급여로 간주하여 시술이 허용되는 절차는 여러 가지 문제를 갖고 있다. 신의료기술이란 의료행위 자체만이 아니라 신약과 치료재료가 동반되는 경우가 흔하기 때문에 사실상 신의료기술은 아니지만 형식상 새로운 약이나 새로운 치료재료를 추가시키면 얼마

든지 「의료법」상 신의료기술로 인정을 받을 수 있다. 「의료법」상 신의료기술은 경제성을 보는 것이 아니기 때문에 기존 기술의 내용을 거의 포함하고 있으면 안전성, 유효성 측면에서는 문제가 되지 않을 것이다. 실질적으로는 신의료기술은 아니지만 형식적으로는 얼마든지 신의료기술로 '둔갑'할 수 있는 제도적인 허점이 있다. 이렇게 '둔갑'된 신의료기술이 합법적인 등재비급여로 활용되어 의료이용만 증가시키는 문제가 있다.

(2) 신의료기술과 재정관리

신의료기술이 급여 등재 신청과 함께 행위비급여로 인정됨에 따라 재정관리에서 문제가 생긴다. 등재비급여는 건강보험의 가격 관리 대상에서 벗어난다. 그렇기 때문에 서비스를 제공하는 공급자가 임의로 높은 가격을 책정할 수 있다. 그러다 급여등재로 결정이 되면 건강보험에서 가격을 정해야 하는데 비급여로 있을 때 받던 가격이 높기 때문에 이를 그대로 인정할 수 없어 정부는 가격을 비급여로 있을 때보다 낮은 수준으로 책정하려고 시도한다. 등재 신청과 함께 비급여로 인정되어 있을 때 자율적으로 정하여 높게 받던 가격을 급여로 등재된다고 갑자기 가격을 낮추고자 함에 따라 공급자의 반발이 심하게 일어난다[2]. 공급자의 반발로 가격 통제가 제대로 이루어지지 못하게 된다면 보험재정의 문제와 함께 상대적으로 다른 행위나 치료재료에 비하여 가격이 높아질 수 있다. 이렇게 되면 상대가치의 왜곡이라는 문제도 야기될 수 있다. 일본, 영국, 프랑스 등의 국가들은 신의료기술이 최종 급여로 판정 받기 전에도 가격을 원가 기준으로 철저히 통제를 하고 있다(Busse et al, 2012).

신의료기술을 보험등재 신청을 할 때 등재비급여로 인정하는 정책도 문제가 있지만, 비급여라 하여 가격에 대하여 전혀 관심을 보이지 않는 것도 문제이다. 비록 비급여라 하더라도 급여 여부를 위한 판정이 이루어지면 급여로 등재될 가능성이 높기 때문에 급여 등재 신청과 함께 원가를 기준으로 가격을 정하여 관리하고 상대가치점수도 사전에 정하여 급여 등재 여부를 심사하는 방법이 마련되어야 할 것이다.

[표 3-1]에서 우리나라에서 2013~17년간 행위료의 증가율을 보면 연평균 8.7%로 매우 높다. 행위료는 진료량과 가격에 의하여 결정된다. 5년간 행위료 증가에 대한 두 가지 요인의 기여율을 분석해보면 진료량의 기여율이 63%, 가격 상승의 기여율이 37%로 주로

---

2) 가끔은 반대의 경우도 있다. 오랜 기간 비급여로 된 행위는 의료기관 간의 경쟁으로 가격이 낮아져 급여로 전환되면서 낮은 가격을 원하는 경우도 생긴다.

[표 3-1] 행위료 증가에 대한의 기여율 분석

구분		2013년	2014년	2015년	2016년	2017년	'13~'17 평균
행위료	증가율 (기여도)	8.2 (100)	8.0 (100)	8.1 (100)	10.9 (100)	7.8 (100)	8.7 (100)
진료량(Q)	증가율 (기여도)	3.7 (45)	5.4 (68)	2.7 (34)	9.9 (83)	3.2 (40)	5.5 (63)
수진자수	증가율 (기여도)	0.6 (8)	1.5 (19)	0.2 (2)	0.7 (6)	0.5 (6)	0.7 (8)
1인당 입내원일수	증가율 (기여도)	1.3 (15)	0.5 (6)	0.01 (0.1)	2.6 (22)	0.6 (8)	0.9 (11)
1일당 진료강도	증가율 (기여도)	**1.8** **(22)**	**3.4** **(42)**	**2.5** **(31)**	**6.6** **(56)**	**2.1** **(26)**	**3.9** **(45)**
가격(P)	증가율 (기여도)	4.5 (55)	2.6 (32)	5.4 (66)	1.0 (17)	4.7 (60)	3.2 (37)
상대가치 점수	**증가율** **(기여도)**	2.2 (26)	0.2 (3)	3.2 (39)	-1.0 -	2.3 (29)	0.9 (11)
환산지수	**증가율** **(기여도)**	2.4 (29)	2.4 (30)	2.2 (27)	2.0 (17)	2.4 (30)	2.3 (26)

출처: 신현웅 외(2018)

진료량이 행위료 증가를 주도하여 왔음을 볼 수 있다. 진료량은 수진자수, 1인당 내원일수 그리고 1일당 진료강도에 의하여 결정된다. 진료량 증가에 대한 세 가지 요인의 기여율을 분석하면 1일당 진료강도의 기여율이 45%로 다른 요인을 압도하고 있다. 그리고 진료강도에 영향을 미치는 가장 큰 요인은 신의료기술의 확대에 기인한 보험급여범위의 확대라고 볼 수 있다.

신의료기술이 진료강도 확대에 가장 큰 영향을 미쳤을 것으로 추정하는 근거는 일본의 국민의료비 증가 요인을 분석한 표에서 찾을 수 있다. 일본 재무성이 2013년도에 사회보장 예산편성을 위한 과제를 분석하면서 2004~12년간의 의료비 증가를 요인별로 분석한 것이 [표 3-2]이다. 이 표를 활용하여 필자가 기간 중의 의료비 증가의 요인별 기여율을 분석하여 [표 3-2]의 마지막 칼럼에 제시하였다. 의료비 증가에 기여도가 가장 높은 요인이 신의료기술인 선진의료요인(64%)이었다. 이것은 일본도 의료비 증가에서 가장 기여도가 높은 요인이 신의료기술의 확대라는 점이다. 신의료기술 다음으로 기여율이 높은 요인은 고령화요인(59%)으로 나타났다. 흥미 있는 것은 인구증가요인(-2%)과 수가개정

요인(−22%)은 마이너스 값을 보이고 있는 점이다. 일본은 수가개정을 통하여 의료비 증가를 억제하고 있는 점이 특이하다.

일본은 우리나라에 비하여 신의료기술 확대를 관리하는데 상당한 노력을 쏟고 있다. 그럼에도 불구하고 선진의료요인이 의료비증가에 가장 크게 기여하였음을 볼 때, 우리나라도 신의료기술 확대에 대한 통계가 정비된다면 의료행위량에 미치는 기여율을 구분해서 볼 수 있을 텐데 이에 대한 자료가 없으니 진료강도를 통하여 유추하는 방법을 택하였다. 1일당 진료강도가 높다는 것은 신의료기술이 느슨한 관리를 틈타 급속히 확대되면서 의료행위량에 큰 영향을 미쳤을 것이라고 유추할 수 있다.

[표 3-2] 일본 국민의료비 증가율과 요인별 기여율 (단위: 조 엔, %)

	2004	2005	2006	2007	2008	2009	2010	2011	2012	기여율
국민의료비	32.1	33.1	33.1	34.1	34.8	36.0	37.4	37.8	38.4	
국민의료비 증가율	1.8	3.2	▲0.0	3.0	2.0	3.4	3.9	3.1	1.7	100.0
고령화 요인	1.5	1.8	1.3	1.5	1.3	1.4	1.6	1.3	1.4	59
선진의료 요인	1.2	1.3	1.8	1.5	1.5	2.2	2.1	2.1	0.5	64
인구증가 요인	0.1	0.1	0.0	0.0	▲0.1	▲0.1	0.0	▲0.2	▲0.2	−2
진료수가 개정 요인	▲1.0		▲3.2		▲0.8		0.2		0.004	−21

주: 기여율은 필자가 계산하였음

출처: 일본 재무성(2013), 김정덕 외(2014)에서 재인용

(3) 일본의 신의료기술 관리 사례

여기서는 일본의 신의료기술 관리 사례를 살펴보기로 한다. 일본은 신의료기술에 해당하는 선진의료를 우리와 다르게 엄격히 관리하여 신의료기술이 방만하게 확산되는 것을 방지하고 있다. 일본도 신의료기술에 대하여 유효성과 안전성에 대한 검토는 우리나라와 거의 유사하다. 그러나 유효성과 안전성에 문제가 없다고 판정되어 건강보험의 급여로 등재하는 절차부터는 우리와 전혀 다른 방식으로 관리하고 있다.

보험급여등재를 신청하면 비급여로 간주하는 것은 우리와 일본의 절차가 동일하다. 다음은 비급여로 되었을 때 가격책정과 시술기관 지정에서 일본은 우리나라와는 현저하게 다른 절차로 통제하고 있다. 먼저 가격책정에서 우리나라는 등재비급여이기 때문에 보험자 (정부)는 개입하지 않고 의료기관에 자율로 맡긴다. 그러나 일본은 신의료기술의 보험

등재를 신청하는 기관으로부터 원가에 관한 자료를 제출받아 매우 엄격히 검토하여 이윤을 남길 수 없는 원가수준으로 가격을 책정한다. 우리나라는 등재비급여로 있을 때 높은 가격을 의료기관이 책정하는 것을 허용하고 있다가, 급여 결정이 되었을 때 가격을 인하하려니 공급자의 동의를 받는 일이 쉽지 않아 신의료기술의 보험수가가 일본에 비하여 높아질 수밖에 없는 소지가 있다.

다음은 시술의료기관의 지정에 관한 일로써, 우리나라에서는 혼합진료가 허용되기 때문에 보험급여등재 신청을 한 후 등재비급여가 되면 어떠한 의료기관이라도 이를 제공할 수 있다. 그리고 보험등재 결정이 나면 모든 의료기관이 신기술을 쉽게 제공할 수 있어 의료비 증가를 부채질 하게 된다. 일본은 신의료기술을 선진의료로 부르면서 이를 선진의료 A (구: 선진의료), 선진의료 B (구: 고도의료)로 나누고, 이를 시행할 수 있는 의료기관(병원)을 정부가 별도로 지정한다. 선진의료 A (2020년 6월 기준 22종의 기술)는 정부가 특별히 지정한 병원만이 시행할 수 있으며, 선진의료 B (2020년 6월 기준 61종의 기술)는 특정기능병원(2019년 기준 86개 병원, 우리나라 상급종합병원에 해당)에서만 시행할 수 있다. 현재 일본에서 신의료기술로 시행하는 선진의료 A와 선진의료 B 가운데 선진의료 A를 기술명과 시술할 수 있는 의료기관을 [표 3-3]에 참고로 요약하였다. 22종의 기술에 154개 병원이 참여하고 있다(같은 병원이 3종의 기술에 참여할 경우 3개 병원으로 중복 계산). 선진의료 B에 속하는 61종의 기술도 동일한 방법으로 고시하는데 참여병원수가 650개소(중복 계산)나 되고 있다.

일본은 정부가 인정하는 의료기관(병원)에 한정하여 선진의료를 제공할 수 있게 허용하여 선진의료가 문헌이나 실험을 통하여 얻은 유효성이나 안전성이 확실한지 그리고 그 전의 의료기술에 비교하여 경제성은 얼마나 있는지를 임상적으로 실증하게 된다. 이와 같이 신의료기술의 유효성과 경제성에 대한 확실한 임상적인 경험을 토대로 보험급여 등재 여부를 판정하게 된다. 따라서 일본이 우리나라에 비하여 신의료기술의 보급에 많은 시간이 걸리게 된다. 신의료기술의 보급이 느려진다는 것은 그만큼 국민 편익의 증가가 늦어지는 문제는 있지만, 국민의료비 증가속도를 늦추게 하는 다른 의미가 있겠다. 우리나라는 신의료기술을 시행할 수 있는 의료기관에 대한 자격 기준이 없고 아무 의료기관이나 신기술을 급여 등재신청을 하게 되면 그 때부터 등재가 될 때까지 등재비급여로 하여 의료기관이 가격을 임의로 책정할 수 있어 일본과 큰 차이가 난다.

[표 3-3] 선진의료 A의 기술명과 제공 의료기관 수(2020년 6월 1일 현재)

번호	선진의료기술명	시술 의료기관 수
1	고주파 절제기를 이용한 자궁선근증핵출술	6
2	양성자선 치료	17
3	신경변성 질환의 유전자 진단	6
4	중입자선 치료	6
5	항 악성 종양제 치료에서의 약제 내성 유전자 검사	16
6	가족성 알츠하이머 병의 유전자 진단	1
7	복강경하방광요관 역류방지술	4
8	말초혈 단핵구 이식을 통한 혈관 재생 치료	1
9	자기종양혈조직 및 수상세포를 이용한 활성화 자기림프구 이입요법	1
10	배양세포에 의한 라이소좀병 진단	1
11	배양세포에 의한 지방산 대사이상증 또는 유기산 대사이상증 진단	1
12	바이러스에 의한 난치성 눈병 질환에 대한 신속한 진단(PCR 법)	18
13	세균 또는 진균에 기인하는 난치성 눈감염 질환에 대한 신속진단(PCR 법)	10
14	LDL 어페레시스 요법	25
15	다항목 신속바이러스 PCR법에 의한 바이러스감염증의 조기진단	6
16	CYP2D6유전자 다형검사	2
17	MRI 촬영 및 초음파 검사 융합 이미지에 기초한 전립선침생검법	18
18	당쇄 나노 기술을 이용한 고감도 바이러스 검사	9
19	복강경하 슬리브상위절제술 및 십이지장공장 바이패스술	2
20	혈중TARC 농도 신속측정	2
21	Birt-Hogg-Dube(BHD)증후군의 유전자 진단	1
22	세포진 검체를 이용한 유전자 검사	1

출처: 일본후생노동성 홈페이지(2020.6.22. 열람)

즉, 일본은 우리나라에 비교하여 신의료기술의 가격 설정에 처음부터 개입하여 비록 비급여이지만 원가에 준하도록 철저한 관리를 하고 있다. 그리고 신의료기술을 시술할 수 있는 의료기관을 지정하여 신의료기술이 임상적으로 충분한 근거를 확보할 때까지 비급여로 보급을 제한하는 등의 엄격한 조치를 하고 있다. 일본은 혼합진료가 금지되어 있기 때문에 비급여인 신의료기술을 아무 의료기관이나 시술할 수 없고, 정부가 특별히 지정한 의료기관만 시술이 허용되고 있다.

2. 상대가치수가제도의 문제점

1) 상대가치수가제도의 장점 훼손

(1) 상대가치수가제도의 장점

미국 Medicare에서 의사에 대한 진료비 지불에 상대가치척도(relative value scale)를 적용하게 된 배경은 의사 진료수가표의 비효율성과 불공평성(inequity) 문제를 바로잡기 위한 목적에 있었다. 그리하여 제2부에서 설명한 바와 같이 상대가치수가는 1물1가(一物一價) 원칙의 적용, 서비스 mix에 편기되지 않고 원가에 비례하는 원칙, 평균비용의 최소값으로 한다는 원칙을 정하고 수가표를 개편하였다(Feldstein, 2005).

평균비용의 최소값으로 한다는 원칙이란 완전경쟁시장에서는 장기적으로 가격은 평균생산비의 최저값과 같아지기 때문에 생산의 효율성을 극대화할 수 있다는 것이다. 상대가치수가의 장점은 1물1가의 원칙으로 가정의가 할 수 있는 서비스는 가정의 인건비 기준으로 상대가치수가가 책정되기 때문에 고도의 기술을 가진 전문의들은 가정의가 할 수 있는 서비스는 자신의 전문성이나 기회비용 등을 감안할 때 수지가 맞지 않아 제공하지 않게 된다. 반대로 전문의가 수행해야 할 서비스는 상대가치수가는 높지만 가정의는 자신의 능력으로 제공하기 어려워 자연스럽게 분업구조나 환자의뢰체계가 이루어질 수 있다는 점이다.

(2) 상대가치수가제도의 장점을 훼손하는 제도

미국 Medicare의 경우 병원 서비스는 DRGs로 별도 보상하고 병원과 계약하여 서비스를 제공하는 의사만 상대가치수가로 진료비를 보상하기 때문에 상대가치점수의 개발도 용이하고, 적용을 통한 상대가치수가의 장점인 1물1가 원칙도 용이하게 달성할 수 있다. 그런데 우리나라에서는 상대가치수가로 병원 서비스(DRGs가 적용되는 서비스 제외)는 물론 개원의의 서비스에 대한 보상도 해야 하기 때문에 미국에서와 같은 효과를 기대하기 어려워진다. 단일의 상대가치로 의료경영 환경이 전혀 다른 의원과 병원에 일률적으로 적용할 때 1물1가의 법칙을 적용하기가 어려워 의료서비스 공급에 대한 보상이 공평하게 이루어질 수 있을지는 의문이다. 과거 행위별수가를 금액제로 하였을 때 문제점이 행위간 보상의 균형문제였는데, 금액제를 상대가치로 바꾸고 난 현재도 보상이 공평하게 이루어지지 못하고 있다면 상대가치수가를 왜 도입하였는지 근본적인 의문이 제기된다.

먼저 1물1가 원칙을 적용하기 어려운 것은 다음과 같은 사정이 있다. 병원과 의원은 자본투자가 전혀 다르다. 따라서 같은 서비스라도 동일한 상대가치점수를 병원과 의원에 적용하려니 의료기관 종류별 가산율의 적용이 불가피한 측면이 있다. 동일한 서비스를 제공하여도 상대가치의 첫 번째 구성요소인 의사의 업무량은 비슷하게 추정할 수 있어도 진료비용이나 사고보험에서 차이가 난다. 이러한 차이를 보상하겠다는 것이 의료기관 종별 가산율인데, 가산율 적용으로 1물1가 원칙이 지켜질 수 없게 되었다.

또 다른 문제점은 의료기관 종별 수가계약제의 적용이다. 이 제도는 2008년부터 점당 환산지수 계약을 의료기관 종별로 다르게 하기 때문에 1물1가 원칙을 역시 훼손하게 된다. 성격이 다른 의료(예: 의과, 치과, 한방, 약국) 간에 환산지수가 달라지는 것은 별 문제가 없으나 같은 의과 안에서 환산지수 계약을 달리함에 따라 의원과 병원 간에 수가역전이라는 문제까지 등장하고 있다. 2008년부터 2018년까지 확정된 환산지수 인상률을 보면 매년 의원의 인상률이 병원의 인상률을 능가[3]하여 수가역전이 발생하여 병원들은 상대가치수가제에 대한 불신을 하게 되었다.

수가가산율 제도와 의료기관 종별 환산지수 계약은 1물1가 원칙을 지킬 수 없도록 설계되어 환자의뢰체계의 적용을 어렵게 하는 문제도 있다.

① 종별 가산율에 따른 불공평성

요양기관 종별 가산율의 차등화와 본인부담률이 혼재될 경우 건강보험공단이 부담해야 할 진료비 상환액이 달라지는 문제가 있다. 이로 인하여 같은 서비스를 받았지만 건강보험 재정에서는 의원을 이용하는 환자에 비하여 상급종합병원을 이용하는 환자에게 더 많은 금액을 보상하는 불공평한 문제가 생긴다.

현재 요양기관 종별 가산율은 [표 3-4]와 같다. 기본진료료(진찰료와 입원료)는 요양기관종별로 수가가 구분되어 고시되고 있기 때문에 종별 가산율 적용에 제외되고 있다.

요양기관 종별 가산율과 본인부담 정률제를 합성할 때 생기는 건강보험 급여에서의 불형평 문제는 [표 3-5]에 정리하였다. 건강보험에서 보험수가가 100,000원으로 고시된 수술을 예로 든다면, 기본 수가에 요양기관 종별 가산을 적용하면, 의료기관 종류에

3) 2008년부터 2018년까지 의원의 평균 인상률은 2.70%이고, 병원의 평균 인상률은 1.66%로 병원이 약 1% 포인트나 낮다(신영석, 2019).

[표 3-4] 건강보험과 의료급여의 종별 가산율 (단위: %)

의료기관	건강보험	의료급여
의원	15	11
병원	20	15
종합병원	25	18
상급종합병원	30	22

따라 실제 수가는 115,000원에서 130,000원이 된다. 여기에 입원시 본인부담률 20%를 적용하면 법정본인부담금은 23,000원에서 26,000원으로 상급 의료기관이 될수록 본인부담금이 높아진다. 이렇게 된 이유는 ㉠ 상급 의료기관 일수록 더 좋은 의료를 제공하며, 그러기 위해서는 수가(요양급여에 소요되는 비용)가 당연히 높아야 한다. ㉡ 더 좋은 의료를 받기 위하여 상급 의료기관을 이용하는 환자는 더 많은 본인부담을 하여야 한다는 논리이다. 이와 같은 환자부담의 증가라는 논리는 일단 수긍이 된다. 그런데 공단부담금을 보면 다른 문제가 제기된다. 즉, [표 3-5]에서 공단부담금을 산출해보면 상급 의료기관으로 갈수록 공단부담금이 높아진다. 이것은 상급 의료기관을 이용하는 환자일수록 보험재정의 지원을 많이 받는 결과가 되어 형평성 문제가 야기된다. 소득 수준이 높아질수록 본인부담금이 높은 상급 의료기관 이용이 높은 것은 잘 알려진 사실이다. 즉, 저소득층은 본인부담금이 적은 의원급 또는 병원을 이용하고, 고소득층은 상급종합병원을 주저없이 선택할 수 있다. 결국 고소득자가 저소득자보다 공단부담금을 더 많이 지원받게 되어 '소득에 따른 역(逆)분배 현상'이라는 불형평 문제가 발생하게 된다.

그리고 건강보험과 의료급여의 요양기관 종별 가산율이 다르다는 것도 문제가 있다. 얼핏 생각하기에 의료급여환자는 저소득계층이므로 진료비 수준이 낮아야 한다고 생각

[표 3-5] 현재의 본인부담과 공단부담 산정방법의 예시

의료기관	A.기본수가	B. 종별 가산율 적용수가	C. 정률 본인부담금	D. 공단부담금 (=B-C)
의원	100,000원	115,000원	**23,000원**	92,000원
병원		120,000원	**24,000원**	96,000원
종합병원		125,000원	**25,000원**	100,000원
상급종합병원		130,000원	**26,000원**	104,000원

출처: 이규식, 양명생, 지영건(2010)

할 수 있다. 이것은 본인부담을 적게 부담시켜야 한다는 것이 본질이지, 동일한 의료서비스에 대하여 건강보험에서의 비용과 의료급여에서의 비용이 달라야 한다는 것은 아니다. 즉, 요양기관 종별 가산율은 같되, 본인부담에서 적절한 차이를 두어야 한다. 극단적인 예를 들면, 입원가능한 병상이 1개일 때, 동일 질병, 동일 의료서비스가 요구되는 건강보험환자와 의료급여환자가 있다면, 병원 측에서 누구를 입원시키기 원하는 지는 명약관화이다. 결국 의료급여환자를 위할 것 같은 종별 가산율 차등이 오히려 의료급여환자를 차별하는 부메랑이 될 수 있다.

② 수가산정의 차등구조

우리나라 수가구조는 종별 가산율의 차등화 이외에 진찰료, 입원료 및 환자 수에 따른 차등화라는 구조를 갖고 있다. 수가산정의 차등화 역시 상대가치수가제의 장점인 1물1가의 원칙을 훼손하는 문제를 간직하고 있다.

㉠ 진찰료

2020년 3월 기준 요양기관 종별로 초진료와 재진료를 비교하여 보면 [표 3-6]과 같다. 진찰료와 관련된 차등구조는 왜 요양기관의 크기에 따라 달라지는지 그 이유가 분명하지 못하다. 진찰료는 의사가 담당하고, 명확한 진단을 위하여 검사를 하게 되면 거기에 따라 별도의 진료비를 지불하게 된다. 따라서 진찰료는 순수하게 의사의 전문성을 바탕으로 제공되는데 의료기관이 크다고 의사의 진찰료가 더 비싸게 책정되는 것은 문제가 있다. 전문의 여부나, 전문의 경력에 따라 진찰료가 차등이 난다면 이해가 되지만 시설을 기준으로 차등화 함은 문제가 있다(김일천, 2009).

당초 건강보험수가는 의사에 대해서는 전국 단일수가제였다. 의료기관은 병상수, 진료과목수, 의료인력수 등에 따라 규정한 종합병원, 병원, 의원으로 구분하고 의료기관 종류에 따른 관리운영비 차이를 보상한다는 뜻에서 진찰료 이외의 수가를 차등화 하였다. 즉, 입원료가 의원보다 병원, 병원보다 종합병원이 비싸고 기술행위료는 차등 가산율을 적용하여 같은 검사, 처치, 수술이라도 큰 병원일수록 더 비싸게 정하였다. 진찰료는 2000.4.1. 의원과 기타 의료기관과 차이를 두다 2001.1.1. 다시 통일하였다. 그러다 건강보험통합과 의약분업을 단행한 후 2001년 초부터 보험재정파탄이 일어나게 되자 2001.5.1. 건강보험재정 안정화 대책을 발표하면서 진찰료와 처방료를 통합하였다. 그리고 2001.7.1.부터 의사의 진찰료를 의료기관 종별에 따라 차등하여 오늘에 이르고 있다(이규식, 양명생, 지영건, 2010).

시설의 크기로 차등화 할 경우에는 의원보다는 병원이 진찰료가 높아야 하는데, 상대가치점수는 초진, 재진 공히 의원보다는 병원이 높다. 그런데 환산지수가 의원이 높다보니 2020년에는 진찰료 금액에서 의원이 병원보다 높은 수가 역전 현상이 발생하는 문제가 있었다. 이러한 수가역전은 비단 진찰료에서만 그치는 것이 아니라 제2부 [표 2-28]에서 환산지수를 보면 2010년부터 의원이 병원보다 계속 높았던 문제가 있다.

[표 3-6] 의료기관 종별 진찰료의 현황(2020)

의료기관	상대가치점수(점)		환산지수	금액(원)		금액 지수	
	초진	재진		초진	재진	초진	재진
의원	188.11	134.47	85.8	16,139	11,538	100.0	100.0
병원	208.86	151.37	76.2	15,915	11,534	98.6	100.0
종합병원	232.33	174.84		17,764	13,323	110.1	115.5
상급종병	255.79	198.31		19,497	15,111	120.8	131.0

ⓛ 입원료

우리나라는 보험수가를 통하여 의료기관의 경상비용뿐만 아니라 자본비용도 보상하는 구조이기 때문에 1977.7.1.부터 입원료는 요양기관 종별에 따라 규모가 클수록 차등적으로 책정하였다.

1977년 처음으로 입원료를 책정할 때에는 입원실료, 의학관리료, 환자관리료, 기타 관리료로 구분하였다. 입원실료는 병실공간점유 비용으로, 의학관리료는 의사의 회진, 진료, 처방, 진료기록 등 의사비용으로, 환자관리료는 간호, 급식, 주사, 투약, 처치, 환자복 및 시트교체 등 환자관리에 소요되는 비용으로 그리고 기타 관리료는 침상, 병실, 변기 청소 등에 소요되는 비용이라고 정의하고 그에 상응하도록 배분액을 정한 것이다.

2001.1.1. 상대가치수가제도가 도입되면서 입원료를 의학관리료, 환자관리료 등

으로 구분하지 않고 단일수가로 통합하면서 몇 가지 가산료를 적용하였다. 입원료(산정지침)에 의학관리료(소정점수의 40%), 간호관리료(소정점수의 25%), 병원관리료(소정점수의 35%)를 포함시켰다. 장기입원을 억제하기 위한 대책으로 입원료에 체감제를 적용하였다. 체감제 적용대상은 입원료, 집중치료실 입원료, 격리실 입원료에 한정하였고, 체감률은 입원 16일째부터 30일째까지는 해당점수의 90%, 입원 31일째부터는 해당 점수의 85%를 산정하도록 하였다.

요양기관의 크기에 따라 [표 3-7]에서 볼 수 있는 바와 같이 입원료를 차등시킨 것은 자본비용의 보상이라는 측면에서는 다소 일리가 있지만, 입원료 구성이 자본비용적 요소보다는 기술적 요소가 많기 때문에 차등화의 논리는 매우 궁색하다. 입원료의 차등화는 대형병원일수록 유리한 구조를 만들어 의료기관의 양극화를 초래하는 기전이 되었다는 점에서 분명히 문제가 있는 제도라 하겠다.

한편 낮은 수준의 입원료에 대한 보완책으로 [표 3-8]에서와 같이 한개 병실에 입원시키는 환자 수에 따라 입원료를 차등화 하여 차액수입을 병원이 갖도록 하였다. 정부는 선택진료를 없애면서 입원실도 4인실을 기준으로 하되 2인실까지는 보험급여로 하고 있으나 입원료의 차등화로 환자 본인부담의 차등화가 불가피해졌다.

[표 3-7] 입원료의 변동(1977~2020) (단위: 원)

구분	상급종합	종합병원	병원	의원	비고
1977	3,100		2,550	1,900	서울지역
1995.12.10	15,560	14,200	11,800	9,970	
1999.11.15	21,400	19,700	16,600	14,400	
2001	22,400	20,600	18,200	15,800	1점=55.4원
2009	32,150	29,580	26,170	22,570	1점=63.4원
2020	42,782	37,760	32,887	30,790	1점=76.2원(의원은 85.8)

주: 다인실 기준이며 점수를 금액으로 환산하였음
출처: 2009년까지는 이규식, 양명생, 지영건(2010), 2020년은 건강보험심사평가원(2020)

[표 3-8] 병실 입원환자 수에 따른 상대가치점수 (2020년 3월, 병원기준)

	2인실	3인실	4인실	5인실	다인실
상대가치점수	966.80	828.68	690.57	561.07	431.60
금액(점당 76.2원)	73,670	63,145	52,621	42,753	32,887

출처: 건강보험심사평가원(2020)

㉢ 간호등급제와 간호관리료

입원료는 의학관리료, 간호관리료 그리고 병원관리료로 구성되고 있으며, 요양기관종별에 따라 산정하도록 되어 있다. 간호관리료는 1999년 11월 15일부터 간호인력 확보수준에 따라 6등급으로 차등 지급하도록 하였다. 2007년 4월 1일부터 [표 3-9]와 같이 7등급이 신설됨과 함께 간호관리료가 아닌 입원료 차등제로 변경되었다.

일반병동의 입원료는 직전분기 평균 병상수 대비 당해 병동에서 간호업무에 종사하는 직전분기 평균 간호사수(병상 수 대 간호사의 비)에 따라 간호인력 확보수준을 1등급에서 7등급까지 구분한다. 다만 의원, 한의원은 7등급에 해당되는 경우 6등급을 적용하도록 하였다.

간호관리료의 차등화 문제는 중소병원, 특히 지방중소병원의 심각한 간호사 부족문제를 야기하는 원인이 되고 있다. 특히 상급종합병원은 간호등급에서 1등급 내지 2등급을 받으면 입원료 수입이 매우 높아지기 때문에 병원 입장에서는 원하는 만큼 간호사 충원이 가능하다. 만약 국내에서 활동하는 간호사 수가 충분

[표 3-9] 일반병동 간호등급제

등급	상급종합		종합병원		병원	
	간호사 1명 당 병상수	가산율	간호사 1명 당 병상수	가산율	간호사 1명 당 병상수	가산율
1	2.0 미만	2등급의 10%(68.4%)	2.5 미만	2등급의 10%(68.4%)	2.5 미만	2등급의 10%(75.7%)
2	2.0~2.5	3등급의 10%(53.1%)	2.5~3.0	3등급의 10%(53.1%)	2.5~3.0	3등급의 10%(59.7%)
3	2.5~3.0	4등급의 10%(39.1%)	3.0~3.5	4등급의 15%(39.2%)	3.0~3.5	4등급의 10%(45.2%)
4	3.0~3.5	5등급의 15%(26.5%)	3.5~4.0	5등급의 10%(21%)	3.5~4.0	5등급의 10%(32.0%)
5	3.5~4.0	6등급의 10%(10%)	4.0~4.5	6등급의 10%(10%)	4.0~4.5	6등급의 20%(20%)
6	4.0 이상	42,782원	4.5~6.0	37,760원	4.5~6.0	32,887원
7		–	6.0 이상	– 5%	6.0 이상	– 5%

주: 1) 6등급의 기준이 되는 입원료는 다인실을 기준하여 금액으로 환산하여 제시하였다.
2) 7등급 감산은 서울 및 광역시: –5%, 그 외 지역: –2%, 의료취약지: 감산 없음
3) 중환자실, 요양병원은 별도 등급제 실시

하다면 간호등급제에 대하여 중소병원도 환영하겠지만 활동 간호사가 부족함에 따라 지방병원이나 수도권이라도 중소병원의 경우는 간호사를 확보하기 어려운 문제가 있다. 간호사 입장에서는 수도권의 대형병원이 처우가 좋으니 당연히 그러한 곳으로 쏠리게 되었다. 의료기관의 70% 이상이 간호사를 제대로 구하지 못하여 간호등급이 '등급 외' 기관으로 있는 현실(신영석, 2019)을 생각할 때 이 제도는 대형병원과 중소병원 간의 의료수준의 격차를 조장하는 문제가 있다.

간호등급제의 또 다른 문제점은 간호관리료가 의학관리료를 능가하는 문제이다. 이 문제는 2007년 간호관리료의 차등을 입원관리료의 차등으로 전환시킴에 따른 결과라 할 수 있다. 상급종합병원을 예로 들어 설명을 하면 1등급(소정 점수의 68.4% 가산), 2등급(53.1% 가산), 3등급(39.1% 가산) 등으로 되어있다. 상급종합병원이 간호사 수가 많아 1등급이 되면 입원료의 68.4%에 해당하는 가산 간호료를 산정할 수 있다. 입원료를 100원이라 할 때, 의사 몫의 의학관리료가 40원이고, 간호사 몫의 간호관리료가 25원, 병실료인 병원관리료가 35원이다. 1등급이 되면 입원료의 68.4%에 상당하는 금액을 간호등급에 따른 가산금이 되어 입원료가 158.4원이 된다. 158.4원 중 의사의 의학관리료는 40원이고 간호사의 관리료가 83.4원이 되며 병실료가 35원이 된다. 즉 의사의 의학관리료보다 간호관리료가 높아진다(김일천, 2009). 그러나 입원료가 과거와 같이 세 가지가 분리되어 계산이 되면 간호관리료가 의학관리료보다 높은 문제가 생기지만 통합하여 입원료로 계산하기 때문에 그렇게 볼 수는 없고, 입원료에 기여하는 정도를 보면 간호관리료의 기여가 단연 다른 요소를 압도하는 문제가 있다.

③ 정책적 가산제도와 문제점

요양기관 종별 가산율, 간호관리료 차등제, 진찰료와 입원료의 차등화를 제외하고도 다양한 가산제도가 원가분석 등 객관적인 타당성 분석 없이 당시의 정책적 필요에 따라 산발적으로 도입되어 논란이 되고 있다. [표 3-10]에서 정책적인 가산제도의 종류를 보면, 진찰료에서 소아가산, 치과장애인가산, 야간공휴가산, 심야가산, 토요일 가산이 있으며 이와 같은 가산제는 상대가치점수로 책정되고 있다.

그 외 가산제도를 보면 전문의 가산제도가 있다. 진단방사선과, 마취통증의학과, 재활의학과, 정신과, 외과계열 등의 전문의에 대한 가산 등 분야별로 전문의 부족문제가

[표 3-10] 정책적 수가 가산제도 현황

구분		가산제도	가산 비율
기관	종별가산	요양기관 종별 가산	15~30% 가산
질환·진료과목		내과질환자, 소아환자, 정신질환자, 입원료 가산	입원료 30% 가산
인력	전문의	진단검사의학과, 병리학과, 영상의학과	10~30% 가산
		핵의학과	10~30% 가산
		외과, 흉부외과	20~100% 가산
	의사확보	의사 인력 확보 수준에 따른 요양병원 입원료 차등제	입원료(20% 가산~50% 감산)
	간호사 확보	입원 환자 간호관리료 차등제	입원료(70% 가산~5% 감산)
		성인 또는 소아 중환자실 입원 환자 간호관리료 차등제	입원료(45% 가산~25% 감산)
		신생아 중환자실 입원 환자 간호관리료 차등제	입원료(45% 가산~25% 감산)
		간호 인력 확보 수준에 따른 요양병원 입원료 차등제	입원료(60% 가산~50% 감산)
환자(대상)		신생아 가산	마취료, 침술료 60% 가산
		소아 가산	진찰료 10~30% 가산
		노인 가산	마취료 30% 가산
		뇌성마비 및 정신지체장애인 치과진찰료	진찰료 9.03점 상대가치 가산
		장애인 임산부 자연분만	분만 50% 가산
		야간 분만 가산	• 오전 8~9시 또는 공휴일에 응급진료가 불가피하여 처치 및 수술을 행한 경우에는 소정 점수의 50% 가산 • 오후 10시~다음 날 오전 6시에 분만을 시행한 경우에는 소정 점수의 100% 가산
		분만 취약지 소재 요양기관 분만 가산	분만 취약지 소재 요양기관에서 분만한 경우 처치 및 수술료, 조산료 소정 점수의 200% 가산
		고위험 분만 가산	위험 분만에 해당되는 경우에는 처치 및 수술료, 조산료 소정 점수의 30%를 추가 가산
시간		야간 및 공휴 가산	진찰료(30% 가산), 행위(50% 가산)
		응급의료 야간 가산	50% 가산
		토요일, 공휴일 건강검진 가산	토요일 및 공휴일에 건강검진 시 30% 가산
기타		입원 환자 식대	영양사 상근 여부에 따라 550원(일반식), 620~1,100원(치료식) 가산
		핵의학영상진단, 마취 방법별 특성	30% 가산
		초음파 검사료 가산	• 만 8세 미만의 소아에 대해서는 소정 점수의 20% 가산 • 도플러 검사를 실시한 경우 소정 점수의 10% 가산 • 조영제를 사용하여 검사한 경우 소정 점수의 30% 가산
		기능검사(디지털뇌파, 다혈관촬영, 천자)	50% 가산
		수술(화상치료, 장기이식)	30% 가산
		입원 기간 차등	입원료 10~15% 감산

출처: 신영석(2019).

제기될 때 마다 수가 가산을 통하여 문제를 해결하려는 시도를 하였다. 이와 같은 다양한 가산제도가 논란이 된 것은 가산 항목이 상대가치 총점에 포함되지 않아 수가인상의 우회로로 인식되고 있다는 문제이다(신영석, 2019). 이와 같이 상대가치원칙에 벗어난 수가 운영은 상대가치제도의 문제를 더욱 부각시키고 있다.

(3) 환자의뢰체계와 무관한 상대가치수가제도

상대가치수가제도의 장점이 1물1가 원칙에 의하여 의료서비스를 보상함에 따라 환자의뢰체계가 정착되어 환자에게 가장 적합한 서비스를 가장 저렴하게 제공할 수 있고, 의료공급의 효율성을 높일 수 있다고 기대하였다. 이와 같은 효과가 나타나기 위해서는 의료서비스를 필요도의 우선순위에 바탕을 둔 계층적 공급체계에 따라 제공되어야 한다. 그렇지 않으면 미국과 같이 의사서비스와 병원서비스가 분리되어 의료기관의 크기에 따라 자본비용을 보상하기 위한 가산제와 같은 제도가 없어져야 한다. 그런데 우리가 도입한 상대가치제도는 제도의 장점을 살릴 수 있는 조치는 도저히 찾을 수가 없고, 수가산정의 복잡성이나 수가 인상의 2중성과 같은 문제점만 야기하고 있다.

이러한 구조에서 환자의뢰체계의 확산은 아마 생각하기 어려울 것으로 전망된다. 일본의 경우 환자의뢰체계를 확립하고, 외래에서 의원이나 중소병원의 이용을 장려하기 위하여 행위별수가 점수에 환자소개율과 역소개율과 같은 제도를 도입하여 이 기준에 미달하는 경우는 초진료와 재진료의 점수를 감점하는 등의 조치를 취하여 환자의뢰체계를 촉진하고 있다. 우리나라는 단순히 상대가치점수의 행위간의 균형에 초점을 두고 있지만 행위간의 균형도 앞에서 살펴 본 다양한 가산제도와 같은 특례조치로 제대로 지키지 못하고 환자의뢰체계도 유지하기 어려운 문제가 있다.

2) 자본비용지급과 관련된 문제

의료보장제도에서 해결하기 어려운 과제의 하나는 의료서비스 생산을 위하여 소요된 자본비용을 의료기관에 어떻게 적절히 보상하느냐 문제이다. 의료보장제도를 필요도 접근을 하는 경우에는 자본비용을 경상비용과 분리하여 보상하는 방법을 택하는 경우가 많다. 이미 앞에서 간략히 설명한 바와 같이 독일이나 프랑스 사례를 보면 의료기관(병원에 한정)에 대한 자본비용은 병원계획과 결부시켜 정부(지방정부 포함)가 별도로 지급하고, 경상운영비(인건비, 서비스 생산과 관련되는 비용, 시설의 유지 보수비용 등)만 건강보험에서 보상하고 있다.

우리나라의 보험수가는 의료기관의 원가분석을 할 때 경상운영비와 자본비용을 같이 산정하고, 이를 토대로 일괄 지급하는 방식을 택하고 있다. 그리고 보험수가에 자본비용을 반영하기 위하여 원가분석에 자본의 감가상각비를 포함시키고 있다. 자본은 크게 두 가지로 의료장비와 시설로 구분하고, 의료장비는 감가상각기간을 5년, 건물에 대한 감가상각기간은 40년으로 간주하여 원가에 반영하고 있다.

두 가지 방식 가운데 어느 방법이 더 좋다고 할 수는 없고, 의료보장을 수요를 토대로 하는 것이 아니라 유럽 국가들처럼 필요도를 토대로 할 경우에는 장비나 시설을 필요도에 맞추어 갖추는 것이 중요하기 때문에 자본비용의 보상을 경상운영비와 분리하여 별도로 하는 것이 타당하다.

(1) 자본비용의 중복적 지불구조

상대가치수가제도에서 자본비용은 진료비용 산정에 포함이 된다. 장비는 직접 진료비용으로, 시설인 건물은 간접비용으로 반영된다. 그래서 의과의 경우, 2017년 제2차 상대가치개정에서 [표 2-24]를 보면 상대가치를 구성하는 요소별 금액 구성비가 업무량 23.3%, 진료비용 75.3%, 위험도 1.4%로 진료비용이 가장 큰 몫을 차지할 정도로 상대가치수가에 이미 자본비용이 반영되고 있다. 그리고 7개 질병군에 적용하고 있는 포괄수가제(DRGs)나 신포괄수가제의 수가도 건강보험 요양급여비용의 수술 및 처치코드를 이용하여 산정[4]하기 때문에 자본비용이 이미 반영되어 있다고 판단된다.

이렇게 자본비용이 보험수가에 반영되어 있음에도 불구하고 자본비용을 보상하는 의미에서 의료기관 종별로 가산율을 적용하고, 입원료를 차등화 하는 것은 자본비용을 2중, 3중으로 보상하는 모순이 있다. 특히 개업의원의 경우 자본비용이 병원과 비교하여 상대적으로 적게 소요됨에도 불구하고 동일한 상대가치점수를 적용하는 것도 문제가 있다. 우리나라는 이미 수가구조는 물론 여타 건강보험정책이 환자의뢰체계를 유도하기 어려운 패러다임으로 되어 있고, 수가계약제를 통하여 의료기관 종류별로 환산지수가 달라 1물1가의 원칙으로 환자의뢰체계를 유도하는 것도 어렵다. 이와 같은 실정임에도 불구하고 상대가치점수를 의원과 병원에 동일하게 적용하는 것은 문제가 있다.

---

4) 요양급여비용의 수술 및 처치코드를 이용한다는 것은 상대가치점수를 DRGs 수가 산정에 활용하고 있다는 뜻이다.

의료기관 종별 가산율은 보험수가 제정 당시부터 있었는데, 그 배경은 의료기관 크기에 따른 투자비 문제와 도・농간 관행수가 격차 문제가 제기되었기 때문이다. 그래서 의료기관 종별 가산율을 종합병원, 병원, 의원으로 3단계로 구분하고, 지역 가산율을 인구수에 따라 서울, 대도시, 종소도시, 농어촌으로 4단계로 구분하여 모두 7단계로 하였다. 그러다, 1981년 6월 수가개정과 함께 지역 가산율은 폐지하였다. 3단계로 된 의료기관 종별 가산율은 1989년 7월 전국민의료보험이 실시되면서 상급종합병원, 종합병원, 병원, 의원의 4단계로 구분하여 오늘에 이르고 있다. 결국 의료기관 종별 가산율 제도는 자본비용을 보상하기 위한 성격으로 고안되었다. 그런데 제도 도입 초기에는 수가 설정이 용이하지 않았고, 원가개념을 확립할 이론적 틀도 부족한데다, 원가조사를 할 기반(병원 회계의 표준화 등)이 확립되지 않아 자본비용을 가산율 제도로 보상할 수밖에 없었다. 그러나 수가 산정에 원가개념을 적용하고, 자본비용이 감가상각비로 반영되는 오늘에도 가산율 제도를 운영하는 것은 자본비용의 2중 보상이라는 문제가 있다.

그리고 종별 가산율과 관련하여 모순되는 정책수단은 의원과 병원간의 환산지수 역전이다. 2010년부터 의원의 환산지수가 병원보다 높게 결정되고 있어 종별 가산율을 왜 책정하고 있는지 도대체 이해할 수 없다. 즉, 종별 가산율에서는 병원이 의원보다 높은데 환산지수는 의원을 더 높게 책정하고 있어 정책수단 간의 부조화 문제도 있다.

(2) 상대가치수가와 가산율 적용의 문제

의원은 병원과 구조적으로 매우 다른 특성이 있다. 그럼에도 불구하고 의원과 병원에 동일한 상대가치점수를 적용하는 것은 문제가 있다. 이미 설명한 바와 같이 상대가치점수의 구성에서 감가상각비가 포함되는 진료비용의 비율이 무려 75.3%를 차지하고 있는 점을 볼 때 감가상각비가 적게 소요되는 의원에 대해서 병원과 동일한 상대가치점수를 적용하는 문제는 재고되어야 한다. 의원은 병원에 비하여 장비를 상대적으로 적게 사용하고, 단독 건물을 갖고 있는 것이 아니라 대부분 사무실을 임차하여 사용하고 있다. 이러한 현실에서 지출구조가 병원과 판이하게 다른 의원을 동일한 상대가치점수를 적용하는 것은 생각해 볼 문제라 하겠다.

더구나 환산지수 계약을 의료기관 종별로 나누어 하는 관계로 환산지수가 의원과 병원이 달라지기 때문에 금액으로 따지면 상대가치수가가 의원과 병원은 다르게 된다. 사정이 이러한데 상대가치점수는 의원과 병원을 구분하지 않고 동일한 값을 적용한다는 것은 무슨 의미가 있는지 알 수 없다.

3) 의료비 증가 억제장치의 미흡

우리나라 의료수가의 핵심은 상대가치점수 결정(개정 포함)이다. 이렇게 중요한 상대가치점수라는 정책수단을 결정함에 있어, 정책목표에 의료비 증가 억제를 언급 조차하지 않고 있다. 상대가치점수 결정과 관련된 내용은 거의 기술적인 문제에 초점을 두어 40개 진료 전문과 간의 균형이나 5개 행위 유형별 균형과 같은 점만 중점적으로 다루고 있다. 그리고 업무량 상대가치, 진료비용 상대가치, 위험도 상대가치의 산출과 같은 기술적인 내용에 집중하고 있다.

물론 상대가치제도를 도입한 이유가 행위별수가를 금액제로 운영함에 따른 의료행위간의 수가의 불균형으로 의료서비스 공급이 왜곡되는 문제를 개혁하려는 취지였기 때문에 균형이라는 점에 초점을 맞추는 것은 이해가 되지만, 미국에서 상대가치수가를 개발한 목적으로 중요하게 다룬 것이 의료체계의 효율성 제고이다. 효율성 제고를 위하여 1물1가 원칙을 기본으로 하는 상대가치수가를 채택하였다. 1물1가 원칙은 환자의뢰체계가 유지될 수 있도록 유도하여 의료비 절감과 같은 정책 효과를 기할 수 있다는 것인데 우리나라에서는 의료비 절감과 같은 정책 목표는 관심도 두지 않는 문제가 있다.

의료비 관리라는 측면에 관심이 없다보니 2001년 상대가치제도를 도입할 때 단일의 환산지수를 사용하던 것을 2008년부터 유형별 환산지수로 바꾸어 1물1가 원칙을 제도적으로 바꾸는 우를 범하기도 하였다. 다음은 상대가치점수를 개정하면서 보험재정 증가와 연관 지어 재정중립 원칙을 천명하고 있으나 실제 작업결과는 재정중립과 무관하게 나타나고 있다. 행위별수가의 상대가치점수 변화는 바로 의료공급자들의 행태 변화로 연결되는데 상대가치점수 개정이 의료공급에 어떠한 영향을 미치는지에 대한 분석도 하지 않으니, 재정중립은 선언적 의미에 그치고 있다.

만약 재정중립을 실현하려면, 상대가치점수의 총합을 100점으로 하고 상대가치를 가중치 개념으로 활용하여야 한다. 이렇게 한다면 보험급여 항목이 증가하여도 상대가치 총점은 100점으로 변동이 없기 때문에 재정중립이 성립될 수 있다. 이때 상대가치점수는 수가 항목간의 균형자 역할만 하게 되어 건강보험 진료비의 증가는 환산지수의 인상률과 같게 된다. 그런데 상대가치점수의 총합을 100점으로 하고 상대가치를 가중치 개념으로 할 경우, 의료행위 항목이 증가할 때 마다 상대가치점수를 새로 산출해야 하고 상대가치점수를 놓고 전문과 간의 갈등이 불가피하기 때문에 상대가치점수의 산출이 불가능하다. 따라서 상대가치의 산출을 현재와 같이 기준이 되는 서비스에 견주어 상대점수를 부여하는 방법을 사용할 수밖에 없다. 그러다 보니 상대가치를 변경할 때마다 급여등재 항목이 증가하고 이에 따라 상대가치총점이 증가하고 있다. 그리고 환산지수가 매년 인상됨에 따라 건강보험진료비가 급격히 증가하는 문제를 초래하고 있다. 즉, 상대가치 총점과 함께 환산지수도 증가하는 중복적 증가로 진료비가 급증하는 것이다. 보험진료비 증가를 관리하려면 제2부 [표 2-7]의 미국 Medicare 환산지수 결정을 참고하여 상대가치점수와 환산지수가 중복 증가하지 않도록 유의할 필요가 있다. 즉, 미국은 전년도의 상대가치점수가 증가하면 다음해의 환산지수 인상과 상쇄시켜 환산지수 인상률을 마이너스 값으로 조정하여 의사진료비 인상률을 억제시키고 있었다.

일본의 사례를 보면, 환산지수를 10엔으로 고정시키고, 2년에 1회 행위별 점수(상대가치점수)를 개정하고 있다. 따라서 일본은 환산지수를 고정시키기 때문에 우리나라와 같이 중복적 증가로 인한 건강보험 진료비 증가는 없는 특징이 있다. 그리고 행위별 점수를 개정을 할 때 국민의료비에 미치는 영향을 가장 먼저 고려하고 있어 우리나라의 경우와 대조를 이룬다. 특히 행위별 점수를 개정을 할 때 [식 3.1]과 같이 보험료 수입 외에 먼저 정부 재정 지원액의 크기를 검토하여 예상되는 수입의 증가를 고려한다. 다음으로 의약품과 치료재료의 가격의 인하를 통한 절약 가능한 금액을 추계하여 예상되는 수입액에서 뺀 후에 의료행위에 가용한 재정을 예상한 후에 상대가치점수를 산정하는 절차를 밟는다. 그리고 선진의료(신의료기술) 관리의 철저한 시행, 환자의뢰체계(회송도 포함)의 시행, 의약품에서 제네릭(후발의약품)의 사용 등을 상대가치점수에 반영하는 등의 노력을 하고 있다. 특히 일본은 중의협 산하에 진료보수개정결과검증부회를 두어 진료보수 개정에 따라 의료공급체계에 어떠한 영향을 미쳤고, 그에 따라 의료보험 재정에 얼마나 영향을 미치는지를 분석(김정덕 외, 2014)하여 상대가치점수 개정의 사후 관리에도 노력하고 있음을 볼 수 있다.

[식 3.1] 의료행위 가용액 = 예상수입액(보험료 수입 + 정부 재정지원액) − 절약가능액(의약품 및 치료재료대 가격 인하)

점수 산정의 고려 사항: 선진의료 관리, 환자의뢰 및 회송체계, 제네릭 사용

제2장
구매제도의 개혁

1. 구매제도의 문제점

우리나라 건강보험에서 구매의 문제점은 이미 제1부에서 언급한 바와 같이 구매라는 용어를 사용하지 않을 정도로 구매에 대한 개념이 없는 점이다. 우리나라는 건강보험을 사회보험제도의 하나로 국민들은 부담능력에 비례하여 보험료를 납부하고 권리로서 보험급여를 받기 때문에 보험자가 의료를 공급자로부터 구매하여 가입자에게 제공한다는 개념 자체가 없고 제3자 지불의 개념만 있다. 즉, 보험자는 보험료를 제때 징수하여 공급자가 진료비를 청구하면 지체 없이 지불하는 상환기능(reimbursing)만 생각할 뿐 구매기능(purchasing)은 거의 무시하고 있는 실정이다. 따라서 구매에 관한 문제는 이와 같이 보험자의 기능에서 구매기능을 도외시 하는데서 출발한다.

1) 구매원리의 대한 이해 결여

구매원리를 이해하기 위해서는 의료보장제도가 연대성 원리와 함께 기본권 보장이라는 이념이 지배한다는 점을 인식하여야 한다[1]. 그리고 가입자는 의료가격의 일부만 부담하기 때문에 Santerre and Neun(1996)이 주장하는 바와 같이 의료의 소비자 시장에서는 정상적인 경쟁이 이루어질 수 없다. 그리고 Feldstein(2005)은 권리개념으로 의료 접근성이 결정되는 사회에서는 의료서비스 배분을 시장에 맡길 수 없다고 하였다. 따라서 수요가 아닌 필요도(needs)를 기준으로 의료를 배급(rationing)할 수밖에 없어진다. 이때는 가입자(환자)가 의료서비스를 구매하는 것이 아니라 보험자(정부)가 구매자 기능을 하여 정해진 필요도만큼 구매[2]하여 배급하는 시스템으로 전환된다. 즉, 의료보장제도가 도

1) 제1부 주5에서 WHO Europe 본부는 사회연대의 범위에 기본권 이념도 포함시키고 있음을 밝혔다.

입되면 수요가 아닌 필요도를 토대로 의료를 배급한다는 사실은, 배급제에 대한 찬・반이나 호・불호와는 무관하게 피할 수 없어진다. 이 때 구매자(보험자나 정부)가 효율적으로 그리고 가입자들의 선호도를 최대한 반영하여 구매를 하여야 배급이 소비자가 원하는 방향으로 원만하게 이루어질 수 있다는 의미에서 구매이론이 필요하게 된다.

우리나라가 사회보험방식을 유지해야 하는 한 구매에 대한 이해는 필수적이다. 의료배급제 하에서는 구매를 환자가 하는 것이 아니라 보험자가 한다는 사실만 이해하면 구매원리는 단순해진다. 보험자가 환자를 대신하여 의료를 구매할 경우, 보험자는 비용-효과가 높은 서비스를 구매하도록 노력하여 구매의 효율성을 높이는 것이 매우 중요하다. 다음으로 보험자가 구매와 관련하여 해야 할 사항은 가입자들의 선호도를 존중(반응성 제고)하는 구매 행위를 해야 한다. 선호도를 높이기 위해서 보험자는 가입자에게 공급자 선택권을 부여한다거나, 공급자와 계약을 통하여 가입자가 원하는 서비스의 질을 보장한다거나, 구매하는 의료의 안전성을 보증하기 위하여 의료기관 인증제를 실시한다거나, 가입자들의 불만을 반영하기 위하여 옴부즈맨 제도를 도입한다거나 등등의 다양한 정책을 통한 전략적 행동을 해야 할 것이다. 이와 같은 구매자의 전략적 행동을 스튜어드십이라 할 수 있다.

구매의 이와 같은 원리를 이해하려면 정부나 보험자는 물론 국민들도 건강보험의료는 필요도 접근에 의한 의료배급이 불가피함을 받아들여야 한다. 이점을 받아들이지 못하면 현재와 같은 인구고령화 속도와 자유로운 의료이용의 허용에 따라 보험재정 문제로 건강보험제도가 붕괴되는 위험에 직면하게 될 것이다.

2) 수요 접근에 따른 보장성 제고의 한계

(1) 필요도 접근과 의료배급에 대한 이해 결여

건강보험제도가 필요도 접근을 기반으로 운영된다는 점을 이해하지 못하는 한 건강보험의 보장성 제고는 달성하기 어려운 과제이다. 보장성 제고를 무리하게 추진하게 되면 보험재정만 증가할 뿐 보장성은 기껏 2~3% 포인트 정도 높이고 끝나며, 몇 년이 지나면 다시 제자리로 돌아오게 될 것이다. 구체적인 사례를 제시하면, 2014년도의 직장가입자

2) 구매자가 서비스를 구매한다는 것은 필요도를 토대로 급여 패키지와 서비스 가격을 정하고 의료서비스 이용절차를 마련하여 가입자로 하여금 이러한 틀에 따라 의료를 이용하도록 한다는 뜻이다.

의 보험료율이 5.99%에 보장률이 63.2%였다. 2017년 이후 문케어를 추진한다고 적립금을 축내고[3] 보험료율도 매년 올려 2019년에 6.46%가 되었지만 2019년 보장률이 기껏 64.2%로 1% 포인트 밖에 오르지 못하였다는 점은 수요 접근을 택하고서는 보장률 제고가 어렵다는 필자의 논리를 뒷받침하는 것이다.

필요도 접근을 한다면 제1부에서 본 바와 같이 필요도의 우선순위를 정하고, 공급자 조직도 위계화를 시켜, 3차 의료기관에 가서야 포괄적 서비스 제공이 가능하도록 의료계획을 수립하고 환자들은 진료의뢰서에 따라 단계적으로 의료를 이용하는 환자의뢰체계를 확립하여야 가능하다. 이것이 구매이론에서 제시된 제한된 재정이라는 제약조건에서 필요도 접근이 요구되는 의료의 배급방식(rationing)인 것이다. 건강보험제도에서 의료의 배급이란 필요도의 우선순위에 따라 환자의뢰체계가 이루어지고, 이와 같은 의뢰체계를 뒷받침하는 공급체계를 갖추고 의료의 필요도를 충족시키는 방식을 의미한다. 따라서 유럽의 모든 의료보장국가는 의료배급제가 갖추어져 있다고 보아야 한다.

(2) 보장성 제고 정책의 허상

보험재정이라는 제약조건에서 배급제가 효율적으로 작동하여 포괄적 서비스(comprehensive services)가 가입자에게 제공되기 위해서는 반드시 필요도의 우선순위 설정이 이루어져야 한다. 필요도의 우선순위 설정을 명시적으로 구체화 한다는 것은 쉽지 않은 일이다. 그렇다면 의료이용을 위하여 묵시적으로 우선순위를 1, 2, 3차 의료로 구분・설정하여 환자의뢰체계를 위한 큰 틀을 마련할 필요가 있다.

필요도의 우선순위가 묵시적으로 정해지더라도, 가입자들은 환자의뢰체계에 따라 서비스를 단계적으로 이용하고, 이것이 가능하도록 의료공급자를 계층적 지역주의 모형에 따라 위계화하는 공급체계를 구축하여야 한다. 이와 같은 시스템의 유지를 위한 환자의뢰체계에 있어서 1차 의사의 역할은 매우 중요하다. 유럽의 모든 의료보장 국가들은 뒤에 나오는 [표 3-15]와 같이 1차 의사를 문지기 제도로 강제하거나 비록 문지기 제도를 강제하지는 않으나 이용자들이 이를 지키면 인센티브를 제공하고 있다[4]. 독일과 같은 국가

---

3) 2017년도 건강보험 누적적립금이 20.8조원이던 것이 2019년 17.7조원으로 2년간 3.1조원이 소진되었다.

4) 독일의 경우 문지기 제도(gate keeper)를 강제 적용하지 않고 인센티브 제공으로 권장하고 있다. 그래서 전문의 진료를 받기 전에 1차 의사를 게이트 키퍼로 활용하게 되면 본인부담 면제나 병원에서의 대기기간의 단축과 같은 인센티브를 제공하고 있다(Busse et al., 2017).

는 대학병원을 제외하고 모든 병원은 입원만 허용하고 외래는 전부 개업의사에게 맡기도록 하는 정책도 결국은 건강보험의료의 효율적인 배급을 위한 조치로 보아야 할 것이다[5].

일본에서도 1988년부터 200병상 이상의 병원을 가려면 1차 의사의 진료의뢰서(일본에서는 소개서로 부름)의 지참을 요구하고 있었다. 그리고 2004년 4월부터 의과대학 졸업 후 2년간의 임상훈련을 거쳐야 개업을 할 수 있도록 강제화하여(Tataro and Okamoto, 2009) 1차 의료를 강화하고 있다.

유럽 국가들이나 일본이 1차 의료를 강화하는 이러한 정책들을 의료보장제도 하에서 의료서비스를 배급하기 위한 조치라고 명시적으로 언급하지는 않고 있다. 그러나 이와 같은 정책들이 의료보장제도의 가입자는 물론 의료공급자들도 반발하지 않고 받아들이는 것은 의료보장제도 하에서 제한된 의료재정에 따라 의료를 배급하기 위하여 필요한 조치라는 점을 인정하기 때문이다. 의료보장제도를 시행하면서 의료배급제를 어렵게 생각할 필요가 없다는 것을 유럽 건강보험국가의 사례에서 깨닫는 것이 중요하다.

3) 보험의료 관리와 스튜어드십 문제[6]

(1) 보험의료의 특성에 대한 이해 부족

의료는 두 가지 특성이 있다. 의료보장제도가 적용되지 않을 경우에는 일반적인 재화와 동일하게 상품으로서의 의료(health care as a commodity)로 취급되고, 의료보장제도가 적용될 경우는 기본권 보장을 위한 공공재로서의 의료로 구분되어야 한다. 의료를 두 가지 특성에 따라 구분하지 않고 두 특성을 버무리는 식의 '공공성이 강한 사적재화'로 의료를 정의하면 건강보험제도나 의료정책이 건강보험의료의 특성과 정합성이 없어지기 때문에 제대로 된 정책을 구현할 수 없다.

우리나라에서 건강보험의료를 공공성이 강한 사적재화로 간주함에 따라 나타나는 혼란 가운데 가장 큰 문제가 공공의료에 관한 것이다. 건강보험의료를 기본권 보장을 위한 의료로 인식하게 되면 제1부에서 설명한 바와 같이 건강보험의료가 공공재가 되고, 따라서

5) 독일에서 대학병원에 외래를 허용하는 것은 수련의 훈련을 위한 불가피한 조치라 하겠다. 2004년부터 대학병원 이외의 병원에 대해서도 특별한 경우 외래를 허용하고 있음은 제1부 주 15에서 설명하였다.

6) 스튜어드십은 제1부에서 상세히 기술하였고, 여기서는 보험의료의 관리 측면에 한정하여 스튜어드십을 다루고 있다.

당연히 공공의료가 된다. 그래서 의료보장제도를 실시하고 있는 유럽 국가들은 건강보험 의료를 공공재로 받아들이기[7] 때문에 공공의료를 별도로 정의하지 않고 있다. 우리나라가 건강보험제도에 관하여 가장 많은 것을 벤치마킹한 대상국인 일본도 공공의료를 별도로 정의하지 않고 있다. 일본이 공공의료라는 용어를 사용하지 않으니, 별도의 공공의료사업도 없다. 1997년 일본은 소개율을 통한 환자의뢰체계의 확립, 의료기기 공동이용, 주치의 지원 등의 기능을 갖추고 지역의료의 확보를 도모하는 병원으로 적합한 구조 설비 등을 갖춘 병원(공공병원 및 법인병원) 가운데 일정 요건을 갖추면 도・도・부・현지사가 '지역의료지원병원'으로 지정하는 제도(김정덕 외, 2014)는 있지만 공공병원이라고 특별히 우대하는 제도는 없다[8]. 그런데 우리나라는 건강보험의료를 특수한 사적재화의 하나로 간주함에 따라 공공의료에 관한 법률을 별도로 제정하고, 공공의료사업을 지정하고, 공공의료사업기관을 공공병원 중심으로 지정하는 등의 엉뚱한 일을 벌려 민간병원을 차별화하는 모순이 벌어지고 있다.

다음 문제는 건강보험의 필요도를 원만하게 제공하기 위하여 반드시 갖추어야 하는 의료계획이 없다는 점이다. 의료계획이 없으니 의사인력의 증원을 위한 의과대학 신설과 같은 문제가 합리적인 토론을 통하여 결정되는 것이 아니라 감정적으로 처리되고 있다. 의사 증원을 주장하는 측은 의사의 소득이 높다는 점에 초점으로 맞추어 인구대비 의사수를 논리로 앞세우고, 반대하는 의사협회 측은 의과대학 졸업생의 빠른 증가나 의사의 생산성을 놓고 반대함에 따라 합리적인 토론을 통한 정책이 수립되지 못하고 있는 실정이다. 그 외에도 정부는 필요하면 공공성을 내세우고, 그렇지 않으면 공공의료에 민간병원이 생산하는 의료를 제외시켜 공공과 민간을 차별하고, 의료계는 정부의 차별화 정책에 불만을 갖고 자신들의 이해에 부합되지 않으면 반대부터 하여 합리적인 의료정책의 수립이 불가능한 문제가 있다. 건강보험의료의 특성에 대한 이해 부족으로 초래되는 다양한 문제들을 더 이상 언급하지 않아도 우리나라가 의료정책 수행에서 겪게 되는 어려움의 대부분이 건강보험의료를 사적재화로 간주하는데서 연유한다고 보면 될 것이다.

---

7) 유럽 국가들은 의료보장의료를 당연하게 공공재로 받아들인다. 이와 같은 입장이 WHO Europe의 다양한 발간물(Saltman and Figueras, 1997; Kickbusch and Gleicher, 2012 등)로 표출되고 있다.

8) 일본의 공공병원은 주로 지방자치단체에서 운영하고 있다. 일본은 제2차 대전 당시의 군(軍)병원을 전후에 국립병원으로 전환함에 따라 그 수가 지나치게 과다하여 1985년 구조조정을 통하여 많은 국립병원을 폐쇄하고 남은 병원은 정부가 중점을 두는 암, 순환기계, 면역이상, 에이즈, 재해의료, 장수의료, 결핵 등 19개 분야의 '정책의료'를 공급하는 의료기관으로 하였다(이규식, 2013).

(2) 보험의료와 스튜어드십의 결여

스튜어드십은 국가 의료정책의 목표를 추구하기 위하여 정부가 추구하는 광범위한 영역의 기능으로 합법성과 신뢰성을 바탕으로 한다고 WHO(2000)는 정의하고 있다. 의료정책에서 추구하는 가장 보편적인 목표는 국민 건강의 향상(수준 및 형평)이지만 의료보장의 적용 확대, 의료의 접근성, 의료의 질, 이용의 형평성, 환자 권리와 같은 목표가 추가될 수 있다. 스튜어드십이란 정부가 국민을 대리하여 국민 건강을 효율적으로 관리하는 기능으로 압축적으로 정의할 수 있다.

① 스튜어드십 정립을 위한 노력

보험의료와 관련된 스튜어드십은 의료계획을 통한 비전 설정에서부터 규제나 인센티브를 통한 영향력 행사, 정보의 활용에 이르기까지 모두 관련이 된다. 특히 정책에서 우선순위 설정과 자원배분이라는 과제는 구매에 있어서 매우 중요하다. 그런데 우리나라에서는 의료계획이 거의 수립되지 않았고, 2018년에 건강보험종합계획이 수립되었지만 필요도 접근에 의한 의료서비스의 배급이라는 개념이 없다 보니 종합계획은 보장성 제고를 위한 계획에 한정되고 말았다.

구매에서 가장 핵심적인 역할을 하게 되는 우선순위 설정을 위해서는 이해관계자들이 모여 컨센서스를 모을 수 있어야 하는데 정부가 건강보험의료를 사적재화로 간주함에 따라 공급자로부터 협력을 구하는 것이 쉽지 않게 된다. 그리고 계약은 말도 꺼낼 수 없는 것이 우리나라의 분위기이다. 그러다 보니 정부는 공급자들의 협력을 구하기보다는 다양한 소비자 단체 내지는 시민단체를 참여시켜 공급자들을 압박하는 형식으로 정책을 수립하고 이를 추진하고자 한다. 필요도 접근에 의한 의료의 배급이라는 생각은 당초부터 정부가 염두에 두지 않았으니 구매 이론이 발붙일 곳이 없지만, 구매자와 공급자 간의 협상도 원만하지 못한 문제가 있다. 그 사례로 환산지수 결정을 위한 계약 현황을 제2부의 [표 2-28]에서 보면 2008년에서 2019년간 12회의 협상에서 의사협회와는 6회(1/2)의 협상 결렬, 병원협회와 치과와는 각각 4회(1/3)가 협상 결렬로 나타났다.

건강보험의료의 원활한 배급을 위하여 필요도 접근을 토대로 보험자가 구매를 효율적으로 실행하기 위해서는 먼저 건강보험의료의 성격부터 공공의료로 정립하고 이해관계자들의 참여를 통한 컨센서스를 모을 수 있는 스튜어드십의 확립이 전제가 되어야 할 것이다.

② 스튜어드십과 당연지정제

요양기관 당연지정제는 자본주의 시장경제체제에 부합하지 않는 위헌적 제도라는 지적을 하는 사람들이 많다. 그러나 의료를 기본권으로 헌법이 보장하는 한 당연지정제가 위헌이 될 수 없다는 것은 이미 제2부에서 설명하였다. 요양기관 당연지정제가 갖는 문제점은 제2부에서 상세히 다루었기 때문에 여기서는 더 이상의 설명은 생략하기로 한다. 다만 당연지정제와 비급여를 허용하는 정책은 서로 상충되는 정책이다. 건강보험 요양기관으로 지정이 되면 비급여서비스 제공을 중단시켜야만 의료보장의 보장성도 높이고, 의료기관의 영리화도 방지할 수 있다.

③ 재정관리와 스튜어드십

보험재정 관리와 관련한 중요한 스튜어드십의 과제는 보험료 부과체계와 정부의 재정지원 문제이다. 보험료 부과체계와 관련된 문제는 직장가입자와 지역가입자가 동일한 보험재정을 사용하는데 보험료를 부과하는 방식이 달라서 국민연대를 훼손시키는 점이다. 전국민이 단일 재정을 사용하는 건강보험국가인 네덜란드나 독일의 경우, 보험료 부과는 국세청에 신고한 소득을 기준으로 통일하고 있다. 우리나라도 그러한 방법을 사용해야 함에도 불구하고 복지부와 국세청 간의 협력이 제대로 이루어지지 못하여 단일부과방식으로 나아가지 못하고 있다. 직장가입자의 소득신고는 사업장을 통하여 이루어지기 때문에 정확할 수밖에 없다. 그리고 자영자의 경우 대부분의 상거래가 신용카드로 이루어져 정확하게 매출액 신고가 이루어고 있다. 우리나라보다 신용카드 사용률이 낮은 독일이나 네덜란드도 신고소득을 기준으로 보험료를 부과하는데 우리나라가 못하는 것은 자영자의 신고소득에 대한 관리 방식에 문제가 있기 때문이다. 거의 대부분 상거래가 신용카드로 이루어지기 때문에 사업장 번호가 있는 자영자는 매출액과 함께 지출액도 국세청 전산망으로 파악이 가능하다. 따라서 국세청이 추가적인 노력만 한다면 사업장별로 실제 소득을 파악하는 것은 어렵지 않기 때문에 소득기준 보험료 부과가 불가능하지 않을 것이다[9]. 만약 자영자들의 지출액까지 국세청 전산망으

---

9) 이 때는 사업자 번호가 없는 농어민의 보험료 부과문제가 발생한다. 농어민의 보험료부과는 정액방식을 사용하는 등의 다른 방안을 모색할 수 있다.

로 파악하여 실제 소득을 기준으로 보험료를 부과하였을 경우, 지역주민으로부터 징수하는 소득보험료가 줄어들 것을 예상하여 재산보험료를 유지하려고 한다면 이것은 국민을 우롱하는 처사가 된다. 따라서 하루라도 빨리 복지부는 국세청과 협력하여 자영자의 실제 소득을 산출하여 보험료 부과체계를 단일화해야 한다.

다음으로는 국고지원의 타당성에 대한 논리적 문제가 있다. 우리나라는 건강보험제도의 이념을 명시적으로 밝히지 않고, 다른 사회보험국가들이 연대성을 내세움에 따라 연대성 논리만 있는 양 이에 집착함에 따라 보험료로 보험재정을 운영하는 원칙을 고수하려고 한다. 그러다 보니 건강보험에 대하여 일반재정이나 담배부담금으로 재정을 지원하는 것은 한시적인 일로 간주하고 있다. 이러한 논리에 따라 건강보험재정을 지원할 수 있는 법률을 한시법으로 하고, 종료시점이 되면 법률을 개정하는 절차를 반복하여 왔다. 만약 의료보장제도의 이념을 연대성 논리만이 아니라 기본권 보장을 추가적 이념으로 할 경우, 의료보장의 책임이 정부에 주어지고, 따라서 정부의 재정지원은 논리적 타당성을 갖게 될 것이다. 이와 같은 논리적 기반을 갖추고 건강보험에 대하여 재정지원을 할 경우에는 한시적 법 조문으로 할 필요가 없어진다. 그리고 의료급여도 건강보험법에 포함시켜 단일의 법체계로 운영할 수 있게 된다. 유럽 의료보장국가들은 기본권 이념을 갖고 제도를 운영하기 때문에 의료급여를 별도 제도로 운영하지 않음(정형선, 신현웅, 이규식, 2019)을 참고할 필요가 있다. 의료급여와 건강보험을 통합하게 되면 지금까지 의료급여재정의 일부를 지자체가 부담하였는데, 이 부담이 국고로 전환되는 것을 걱정하는 기재부의 입장은 상당히 궁색하다. 중앙정부 재정이나 지자체의 재정이나 어차피 같은 국민의 부담임을 감안하여 국제적인 흐름에 맞추어서 제도를 운영하는 스튜어드십이 필요하다.

2. 구매제도의 불합리와 의료의 영리적 운영

우리나라 의료의 심각한 문제는 모든 의료기관이 지나치게 영리적 운영을 하고 있는 점이다. 건강보험제도에 적용되지 않는 의료는 상품으로 간주되기 때문에 여기에 대한 영리적 활동은 유럽의 대부분 의료보장국가에서 허용한다. 그러나 의료보장제도 안의 요양기관은 상품으로서의 의료를 취급할 수 없도록 하고 있다. 그런데 우리나라는 당연지정제를 실시하면서 건강보험 요양기관에 대하여 상품으로 간주되는 비급여서비스 제공을 허락하여 건강보험 요양기관인 의료기관(공공, 민간의료기관 불문)이 영리적 활동을 할 수 있도록 하고 있다. 정책을 이렇게 모순되도록 설계해 놓고, 공공의료를 공공병원만이 생산한다는 식의 정책은 또 다른 모순을 덧칠하게 되었다.

1) 요양기관 당연지정제와 비급여의 허용

비급여서비스는 가격책정을 의료기관이 자율적으로 할 수 있기 때문에 상품으로써의 의료가 된다. 상품으로써의 의료를 인정하느냐 여부는 국가 의료정책의 철학에 속한다. 의료보장을 통하여 의료를 보장하려면, 시장가격을 환자가 인지할 수 없도록 장치를 할 수밖에 없기 때문에 자유로운 의료시장은 성립할 수 없다. 그런데 기본권 보장을 위한 의료보장의료는 여러 가지 조건하에 제공(필요도의 우선순위에 따른 환자의뢰체계, 공급자 조직의 위계화 등)되어야 하기 때문에, 모든 국민에게 제약조건이 많은 의료보장의료만 제공해야 할지 아니면 국민들에게 자유로운 상품으로써의 의료도 허용할지에 대한 결정이 필요하다.

1942년 영국의『베버리지 보고서(Beveridge Report)』는 의료보장에서 제공하는 의료는 최소수준에 한정하고[10], 최소수준 이상의 의료를 원하는 사람들에게는 자비로 이를 이용할 수 있도록 허용할 것을 제안하였다. 영국은 베버리지 보고서에 따라 NHS제도를 도입하면서 상품으로써의 의료를 이용하려는 사람들을 위하여 영리병원을 허용하고, NHS 병원에도 자비부담병상(pay bed)을 허용하였다. 유럽의 의료보장국가들은 기본권으로서의 의료는 공공병원이나 계약병원에서 제공하여 공공재로 다루고, 상품으로써의 의료는 영리병원에서 사적재화로 이용하도록 허용하고 있다.

우리나라는 1979년 요양기관 당연지정제를 실시할 당시, 비급여는 원천적으로 봉쇄하여 당연지정제도라는 의료공급제도와 보험급여제도 간의 조화를 이루었다. 당시의 정책 담당자들은 일본이 당연지정제와 유사한 계약제를 하면서 비급여를 인정하지 않는 것을 벤치마킹하였다고 볼 수 있다.

그런데 건강보험을 통합하면서 의료계의 불만사항을 해결하는데 급급하여 비급여서비스 허용이라는 보험급여제도는 바꾸고, 의료공급체계에 속하는 요양기관 당연지정제는

---

10) 베버리지 보고서는 급여범위는 포괄성(comprehensive)원칙을 밝히고 있고, 최소수준은 급여범위가 아니라, 특별진료, 대기하지 않고 급행 이용, 편의성(amenity)이 좋은 1인실과 같은 비싼 서비스를 배제하는 것으로 하고 있다.

그대로 둠에 따라 제도 간의 부조화가 결국 우리나라의 모든 의료기관들의 영리적 행태를 조장하는 결과로 나타나게 되었다. 요양기관을 강제 지정하려면 요양기관은 비급여를 제공할 수 없도록 했어야 하는데, 이 원칙이 건강보험 통합을 앞두고 유야무야 됨에 따라 건강보험 요양기관이 비급여서비스 제공을 통하여 이윤을 획득할 수 있게 되었다. 이와 같은 사실도 모르고 정부는 2000년 「공공의료에 관한 법률」을 제정하여 공공병원만 늘리면 의료의 영리화가 방지될 수 있다는 근거 없는 믿음으로 정책을 이끌어 현장에서 혼란만 야기하고 있다.

제2부에서 이미 본 바와 같이 비급여가 문케어 계획을 수립할 당시인 2017년 3,800여 종으로 추정되었고, 어떠한 것이 비급여인지도 정확히 알지 못하고 있다. 그뿐만 아니라 「의료법」 제45조에 의하여 의료기관은 진료비만 고시하고는 비급여서비스를 제공할 수 있고, 신의료기술은 보험등재 신청과 함께 등재비급여로 인정받기 때문에 비급여 관리가 거의 안 되고 있다고 하여도 과언이 아니다. 이에 따라 의료기관은 보험급여서비스에서 비록 이윤을 얻기 어려워도 수많은 비급여서비스에서 이윤을 얻을 수 있어 영리적 공급행태를 유지하고 있다.

의료기관이 비급여서비스 제공을 통한 영리적 공급행태는 민간의료기관 만이 아니라 정부(지방정부)로부터 여러 가지 혜택(세금, 자본투자, 적자 보전)을 받는 공공의료기관도 같은 행태를 보이고 있어 큰 문제가 되고 있다. 이와 같은 의료기관의 영리적 행태를 불식시켜 건강보험의 지속가능성을 보장하기 위해서는 보험자가 구매자 역할을 제대로 수행하여 보험급여로 등재된 서비스 외 비급여서비스의 구매를 할 수 없도록 제도화해야 한다.

2) 공공의료에 대한 올바른 정의 부재

우리나라는 불필요한 「공공보건의료에 관한 법률」을 제정하여 민간병원이 제공하는 서비스는 공공의료에서 제외시키고 있다. 그러다 보니 정부가 민간의료기관은 영리적 행태를 하여도 좋다고 법률로 허용하는 꼴이 되고 있다. 유럽이나 일본도 이러한 유형의 법률이 없는데, 우리는 엉뚱하게 필요 없는 법률을 제정하였다. 그런데 문제는 민간의료기관이 영리적 행태를 보이면 공공의료기관이라도 영리와 초연하게 운영해야 하는데 공공의료기관은 민간의료기관의 운영 행태를 따라서 영리적 행태를 보이고 있으니 문제가 심각하다. 왜냐하면 민간병원이 영리적 행태로 수익을 창출하는데 공공병원이 비급여서비스를 전혀 제공하지 않아 수익이 겨우 원가보전 상태에 머물게 되면 공공병원은 민간병원과의 경쟁에서 이길 수 없어 공공병원은 도태될 수도 있다. 공공병원의 영리적 행태도 막지 못하는 「공공보건의료에 관한 법률」은 폐기하고, 모든 건강보험의료를 공공의료로 간주하여 비급여서비스 제공을 막는 것이 마땅하다.

3. 구매제도의 개혁방향

1) 구매제도와 의료배급에 대한 이해

구매제도의 개혁에서 가장 중요한 점은 의료보장제도에서는 의료를 인간의 기본권으로 인정하고 이를 국가가 보장하기 위하여 시장에서 거래되는 일반적 상품과 같은 방식의 서비스 배분은 불가능하다는 점에 대한 인식이 필요하다.

시장을 통한 배분이 불가능하다는 의미는 의료의 구매자가 보험자 또는 정부가 되어 국민에게 제공할 필요량을 정하고 이를 공급자로부터 구매하여 국민들에게 배급하는 구매이론의 정립이 필요함을 뜻한다. 구매이론에서는 필요도의 결정, 필요도의 우선순위의 설정, 이를 어떻게 배급하는 것이 가장 많은 사람이 이용 가능할지에 대하여 이용자 측면과 공급자 측면에서 갖추어야 하는 제도가 어떠한 것인지, 구매자가 제공하는 서비스의 질이나 소비자의 만족도(반응성)는 어떻게 보장하는지 등을 포함하여야 한다. 즉 구매이론은 의료보장제도에서 의료공급자와 환자 간의 의료시장이 없어짐에 따라 시장이 하던 기능을 구매자(보험자나 정부)가 어떻게 인위적으로 갖추어야 하는지를 내용으로 하여 시장의 역할을 조금이라도 따라갈 수 있도록 하려는 것이다[11]. 구매이론을 제대로 정립한다면 필요한 서비스를 구매자가 비용-효과적으로 공급자로부터 구매하고, 이를 가입자가 원하는 방향으로 배급을 할 수 있게 구매제도의 방향을 설정할 것이며, 이러한 것이 전략적 구매가 된다.

11) 시장이 성립한다면 거래되는 상품(서비스 포함)의 질이나 소비자의 만족도 등은 모두 시장에서 결정된다. 거래되는 상품의 질이나 소비자 만족도는 모두 가격과 연관 짓게 된다. 소비자는 구매를 원하는 상품의 한계편익과 한계비용이 일치할 때 구매량과 구매가격이 결정된다. 따라서 질이나 만족도는 모두 시장에서 해결하기 때문에 특별히 정부가 관리할 필요가 없다. 그러나 의료보장제도에서는 소비자와 공급자가 경쟁하는 시장이 없어지기 때문에 거래되는 상품의 질이나 소비자의 만족도(반응성) 등은 구매자가 특별한 제도를 고안하여 관리할 수밖에 없다. 이와 같은 측면에서 구매자와 공급자간의 계약이 특별제도의 방법 중 하나가 될 수 있다.

2) 필요도 접근에 따른 구매시스템의 구축

(1) 필요도 접근의 타당성에 대한 이해

① 시장의 무용성에 기인하는 필요도 접근의 타당성

필요도 접근을 하려면 먼저 필요도 접근이 왜 불가피한 것인지 그리고 필요도 접근이 추구하는 목적이 무엇인지 분명히 이해하여야 한다. 의료보장제도를 유지하는 한 소비자와 생산자 간의 경쟁적 의료서비스 시장은 없어진다. 그러나 구매자(보험자 또는 정부)와 공급자간의 시장은 존재한다는 점은 이해하여야 한다. 필요도를 토대로 결정한 서비스를 구매자가 제대로 확보하지 못하면 배급에 차질을 빚어 의료기관에서의 장기 대기와 같은 많은 문제가 발생하게 된다[12].

② 필요도의 설정과 급여 확대 원칙의 수립

필요도는 우선순위와 함께 구매자가 다양한 절차를 거쳐 설정한다. 이때 결정되는 필요도가 의료보장에서 제공하는 급여 패키지가 된다. 급여 패키지 결정의 원칙은 보험급여를 결정하는 원칙과 동일하게 포괄적 서비스 원칙과 최소수준 원칙이 지켜져야 한다. 포괄적인 서비스를 제공하기 위해서는 필요도의 우선순위를 묵시적이라도 설정하여야 한다. 그리고 이에 대응하여 공급자도 위계화하여 포괄적인 서비스는 3차 의료기관에서 공급받을 수 있도록 해야 한다.

그런데 여기서 유의해야 할 점은 최소수준의 원칙이다. 필요도를 토대로 의료를 배급하는데 고급서비스는 당연히 배제되어야 한다. 그렇다고 이와 같은 서비스를 원하는 사람들의 갈망을 도외시해서는 안 된다. 그래서 베버리지 보고서도 최소수준 이상의 의료를 자비로 부담(voluntary action)하여 이용할 수 있도록 권하고 있다.

③ 필요도 접근을 위한 여건 조성

건강보험제도를 시장접근으로 하여 건강보험의료를 '공공성이 강한 사적재화'로 인

---

12) 제1부에서 본 바와 같이 필요도 접근을 하면 대기는 불가피하다. 이유는 의료보장제도의 가입자는 의료가격을 인지하지 못하니(P=0), 수요는 엄청 많을 수밖에 없다. 따라서 수요가 항상 필요도를 능가함에 따라 대기는 불가피해진다. 그런데 필요도를 충족시킬 공급량마저 구매자가 확보하지 못하면 대기는 더욱 심해질 것이다.

식하고 지금까지 정책을 펴 온 우리나라에서 필요도를 토대로 의료배급제로 전환한다는 것은 쉬운 이야기는 아니다. 따라서 필요도 접근으로 전환하기 위한 여건의 조성이 요구된다. 여건 조성을 위해서는 먼저 필요도와 의료배급(rationing)에 대한 이해가 요구된다. 의료배급이란 보험자의 구매행위의 하나로 인식하여야 한다. 대부분의 유럽 국가들이 의료보장에서 제공하는 의료를 상당히 시장 친화적으로 제공하고 있지만, 이러한 제공도 시장 수요가 바탕이 되는 것이 아니라 모두 배급이라는 범주에 들어간다는 점을 이해하여야 한다.

그리고 필요도의 설정이나 의료의 배급을 명시적으로 하기 보다는 묵시적으로 하는 국가들도 상당히 많다는 점이다. 다만 의료보장제도를 유지함에 따라 시장에서 서비스 배분이 어렵게 되어 대안으로 필요도 설정 문제가 대두되었고, 시장을 통한 서비스 배분방법이 아니면 배급(rationing)이 불가피하다는 점을 이해하여야 한다.

(2) 구매자의 적극적 역할과 건강보험 틀

① 제3자 지불제도의 틀에서 탈피

의료서비스가 시장에서 거래되지 않기 때문에 보험자인 구매자가 정한 필요도를 공급자로부터 구매하여 이를 가입자(환자)에게 배급하는 것이 의료보장제도이다. 구매자가 서비스를 구매하기 위해서는 묵시적이더라도 필요도가 설정되어야만 제한된 재정을 효과적으로 사용할 수 있게 된다. 따라서 구매와 필요도 설정은 불가분의 관계를 갖는다. 이와 같은 관계를 이해하면 환자가 구매자가 되고, 보험자는 제3의 지불자가 되는 제1부의 [그림 1-4]나 [그림 1-5]와 같은 틀은 버려야 한다. 이 틀은 구매자에 대한 이해가 없던 1990년대 이전이나 민간보험과 같이 구매자를 환자로 인식할 때의 모형이다.

② 구매자 중심의 새로운 건강보험 틀의 형성

의료의 구매자를 보험자로 인식하게 되면 건강보험제도의 틀은 구매자 중심으로 제도가 설명되는 [그림 1-6]이 된다. 건강보험제도의 운영 틀을 바꾸는 것이 중요한 것은 구매자의 역할에 기인한다. 구매자로서 보험자는 필요도의 설정과 설정된 필요도를 공급자로부터 구매하여 이를 이용자인 국민에게 배급하는 기능까지 담당하기 때문에 제3의 지불자 모형이나 상환제 모형은 구매자 기능을 제대로 설명하기 어려워진다.

③ 전략적 구매의 확립

건강보험제도의 운영 틀을 [그림 1-6]으로 설정할 때 구매자의 역할이 단순한 지불자가 아니라 건강보험제도 운영의 중심에 있음을 알게 된다. 이와 함께 구매자는 수동적인 지불기능에 머무르지 않고, 필요도에 따른 서비스 구매와 배급을 통하여 적극적으로 제도를 이끌고 가는 전략적 구매자가 되는 것이다. 즉, 구매자인 보험자는 단순히 보험료를 징수하고, 공급자의 진료실적에 따라 이를 배분하는 수동적 구매자가 아니라 필요도 설정과정부터 배급에 이르는 전 과정을 관할하여 제한된 재정으로 어떻게 사용(서비스 배급)하는 것이 보다 많은 가입자에게 편익을 제공하게 되는지를 결정하고 건강보험제도의 성과를 향상시키는 역할을 하게 된다. 시장기능을 대신하게 되는 구매자는 어떻게 서비스를 배급하면 비용-효과성을 높이느냐, 가입자의 만족도(반응성)를 높이느냐, 서비스의 질이나 안전성을 높이느냐 하는 모든 과제에 대한 책임을 갖게 된다. 구매자의 이와 같은 활동이 전략적 구매활동이 되고, 이러한 활동이 의료체계의 성과를 좌우하게 되는 것이다.

(3) 소비자가 원하는 보험급여 제공

① 의료의 질과 안전성의 보장

소비자 입장에서는 보험수가가 의료이용에 장애가 되지 않기 때문에 비용-효과에는 전혀 관심이 없다. 대신에 소비자는 보험자가 구매한 서비스를 배급받아 이용만 하기 때문에 관심을 가장 많이 갖는 분야는 자신들이 제공받는 서비스의 효과성과 안전성에 관한 것이다. 이 문제는 필요도 결정에 선행조건으로 우리나라에서는 법적으로 식약처와 신의료기술평가위원회(한국보건의료연구원 지원)가 담당하도록 위임하여 안전성 문제에 만전을 기하고 있다. 그러나 서비스 제공과정에서 의료의 질과 안전성은 '의료기관평가인증원'의 의료기관 인증제도를 통하여 소비자를 안심시키도록 하고 있다. 문제는 인증제도에 대한 정부 예산부처의 인식문제로 인증비용을 의료기관에 전액 부담시킴에 따라 [표 3-11]에서 볼 수 있는 바와 같이 2020년 기준으로 중소병원은 1,495개 가운데 인증을 신청한 기관이 125개에 불과한 실정으로 인증 참여를 꺼리고 있다. 중소병원은 비용문제에 더하여 인증을 위한 준비에 절대적으로 필요한 간호사를 충분히 확보하기가 어려워 인증에 참여하기 어려운 점이 있다. 의료 질에 대해서는 건강보험심사평가원이 다양한 평가방법을 동원하여 질 향상을 위하여 노력하고 있다.

[표 3-11] 의료기관 종별 인증 현황 (2020.1.31. 기준)

의료기관	대상기관 수	신청기관 수	인증기관 수	인증률(%)
상급종합병원	42	42	42	100.0
종합병원	315	190	186	59.0
병원	1,495	125	97	6.5

출처: 의료기관평가인증원 내부자료(2020)

② 반응성 제고

다음으로는 소비자는 제공받는 서비스에 대한 만족도에 관심이 집중된다[13]. 이와 같은 만족도는 소비자의 반응성으로 표출된다. 의료의 질이나 반응성과 같은 속성은 시장이 작동되면 모두 시장이 해결할 수 있기 때문에 상품으로써의 의료에 대해서는 반응성 문제가 제기될 수 없다. 그러나 의료보장제도에서 소비자가 참여하는 시장이 없으니 어쩔 수 없이 구매자인 보험자가 시장에서 수용될 수 있는 성격의 반응성 제고에도 유의해야만 한다.

WHO(2000)는 의료체계의 목표 가운데 하나로 국민기대에 대한 반응성을 제시하고 있다. WHO(2016)는 반응성을 사람들이 의료체계를 통하여 갖는 건강 향상과 같은 의료적인 기대와는 별개로 의료체계와의 접촉을 통하여 사람들이 합리적으로 갖는 기대를 충족시킬 수 있는 능력으로 정의하고 있다. 의료체계 반응성의 핵심은 소비자 중심주의로 간주하고 있다.

구매라 할 때 보험자가 단순히 공급자로부터 필요도를 구매하여 배급하는 것으로 끝나는 것이 아니라 경쟁시장에서 가격이 하던 기능을 제대로 수행하는 전략적인 구매자 기능을 하여야 한다. 시장의 가격이 하던 이러한 역할을 구매자가 제대로 수행하기 위한 좋은 방안의 하나가 공급자와 계약이다. 계약이 시장가격 만큼의 역할을 수행한다는 것은 불가능하지만, 계약이 없는 상황과 비교할 때는 그래도 어느 정도는 달성 가능하다고 볼 수 있다.

13) 만족도와 반응성은 다소 다른 의미이지만 만족도를 높이는데 반응성은 하나의 요소로 작용을 한다.

(4) 계약을 통한 성과 향상

구매자가 아무리 현명하게 구매 관리를 하더라도 가입자(소비자)가 갖는 다양한 취향을 충족시키기는 어렵다. 시장이 작동한다면 이러한 모든 것이 소비자의 기호가 반영되는 수요를 충족시킬 수 있는 공급자만이 시장에서 생존할 수 있기 때문에 의료의 질이니, 의료제공 과정에서의 안전성이니 소비자의 반응성이니 하는 문제가 대두되지 않는다.

시장이 제 기능을 할 수 없게 된 의료보장제도에서는 시장의 기능을 구매자가 공급자와 계약을 통해서 시장의 흉내라도 내어야지 그나마 가입자인 소비자의 취향을 어느 정도 맞추어 낼 수 있고, 시장이 달성할 수 있는 성과를 어느 정도 따라가는 효율성을 발휘할 수 있게 된다. 따라서 계약을 통하여 달성하려는 내용은 이미 제1부에서 살펴본 바와 같이 성과 향상과 같은 의료적 측면과 반응성과 같은 비의료적 측면으로 나누어 볼 수 있다.

① 의료적 측면의 성과 향상

구매자와 공급자가 계약에 포함시켜야 할 의료적 측면의 내용으로는 의료체계의 성과와 이를 달성하는 방법의 효율성에 관한 내용들이다. 먼저 의료체계의 성과로는 WHO (2000)가 의료체계의 목표에서 가장 먼저 내세우는 건강산출물의 향상이다. 그러나 단일의 의료공급자와 구매자가 건강수준 향상과 같은 내용을 계약으로 할 수는 없고, 단일 공급자가 달성 가능한 지표인 예방접종률, 건강검진율, 영아사망률, 전문의 의뢰율, 제네릭 의약품 사용률과 같은 내용은 계약의 대상으로 할 수 있다. 영국 NHS (England)에서는 개업일반의(GP)와 146개의 성과지표를 사용하여 계약을 하고 있다(Boyle, 2011).

그리고 성과 향상의 계약에서 효율성을 혼합하는 계약도 많다. 제공할 서비스와 예산을 묶어서 계약을 하거나 비용-서비스 총량 계약과 같이 진료환자수, 서비스 제공량, 만성질병관리프로그램의 관리 환자수와 같은 지표가 계약의 대상이 될 수도 있고, 건당비용을 계약할 수도 있다. 구체적인 계약의 내용은 제1부에서 이미 기술하였다.

② 비의료적 측면의 성과 향상

비의료적 측면을 의료적 측면에서 분리하여 구분하는 것이 어려우나 여기서 비의료적 측면은 주로 가입자의 만족도나 반응성 제고와 관련된다. 필요도 접근에서 불가피하게 제기되는 것이 진료대기 문제이다. 필요도 접근에 의한 의료의 배급이라 하여 의료기관 방문횟수까지 정하는 것은 아니다. 가격은 거의 무시할 정도로 낮게 책정하고 다만 의료이용을 단계적 절차를 거치거나 1차 의사를 문지기로 하여 이용을 통제하더라도 가입자들은 구매자가 기대하는 것보다 의료이용횟수가 많아질 수밖에 없다. 그러한 결과는 의료기관에서의 대기문제로 나타난다. 여기서 대기란 의료기관에서 한 두시간 기다리는 것을 말하는 것이 아니라 수일이나 심하면 수개월의 대기를 의미한다. 그래서 대기기간 단축과 같은 지표가 계약대상이 된다. 그리고 반응성 같은 것은 측정할 지표가 구체적이지 않다 보니 계약의 대상으로 하기 어려운 측면도 있다. 이러한 문제를 해결할 수 있는 방안으로는 공급자를 경쟁시키기 위한 개별계약 방법이 있다.

의료보장제도가 소비자와 공급자간의 경쟁이 가능한 시장은 없어졌지만, 구매자가 소비자를 대리하기 때문에 구매자와 공급자간의 경쟁이 가능해지면 시장 기능을 상당히 따라 갈 수 있게 된다. 그래서 1990년대 이후의 의료개혁 과제 가운데 하나는 구매자와 공급자간의 경쟁이 가능해지도록 개별적 계약을 강조하고 있다. 그러나 거의 모든 국가에서 공급자는 구매자와 단체계약을 희망하지 개별계약을 반대하여 실행이 어려운 문제가 있다.

3) 공공의료로써 건강보험의료 제공의 실현

건강보험의료는 가입자(소비자)가 시장에서 마음대로 구매할 수 있는 성격의 의료가 아니라 구매자가 의료는 인간의 기본권이라는 이념에 입각하여 필요도를 설정하고, 공급자로부터 정해진 필요도만큼을 구매하여 가입자에게 배급해주어 이용할 수 있다. 따라서 이와 같은 기본권을 토대로 필요도에 따라 배급하는 의료에 대해서는 정부나 구매자가 여러 가지의 규제를 하게 된다.

이와 같은 의료는 소비자가 전액 자비로 의료시장에서 직접 구매하는 의료와는 근본적으로 성격을 달리하기 때문에 정부나 보험자가 직접 생산하여 가입자에게 배급하는 것이 원칙적으로 타당하다. 그래서 1940년대 전후로 건강보험제도를 도입한 남미 국가들은 보험자가 의료기관을 설립하여 서비스를 직접 제공하기도 하였다. 그런데 세금으로 운영하는 정부 공영의료제도와는 달리 건강보험은 보험자가 재정을 조달하는 일도 해야 하기 때문에 의료공급까지 직접 담당하기에는 업무가 너무 과다하여 제대로 보험자 기능을 하기 어렵게 되었다. 건강보험제도 도입 초기에 보험자가 직접 서비스를 공급하던 대부분의 국가들도 그 이후에는 의료기관과 계약을 통하여 간접 제공하게 되었다. 결과적으로 기본권 보장이라는 정부가 해야 할 과제의 하나인 의료공급을 의료기관이 맡아서 하기 때문에 공공병원과 민간병원을 구분할 수 없게 되었고, 유럽 각국은 의료보장의료는 공공의료가 되었다. 그래서 의료보장제도를 운영하는 국가에서는 공공의료라는 용어 자체가 없고, 공적재정으로 생산되는 의료(publicly funded health care)를 공공의료로 간주하게 된 것이다. 건강보험에서 제공하는 의료가 제대로 가입자에게 배분(배급)되기 위해서는 건강보험의료는 공공의료라는 점을 명확히 하여야 올바른 구매가 작동 가능하게 된다.

(1) 건강보험의료를 공공의료로 정립 : 「공공보건의료에 관한 법률」 폐기

건강보험의료가 공공의료로 정립되지 않는다면 건강보험의료는 지금과 같이 '공공성이 강한 사적재화'로 간주될 수밖에 없다. 사적재화라면 시장에서 거래가 되도록 하여야지 구매자가 보험자가 되고, 보험자가 의료의 필요도를 정하고, 정해진 필요도를 구매하여 가입자인 국민에게 배분(배급)하기 위한 권리를 갖는 것도 모순이 된다.

따라서 「공공보건의료에 관한 법률」은 폐기하는 것이 마땅하다. 건강보험의료의 제공은 의료가 국민의 기본권이기 때문에 이를 보장하기 위한 수단으로 건강보험제도를 운영하는 것은 헌법적 사항이다. 이러한 측면에서는 「공공보건의료에 관한 법률」보다도 건강보험제도의 운영이 상위법에 속한다고 하겠다. 건강보험제도 운영을 위해서는 가입자인 국민의 필요도 사정과 이를 구매하여 국민에게 배분(배급)하는 권리가 보험자에게 주어져야 하고, 따라서 건강보험의료를 공공의료로 정의하는 것이 무엇보다도 중요하다.

(2) 공공병원의 역할 정립

건강보험의료의 원활한 배분을 위하여 「공공보건의료에 관한 법률」을 폐지하더라도 공공병원의 적절한 역할은 필요하다. 현재와 같이 의료급여환자를 위하여 필요하다는 식의 역할은 의미가 없다. 의료급여 환자에게 의료기관이 무상으로 의료를 제공하는 것도 아니기 때문에 공공병원은 의료급여 환자를 위해서라는 식의 안이한 대처로는 공공병원의 필요성을 입증시킬 수가 없다.

공공병원의 역할 정립을 위해서는 두 가지 방향의 정책이 필요하다. 첫째는 국립병원이나 건강보험공단병원과 같이 설립목적이 법률이나 정관에 명시된 경우에는 설립목적에 따라 운영하는 것이 중요하다. 예를 들면 국립대학교 병원은 일반인 진료가 목적이 아니라 의과대학의 학생 교육과 교수들의 연구 활동을 지원하기 위하여 임상이라는 환자진료를 하는 것이다. 메르스나 이번의 코로나19와 같은 비상사태가 발생하지 않는 한 국립대학교 병원은 우수한 의사를 양성하고 교수들은 좋은 연구를 통하여 우리나라 의료지식과 의료기술을 향상시키는데 주력하도록 해야 한다. 건강보험공단병원의 경우는 보험자병원으로써 보험수가의 적정성이나 새로운 의료기술의 보험급여화에 대한 임상적 근거를 제공하는 등의 활동에 주력하도록 하는 것이 타당하다.

문제는 전국에 산재된 35개의 지방의료원과 6개의 적십자병원과 같은 공공병원의 역할이다. 지방의료원은 의료보험제도가 도입되기 이전에 시・도립병원으로 저소득층의 의료서비스를 염가내지는 무료로 제공하여 그 필요성이 널리 인정받았다. 특히 적십자병원은 생활보호대상자와 같은 빈곤층들에게 무료서비스도 제공하여 인기를 끌었다. 그러다 1977년 1월「의료보호에 관한 규칙」이 제정되면서 정식으로 의료보호사업[14]이 이루어졌고, 그해 7월부터 의료보험제도가 도입되면서 점차 그 중요성이 퇴색되었다. 즉 빈곤층도 제도적으로 무상의료 내지는 저렴한 가격으로 의료이용이 가능해짐에 따라 공공병원에 대한 필요성이 희박해지기 시작하였다. 이때 공공병원의 정체성(identity)에 대하여 검토가 되었어야 했는데 그러하지 못하고 이름만 시・도립병원에서 지방공사의료원, 지방의료원으로 바꾸었다. 공공병원에 대하여 구체적으로 어떠한 역할을 부여해야 할지에 대한 정체성을 정립하지 않으면, 공공병원의 존립마저 위험해질 것이다. 만약 우리나라도 유럽 국가들의 경험에 따라 건강보험과 의료급여제도를 통합하여 운영할 경우, 현재와 같은 방식으로 공공병원을 운영하다가는 언젠가 공공병원의 무용론이 나올 수 있을 것이다. 따라서 공공병원의 독자적인 정체성을 명확히 확립하는 것이 중요하다.

(3) 건강보험의료 제공과 요양기관 계약제

요양기관 계약제의 의미와 그 필요성에 대해서는 이미 앞의 당연지정제의 문제점에서 설명을 하였다. 건강보험의료는 구매자가 설정한 필요도만큼 구매하여 가입자에게 배급하는 서비스이기 때문에 가입자가 이용하는데 제약이 불가피하다. 의료이용에 대해서는 환자의뢰체계를 따른다든가 계층적 지역주의 공급체계에 따라 의료기관 등급에 따라 제공할 수 있는 급여를 제한한다든가 유럽 국가들이 시행하는 다양한 규제를 볼 수 있다.

---

14) 빈곤층에 대한 의료는 이미 구료(救療)사업의 형태로 제공되었으나, 1961년「생활보호법의 제정」과 1969년「생활보호법 시행령」의 제정으로 생활보호의 일환으로 의료보호가 이루어졌다. 그러다 1977년 생활보험법의 테두리 안에서「의료보호에 관한 규칙」제정으로 생활보호와는 별개로 의료보호사업이 착수되었다. 그러다 1977년 12월「의료보호법」이 제정되었다.

그리고 중요한 것은 의료보장제도에서 불가피하게 채택해야 하는 의료배급제에서 가입자가 공급자의 위계에 따라 이용을 하다보면 진료대기가 일어나고, 1인실과 같은 고급서비스(최소수준에서 벗어나는 서비스)는 제공이 제한된다. 경우에 따라서는 이와 같은 규제에서 벗어나 자유롭게 혹은 보다 고급의 서비스를 이용할 필요가 생길 수도 있다. 이러한 경우에는 의료보장권 밖의 의료도 있어야 한다. 의료보장권 밖의 의료를 허용할 수 있는 방법이 유럽 국가들에서 일반화된 자비부담병상(pay beds)의 운영이나 요양기관계약제를 통한 영리적인 비계약병원의 허용이다. 즉, 계약병원은 보험급여서비스만 제공하고, 비급여나 최소수준 원칙에서 벗어나는 서비스는 전액 환자가 부담하는 비계약병원으로 2원화하여야 의료의 영리화 문제에서 벗어날 수도 있다.

이 문제를 놓고 의료이용의 차별화를 이유로 계약제를 반대하는 주장도 있으나, 현재와 같이 의료기관에 혼합진료를 허용하여 모든 의료기관을 영리기관과 같이 운영하도록 방치하는 것보다는 계약제를 통하여 일부의 비계약병원만 영리병원으로 허용하고 모든 계약의료기관은 혼합진료를 금지하여 영리화를 방지하는 것이 훨씬 합리적인 정책이라 하겠다.

(4) 공공의료와 의료기관 지원정책

건강보험의료가 공공의료로 정립이 되면 공공의료를 생산하는 의료기관에 대한 지원책에 필요하다. 우리나라와 같이 민간의료기관이 중심이 되는 공급체계에서는 결과적으로 민간의료기관에 대한 지원책이 필요하다는 의미가 된다. 건강보험의료를 공공의료로 인정하고, 요양기관으로 지정을 하면 민간의료기관이라도 비급여서비스 제공은 금지시켜야 한다. 이렇게 될 때 민간의료기관도 경영이 어려워 질 수 있을 것이다. 따라서 건강보험 요양기관으로 계약을 하는 병원에 대해서는 공공이냐 민간이냐를 따지지 않고 적정한 정부지원이 필요하다.

왜냐하면 동일한 수가를 받고 건강보험 요양기관으로 계약을 하여 건강보험의료를 생산하는데, 민간기관이라 하여 세금도 공공의료기관과 달리 징수하고 다른 지원도 없다면 민간의료기관의 도산이라는 문제에 직면하게 된다.

제2부에 제시된 [표 2-36]에서 보면 DRGs를 택하고 있는 국가들의 대다수가 자본비용을 별도 보상하고 있고, 병원에 대하여 연구비와 의사수련비를 정부가 지원하고 있음을 볼 수 있었다. 이러한 비용이 병원마다 달라서 수가에 반영하는 것이 용이하지 않거나

보험수가를 낮게 유지하기 위한 방안으로 요양기관으로 계약한 병원에 대하여 지원을 하는 것으로 여겨진다. 따라서 우리나라도 이와 같은 비용을 별도로 공공, 민간의료기관 구분 없이 지원하는 것이 타당하다. 연구비나 수련비용은 모든 의료기관에 다 필요한 것이 아니라 대학병원이나 대형 종합병원에서 필요로 할 것이다. 그러나 조세 감면과 같은 지원책은 모든 의료기관에 대하여 이루어져야 한다. 조세특례제도를 만들기 위해서는 건강보험의료를 공공의료로 간주하는 정책이 필요하고, 이와 같은 정책이 확립되어야 세법 개정이 가능해질 것이다.

4) 보험급여제도의 모순점 해소

건강보험의 급여제도가 갖는 문제점은 이미 제1장에서 설명하였기 때문에 여기서는 문제점 해결에 초점을 두기로 한다.

(1) 1차 의료 활성화를 위한 상대가치의 설정

필요도에 대한 이해가 되어 필요도의 사정과 우선순위가 묵시적으로 나마 설정이 된다면, 다음은 1차 의료의 활성화를 위한 상대가치의 조정이 있어야 할 것이다. 동시에 환자 의뢰체계를 이행할 때의 상대가치점수도 부여하여야 할 것이다. 그리고 요양기관별 환산지수를 별도로 계약하는 방식은 폐기되어야 할 것이다. 상대가치제도를 채택할 때의 장점 가운데 하나가 1물1가 원칙의 수립인데 환산지수를 분리 계약함으로써 1물1가의 원칙이 무너지고 의원과 병원 간의 수가역전과 같은 문제를 야기하기 때문이다.

(2) 원가분석과 진료비 보상

지불보상제도가 행위별수가이든 DRGs와 같은 포괄수가제이든 건강보험제도를 운영하는 한 의료기관에 대한 적정 지불보상은 불가피하고, 가장 합리적인 방법이 원가분석을 통한 지불보상이다. 복지부는 재무제표 세부 작성방안이라는 「의료기관 회계에 관한 기준」을 2003년에 제정하여 고시하였고, 그 뒤 두 차례에 걸친 개정을 통하여 원가분석의 토대를 마련하였다.

의료기관이 이 기준에 따라 수입과 지출을 보고하여도, 지출구조가 의료기관 규모에 따라 다른 문제가 있다. 장비나 건물과 같은 자본비용이 의료기관 규모에 따라 크게 다르기도 하고, 연구비 같은 지출도 대학병원 같은 곳에서는 많이 지출되지만 중소병원이나 의원급에서는 거의 지출이 없다고 볼 수도 있다.

특히 상대가치점수표는 단일하게 작성하고, 환산지수를 분리하는 진료비 보상정책이 사용되어 상대가치수가제도의 기본원리가 허물어지고 있는데 시설의 구조가 전혀 다른 병원과 의원에 대하여 같은 점수를 적용하는 문제도 다시 검토할 필요가 있겠다. 환산지수를 의원과 병원을 구분하여 다르게 계약하는 것보다는 원가분석을 분리하고 이를 토대로 상대가치를 다르게 책정하는 방식이 보다 합리적으로 원가와 진료수가를 밀착시킬 수 있을 것으로 판단된다.

원가분석을 2008년 1차 상대가치개정 시에는 서울대 경영연구소에서 담당하였고, 2017년 2차 개정 시에는 한국보건사회연구원이 담당하였다. 3차 개정을 위한 연구에서도 한국보건사회연구원이 담당하였다. 그리고 행위별 업무량에 대한 분석은 처음부터 각 의약단체에 일임하고 있다. 일본 중의협의 사례를 보면 중의협 산하의 내부조직이 '의료경제실태조사', '사회의료진료행위별조사'를 직접 수행하여 전문성 있는 자료를 놓고 상대가치조정을 하고 있다. 우리나라에서도 외부용역으로 처리하기 보다는 한국보건사회연구원 안에 건강보험수가 연구를 위한 특별조직을 만들어 원가조사와 함께 진료행위량에 대한 조사도 하는 방안을 검토할 필요가 있다.

이 조직에서 상대가치만 연구하는 것이 아니라 DRGs 수가도 연구를 하도록 전문화시키고, 상대가치점수 및 환산지수의 변동, 그리고 DRGs 수가의 변동이 이루어진 후에 국민의료비 및 의료기관의 경영에 미치는 효과를 분석하는 모니터링도 할 필요가 있겠다.

(3) 자본비용 보상 방법의 개혁

의료기관의 자본비용을 보상하는 방법의 하나로 의료기관 종별 가산율 제도가 있다. 그런데 원가분석에서 의료장비와 시설과 같은 자본투자가 일어나는 항목에는 감각상각비로 반영하고 있다. 이러한 방법은 이미 앞에서 지적한 바와 같이 자본비용을 2중으로 반영하는 꼴이 된다. 원가를 토대로 상대가치점수를 책정하면 장비 구입을 적게 하고 시설투자도 적은 중소병원이 원가대비 상대가치점수가 유리해지는 측면도 있을 것이다.

정부가 의료체계를 운영하는 공영제 국가에서는 자본비용은 당연히 정부(또는 지방정부)가 보상하기 때문에 자본비용 반영이 문제가 될 수 없다. 그러나 건강보험제도를 운영하는 국가들의 경우, 의료기관에 자본비용을 어떻게 반영하느냐의 문제가 대두될 수 있다. 이와 같이 원가분석을 토대로 할 경우의 문제점 등이 제기되기 때문에 독일을 위시한 일부 건강보험국가에서는 자본비용을 별도 보상하는 방식을 택하고 있다. 일본의 경우는 장비와 관련된 자본비용은 의료행위의 점수표에 구체적으로 필요한 장비의 기준을 제시하여 이를 충족하는 경우에 그 행위를 인정하는 방식으로 자본비용이 보상되고 있다.

우리나라와 같은 방식으로 의료기관 크기에 따른 종별 가산율로 보상하는 국가는 없는 것 같다. 보다 정교한 방식으로 자본비용 보상방법을 개발할 필요가 있다.

(4) 다양한 차등구조의 해소

앞의 [표 3-10]에서 본 바와 같이 우리나라의 상대가치수가제도에서는 너무나 다양한 정책적 수가가산에 의한 차등제도가 있다. 요양기관 종별 가산율이나 간호등급제에 의한 수가 차등을 위시하여 상대가치점수로 등재한 차등이 있고, 상대가치의 몇 % 가산이나 감산과 같은 차등제도도 있다. 의료기관 종별 가산율 제도의 문제는 이미 지적하였다.

간호등급제에 의한 차등화는 의료기관 종별 가산율 보다 상대적으로 더 큰 문제가 있다. 현실적으로 활동 간호사 수가 제한되어 지방에서는 규모가 큰 병원도 간호사 채용이 어려운 현실이다. 이와 같은 현실을 외면한다는 것은 수도권의 대형병원만을 고려하는 정책이다. 병상당 간호사수로 된 간호등급제를 환자당 간호사수로 전환하고 등급도 축소하는 등의 정책 전환과 수가의 차등규모를 줄이는 조치도 필요할 것이다. 중소병원이 간호사를 구하지 못하니 앞의 [표 3-11]에서 본 바와 같이 의료기관 인증을 신청하기도 어려워 중소병원은 의료의 질이나 환자 안전관리에도 한계를 나타내고 있는 실정이다.

그러나 수가차등제의 문제는 상대가치점수로 명기된 것보다는 명기되지 않은 정책적 차등의 문제가 더 심각하다. 정책적 차등은 당시의 특별한 환경에서 사회적인 문제가 되면 이에 대처하기 위한 응급처방으로 정책적 가산이 주어졌는데, 문제는 이 제도의 영향에 대한 평가가 없다는 점이다. 그리고 우리나라 관료제의 문제점인 정책의 경직성이 수가 차등에서도 나타나 한번 차등이 주어지면, 철회되는 일이 없고 그대로 지속되어 [표 3-10]에서 본 바와 같은 다양한 차등이 지속되는 점이다. 이와 같은 차등구조에 대하여 정리를 하고 상대가치점수에 반영해야 할 필요성이 있다면 이를 상대가치에 반영하여 차등이라는 구조를 고칠 필요가 있다.

5) 비급여 확산의 엄격한 관리

2017년에 집권한 문재인 정부는 2022년까지 보장성을 70%로 끌어올리겠다는 대책을 세웠지만 현재와 같은 보험급여 관리 방식으로는 보장성 강화가 어렵다는 것이 이미 실증적으로 밝혀졌다. 문제는 어떠한 서비스나 치료재료가 비급여에 해당되는지 아무도 모를 정도로 비급여 관리가 안 된다는 점이다. 그리고 비급여의 발생도 다양한 통로로 이루어지고 있다. 특히 「의료법」 제45조(비급여 진료비용의 고지)가 비급여 생성의 통로가 되어 있다.

노무현 정부부터 역대 정부가 보장성 강화 정책을 채택하였으나 성공을 거두지 못한 가장 근본적 이유는 앞에서 강조한 바와 같은 수요 접근의 사용에 있다. 당장 필요도 접근으로 전략을 바꾸는 것이 어렵다면, 일본과 같이 혼합진료 금지정책을 채택할 것을 검

[표 3-12] 일본의 보험외 병용(併用)요양비제도

명칭	내 용
평가요양	• 선진의료(선진A: 22기술, 선진B: 61기술 2020년 6월 기준) • 의약품, 의료기기, 재생의료 등 제품의 시험에 관한 진료 • 약사법 승인후 보험등재이전의 의약품, 의료기기, 재생의료 등의 제품 사용 • 약가기준등재의약품의 적용외 사용 (용법, 용량, 효능, 효과의 일부 변경을 신청한 것) • 보험적용 의료기기, 재생의료 등 제품의 적응외 사용 (사용목적, 효능, 효과 등의 일부 변경을 신청한 것)
환자신청요양	미승인의약품 등을 일찍 사용하고 싶은 경우, 환자의 신청으로 주치의가 그러한 시험을 하는 병원과 상의하여 사전진료계획을 수립하여 받는 진료
선정요양	• 특별한 요양환경(차액 병상) • 치과의 합금금 등 • 금속상충의치(金屬床總義歯) • 예약진료 • 시간외 진료 • 대형병원의 의뢰서 없는 초진 • 대형병원의 의뢰서 없는 재진 • 소아치아(小兒う歯)의 지도관리 • 180일 초과 입원(일수 초과면 입원료 기본점수의 15%를 환자가 부담) • 제한 횟수를 초과하는 의료행위(실행은 제대로 안하는 것 같음)

주: 평가요양과 환자신청요양은 보험도입을 위하여 평가하는 것이며
선정요양은 보험도입을 전제로 하지 않는 것임
일본의 차액병상의 비중은 2017년 7월 기준 전체 병상의 20.5%이며, 1일 병실료는 평균 6,188엔(2,440~7,837엔)으로 한국에 비해 크게 낮음(일본 중앙사회보험의료협의회, 2018)
출처: 일본 후생노동성(2020)

토해야 한다. 일본은 보험급여만으로는 국민들의 요구를 수용하기 어려워 [표 3-12]와 같이 보험외 병용요양비 제도라 하여 혼합진료를 일부 허용하고 있다. 일본은 본인이 비용을 부담할 혼합진료를 명확하게 표시하고, [표 3-12]에 해당하지 않는 서비스를 이용할 경우에는 혼합진료 금지조치에 따라 비급여서비스의 비용과 함께 진료비 전액을 본인이 부담해야 한다. 그리고 선진의료의 경우에 한해서는 지정된 병원에서 혼합진료가 허용된다. 즉, 선진의료를 시술할 수 있는 지정된 병원에서 비급여로 환자 본인이 해당 서비스의 비용을 전액 부담하고 여타 서비스는 건강보험급여로 진료를 받을 수 있다.

일본은 비급여를 이와 같이 명확하게 구분하여 관리하기 때문에 의료기관에서 임의로 비급여서비스를 제공할 수 없어 높은 보장성을 유지한다. 우리나라도 비급여를 의료기관에서 임의적으로 개발할 수 없는 조치를 채택해야지만 비급여에 대한 합리적 관리가 가능할 것이다.

4. 의약품 급여제도의 개혁

의약품에 대한 보험급여와 관련하여 세 가지 측면에서 현재 정책이 새로운 틀을 짜야 할 것이다. 첫째는 의약품비 상환을 위한 가격정책의 일환으로 실거래가제도의 개혁이다. 둘째는 제네릭 의약품 사용을 증가시키기 위한 대체조제의 적극적 실시이다. 셋째는 의약품 조제와 관련된 기술료의 세분화를 줄이는 정책이다.

1) 의약품비 상환을 위한 가격정책

의약품비의 상환을 위한 가격정책을 고시가제도에서 1998년 11월 15일부터 실거래가제도로 전환하였으나 기대한 효과를 거두지 못함에 따라 2010년부터는 시장형 실거래가제도라는 특이한 이름[15]으로 바꾸었다. 그러나 이 제도에 대한 의료기관 등의 반발로 제대로 실행도 하지 못한 가운데 2014년 7월 시장형 실거래가제도는 폐지하고 실거래가제도로 환원되었으며, 9월부터 처방조제 약품비 절감제도가 실시되고 있다.

실거래가제도는 원천적으로 취약점을 갖고 있다. 의약품의 거래가 환자와 의약품 판매자(약국이나 도매상 등) 사이에 일어나면 환자가 보다 싼 의약품을 찾게 되고, 판매상이

15) 실거래가라는 명칭이 이미 시장에서 거래되는 가격이라는 뜻인데 여기에 시장형이라는 용어를 붙여서 이상한 용어가 될 수밖에 없었다.

터무니없이 높은 가격을 책정하기 어려워진다. 그런데 일반의약품은 이러한 거래가 성립되기 때문에 자율가격제도로 전환하였으나[16] 아무런 문제없이 현재까지 잘 작동되고 있다. 그러나 처방의약품은 환자를 대신하는 의사와 의약품 판매상이 거래하기 때문에 일반의약품과 같은 시장이 성립되지 않으며, 거래는 담합의 가능성이 존재하게 된다. 처방의약품을 실거래가제도로 거래가 이루어지기 위해서는 거래 과정을 환자가 감시할 수 있어야 담합이 불가능한데, 환자는 의약품에 관한 전문지식이 없기 때문에 언제나 담합의 가능성이 있다. 따라서 처방의약품에 대한 거래에서 실거래가제도는 성립하기 어려운 제도이다.

성립하기 어려운 제도를 붙잡고 보완책으로 처방조제 약품비 절감제도를 사용하여도 제대로 가격 통제는 어려울 것이다. 그리고 제2부에서 살펴본 자료에 의하면 의료보장국가 가운데 시장실거래를 토대로 의약품의 비용을 상환하는 국가는 없는 것 같았다. 따라서 실거래가제도는 폐지하고 일본과 같이 시장거래가격을 직접 조사하여 고시가격을 조정하거나 독일과 같이 거래 단위로 유통마진의 허용 범위를 정하여 가격을 조정하고 의사들이 가급적 가격이 낮은 의약품을 처방하기 위한 참조가격제를 사용하는 방법 등을 검토할 필요가 있겠다. 제2부의 [표 2-42]를 보면 유럽의 17개 국가 가운데 오스트리아, 스위스, 룩셈부르크, 스웨덴, 영국을 제외한 12개 국가가 참조가격제를 도입하고 있는 사실도 참고할 필요가 있겠다.

2) 대체조제의 적극적 실시

유럽의 의료보장국가들은 국민경상의료비를 절감하기 위하여 의약품비용을 줄이기 위한 노력도 상당한 수준으로 기울이고 있다. 독일 같은 국가는 처방하는 의약품의 양을 통제하는 직접적인 정책마저 택하고 있다. 그러나 보편적으로 택하고 있는 정책은 특허가 만료된 의약품의 복제약(generic 의약품) 사용을 권장하기 위한 대체조제이다. 제2부의 [표 2-43]을 보면 유럽의 의료보장 17개국 가운데 오스트리아, 룩셈부르크, 영국을 뺀 14개 국가에서 대체조제를 허용하고 있었다. 다만 처방 의사가 상품명(brand) 의약품을 처방전에 명기할 경우에는 brand 의약품으로 조제하며, 환자가 제네릭 의약품으로 대체

16) 우리나라에서 일반 판매 의약품은 표준소매가격[공장도가격(70%)과 유통마진(30% 내)] 제도라는 일종의 고시가격 형태를 취하였는데 1999년 1월부터 판매가격표시제(open price system)라는 자율제도로 전환하였다.

를 거부할 경우는 brand 의약품과 제네릭 의약품의 차액을 환자에게 부담시키면서 brand 의약품을 조제한다. 그렇지 않은 경우에는 대체조제가 일상화되고 있다.

우리나라에서는 의사들이 대체조제에 대하여 반대가 심하여 제대로 시행이 어려운데, 건강보험의료를 공공의료로 간주하고 민간의료기관도 공공의료기관과 동일하게 대할 경우, 의사들의 반대를 잠재울 수 있을 것이다.

3) 약국약제비의 기술료 중복 해소

의약분업과 함께 개업 약국의 조제와 관련된 수가로는 약국관리료(방문당), 조제기본료(방문당), 복약지도료(방문당), 조제료, 의약품관리료의 다섯 가지가 약국약제비로 지급되고 있다. 조제수가를 다섯 항목으로 나누어 정한 나라는 건강보험을 실시하고 있는 나라 중 우리나라가 유일한 나라일 것이다. 독일은 약국에 대하여 기술료인 조제료를 인정하지 않고 있다가 2002년부터 소액의 조제료를 인정하고 있다(European Observatory on Health Care Systems: Germany 2004).

약국약제비가 5개 항목으로 된 과정은 다음과 같다(이규식, 김정덕, 2012). 처음은 1982년 목포 의약분업 시범사업을 하면서 조제료와 기본조제기술료라는 2개 항목이 도입되었다. 그러다 1989년 7월부터 전국민의료보험이 실시됨에 따라 약국에서는 환자들이 동네 의원으로 몰려갈 우려 때문에 의약분업의 참여를 강력히 요구하였다. 그때만 하여도 의약분업에 대한 준비가 되지 않아 당장 의약분업은 어려웠다. 그리하여 불가피하게 환자들이 약국을 찾아도 제한된 범위에서 보험을 적용하는 약국의료보험제도라는 특이한 제도를 고안하여 약국을 의약분업에 참여시키게 되었다. 이 때 약국에 대하여 약국관리료가 추가되었고 그 후에 복약지도료가 추가되어 모두 4개 항목의 기술료가 건강보험에서 상환될 수 있었다(양명생, 1990). 그러다 2000년 7월에 의약분업이 전면 실시되던 가운데 약국의 요구로 2001년에 의약품관리료가 추가되어 5개 항목의 기술료가 오늘에 이르고 있다.

문제는 기술료의 타당성에 있다. 약국관리료가 있는데 왜 의약품관리료가 별도 보상되어야 하는지? 약국에 의약품 이외 또 다른 관리 항목이 있다는 뜻인지 도저히 납득하기 어려운 항목이다. 그리고 조제료와 조제기본료는 어떤 차이가 있는지? 조제료와 의약품관리료를 91일까지 처방일수에 따라 산정하는 것도 약제비를 증가시키는 큰 원인의 하나가 되고 있다. 일본은 조제기술기본료가 있으나 처방일수에 따라 산정하지는 않는다. 따라서 약국약제비는 3개 항목으로 재구조화하는 것이 명분상 타당하다. 당장 재구조화 하여도 해당 기술료를 통합하는 방식으로 하여 약국 수입에 영향을 주지 않고 기술료의 합당한 명분을 제공할 필요가 있다.

제3장
필요도 배분과 공급체계의 조화

1. 필요도 결정과 관리

1) 필요도 결정 원칙

의료보장제도는 필요도를 토대로 의료서비스가 제공되기 때문에 필요도의 우선순위(priority)를 설정하는 것이 매우 중요하다. 즉, 우선순위를 통하여 1차 의료, 2차 의료, 3차 의료의 구분이 가능하고, 의료공급자인 의료기관도 1차 의료기관, 2차 의료기관, 3차 의료기관으로 위계화가 가능하다. 필요도의 우선순위와 공급자 조직의 위계화가 이루어져야 환자의뢰체계가 실시될 수 있다. 우리나라는 보험급여와 필요도 개념을 연결하지 못함에 따라 급여(필요도)의 우선순위를 설정할 생각도 하지 못하고 있다. 그러다 보니 환자의뢰체계도 제대로 실행이 어려운 형편이다. 필요도의 우선순위를 설정하지 못한 가운데 급여의 보장성을 높이는 정책은 의료이용만 높여 의료재정이 감당하지 못하는 문제가 있다.

2) 필요도의 관리

의료보장제도는 의료이용의 가격 장벽을 없애기 위하여 도입되는 사회제도이기 때문에 비록 본인부담률을 높게 설정하여도 환자들은 가격에 민감하게 반응하지 않는다. 따라서 구매자(보험자)가 급여서비스를 제공하기 위해서는 필요도를 설정하고, 이를 관리하여야 도덕적 해이에 따른 과다 이용을 막을 수 있다.

필요도 관리를 위해서는 [그림 3-1]과 같이 우선순위 설정과 함께 의료서비스를 이용하는 환자의 중증도에 따라 의료를 1차, 2차, 3차로 나누고, 공급자도 이에 상응하게 1차 의료기관, 2차 의료기관, 3차 의료기관으로 구분하여야 한다. 이와 같이 필요도의 우선

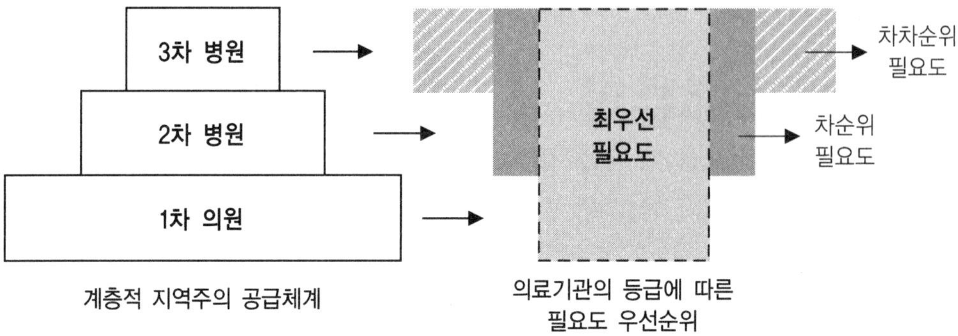

주: 필요도의 우선순위 절차를 통하여 3차 병원에 이르면 포괄적 급여가 제공됨
출처: 이규식(2019)

[그림 3-1] 계층적 지역주의 모형과 필요도의 우선순위에 따른 포괄적 급여

순위와 의료기관의 위계를 정립한 후에는 환자로 하여금 1차, 2차, 3차의 위계(patient pathway)에 따라 의료를 이용하도록 유도할 때, 포괄적 급여가 가능해지며, 서유럽 국가들과 같이 보장률을 80% 이상으로 높일 수 있다.

사실은 우리나라도 1989년 7월 전국민의료보험의 달성과 함께 진료권(중진료권 및 대진료권)을 설정하고 의료기관을 1, 2, 3차로 위계화하고 환자의뢰체계도 [그림 3-1]과 같이 실시한 적도 있다. 이 내용은 이 장의 마지막 부분인 환자의뢰체계의 실행과 붕괴 부분에서 보다 구체적으로 설명하기로 한다.

의료이용의 단계적인 이용을 결정하는데 가장 중요한 역할은 1차 의사에 의하여 좌우된다. 1차 의사 역할을 강제적으로 의료이용의 문지기로 하는 국가도 있고, 인센티브를 제공하여 문지기 제도를 유도하는 국가도 있음을 이미 독일의 사례로 설명하였다. 그런데 문지기 기능과는 별개로 1차 의사의 의뢰서를 통하여 2차 이상의 의료기관을 이용하도록 허용하는 국가도 있다. [표 3-13]은 유럽 국가들의 1차 의사를 문지기로 하는지 여부, 의뢰서를 필요로 하는지 등에 관한 실태를 나타내고 있다. 문지기 제도는 공식화하지 않는 국가도 진료의뢰서는 요구하고 있는 실정에 있다.

유럽의 의료보장 국가들은 대체적으로 이와 같은 절차에 따라 필요도가 관리되기 때문에 높은 보장률을 유지할 수 있고, 보험재정도 안정적으로 관리할 수 있다. 예컨대 독일은 건강보험의 보험료율이 2009년 의료개혁을 할 당시에 14.6%였는데 오늘날에도 당시

[표 3-13] 서유럽 국가들의 1차 의료 현황

국가	GP 단독 비율	문지기 제도			진료의뢰서		전화상담		자영 GP 비율	만족도(%)		평가 순위
		공식화	인센티브	없음	거의 항상	통상적	허용	안됨		가격	접근성	
오스트리아	95			0		가끔	0		49.5	92	94	10
벨기에	76			0		0	0		99.7	86	97	11
덴마크	36		0		0		0		100	99	82	5
핀란드	1		0		0		0		0	83	92	7
프랑스	46		0		0		0		60.0	92	93	13
독일	62			0	0		0		87.0	90	94	12
그리스	40		0			안함		가끔	50.0	57	78	14
이탈리아	78	0			0		0		100	84	83	6
룩셈부르크	70			0		0		0	90.0	96	89	15
네덜란드	42	0			0		0		85.0	91	92	2
노르웨이	–	0			0		0		93.0	–	–	8
포르투갈	0	0			0		0		0	63	67	4
스페인	0	0				0	0		20.0	93	94	3
스웨덴	3	0			0		0		소수	96	63	9
영국	21	0			0		0		73.0	96	86	1

주 : 비율은 단위가 % 이며, 평가순위는 구조적 측면의 13개 평가요소를 종합하여 순위를 정한 것을 여기서는 수록한 15개 국가의 순위로 만들었음(원 자료에는 유럽 31개국을 평가하였음)
출처 : Kringos et al.(2015), 이규식(2018)에서 재인용.

의 보험료율이 유지되고 있다[1]. 독일이 보험료율을 안정적으로 관리할 수 있게 된 것은 필요도 접근을 통하여 의료이용을 통제하며, 보험수가는 경제성장에 준하여 조정되기 때문이라 볼 수 있다.

우리나라는 필요도가 아니라 수요 접근을 통하여 구매자를 환자로 간주하고 있는데 더하여 보험급여 패키지가 1차, 2차, 3차 의료기관 구분 없이 동일하게 적용됨에 따라 의료이용의 관리가 거의 불가능하여 근로자의 보험료율이 2008년 5.08% 이던 것이 2016년에 6.12%로 기간 중 20.5%가 증가하는 문제[2]를 던져주고 있다.

---

1) 근로자의 경우, 상병수당을 위한 추가 보험료율이 0.9%가 되기 때문에 총 보험료율은 15.5%이며, 자영자들로써 상병수당을 받지 않는 사람들은 소득의 14.6%가 보험료가 된다.

2) 후술되는 일본과 비교를 위해서 2016년 보험료 자료를 제시하였다. 우리나라의 근로자 보험료율은 2019년에는 6.46%, 2020년에는 6.67%로 계속 증가하고 있다.

일본도 필요도 접근을 하지 않아 건강보험의료의 구매자를 보험자가 아닌 환자로 간주하였기 때문에 보험료가 안정적이지 못한 문제를 갖고 있다. 일본의 건강보험에서 직장근로자에 적용하는 보험료율을 보면 2008년 7.359%이던 것이 2016년 9.104%로 기간 중 23.7%나 증가하여(Kemporen, 2010, 2018), 우리나라보다 조금 높은 증가율을 보이고 있다. 그러나 일본은 수요 접근을 하고 있지만 1985년부터 지역의료계획을 수립하여 의료구역을 설정하고 권역별로 병상공급에 대하여 계획을 통하여 병상수를 점차 줄였다[3].

그리고 의료이용에 대하여 필요도 접근까지는 이르지 못하고 있으나, 1988년부터 환자의뢰체계를 도입하였고, 1993년부터는 '특정기능병원'의 초진에 대하여 진료의뢰서 지참을 요구하였다. 2000년부터 200병상 이상의 큰 병원을 의뢰서 없이 바로 갈 경우 특정요양비(보험 외 병용 요양비)를 환자에게 부담시켰다(이규식, 2015). 이 제도를 더욱 강화하기 위하여 2015년 5월「의료보험법」을 개정하여 2016년 1월부터 큰 병원에 1차 의사의 진료의뢰서 없이 바로 갈 경우에는 선정요양비로 초진에는 5,000엔을, 재진에는 2,500엔을 추가 부담시키도록 하고 있다. 큰 병원이란 '특정기능병원'과 일반병상 200개 이상의 '지역의료지원병원'(2020년 현재는 허가병상수 400개 이상)으로 하고 있다. '특정기능병원'은 고도의 선진의료를 제공할 수 있는 병원으로 2019년 현재 86개 병원이 있고, 400병상 이상을 갖는 '지역밀착형 지역의료지원병원'은 2018년 현재 607개 병원이 있다(GemMed, 2019). 그 뿐만 아니라 이러한 병원들에 대해서도 의사의 의뢰에 따른 소개율과 병원이 개업의원에 환자를 되돌려 보내는 역소개율 제도를 도입하여, 소개율과 역소개율이 일정 기준에 미달하면 초진료(2018년 수가표 기준) 282점을 209점으로 73점을 감산하여 손해를 보도록 하고 있다(금일의 임상 스포트, 2018).

2. 계층적 지역주의와 필요도 배분

1) 필요도의 효율적 배분 조건

의료보장제도 하에서는 필요도에 맞게 의료공급을 하기 위하여 의료계획이 불가피하고

---

3) 1989년 전국을 349개 의료구역으로 확정하였고, 2005년에는 의료구역이 370개로 증가하였으며, 그 가운데 215개 구역에서 필요병상수보다 병상수가 많은 것으로 추정되어 병상억제정책을 추진하였다(이규식, 2013).

정부 규제가 일반화된다. 필요도 배분에서는 효율적인 배분 방법을 찾는 것이 매우 중요한 과제가 된다. 효율적으로 배분한다는 것은 서비스가 낭비가 없게 배분하여 가급적 적은 재정으로 가능한 한 많은 사람이 접근할 수 있게 하는 것을 뜻한다. 의료서비스가 효율적으로 배분이 되어야 의료보장제도의 지속가능성을 보장하게 된다. 필요도를 효율적으로 배분하기 위해서는 적어도 세 가지 조건이 요구된다. 하나는 의료서비스를 공급하는 공급자 조직의 위계화이다. 공급자 조직의 위계화는 반드시 진료권(catchment area) 설정이 뒤따라야 실효성이 있다. 두 번째 조건은 의료이용자가 공급자의 위계조직을 따라 단계적으로 진료를 받게 하는 환자의뢰체계의 구비이다. 이를 위해서는 이용자의 필요도에 대한 우선순위를 설정하여 1차, 2차, 3차 의료가 구분되어져야 한다. 세 번째 조건은 공급자 조직의 위계화에 따른 단계적인 진료가 제대로 이루어지기 위해서는 의료계획의 수립을 통하여 의료자원(의료인력 및 시설)이 제대로 준비되어야 한다. 이와 같은 조건에 대해서 하나씩 설명하기로 한다.

2) 계층적 지역주의 공급체계와 필요도의 우선순위

의료의 필요도를 효율적으로 제공하기 위한 첫 번째 조건인 공급자 조직의 위계화에 관하여 살펴보기로 한다. 의료서비스의 공급을 필요도에 맞추어 제공하기 위해서 Melhado (1998)는 공급자 조직의 위계화(hierarchy)와 그와 상응하는 계획기구에 의하여 지도되는 방식을 따르는 것이 최선의 길임을 주장하고 있다. Melhado의 공급자 조직의 위계화를 위하여 Fox(1986)가 주장하였던 계층적 지역주의(hierarchical regionalism) 모형을 예로 들고 있다. 계층적 지역주의 모형은 의료기관을 1차, 2차, 3차로 구분하고 이와 같은 의료기관이 적절한 진료권역을 가져야 한다. 즉, 1차 의료기관은 주로 개업을 하고 있는 1차 의사로서 의료보장 적용자의 생활지역과 밀착된 동네 중심으로 배치된다. 따라서 생활권이 1차 의료기관의 진료권이 된다. 2차 의료기관은 병원이나 종합병원 급으로 전문의가 배치되어 있으며, 입원을 할 수 있는 병상이 갖추어져 있다. 2차 의료기관의 진료권역은 기초지방자치단체 권역 정도로 생각할 수 있다[4]. 3차 의료기관은 고도의 전문적인 의료기술을 구비한 대학병원 혹은 'Medical Center'급의 의료기관으로 진료권역은 광역 지방자치단체 권역 정도로 생각할 수 있다.

---

4) Healy and McKee(2002)는 유럽에서 주로 2차 의료기관의 역할을 하는 200~600병상 규모의 종합병원은 인구 15만 명에서 1백만 명을 진료권으로 설립되고 있다는 설명을 하고 있다.

다음의 조건인 의료이용자들을 위해서 필요도를 우선순위에 따라 선정할 필요가 있다. 필요도의 우선순위가 가장 높은 것은 응급의료가 아니라 가장 많은 사람들이 혜택을 볼 수 있는 서비스가 된다. 의료서비스는 필요도의 우선순위에 따라 1차, 2차, 3차 의료로 정해지게 될 것이다. 이와 같은 우선순위 역시 보험자나 정부가 전문가들의 자문을 받아 결정하게 된다. 필요도의 우선순위가 결정되면 앞서 설명한 [그림 3-1]에서 볼 수 있는 바와 같이 공급자 조직의 위계화와 매치시켜야 필요도가 최소의 비용으로 차질 없이 배급될 수 있다. 의료공급 조직으로 1차 의료기관은 필요도의 우선순위가 가장 높았던 1차 필요도를 제공하도록 하고, 2차 의료기관은 2차 필요도를 3차 의료기관은 3차 필요도를 제공하여 3차 의료기관에 이르면 임상적으로 유효하고 안전성이 입증되는 모든 서비스가 포함[5]되는 포괄적인 서비스를 제공할 수 있게 된다. 이와 같은 두 가지 조건이 충족되면 의료보장 적용자는 환자의뢰체계를 따라 서비스를 받게 된다.

이러한 위계적 공급자 조직에 맞추어 필요도가 원활히 제공되기 위해서는 의료계획이 필요하다. 필요도 접근에서 의료계획(planning)은 의료기관의 질서 정연한 발전을 이루기 위한 장치가 된다는 것이 Melhado의 견해이다. 의료계획은 보험자나 정부가 결정한 필요도를 공급하기 위하여 인력은 어느 정도가 요구되고 병상과 같은 시설은 어느 정도가 필요한지에 대한 계획인 것이다. 시장형 의료체계라면 의료의 수요와 공급을 통하여 가격과 의료공급량이 결정되기 때문에 계획이 필요하지 않다. 그러나 필요도 접근에서는 계획이 없으면 필요도와 공급을 매치시킬 기전이 없게 된다. 따라서 기획가들은 의료분야를 계층적 지역주의에 따른 계획을 통하여 공급을 한다고 의료분야 발전이 억제되는 것이 아니라 의료이용을 단계적으로 하도록 유도하여 효율성을 발휘한다는 것을 믿고 있다(이규식, 2018).

그런데 우리나라는 의료보장제도를 택하면서 시장형과 동일하게 수요에 의존하여 공급자 조직의 위계화는 물론 의료계획 마저도 없으면서 가격은 필요도 접근처럼 시장이 아니라 보험자가 공급자와 협상으로 설정(그러나 실질적으로는 정부가 조정)하니 의료 인력의 수급이나 시설의 수급이 균형을 맞추기 어려울 수밖에 없다.

---

5) 의료기술이 빨리 발전함에 따라 유효성과 안전성이 입증되는 모든 서비스를 의료보장에서 제공하기 어렵다는 점은 제1부 주 25에서 설명하였다.

3) 필요도 배분과 의료계획[6)]

(1) 의료계획의 중요성

계획(planning)[7)]이란 이루고자 하는 목표를 설정하고 이를 달성하기 위하여 필요한 자원의 효율적 활용 및 합리적 배분을 하는 포괄적인 메커니즘을 개발하는 과정으로 정의할 수 있다. 이러한 정의가 내포하는 의미는 다음과 같다. 첫째, 계획은 결과인 산출물보다 이루어지는 과정으로써의 가치를 더욱 중요시한다. 따라서 계획은 시스템이 다루어야 할 다양한 측면을 조정하여 조직화하는 시도를 의미한다. 둘째, 계획은 모든 관련되는 변수들을 고려하는 포괄적 접근을 하도록 한다. 셋째, 계획이 의도하는 것은 설정한 목표를 가용한 자원의 효율적 활용과 합리적인 배분을 통하여 달성하는데 있다.

의료분야의 계획은 특정 지역이나 인구집단의 전반적인 필요도를 측정하고, 이를 충족하기 위해 기존의 자원 및 미래에 기대되는 자원의 배분을 어떻게 하는 것이 가장 효율적인지를 결정하는 과정이라 할 수 있다. 즉 당면하고 있는 건강문제를 효과적으로 대응하기 위해 의료자원의 합리적 배치 및 조직화를 통해 의료이용의 합리성과 형평성을 추구함으로써 희소한 자원의 중복과 낭비를 최소화하는 것이다(Thomas, 2003).

Thomas(2003)는 계획이 필요한 이유를 계획의 이점이라는 관점에서 다음과 같이 설명하고 있다. 첫째, 계획은 의료체계나 하부 조직을 구성하는 여러 가지 요소간의 조화(coordination)를 기할 수 있도록 한다.

둘째, 계획(plan)은 자원배분을 위한 강력한 수단이 된다. 계획이 존재하는 이유는 미래의 필요도 충족을 위하여 자원을 적절히 배정하는데 있다. 계획(plan)은 자원이 어떻게 배분되어야 하는지를 결정하는 것이 아니고, 자원배분을 결정할 수 있는 틀을 제공한다.

셋째, 계획 과정은 일상의 사업 전개과정에서 무시될 수 있는 과제들을 토론할 수 있도록 하여 사업 수행 과정에서 벌어질 수 있는 상황을 사려 깊게 전부 고려하는 기회를 제공한다. 계획은 의사결정 틀을 제공하며, 계획과정은 사업의 우선순위를 결정하는 과정이 된다. 그리하여 최적의 조건에서 의사결정이 이루어지도록 한다.

---

6) 이 부분은 이규식(2018)을 수정하여 작성하였다.

7) Plan은 계획 그 자체를 의미하고 planning은 계획하는 과정에 중점을 두는 것으로 우리말로는 둘 다 계획으로 번역되고 있다. 그런데 여기서는 planning은 계획으로 표기하였으며, 특별히 계획 그 자체를 이야기할 경우에는 계획(plan)으로 표기하였다.

넷째, 계획은 의료비 절감(cost containment)을 위한 수단으로 활용할 수 있다. 모든 계획에 내재하고 있는 조화, 효율, 책무성의 강조는 보다 비용-효과적인 조치들을 도입하는 계기가 된다.

한편 Ettelt et al.(2009)은 필요도 접근과 무관하게 의료체계의 합리적 운영을 위하여 의료계획이 필요한 이유를 다음과 같이 네 가지로 요약하고 있다. 첫째는 의료와 관련된 정보의 비대칭성에 기인한다. 비대칭적 정보와 많은 참여자가 포함되는 복잡한 과정이 결합되면 시장 시그널에 의존하기 힘들어지므로 계획이 없으면 필요도와 실제 의료이용 간에 불일치가 발생하게 된다.

둘째, 계획이라는 개입이 없으면 의료공급자는 수익을 높일 수 있는 환자만 치료하여 이윤은 극대화하고 위험은 최소화하기 위하여 가급적 복합증상이 적은 환자만 진료하기를 원하게 된다. 만약 계획과 같은 정부의 개입이 없다면 합병증을 갖거나 유전적 질병을 갖는 위험도가 높은 환자들은 진료 받을 곳이 없어지는 문제가 발생한다(Nolte and McKee, 2008).

셋째, 계획이 없으면 공급자 유인수요가 일어날 수 있다. 계획기능이 초보적인 개발도상국가의 사례들을 보면 제공되는 의료서비스의 적정성보다 자본투자 수익을 극대화하는 방향에서 시설에 대한 투자가 이루어지고 있었다. 이러한 국가의 의료체계를 보면 기본적인 필요도는 충족시키지 못하면서 수익성이 높은 MRI 같은 고가장비들을 다량으로 구입하는 사례들을 볼 수 있었다.

넷째, 의료서비스 공급과 진료 사이에는 상당한 시차가 존재한다. 예를 들면 의과대학 증설과 서비스 공급의 증가는 적어도 10년의 시차가 있다. 의료시장에서 공급 부족 신호가 나타날 때 공급능력을 확충해서는 이미 시기가 늦기 때문에 의료계획이 사전적으로 이루어져야 한다.

(2) 의료계획의 부재에 따른 문제

의료보장제도는 의료서비스를 필요도로 접근하기 때문에 의료계획은 필수적이다. 그러나 우리나라는 의료보장제도를 갖고 있는 국가임에도 불구하고 종합적인 의료계획이 없어 다양한 의료정책들 간의 정합성과 일관성이 결여되어, 다음과 같은 문제들을 노출하고 있다.

첫째는 의료이용이 지나치게 과도한 문제가 있다. 의료서비스 가격은 의료공급자와 보험자에게는 중요한 역할을 하지만 의료소비자인 환자에게는 아무런 의미가 없다. 이와 같은 상황에서 환자에게 의료이용을 자유롭게 하도록 허용할 경우, 의료이용에서 낭비가 초래된다. 따라서 의료의 적정 이용을 유도하기 위한 의료계획은 반드시 필요하다.

둘째, 의료계획이 없다 보니 의료시설의 과잉 공급을 막을 수가 없게 되었다. 보험수가는 정부가 통제하지만 비급여수가는 의료기관이 자율 책정함에 따라 의료기관의 경영수지가 그렇게 나쁘지 않았다. 그 결과 병원은 개별적인 경영판단에 의하여 매년 신규 설립이 이루어지고, 기존 병원은 병상 수를 증가시켜 병상 과잉문제를 야기하고 있다. 신의료기술을 기반으로 하는 고가장비도 개별의료기관이 명성(prestige)을 유지하고 경영수지를 위하여 도입이 증가하는 문제가 있다. 병상 수의 무분별한 증가나 고가장비의 신규 도입은 공급자들의 도덕적 해이를 유발하여 국민 경상의료비를 증가시키고 있다. 공급자들의 도덕적 해이를 방지하고 의료비 증가문제를 해결하기 위해서 의료시설과 장비의 적정한 공급에 대한 의료계획은 절대적으로 필요하다.

셋째, 의료계획이 없다 보니 의료인력의 적정 확보가 어렵다. 의과대학의 입학정원은 통제되는데 반하여 병상 수는 전혀 통제되지 못함에 따라 병상 수와 의사인력 간의 부조화가 일어난다. 병상 공급과 의료인력 간의 부조화 문제를 해결하기 위해서도 의료계획이 필요하다.

넷째, 의료 질의 적정 확보와 환자 안전문제가 갈수록 심각해지고 있다. 의료 질의 적정 확보는 의료수가, 의료기술의 발전 그리고 개별 의료기관의 명성 등 경쟁력 제고를 위한 경영적인 판단과 적정한 질 확보를 위한 정부의 의지에 달려 있다. 의료 질에서 핵심적인 사항이 환자의 안전 및 감염관리와 같은 의료서비스에 대한 관리문제이다. 적정한 의료 질 확보를 위해서는 보험수가를 적정 수준으로 보장하는 것도 중요하며, 이것은 장기적인 계획을 통하여 가능해진다.

다섯째, 의료정책이 한번 정해지면 상황이 변화하여도 어느 누가 정책전환을 시도하지 않아 정책탄력성이 약한 문제가 있다. 의료계획이 없다 보니 정책방향에 대한 투명성이 없으며 관료제에 의하여 의료제도가 운영됨에 따라 한번 정해진 정책이 문제가 있어도 후임자는 정책을 바꾸려 하지 않고 결정을 미루어 정책의 경직성과 같은 고질적인 문제가 있다.

필요도 접근을 위해서는 의료계획이 필수적인데, 우리나라에서는 이용 측면에서 본인부담제도만 도입하고 나머지는 시장에 맡김으로 사회보험원리에 부합하지 못하고 있다. 그 결과 의료자원의 수급도 제대로 안 되고 있으며, 의료이용은 세계적으로 가장 많이 하면서 보장성이 낮은 문제를 나타내고 있다.

(3) 의료계획의 수립과 내용[8)]

① 의료계획의 주요 내용

우리나라의 현 상황을 고려할 때 의료계획에 필수적으로 포함되어야 할 사항을 열거하자면 다음과 같다.

첫째, 의료계획에는 반드시 공중보건의 개념과 역할을 제대로 정립하여야 한다. 공중보건은 대중을 대상으로 하는 것이며, 의료는 개인을 대상으로 하는 것이다. 인구집단을 대상으로 하는 건강증진을 신공중보건으로 정의하면서 개인적 차원에서 이루어지는 건강행태의 개선과 공중보건을 혼동하고 있다. 공중보건은 어디까지나 대중(mass)을 대상으로 하며 신공중보건은 인구집단별로 접근하여 개인의 행태를 바꾸는 것으로 개인이 대상이 되는 의료와는 구분된다. 우리나라에서는 공공보건의료라는 한국형 용어를 사용하여 대상이 대중인지, 개인인지 헷갈리게 만들었다. 그 결과 전국 보건소들이 사업효과가 눈에 띄지 않는 공중보건사업 대신에 당장 가시화되는 의료에만 치중하여 코로나19와 같은 바이러스성 감염병이 발생한, 초기 단계에서 보건소의 위상을 찾기 어려웠다. 따라서 공중보건의 역할을 명확히 정립하고 공중보건사업과 건강증진에서 의료가 기여할 수 있는 역할 등을 명확히 하여 보건소의 진료기능이 공중보건에 장애가 되는 일을 없도록 하는 것이 중요하다.

둘째, 의료계획을 통하여 장·단기 의료이용 필요량을 추계하여야 한다. 지역별 또는 진료권별 필요도에 근거한 의료서비스 유형별 필요량을 추계하고 이를 제공하기 위한 공급체계의 구축 및 공급계획을 수립해야 한다. 공급계획에는 인력, 시설, 장비 등에 대한 계획이 포함되어야 한다.

셋째, 의료이용을 최적화하기 위한 의료이용체계의 합리적 방향을 설정하여야 한다. 여기에는 환자의뢰체계, 진료권 설정 등을 포함하여 환자들이 적절한 시점에 최적의 의료서비스 이용이 가능하도록 의료이용체계(소위 말하는 전달체계)의 방향을 정립하여야 한다.

넷째, 의료계획에는 건강보험급여의 보상체계가 적정보상을 할 수 있도록 장기적인

8) 이 부분은 이규식(2015)의 이슈 페이퍼 15호에 나오는 내용을 수정·보완하였다.

방향 설정이 되어야 한다. 건강보험의료의 가격이 공급자에게는 매우 중요하다는 점을 인식할 필요가 있다. 의료체계가 미래의 발전방향에 따라 원활하게 개편될 수 있도록 이에 부합되는 수가가 책정되어 적정보상이 이루어져야 할 것이다. 급성기 병상의 감소 및 사회적 입원을 줄이는 목표를 설정할 경우, 만성질병으로 입원하였을 경우에 입원기간이 길어지면 과감하게 수가를 낮추어 병원이 장기 환자를 입원시켜서는 적자를 면치 못하도록 하여 병상 수를 줄이도록 유도하는 등의 조치들이 계획 속에 포함되어야 할 것이다. 의료의 질 관리는 근본적으로 보험의료의 가격정책이라는 보상체계와 연결된다. 지금까지의 의료정책은 지나치게 재정관리에 치중하여 눈에 보이지 않는 의료의 질 문제는 도외시하였다. 그러다 보니 감염관리나 환자 안전관리와 같은 눈에 보이지 않는 질은 제대로 관리되지 못하였다. 의료기관의 질 관리에 대한 발전방향의 수립도 의료계획의 과제가 되어야 한다.

다섯째, 의료체계를 관리하는 스튜어드십에 대한 개념과 발전방향을 정립하여야 한다. 지금까지는 스튜어드십에 대한 개념이 거의 없었다 해도 과언이 아니었다. 스튜어드십에는 *WHR 2000* 에서 제시한 의료체계의 주요 목표 가운데 하나인 반응성이 포함되어야 한다. 반응성은 1996년 인간중심(people-centered)의 원칙을 강조한 류블랴나 헌장(Ljubliana Charter)[9]에 등장하는 개념이다. 반응성에는 의료체계에 대한 의료소비자의 참여, 시스템의 투명성, 의료소비자의 책임의식, 1차 의료의 기능과 역할, 시스템에 대한 만족도 등이 포함되어 있다. 우리에게는 생소한 개념이 스튜어드십이기 때문에 장기적인 방향에서 의료계획에 포함시켜야 할 것이다.

여섯째, 의료계획에는 보험자의 역할에 대한 방향 정립이 필요하다. 1990년대 이후 유럽 국가들의 의료개혁에서 보험자의 적극적인 역할을 요구하는 전략적 구매활동이 제시되어 정부에 의한 명령과 통제 방식의 관리방법을 대체하게 되었다. 전략적 구매에는 성과를 토대로 하는 지불(P4P)이라든가, 질 관리 등이 포함되고 있다. 보험자의 전략적 구매기능을 원활하게 작동시키기 위한 방안으로 건강보험제도의 스튜어드십을 바꾸어 보험급여 관리를 분권화시키는 방향도 검토되어야 한다.

---

9) WHO(1996)는 Ljubliana Charter에서 value-driven, health-focused, people-centered, quality based, financially sound and oriented towards primary health care를 제시하였다.

② 의료계획의 수준

의료서비스는 다양한 조건의 필요도에 대응해야 한다. 어떤 사람은 통상적으로 흔한 질병문제를 갖고 어떤 사람은 극히 희귀한 질병문제를 갖는다. 질병의 성격에 따라 계획의 수준이 달라져야 한다. 통상적으로 발생하는 질병에 대처하기 위한 계획은 소규모 지역단위로 이루어져야 한다. 그리하여 1차 의료시설은 인구 30만 명 단위 수준에서 하여도 된다. 반면에 유전적 문제와 관련되는 질병은 발생 빈도가 낮기 때문에 대략 인구 1백만 명 정도를 단위로 하여도 무리가 없을 것이다(Ettelt et al., 2009).

인구가 적은 국가는 희귀질병에 대비한 계획도 필요한데, 희귀질병은 발생빈도가 매우 낮기 때문에 국내에서 보다는 해외진료를 통하여 해결하는 것이 좋을 수도 있다. 유럽 국가들의 경우 통상 의료계획은 행정 계층을 따라 3단계(중앙, 광역 단위, 생활권 단위)로 하고 있다(Ettelt et al., 2009). 다만 네덜란드는 1980년대 중앙의 통제보다는 규제된 시장의 힘을 선호하는 정치적 분위기로 인하여 점차적으로 정부에 의한 계획은 폐지되고, 중앙정부는 의료체계 전반을 관리하는 책임을 질 뿐 의료계획에 직접적으로 관여하지 않고 있다. 네덜란드는 2006년의 의료개혁에 따라 지역단위로 급성기 의료에 대하여 지역병원협회가 보험자와 협력하여 계획을 수립하고 정부는 승인만 하는 정도에 그치고 있다(Ettelt et al., 2009).

③ 전략계획

전략계획(strategic planning)은 의료체계가 나아가야 할 원칙을 정의하고 정책방향을 설정하는 일이다(Ettelt et al., 2009). 전략계획은 주로 의료체계의 스튜어드십/거버넌스에 관한 것으로써 최고 수준인 중앙정부가 의료정책의 방향 정립 차원에서 수립한다. 의료체계가 분권화된 북유럽 국가에서는 지역정부 차원에서 전략계획을 수립한다. 독일이나 캐나다와 같이 연방제를 택한 국가에서 연방정부는 의료계획에 참여하지 않고 주 정부가 전략계획을 담당한다. 전략계획에 지방정부의 참여 정도는 지방정부의 자율성과 의사결정의 힘에 의하여 좌우된다.

전략계획의 기능은 의사결정을 위한 틀로써의 전략적 개념이 적용되는 계획이다(Thomas, 2003). 의료분야에서 합리적인 선택을 위해서는 의사결정을 위한 합의된 기준과 충족시켜야 할 목표 설정이 필요하다. 전략계획은 변화하는 환경에 적응하기 위한 메커니즘으로 작용하게 된다. 이것은 의료분야에서 일어나는 변화하는 목표(moving target)

에 적응하기 위한 준비를 갖추는 것과 같다.

④ 운영계획

운영계획(operating planning)은 전략계획을 실천으로 옮기는 작업이기 때문에 의료서비스 제공을 위하여 관련되는 모든 범위의 일들이 포함되어야 한다(Ettelt et al., 2009). 여기에는 예산과 자원의 배분, 서비스의 조직화, 사업 인력, 시설 및 장비의 확보 등이 포함되며, 구체적으로는 다음 내용이 포함되어야 한다. 그리고 운영계획의 상당 부분은 주로 지방정부에 의하여 수행된다.

㉠ 의료서비스 공급능력(capacity) 계획

기존 시설에 대한 투자, 신규시설에 대한 투자, 고가장비나 기술에 대한 투자(MRI 등), 제공될 서비스, 인력의 배치, 재원조달 등이 포함된다. 전통적으로 대부분 국가에서는 병상에 대한 계획을 중시하는데 최근 영국과 프랑스에서는 병상 대신에 제공할 서비스의 양이나 의료분야의 특정 활동으로 대체하고 있다(Ettelt et al., 2009).

서비스 공급능력 계획에서는 임상적 과정보다는 구조적 특성(병상 수 및 CT와 같은 장비 수 등)을 중시하고 있으며 인구분포도 고려하고 있다. 전문의 서비스를 포괄적으로 제공(거의 전 과목의 전문의 보유)하는 급성기 병원은 약 170만 명의 배후 인구가 필요하고, 응급실, 급성기 의료 및 외과, 소아과 진단시설을 갖춘 병원이면 15~30만 명의 배후 인구가 필요하다. 인구 약 10만 명을 위한 지역병원이면 통원 수술, 진단, 긴급한 치료(urgent care로 emergency와는 다름), 재활의료가 갖추어지면 된다(Ettelt et al., 2009). 인구분포와 결부시키기 위해서는 진료권(catchment area) 설정이 필요하다. 병원은 모든 사람이 70km 또는 60분 이동 시간의 범위 안에 급성기 의료에 접근 가능하여야 한다(Koppel et al., 2008).

공급능력에 대한 개입은 의료계획으로 사실상 구체화된다. 대부분의 정부가 공급능력에 대하여 개입하는 이유는 정부가 공급에 대하여 규제를 하지 않을 경우 희소한 자원의 낭비는 물론 공급과잉에 기인하는 공급자의 유인수요가 초래될 가능성이 있기 때문이다.

㉡ 자본비용 계획

중요한 의료 인프라와 관련된 자본투자는 통상적인 운영과정에 적용되는 경상운영비용과 분리되어 규제되고 계획되어야 한다. 자본비용 계획은 장기계획과 단기계획으로 나누어진다. 장기계획은 전국을 대상으로 모든 진료권을 포괄하는 대규모 투자계획으로 10년까지 내다볼 수 있는 계획이 되어야 하며, 단기계획은 주로 진료권내의 소규모 투자계획으로 계획기간은 길지 않지만, 계획기간을 일률적으로 말하기는 어렵다(Ettelt et al., 2009).

㉢ 인력에 대한 계획

서유럽의 대부분 국가들이 의사들의 진입에 대하여 규제하고 의과대학생 수를 통제하지만, 의료분야의 종사 인력이 미래에 직면하는 도전과제에 대응하는 데는 충분치 못하다는 것을 깨닫고 있다. 의료 인력에 관한 계획의 필요성은 수요측면과 공급측면에서 제기되고 있다. 즉, 인력을 둘러싼 환경으로 인구고령화, 의료필요도의 증가, 유동 의료인력(mobile) 및 고령 의료 인력의 증가, 기술배합(skill mix) 및 훈련 요구도의 변화 등이 있다. 그러나 의료 인력에 대하여 체계적인 계획을 수립하고 있는 국가는 많지 않다(Ettelt et al., 2009).

(4) 의료계획의 문제점

의료계획의 필요성은 인정하지만 의료계획이 갖는 문제점도 또한 있다. 첫째, 계획을 수립할 때와 서비스가 제공될 때의 시차의 존재가 계획의 현실성을 떨어뜨린다(Rechel et al., 2009). 즉 수립된 의료계획과 현실과의 괴리라는 문제가 있다. 이는 현실을 제대로 파악하는 것이 어려운 점과 앞으로 전개될 발전방향을 정확히 예측하기 어려운 점이 결합되어 나타나는 현상이다. 따라서 계획을 지속적으로 수정, 보완할 수 있는 융통성을 어떻게 확보할 수 있는가가 매우 중요한 과제가 된다.

둘째, 대부분 투자의 생명보다는 의료기술의 변화 속도가 빨라 계획이 융통성을 발휘하기가 매우 어렵다. 이것이 의료기술의 변화를 방해하고 서비스가 어떻게 제공되면 의미 있는 변화를 이끌 것인지에 대한 예측을 어렵게 한다(Rechel et al., 2009).

셋째, 의료계획이 제대로 수립되어졌다고 하더라도 계획대로 필요한 자원이 투입되기가 대단히 어렵다. 의료계획은 대개 5년 내지 10년 앞을 내다보고 자원을 투입하는 것이 전제되지만 당장 눈앞의 현실 문제를 해결하는 것이 시급한 상황에서 미래를 위한 투자를 계획대로 실행하기는 정치적으로 몹시 어려운 과제가 된다.

그 결과 계획은 계획이고 현실은 현실인 상황이 초래될 수 있다. 하지만 이러한 문제점이 계획 수립의 필요성을 부정하는 것은 아니다. 계획과 현실과의 부조화 현상을 타파하고자 다양한 노력들이 경주되어 왔다. 즉 지향 목적의 적정성, 현실 문제의 해결 가능성, 재정적 실현성, 지속 가능성, 우선순위 설정의 적정성 등 계획의 타당성을 확보하기 위한 전문성 확보, 정치적 지지 기반인 대중성을 확보하기 위한 계획과정에서의 다양한 이해관계자의 적극적 참여, 정치적 상황에 쉽게 좌우되지 않도록 계획을 수립하는 것이 중요하다.

3. 환자의뢰체계와 우리나라의 경험

1) 환자의뢰체계 및 진료권 설정을 위한 시도

우리나라에서는 의료보험제도가 도입되기 이전인 1959년 10월 보사부 의정국 주관의 '건강보험제도 도입을 위한 연구회'가 조직되어 사회보험방식의 의료보험제도에 관한 연구를 시작하였다(의료보험연합회, 1997). 그 연구회의 일원인 양재모는 1961년『사회보장 창시에 관한 건의』라는 보고서를 발간하여 의료보험제도의 도입과 함께 진료전달체계를 영국 NHS 모형을 본떠 매우 혁신적인 틀을 제시하였다. 양재모의 제안은 의료기관들이 공공기관화 내지는 사회화되어 있을 때나 가능한 것이며, 우리나라와 같이 민간의료기관들이 수입을 위하여 환자를 놓고 경쟁하는 체계에서는 성립 불가능한 것이었다.

그러다 1977년 의료보험제도의 도입은 의료서비스의 제공체계에 대한 논의를 촉발시키는 계기가 되었다. 즉 의료보험제도를 유지하면서 의료서비스 제공체계를 환자의 자유로운 선택으로 둘 것인가 아니면, 보험제도와 합치되는 새로운 틀을 만들 것인가가 논의의 대상이 되었다. 의료보험제도에 합치되는 공급체계를 만들자는 아이디어가 구체화된 것이 1981년 7월에 시작된 제1차 지역의료보험시범사업이 계기가 되었다.

그러나 당시의 서비스 제공체계의 구상은 주로 농촌지역의 무의면을 대상으로 보건진료원과 공보의를 중심으로 하였기 때문에 지역의료보험 시범사업지역에서 2~3년 시행하다 주민들의 호응을 얻지 못하여 중단하고 말았다. 지역의료보험 시범사업에서 무위로 끝난 전달체계이지만 정부로서는 포기하기 어려운 공급체계라 할 수 있었다. 특히 사회의료보험제도 하에서 의료보험수가가 모든 의료기관에 동일하게 적용됨에 따라 환자들이 대형 종합병원에 집중되는 것은 자연적인 현상이라 하겠다. 이를 방치하는 것은 국민들의 의료편익에 해가 되기 때문에 전달체계의 마련이 요구되었다고 하겠다. 이러한 취지에서 정부는 의료전달체계의 구상과 이에 따른 진료권의 설정에 관한 연구를 1981년 10월 한국인구보건연구원(현 한국보건사회연구원)에 의뢰하여 1982년 『전국보건의료망편성을 위한 조사연구』(전편연구)라는 보고서가 발간되기에 이르렀다.

1982년에 발간된 1차 보고서에서는 의료전달체계의 실시 모형과 함께 전국을 12개의 대진료권과 104개의 중진료권을 두고 소진료권은 읍・면・동을 중심으로 하는 진료권 모형이 제시되었다.

2) 진료권 설정과 환자의뢰체계의 실행

1982년 보고서를 토대로 하여 1989년 7월 전국민의료보험이 이루어지자 의료기관을 1, 2차 및 3차 의료기관으로 구분하는 2단계의 위계화와 함께 의료전달체계를 [그림 3-1]과 같이 실시하게 되었다. 의료전달체계의 실시를 위하여 전국을 140개의 중진료권과 8개의 대진료권으로 구분하고 생활권을 토대로 진료권을 설정하였다. 진료권은 행정구역을 기준으로 하는 것이 현실적이라는 판단에서 규모가 큰 시・군은 단독으로 작은 시・군은 2~3개 정도를 하나로 묶어 중진료권을 설정하였다. 대진료권도 규모가 큰 시・도는 단독으로 작은 규모의 시・도는 2개를 묶어 하나의 대진료권을 설정하였다. 소진료권은 의미가 없다는 판단에서 2단계의 진료권만 설정하였다.

그리고 전달체계는 의료기관의 계층화에 맞추어 2단계로 설정하여 중진료권 안의 의원과 병원 그리고 3차 의료기관이 아닌 대형종합병원을 모두 합쳐 1차 의료기관으로 지정하였고, 대진료권 안의 500병상 이상의 대학병원이나 700병상 이상의 대형병원은 3차 의료기관으로 지정하였다[10]. 환자는 반드시 중진료권 내에서의 1차 의료기관을 이용해야만 하고 1차 진료의사의 소견서 없이는 3차 진료를 받을 수 없게 제한하였다. 그리고 3차 진료도 반드시 자신이 속한 대진료권 안의 의료기관만 이용하도록 제한하였다. 자기가 속한 대진료권 안에 있는 3차 의료기관이 진료하기 어려울 경우에는 진료의사의 소견서

10) 의료기관의 계층화를 1, 2차 및 3차 의료기관으로 구분하는 바람에 의료전달체계에서 2차가 없는 기이한 일이 벌어지게 되었다. 이 문제는 2000년 3월부터 3차 의료기관을 종합전문요양기관으로 개칭하여 해결하였다. 그리고 2009년부터는 종합전문요양기관을 상급종합병원으로 바꾸고 1차 의료기관이라는 용어도 없애는 대신, 종합병원, 병원, 의원으로 명칭을 바꾸었다(이규식, 2012).

(진료의뢰서)를 바탕으로 다른 대진료권에 있는 3차 의료기관을 이용할 수 있도록 하였다. 이러한 전달체계는 지방에 거주하는 주민들이 서울의 유명 3차 의료기관을 이용하는 것이 매우 불편하다는 민원을 야기하도록 만들었다. 비록 지방의 환자들이 당장은 불편하지만 의료의 서울 집중을 막을 수 있었기 때문에, 장기적인 관점에서 보면 지방의료가 발전할 수 있는 계기로 작용하여 지방 주민들이 굳이 서울의 대형병원을 찾지 않아도 될 수 있었을 것이다.

3) 건강보험 통합과 진료권의 붕괴

진료권과 전달체계라는 규제를 통하여 지방에 거주하는 환자들이 서울의 3차 의료기관을 이용하려면 반드시 자기가 속한 대진료권에 있는 3차 의료기관을 거쳐야 하는 번거로움에 많은 민원이 제기됨에 따라 정부는 1995년 중진료권을 138개로 조정하고 8월부터는 대진료권을 철폐하여 중진료권 내의 1차 진료의사의 소견서만 있으면 전국의 어떤 3차 의료기관도 이용할 수 있도록 하였다. 이렇게 하여 진료권이 붕괴되기 시작하였고, 전달체계는 비록 실시되고 있어도 당초 의도와 달리 많이 퇴색되었다. 즉, 국민들은 자기 집 주위의 의원에서 진료의뢰서를 받는 것이 어렵지 않았기 때문에 쉽게 서울의 대형병원에서 진료를 받을 수 있게 되었다. 지방 주민의 민원에 따라 대진료권을 폐지한 것은 장기적으로 지역의료를 활성화하여 지방의 대형병원도 서울의 대형병원과 맞먹을 정도의 발전을 기대한 당초의 기대를 물거품으로 만들어 오늘날과 같이 의료의 서울 집중을 초래하는 계기가 되었다[11].

그런데 1998년 10월 지역의료보험의 통합은 중진료권을 폐지하는 결과를 초래하여 전달체계는 명맥만 유지하게 되었고, 환자의 서울 집중은 3차 의료기관은 물론 종합병원에까지 이루어졌다. 즉, 지역의료보험의 통합으로 지역조합이 전국단일조직이 됨에 따라 보험자의 관리단위가 없어지기 때문에 중진료권을 설정하여 진료지역을 제한하는 것이 논리적으로 모순이 되었다. 왜냐하면, 과거에는 시・군단위로 설립된 의료보험조합에 보험료를 납부하기 때문에 의료기관이 적은 농촌지역은 의료기관 선택의 폭이 좁아지는 불편함은 있지만 그만큼 의료이용이 적어 보험료 부담을 줄이기 위해서는 진료권 설정이

---

11) 전국민의료보험이 되기 이전에는 지방 주민이 진료비 부담 때문에 쉽게 서울의 대형병원을 찾지 않아 지방의료가 유지될 수 있었다. 그런데 전국민의료보험의 실시로 진료비 부담이 없어진 지방 주민들이 쉽게 서울로 올 가능성이 높았다. 환자의 서울 집중을 막기 위한 장치가 진료권과 전달체계인데, 대진료권의 철폐는 환자의 서울 집중을 부추기는 결과가 되어 지방의료의 약화를 초래하였다.

필요하였다. 그런데 조합이 전국 단위로 통합이 됨에 따라 소득이나 재산이 같으면 농촌 사람이나 서울사람 구분 없이 보험료가 같아지는데 자기 거주지 중심의 중진료권 안에서 1차 진료를 받도록 하는 것은 농촌사람에게는 불합리한 제도가 된다. 그래서 1995년 8월 대진료권 폐지에 이어, 1998년 10월 지역의료보험조합의 통합과 함께 중진료권을 폐지하여 지방 주민들이 종합병원도 자기 거주지역의 병원보다는 서울의 종합병원을 이용하게 되어 의료의 지역화 개념은 완전히 사라지고, 지방의료는 뿌리부터 흔들리게 되었다. 이와 같은 상황을 해결을 하지 않은 채 정부는 2020년 느닷없이 지방의료의 발전을 위한 의사 확보를 위하여 공공의과대학의 설립을 발표하는 우를 범하였다.

진료권 개념은 사라졌지만 3차 의료기관을 이용하려면 종래와 같이 의사의 소견서가 없는 경우에는 제한하는 의료전달체계는 유지하였다(이규식, 2012). 진료권이 폐지되고 의료기관의 위계화도 무너져 의료전달체계가 겨우 명맥만 유지됨에 따라 우리나라에서 [그림 3-1]과 같은 공급자 조직의 위계화와 의료이용에서 환자의뢰체계의 조화는 더 이상 찾을 수 없게 되었다.

4) 환자의뢰체계 실패의 원인

환자의뢰체계가 성공하려면 의료서비스의 배분을 필요도 접근으로 하여야 한다. 시장형 의료체계에서는 서비스를 수요 접근으로 하기 때문에 의료기관은 환자의뢰체계의 수용을 거부하게 된다. 따라서 필요도를 토대로 의료서비스를 배급해야 하는 의료보장제도에서는 필요도 배분을 효율적으로 하기 위하여 의료공급자의 위계화와 필요도의 우선순위에 따른 이용이라는 구조가 바탕이 되어야 한다. 그리하여 의료공급자의 위계화는 계층적 지역주의와 함께 진료권의 형성으로 이루어지고, 필요도의 우선순위에 따른 이용은 환자의뢰체계에 따른 단계적인 진료체계로 구체화된다.

그러나 1982년 한국인구보건연구원에서 발간된『전국보건의료망 편성을 위한 조사연구』보고서는 의료서비스 배분을 필요도 접근으로 한다거나, 의료공급자의 위계화와 이를 뒷받침하는 계층적 지역주의와 같은 모형에 대한 이론적 논리는 찾아볼 수가 없고 단지 행정적인 관점에서 환자의뢰체계를 주축으로 하는 의료전달체계의 수립에 중점을 두었다. 이와 같은 이론적 토대가 없이 새로운 의료체계를 구축하려고 하였으니 약간의 불평으로 쉽게 진료권을 폐지하고 전달체계는 허울만 남도록 하였다.

제4장
구매와 관련한 의료보장 틀의 개혁

의료보장제도는 재정조달(financing)과 공급체계(delivery)라는 두 개의 바퀴로 움직이는 수레와 같다. 구매제도는 두 바퀴를 동시에 움직이는 핵심적 기능을 하고 있다. 올바른 구매제도의 정립이란 의료보장제도의 틀을 근본적으로 바꾸는 의료개혁과 같은 의미를 갖는다.

1. 의료보장 틀의 전면적인 개혁

필자가 앞에서 제안한 여러 가지 개혁 내용은 현재의 의료보장제도의 틀을 바꾸어야만 달성 가능하다. 새로운 틀을 마련하지 않고 현재와 같은 틀을 유지하는 한, 인구고령화 시대를 맞이하여 의료보장의 유지는 어려울 것으로 전망된다. 필자가 지금까지 주장한 개혁 내용을 요약하면 크게 두 가지로 나누어 볼 수 있다.

1) 의료개혁을 위한 제안 1

첫 번째 제안은 우리나라의 의료보장 틀을 다음과 같이 전면적으로 개혁하자는 것이다.

(1) 현재와 같은 수요 접근을 유지하는 한 의료이용은 자꾸 늘어나 가까운 미래에 국민들의 의료비 부담이 지나치게 과중해 질 것이다. 의료보장제도가 환자들로 하여금 가격 인식을 하지 않도록 설계되었는데 수요 접근을 할 경우, 수요는 무한히 증가하여 제도 유지를 어렵게 한다. 따라서 수요 접근을 버리고 필요도를 토대로 하는 제도의 개혁이 요구된다.

(2) 필요도 접근에서는 의료의 구매자가 보험자가 되어야 하며, 보험자가 구매할 서비스의 범위와 수준을 정하여야 한다.

(3) 서비스의 범위는 필요도의 우선순위 설정으로 설계되어야 한다. 우선순위 설정에는 의료이용자인 의료보장 가입자와 공급자인 의사의 참여가 보장되어야 한다.

(4) 설정되는 필요도는 가격 인식이 없는 이용자의 무한정한 수요에 비하여 항상 부족할 수밖에 없다. 따라서 부족한 필요도를 가입자에게 배분하기 위해서는 필요도의 우선순위에 따른 1차, 2차, 3차 의료를 구분하고, 의료공급자는 우선순위에 부합하게 1차 의료기관, 2차 의료기관, 3차 의료기관으로 위계화시켜 필요도의 배분과 공급체계(delivery system)가 조화를 이루고, 이용자는 환자의뢰체계(referral pathway)를 따라 의료를 이용하도록 체계화시켜야 한다. 이러한 체계에 따른 서비스 배분이 배급제(rationing)가 된다.

(5) 필요도의 설정과 이에 부합하는 공급을 원활히 할 수 있도록 의료계획의 수립은 필수적이다. 현재의 건강보험발전계획은 보장성 강화 계획에 불과할 뿐 의료계획으로 간주할 수는 없다.

(6) 의료계획의 수립에는 의료체계의 목표를 분명히 하여야 한다. *WHR 2000*에서는 건강향상(수준 및 형평성), 반응성(수준 및 형평성), 재정보호(공평부담 및 과부담 보호)를 내세우고 있다.

(7) 건강보험으로 운영되는 의료체계의 성과 향상의 책임은 서비스 구매자인 보험자에게 주어져야 한다. 구매자가 제도의 성과 향상은 물론 가입자의 반응성 제고와 같은 성과를 낼 수 있도록 보험자 조직과 기능을 재편하여야 한다.

2) 의료개혁을 위한 제안 2

두 번째 제안은 기존의 의료보장제도의 운영을 다음과 같이 개혁하여 의료체계의 성과를 제고시키자는 것이다.

(1) 건강보험의료는 공공재이며, 또한 공공의료가 된다. 따라서 「공공보건의료에 관한 법률」을 폐기하여야 한다. 공공의료를 생산하는 의료기관은 영리적 행위를 할 수 없기 때문에 흑자를 내는 것이 용이하지 않다. 따라서 공공의료를 생산하는 의료기관은 민간의료기관이라도 정부가 각종 세금 면제는 물론 수련의 비용이나 기타 지원을 할 필요가 있다.

(2) 건강보험에서 비급여서비스를 제공한다는 것은 이론상 있을 수 없다. 따라서 건강보험의 요양기관으로 지정된 의료기관에서는 급여서비스만 제공하도록 엄격히 제

한하고, 요양기관은 당연지정방식에서 벗어나 계약방식으로 전환해야 한다.

(3) 비급여는 요양기관으로 계약하지 않은 의료기관에서 제공하도록 해야 한다. 비계약병원은 건강보험이 적용되지 않기 때문에 급여서비스냐 비급여서비스냐를 따질 수 없다. 비계약병원이 영리병원이 되느냐 여부는 해당 병원이 결정할 수 있도록 해야 한다.

(4) 신의료기술의 무분별한 확산이 경상의료비 증가의 가장 큰 요인이기 때문에 유효성과 안전성이 입증된다고 바로 보험등재절차로 들어갈 것이 아니라 일본과 같이 신의료기술별로 이를 시술할 수 있는 의료기관을 3~5개 정도 지정하고, 원가를 토대로 서비스를 제공하여 신기술의 편익이 수년간의 임상적 경험으로 근거가 확보될 때에 보험등재 절차에 들어가도록 해야 한다.

(5) 상대가치수가제도가 원래의 목적에서 상당히 벗어나 환자의뢰체계의 적용에 도움이 되지 못하고 있다. 상대가치제도에서 환산지수를 의료기관 종별로 계약하여 일물일가의 원칙을 파기함에 따라 환자의뢰체계가 지켜지기 어렵게 되어 있다. 상대가치수가를 환자의뢰체계가 원활하게 운영될 수 있도록 개선하고, 일본에서 도입하고 있는 바와 같이 환자를 의뢰할 때나 회송할 때 일정 점수를 부여하여 환자의뢰체계를 활성화시키는데 기여할 수 있도록 해야 한다.

(6) 미국 RBRVS에서 환산지수는 1998년 이후 오늘에 이르기까지 36달러 수준에서 거의 변동이 없다. 일본은 점당 10엔으로 고정되어 있다. 우리나라는 상대가치점수가 5년 간격으로 증가하며, 환산지수는 매년 인상되어 경상의료비의 증가 속도가 OECD 국가에서 가장 빠른 문제가 있다. 상대가치점수의 증가는 신의료기술의 보험등재만 제대로 관리되면 상당히 안정적으로 운영될 것으로 기대할 수 있을 것이다. 그러나 환산지수는 다른 차원이기 때문에 미국이 어떻게 환산지수를 거의 고정적으로 운영할 수 있는지에 대한 연구를 통하여 우리나라도 환산지수가 지속적으로 증가만 하는 상황을 방치하여서는 안 될 것이다.

(7) 의료기관에 대한 자본비용의 보상이 요양기관 종별 가산율에 의하여, 입원료의 차등화에 의하여 1차적으로 이루어지고 있다. 그리고 2차적으로 상대가치점수의 진료비용 산정에서 의료장비에 대한 감가상각비는 직접비용으로, 시설에 대한 감가상각비는 간접비용으로 보상이 이루어져 2중, 3중으로 자본비용이 보상되는 문제가 있다. 이와 같은 자본비용의 보상 방법을 전면적으로 재검토하여 앞에서 제시한

민간의료기관에 대한 정부의 지원과 연계할 필요가 있다.

3) 제안의 검토

필자의 제안 가운데 두 번째 제안은 정책 당국이 개혁 의도만 있다면 어렵더라도 실행 가능할 것이다. 그러나 두 번째 제안의 (2)번인 건강보험 요양기관에 대하여 비급여를 전혀 인정하지 않을 경우, 공급자들이 필자의 제안을 수락할 것인가? 의문이 제기된다. 그러나 이 제안은 (1)번 제안인 민간의료기관에 대한 정부 지원과 연계시킨다면 도입 가능하리라 여겨진다.

그런데 문제는 첫 번째 제안으로 의료보장의 패러다임을 필요도 접근으로 완전히 바꾸자는 것인데 정책당국자는 물론 전문가나 국민들이 얼마나 이해하고 정책에 순응할 것인가? 의 문제가 있다. 의료배급제로 인하여 병원에서 2~3개월 대기를 해야만 할 때 과연 유럽에서처럼 건강보험 적용자들이 견딜 것인가? 건강보험 적용자들이 장기대기에 불만을 쏟아내어 정권을 뒤흔들 가능성이 있는 제도를 정부가 채택할 것인가? 라는 의문이다. 그러나 유럽 국가들의 경우 장기대기가 모든 의료기관에서 발생하는 것이 아니라 주로 상급종합병원에서 일어나고 있는 점이다. 현재도 서울의 대형 상급종합병원의 경우 몇 개월씩 진료나 수술에서 대기가 이루어지는 것을 볼 때 대기 문제는 그렇게 심각하게 걱정할 필요는 없을 것이다.

따라서 필자의 제안을 비현실적이라는 생각이라고 도외시할 것이 아니라, 유럽 국가들은 거의 택하고 있다는 점을 인식하는 것이 중요하다. 그리고 유럽 국가들도 하나의 정형화된 틀(stylized frame)은 없고 공영제도나 건강보험제도와 같은 각국의 사정에 따라 약간씩 차이가 있다. 따라서 현재의 의료보장운영 방식을 필자의 제안 그대로 실행하자는 것은 아니고 기본 원리를 이해하여 나름대로 조정하는 방식이면 제도 개혁을 하지 못할 이유가 없을 것이다. 특히 제1부에서 상세히 설명한 전략적 구매 원리의 도입과 함께 스튜어드십을 어떻게 정립하느냐에 따라 우리나라는 개혁의 여지가 매우 넓을 것이다. 그리고 우리나라에서 취약한 1차 의료를 강화하고 상대가치제도를 활용하여 일본과 같이 환자를 상급 의료기관으로 의뢰할 때나 상급 의료기관에서 하급 의료기관으로 회송할 때 점수를 부여하는 방식을 도입하여 환자의뢰체계를 활성화하고, 의료계획을 제대로 수립한다면 필요도를 암묵적으로 관리할 수 있을 것이다.

예컨대, 필자의 첫 번째 제안 가운데 (4)번은 1989년 전국민의료보장 달성과 함께 진료권을 설정하고 공급자를 계층화하여 [그림 3-1]과 유사한 환자의뢰체계를 몇 년간 실행한 경험이 있었다. 그리고 두 번째 제안 가운데 (2)번인 요양기관의 비급여서비스 제공 금지도 앞의 제2부에서 본 바와 같이 건강보험 통합 이전에 이미 우리나라도 실시하였다. 그러나 [그림 3-1]의 틀이 중요함을 깨닫지 못한 정책 당국이 지방 주민들이 서울 소재 3차 대형병원 이용이 불편하다는 불평에 따라 1995년 대진료권을 폐지하고, 비급여 제공 금지는 의료공급자들의 불평에 따라 건강보험통합과 함께 2001년 폐지됨에 따라 오늘과 같은 자유스런 의료보장제도가 되어 제도의 지속 가능성을 염려하게 되었다.

우리나라에서 1989년 전국민의료보험을 달성할 때 유럽 국가들이 어떻게 건강보험제도를 운영하고, 전국민이 보험에 적용을 받을 경우 늘어나는 의료이용으로 인한 의료비 관리는 어떻게 하는지를 면밀히 연구하여 유럽 국가들의 원칙을 도입하였더라면, 필요도 접근까지 채택할 수는 없었겠지만 의료기관의 위계화와 환자의뢰체계가 확립되고 진료권에 따른 의료의 지역화가 가능하였을 것이다. 즉, 진료권과 함께 [그림 3-1]의 틀이 자리를 잡아 환자의뢰체계가 정립되었고, 건강보험 요양기관들은 비급여서비스를 제공할 수 없어 의료기관의 영리적 운영도 피할 수 있었을 것이다.

그런데 그 당시만 하여도 늦게 보험이 적용된 지역주민의 의료이용률이 낮았고, 국민경상의료비의 수준이나 증가 속도가 유럽 국가들에 비하여 훨씬 낮았다. 그 뿐만 아니라 비급여도 법적으로 인정이 되지 않아 의료기관의 영리화를 걱정할 단계도 아니었다. 유럽의 의료보장 국가들도 의료개혁에 대한 아이디어만 나왔지 개혁이 실행되지 않던 시기였다. 그리하여 전국민의료보장이 달성될 당시 우리나라는 국민들의 의료이용에 대한 접근성을 높이는 데 오히려 정책적 관심이 많았다. 이러한 연유로 전국민의료보험 달성이후 국민들이 의료이용에 불편하다는 민원 제기에 쉽게 대진료권을 폐지하였고, 의료공급자들의 불만에 따라 쉽게 비급여서비스 제공을 허락하였던 것이다.

전국민의료보장을 달성하기 전인 1986년 역사상 처음으로 무역흑자를 기록하고, 1988년 올림픽을 개최한 이후 우리나라 경제는 계속 발전을 이루어 국민소득이 지속적으로 증가하게 되었다. 그 후 1998년 소위 진보정권이라는 DJ정부가 집권하여 건강보험을 통합한 이후, 이상하게 건강보험제도는 사회보험의 이론적 틀보다는 시장 접근적인 틀에 점점 다가서게 되었다. 진료권 제도가 폐기되고, 환자의뢰체계도 흉내만 낼 정도가 되었다. 비급여도 법으로 공인함에 따라 의료이용의 촉진과 함께 의료기관들도 공공이냐 민간이냐를 구분하지 않고 영리적 운영이 가능하게 되었다. 2001년 건강보험 재정파동을 겪은 후부터 건강보험료 인상도 그전에 비하여 용이하게 되었고, 건강보험에 대한 정부의 재정지원이라던가, 담배부담금을 통한 재정지원도 생겨 건강보험 재정파동 전에 비하여 재정 여유가 생기게 되었다. 이와 같은 재정 여유로 노무현 정권 때부터 역대 정권은 건강보험의 보장성 제고에 매달리게 되었다. 그러는 사이에 의료이용률은 어느 사이에 세계 제1, 2위를 다투게 되었고, 의료계획이 없다 보니 병상이 매년 늘어나 병상 수도 세계 제1위에 이르게 될 정도가 되었다. 이러다 보니 국민 경상의료비의 증가 속도는 세계에서 가장 빠르게 되어 이제는 의료보장제도의 지속가능성을 걱정해야 할 단계에 이르게 되었다.

우리나라가 건강보험제도를 시장 접근적인 틀로 점점 나아갈 때, 유럽의 의료보장국가들은 인구고령화, 만성질병 시대를 맞이하여 증가하는 의료비 문제의 해결을 위하여 1980년대 중반부터 필요도의 우선순위를 명시적으로 결정하는가 하면 1990년대 본격적인 의료개혁을 단행하게 되었다[1]. 개혁의 과정에서 구매이론을 정립하고 보험재정은 통합하되 사용은 분권화시켜 계약을 통한 경쟁원리를 도입하는 등의 노력을 하고 있다.

우리나라도 고령화와 만성질병, 그리고 급속히 증가하는 국민 경상의료비라는 문제에 직면하고 있는 현시점에서 의료보장제도의 문제점을 분석하고 새로운 틀의 의료보장제도 구축이라는 개혁을 한다면 제도의 지속 가능성을 보장할 수 있을 것이다.

2. 개혁의 대안 모색

전국민의료보험을 달성하고 1995년 대진료권을 폐기하기 전까지 우리나라 의료보장제도는 진료권과 환자의뢰체계의 운영, 그리고 비급여서비스 제공의 원천적 봉쇄로 유럽 의료보장국가와 거의 유사한 시스템을 유지하고 있었다. 이 당시는 유럽에서도 명시적인 필요도 접근이나 구매이론이 겨우 제기되는 시기였다. 따라서 우리나라가 1989년 전국민 의료보장을 달성하던 시기의 틀로 회귀할 수 있다면 필자가 제안하는 패러다임과 거의 일치한다. 따라서 필자의 제안이 필요도 설정과 같은 몇 가지 요소를 제외하면 이미 과거에 실행하였던 모형이었기 때문에 그렇게 비현실적이라 할 수 없을 것이다.

그러나 현재 우리나라 의료체계는 국민들과 정치권의 정서를 반영하다보니 의료보장제

1) 당시 대표적인 의료개혁보고서로 네덜란드에서 1987년에 발표한 *Willingness to Change*(일명 Dekker 보고서)와 영국 NHS가 1989년에 발표한 *Working for Patients*가 있다.

도의 본질과 먼 시장 접근적 형태로 되어 과거의 의료체계와는 너무 상이하게 된 문제가 있다. 이러한 의료체계에서 필자의 주장을 도저히 수용할 수 없다면 2030년대에 이르면 건강보험제도는 재정난과 함께 의료체계의 Big-bang(파탄)이라는 암울한 결과를 초래할 것이다. 이와 같은 파탄을 피하기 위해서는 불가피하게 다른 대안을 찾을 수밖에 없다. 필자는 이미 2019년『의료보장론』개정판에서 필요도 접근을 받아들이기 어렵다면 싱가포르에서 채택하고 있고, 중국에서 이 원리를 원용하고 있는 '의료저축계좌제도'를 부분적으로 도입하여 현 제도를 보완하는 방법을 제안하였다. 싱가포르 식의 의료저축계좌제도는 완전한 시장접근 방법이며, 중국에서 사용되고 있는 의료저축계좌제도는 필요도 접근에 수요 접근을 접목하여 가입자의 구매자 역할을 상당 부분 인정하는 방안이 된다.

1) 싱가포르형의 시장형 의료체계[2)]

싱가포르는 오랜 기간 영국 식민 지배하에 있었기 때문에 영국의 영향을 받아 정부의 일반재정으로 국민에게 무료에 가까운 의료를 제공하는 정부 공영제형 의료체계를 유지하였다. 병원은 모두 국유화 되었고, 병원을 이용할 때 환자의 본인부담률은 10%에 불과한 수준이었다. 싱가포르는 우리나라와 마찬가지로 1960년대 가족계획사업을 통하여 출산율을 낮추기 위한 인구정책을 실시하였다.

1980년대 들어 합계출산율(TFR)이 인구대체수준인 2.1에 접근함에 따라 향후 싱가포르 사회에서 인구고령화 문제가 큰 국가적 과제가 될 것으로 전망한 리콴유 수상은 전반적인 국가 개혁을 단행하는 가운데 의료체계도 시장형에 준하는 획기적인 개혁을 시도하였다.

싱가포르는 의료체계의 전환을 위하여 1983년 국가의료계획(National Health Plan)을 수립하고 이를 토대로 1984년부터 개혁을 단행하였다. 개혁의 주된 목적은 예방과 건강증진의 활성화를 통하여 건강하고 생산적인 인구를 추구하는데 두었다. 이러한 목적 달성을 위하여 의료서비스에서의 비용-효과성을 추구하여 의료서비스의 생산과 공급에서 개인과 가족의 책임을 강조하여 철저히 시장원리에 입각한 수요 접근법으로 제도를 개혁하였다.

---

2) 이 부분은 이규식(2019)을 재정리하였다.

(1) 의료재정 조달의 개혁(Health Care Financing Reform)

의료재정 조달(health care financing)의 개혁 원칙으로 첫째는 인구고령화에 대비하여 세대간 재분배 기능을 철폐하고 저축 기능을 도입하여 본인 의료비는 철저히 본인이 책임을 갖는 원칙을 유지하며, 둘째는 위험 분산을 통한 위험의 보호라는 보험 기능의 도입과, 셋째는 형평적인 분배를 보장하기 위한 조세 기능의 도입이었다.

의료재정의 주요 개혁 내용은 다음과 같았다.

첫째, 무상의료에서 자비 부담의료체계로 전환하면서 정부재정으로 병실의 쾌적도(amenity) 수준에 따라 의료비를 차등 지원한다.

둘째, 1차 의사에 대한 진료비는 환자가 전액 자비로 부담한다[3].

셋째, 민간영리병원 설립을 허용하고 민간병원 이용자는 진료비 전액을 본인이 부담한다.

넷째, 공공병원도 원하는 경우 민간영리병원으로 전환을 허용한다.

다섯째, 환자가 본인 부담하는 비용을 보험방식으로 대처할 수 있도록 강제적인 개인 의료저축계좌제도(Medical Savings Accounts, MSAs)를 도입한다.

의료재정 조달(health care financing)을 위한 MSAs에서 중요한 것이 Medisave, Medishield, Medifund의 세 가지로 흔히 3M이라 부른다. 구체적으로 각 제도가 도입된 시기와 주요 내용은 [표 3-14]와 같다.

[표 3-14] 싱가포르의 의료재정 조달 방법의 약사

연도	제도	주요 내용
1984	Medisave	강제저축을 통하여 개인과 가족 의료비 지출에 대처
1990	Medishield	고액지출을 요하는 재난성 질병에 대처하기 위하여 Medisave 재정의 일부를 pooling
1993	Medifund	가난한 사람이거나 취약자들을 위한 안전망으로 조세로 조달
2000	Eldercare Fund	노인의료비의 조달
2002	Eldershield	장애에 따른 LTC를 제공하는데 주로 노인 대상
2015. 11.	Medishield Life	Medishield제도를 전환하여 민간보험의 급여를 포함하여 급여가 이루어지도록 함

3) 싱가포르의 1차 의료를 담당하는 곳은 민간의사가 운영하는 1,700개의 GP clinic과 정부의 보조를 받는 20개의 polyclinic이 있다. 민간의사가 운영하는 clinic은 1차 의료의 80% 정도를 담당하고 있고 진료비는 전액 환자 부담이며, 정부 보조금에 의해 운영되는 polyclinic은 무료 서비스로 외래치료 외에 퇴원 후의 사후관찰, 모자모건서비스, 예방접종, 건강검진, 보건교육, 진단 및 의약품 서비스를 담당하고 있다(싱가포르 보건부 홈페이지, 2020.6.4. 열람).

(2) 의료공급 부문의 개혁

의료재정 조달의 개혁은 1984년에 시작되었는데, 의료공급부문은 1985년 병원의 구조조정으로부터 시작되었다. 공급부문을 개혁하기 이전에는 모든 공급자들은 정부 소유로 되어 있었으나, 개혁을 통하여 1차 의사의 80%, 병원의 20%를 민간 부문으로 전환하였다. 공급의 많은 부분을 민간으로 귀속시킴과 동시에 공공병원에 대하여 이용자의 진료비를 종래에는 모든 국민에게 90%까지 보조하던 것을 1985년 이후부터는 병실의 쾌적도 수준에 따라 보조를 차등화하였다. 병실을 A급(1~2인실), B1급(3~4인실), B2급(6인실) 및 C급(병동)으로 구분하고 최상급인 A급은 입원비 전부를 본인이 부담하고, B1급에 대해서는 20%를 정부가 보조하며, B2급은 65%를 C급은 80%를 정부가 보조하는 방식으로 운영하고 있다. 그리고 B2급과 C급을 이용하여 보조금을 받고자 하는 사람은 2009년 1월부터 자산조사를 거쳐 자산에 따라 보조율을 차등화하고 있다.

2) 중국의 의료보장제도[4)]

(1) 개혁이전의 중국의 의료보장제도

1949년 10월에 집권한 중화인민공화국(중공)은 1951년부터 근로자를 대상으로 정부가 무상으로 의료보험제도를 시작하였고, 농민을 대상으로는 농촌합작의료제도(Rural Cooperative Medical Scheme, RCMS)를 운영하여 의료보장 시스템이 2원화되었다.

도시지역 근로자에 대해서는 정부가 소유하는 의료기관과 정부에 의해 운영되는 보험제도를 통하여 무상의료가 제공되었다. 1951년부터 도입한 도시지역의 일반근로자들을 위하여 단위[5)]에서 책임을 지는 노동보험의료제도와 1952년부터 도입한 공무원, 퇴직공무원 및 대학생들을 위하여 정부가 책임을 지는 공비(公費)의료제도가 있었다(Barber and Yao, 2010). 정부가 의료기관 예산을 결정하였고 의료서비스 가격이나 의약품 가격도 정부가 결정하여 의료체계를 운영하였다. 당시는 도시지역에 자영업자가 없었고, 서비스업마저도 국영기업이었다. 예를 들어 식당도 정부가 운영하여 개인이 소유할 수 없

---

4) 이 부분은 이규식(2019)을 요약 정리하였다.

5) 단위(單位)란 생산이 이루어지는 조직인 기업, 사업조직 등으로 구성된 조직형태를 의미한다. 그러나 현실적으로는 생산 영역뿐만 아니라 도시주민의 생활 영역까지 포함하는 광범위한 공간을 지칭하는 일반적인 명칭으로 사용되기도 한다.

었다.

개혁이 이루어지기 이전 중국 인구의 약 80%가 속하였던 농촌은 3단계의 의료체계를 통하여 의료를 보장하였다. 제1단계는 주민을 위한 농촌합작의료제도에 의하여 1차 의료를 제공하였고, 제2단계는 군단위 보건소[6]에서 2차 의료를 제공하였고, 제3단계는 군립/시립 병원을 통하여 3차 의료가 보장되었다. 농촌합작의료제도는 농촌주민의 약 90%를 적용하기도 하였다. 1950년대 농촌주민들에게 적용된 농촌합작의료제도는 '맨발의 의사(barefoot doctor)'가 중심이 되어 기본적인 1차 의료를 제공하던 모형이다. 맨발의 의사는 지역사회 구성원 가운데 선발되어 성(省) 단위로 설립되어 있던 맨발의사학교에서 소정의 훈련(초기에는 6개월이었으나 그 후에는 1년 이상 훈련)을 받은 후 자신의 지역사회로 돌아와서 매우 기초적인 1차 서비스[7] 뿐만 아니라 마을의 기본적인 위생이나 감염병을 예방하는 업무를 수행하였다. 합작의료제도는 집단농장을 단위로 주민들에 의하여 자치적으로 운영되어 주민들이 공동으로 소액을 거두어 맨발의 의사에 대한 보수를 지급하고 필수의약품을 구입하였다.

(2) 경제발전과 새로운 의료보장제도

1978년 덩샤오핑이 집권하게 된 이후 중국은 개혁/개방을 통하여 경제발전을 이루게 되었다. 과거 공산주의 계획경제를 버리고 재정의 분권화와 노동과 생산에서의 시장원리를 도입하였다. 경제개혁으로 농촌에서 토지소유가 허용되고 집단농장이 해체됨에 따라 농촌합작의료제도도 붕괴되기 시작하였다. 결과 1990년대에서 2003년 사이에 농촌합작의료제도에 적용을 받는 사람은 10% 이하로 낮아졌고, 80% 이상의 사람이 의료비를 본인이 부담하게 되었다(Hu, Shen and Zou, 2011).

시장경제가 도입됨에 따라 서비스 분야의 많은 국영기업들이 민간기업이나 개인 소유 자영업으로 전환되었으며, 생산 분야의 국영기업들도 비효율적 운영으로 붕괴되었다. 특히 정부의 재정 분권화 정책은 기존의 많은 국영기업이 무너지고 대신에 개인 기업이나 외국계 기업이 성장하는 계기가 되었다. 이에 따라 노동보험의료제도의 적용 대상이던 국영기업이 붕괴되고 보험에 적용이 되지 않는 새로운 민간기업과 다국적기업이 등장함

6) 중국의 1개 군의 인구는 우리나라 경상북도 정도의 인구 규모와 비슷하여 군 보건소가 우리나라의 대형종합병원 규모가 되고 있다.

7) 맨발의 의사가 다룰 수 있었던 1차 의료의 범위는 매우 제한적이었고, 의약품도 처방의약품이 아닌 일반의약품으로 80여종 이내로 제한하였다. 이들은 전통적인 한약도 다루었다.

에 따라 노동보험의료제도가 흔들리게 되었다. 특히 국영기업으로 있던 서비스 산업 분야가 개인 소유 기업으로 전환됨에 따라 도시지역에서 자영자라는 새로운 계층이 생기게 됨에 따라 이들은 기존의 노동보험의료제도에 적용을 받을 수가 없어 개인이 의료비를 지불하는 형태로 되었다.

뿐만 아니라 그 간의 무상의료에 의하여 과잉 이용이나 의료의 남용이 일반화되었으나, 비용 통제에 따르는 인센티브가 의료의 공급측면이나 수요측면에서 찾아볼 수 없었다. 결과 1978년에서 1997년간에 정부 재정수입은 6.6배 증가하였는데 노동보험의료제도나 공비의료제도의 지출은 28배나 증가(Hu, Shen and Zou, 2011)하는 문제가 발생하여 제도 지탱이 어려워지게 되었다. 그리고 재정의 분권화는 의료비 지출에 대한 의사결정권도 중앙 정부에서 성(省) 정부나 지방 정부로 넘어가게 되어 의료 분야에 대한 공적재정의 감소를 초래하였다. 의료분야의 공적재정 감소는 지방 정부가 운영하던 병원에 대한 정부 지원을 줄여 환자 본인부담이 증가하는 결과를 초래하였다.

이러한 문제를 해결하기 위하여 중국은 새로운 의료보장제도를 고안하게 되었다. 1998년에 기존의 노동보험의료제도와 공비의료제도를 통합하여 도시근로자기본의료보험제도(Urban Employee Basic Medical Insurance, UEBMI)를 새로 창설하였으며, 2003년에는 농촌합작의료제도를 신농촌합작의료제도(New Rural Cooperative Medical Scheme, NRCMS)로 개혁하였다. 2007년에는 도시 자영자들을 위하여 도시주민기본의료보험제도(Urban Resident Basic Medical Insurance, URBMI)를 창설하였다. 이와 같은 세 가지 제도에 의하여 2011년에는 중국 국민의 95%인 13억 인구가 의료보장권에 속하게 되었다(Yu, 2015). 중국 의료보장제도의 변천과정을 요약하면 [표 3-15]와 같다.

중국 의료보험제도에서 특징적인 점은 도시근로자기본의료보험(UEBMI)이든 신농촌합작의료제도(NRCMS)이든 도시주민기본의료보험(URBMI)이든 의료보험의 운영을 시・군 단위로 하며, 급여 패키지도 시・군 단위에 따라 다르다는 점이다. 특이한 것은 싱가포르에서 채택하고 있는 의료저축계좌제도(MSAs)를 일부 활용한다는 점이다. 도시근로자기본의료보험의 재정지출구조를 [그림 3-2]에서 살펴보면, 사용자와 근로자가 부담하는 보험료는 위험 분산을 위하여 공동으로 사용하는 재정과 의료남용을 방지하기 위하여 개인이 사용할 수 있도록 하는 개인의료저축계좌(MSAs)로 나누어진다. 보험료는 임금의 8%로 하여 사용자가 6%를 근로자가 2%를 부담하며, 사용자가 부담하는 보험료의 70%는 공동사용기금으로, 근로자가 내는 2%와 사용자 부담분의 30%는 개인저축계좌로 적

[표 3-15] 중국 의료보장제도의 변천

연도	주요 사항
1949	중화인민공화국 수립
1951	근로자 대상 노동보험의료제도 도입
1952	공무원 대상 공비의료제도 도입
1950년대 후반	농촌 마을 단위 농촌합작의료제도 도입-1970년대 중반 90%의 마을 가입
1978	경제개혁(농촌의 집단농장에서 개인책임제도로 전환하면서 시작)
1980년대	농촌합작의료제도 붕괴
1990년대	노동보험의료제도의 마비(국영기업의 비효율과 의료비 증가)
1998	도시근로자기본의료보험(UEBMI) 창설
2003	신농촌합작의료제도(NRCMS)의 전국 확대-정부의 재정지원
2007	도시주민기본의료보험(URBMI) 창설
2011	전국민의 95% 의료보장 적용

출처 : Yu (2015)

립이 된다. 개인계좌로 적립된 재정은 의료비가 적게 소요되는 외래이용과 의약품 구입에 사용되며, 공동재정은 의료비 지출이 큰 입원의료비 충당에 사용된다.

신농촌합작의료제도는 군 단위로 관리되며, 보험료를 가입자, 중앙 정부, 지방 정부가 1/3씩 부담하도록 하고, 임의 가입을 원칙으로 하고 있다. 2003년에는 각각 10위안씩 부담하였으나 2009년에는 중앙 정부와 지방 정부는 각각 40위안씩 부담하였고 가입자는

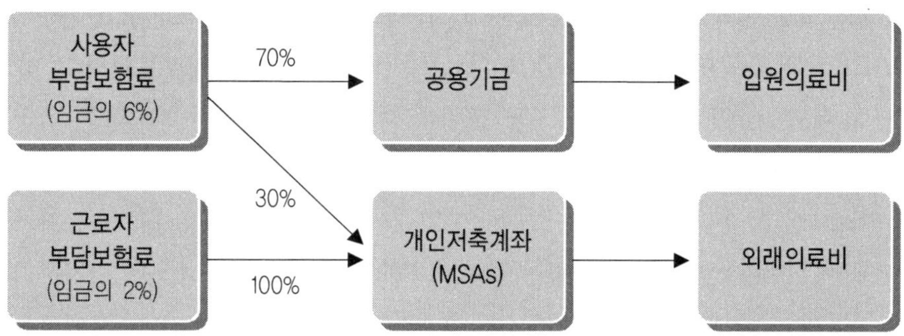

출처 : Hu, Shen and Zou(2011)

[그림 3-2] 중국 근로자기본의료보험제도의 재정구조

20위안을 부담하여 1인당 100위안이 되었다. 의료남용을 방지하기 위하여 개인이 사용할 수 있도록 하는 개인의료저축계좌제도를 도입한 군 지역도 있다. 보험급여는 주로 치료비가 많이 사용되는 입원 의료비의 상환에 초점을 두었고, MSAs를 도입한 지역은 외래 의료비 지불을 MSAs를 활용하였다. 그리고 2007년에 도입한 도시주민기본의료보험도 시 단위로 관리되며, 가입대상은 어린이, 학생, 노인, 장애인, 그 외 일하지 않는 비근로계층으로 구성된다. 가입은 임의 가입을 원칙으로 하고 있고 관리 단위가 달라지면 급여패키지 등이 달라진다. 보험료에 대한 정부지원은 신농촌합작의료제도와 같이 중앙 정부와 지방 정부가 공동 부담한다. 여기에도 의료남용을 방지하기 위하여 개인이 사용할 수 있도록 하는 MSAs를 일부 시 지역에는 도입하였다. 보험급여는 주로 입원 의료비의 상환에 초점을 두었고 MSAs를 도입한 지역에서는 외래 의료비를 상환하도록 하였다.

중국의 도시근로자기본의료보험에서 MSAs를 외래의료비에 활용한 것은 사회보험제도라 하더라도 가입자를 의료서비스 구매자로 간주하고 있다는 점이다. 즉, 사회의료보험제도에서 가입자가 가격을 인지하지 않아 수요가 무한 증대되는 것을 막기 위하여 필요도 접근을 하는데, 중국에서는 가입자가 자신의 의료이용을 조절할 수 있도록 MSAs 제도를 활용한다는 점이다. 대부분의 입원은 외래진료를 거쳐 이루어지기 때문에 외래 의료비를 MSAs로 하게 되면 가입자가 스스로 이용을 절제하여 도덕적 해이를 막을 수 있는 이점이 있다.

3) 수요 접근의 접목을 위한 대안의 선택

싱가포르의 의료저축계좌제도는 우리나라 건강보험에 접목이 불가능하다. 싱가포르 제도는 완전한 시장형이라 건강보험제도와 근본적인 이념이 다르다. 건강보험제도는 사회연대와 기본권 보장의 이념이 깔려있다. 싱가포르 제도는 의료문제는 기본적으로 자신의 의료비는 자신이 조달할 책임이 있고, 정부는 국민들의 의료접근성을 일부만 지원한다는 자유시장의 이념이 놓여 있다. 따라서 1차 의료는 전적으로 환자 본인 책임이며, 정부는 환자들이 공공병원을 이용할 때 6인실이나 병동(병실보다 많은 환자가 입원)에 입원하면 입원비의 65%에서 80%까지 지원할 수 있으나 그마저도 자산조사를 통하여 일정액 이상의 자산이 있으면, B1급이나 A급 병실을 이용하도록 강제화하고 있다. 따라서 현재와 같은 건강보험제도의 보장성을 누리고 있는 우리나라 국민에게 싱가포르 제도는 결코 받아들일 수 없을 것이다.

그런데 중국의 도시근로자기본의료보험에서 외래의료비에 대하여 MSAs를 적용하는 방안은 숙고할 필요가 있겠다. 이 방법은 필요도를 토대로 운영되어야 할 건강보험제도에 수요 접근을 접목시켜 의료이용을 관리할 수 있는 방안으로써, 필자가 앞에서 제안한 의료배급제를 대체할 수 있을 것이다.

현재 부담하는 보험료의 일정부분(전체 의료비에서 차지하는 외래 의료비 비율정도)을 개개인이 개설하는 의료저축계좌에 강제 저축시킨 후에 외래의료비는 저축계좌에서 인출하여 지불토록 하는 방안이다. 의료저축계좌는 개인별로 만들고 건강보험공단이 보험료 수입에서 매월 정액을 입금시켜(미성년자나 자립생활이 어려운 고령자의 경우는 대리인의 의료저축계좌에 입금) 주도록 한다. 가입자는 의료를 이용할 때 우선 본인의 의료저축계좌에서 인출하여 의료비를 지불하도록 한다. 만약 건강보험 가입자가 의료이용을 억제하면 의료저축계좌에 예금이 적립될 것이며, 적립액이 일정액을 초과하면 의료비 외의 지출에 사용하도록 인출을 허용하여 의료이용을 가입자 스스로 조절할 수 있도록 하는 방안이다.

보험급여 패키지의 설정이나 의료수가의 결정, 진료비의 심사·지불와 같은 절차는 필자가 제안한 방법으로 하되 외래 진료비는 전액 개인의 의료저축계좌에서 지불하도록 한다. 그렇게 한다면 외래 이용은 수요에 맡기는 결과가 되어 상당히 억제될 것이다. 입원은 통상 외래를 거쳐 이루어지기 때문에 입원의료도 억제되어 국민 경상의료비를 줄일 수 있을 것이다.

문제는 이처럼 외래에 한정하여 시장 기전을 도입하는데 대하여 국민이나 정치권이 얼마나 수용하느냐 여부이다. 아마 이 정도의 시장 기전도 수용하기 어려운 것이 우리나라의 현실이다. 이러한 제안도 수용이 어려우면, 2030년대 후반 경에 건강보험제도의 재정난과 함께 의료체계의 Big-bang(파탄)이라는 암울한 결과는 불가피할 것이다.

참고문헌

건강보험심사평가원 (2020), 『건강보험 요양급여비용』.

김일천 (2009), 『건강보험제도의 노화와 종언』, 건강복지정책연구원.

김정덕 외 (2014), 『건강보험 요양급여 지출구조 개선방안』, 국민건강보험 건강보험정책연구원.

신영석 (2019), 건강보험수가 체계의 재정비 방향, 『보건복지포럼』, 6월호.

신현웅 외 (2018). 『제1차 국민건강보험종합계획 수립 및 실천방안 제안』, 보건복지부, 한국보건사회연구원.

양명생 (1990), 약국의료보험의 실태 분석 및 의약분업 실시 방안에 관한 연구, 서울대보건대학원(석사학위 논문).

양재모 (1961), 『사회보장제도 창시에 관한 건의』, 보건사회부(미간행).

의료보험연합회 (1997), 『의료보험의 발자취』.

이규식 (2012), 『의료보장과 의료체계(3판)』, 계축문화사: 서울.

이규식 (2013), 공공병원의 새로운 역할과 정책의료, 『이슈 페이퍼』 제7호, 건강복지정책연구원.

이규식 (2015), 의료전달체계가 아니라 의료계획이 시급하다. 『이슈 페이퍼』, 제15호, 건강복지정책연구원.

이규식 (2018), 『보건의료정책(개정판)』, 서울: 계축문화사.

이규식 (2019), 『의료보장론(개정판)』, 서울: 계축문화사.

이규식, 양명생, 지영건 (2010), 『건강보험급여와 수가제도의 변천과정 및 문제점』, 건강복지정책연구원.

이규식, 김정덕 (2012), 『의약분업의 역사와 평가』, 건강복지정책연구(편), 서울: 계축문화사.

정형선, 신현웅, 이규식 (2019), 『지속가능한 기초의료보장체계 구축방안 연구』, 연세대학교 원주산학협력단.

한국인구보건연구원 (1982), 『전국 보건의료망 편성을 위한 조사연구』 (전편 연구).

일본 중앙사회보험의료협의회 (2018), 제401회 총회(11월 14일) 자료.

일본 재무성 (2013), 『2014 사회보장 예산편성의 과제』.

Barber SL and Yao L (2010), *Health Insurance Systems in China: A Briefing Note*, World Health Report (2010) Background Paper, No 37.

Boyle S (2011), United Kingdom (England) health system review, *Health System in Transition*, 13(1), European Observatory on Health Care Systems and Policies, Copenhagen: WHO Europe.

Busse R et al. (2012), *Diagnosis-Related Groups in Europe*, European Observatory on Health Systems and Health Policies Series, New York: MaGraw Hill Open University Press.

Busse R, Blümel A, Knieps F and Bärnighausen T (2017), Statutory health insurance in Germany: a health system shaped by 135 years of solidarity, self-governance,

and competition, *Lancet,* 390: 882–897.
(http://dx.doi.org/10.1016/s0140-6736(17)31280-1)

Ettelt S, McKee M, Nolte E, Mays N and Thomson S (2009), Planning health care capacity: whose responsibility? In: Rechel B, Wright S, Edwards N, Dowdeswell B and McKee M eds. *Investing in Hospitals of the Future*: 47–66, European Observatory on Health Care Systems and Policies, Copenhagen: WHO Europe.

European Observatory on Health Care Systems: Germany (2004), Health Care System in Transition: Germany, Copenhagen: WHO Regional Office for Europe.

Feldstein PJ (2005), *Health Care Economics* (6th). Albany, NY: Thomson Delmar Learning.

Fox DM (1986), *Health Policies Health Politics: the British and American Experience 1911–1965*, Princeton: Princeton Univ. Press.

Healy J and McKee M (2002), The evolution of hospital systems, In: McKee M and Healy J eds. *Hospitals in a Changing Europe* : 14–35, European Observatory on Health Care Systems Series, Buckingham: Open University Press.

Hu R, Shen C and Zou F (2011), *Health Care System Reform in China: Issues, Challenges and Options*. No. 517. China Economics and Management Academy, Central University of Finance and Economics.

Kemporen, Japan (2010 & 2018), *Health Insurance, Long-term Care Insurance and Health Insurance Societies in Japan*.

Kickbusch I and Gleicher D (2012), *Governance for Health in the 21st Century*, Copenhagen: WHO Europe.

Koppel A, Habicht T, Saar P, Habicht J and van Ginneken E (2008), *Estonia: Health System Review*, Health System in Transition, Copenhagen: WHO Europe.

Kringos DS et al. (2015), Diversity of primary care systems analysed, In: Kringos DS, Boerma WGM, Hutchinson A and Saltaman RB eds. *Building Primary Care in a Changing Europe*: 103–118, European Observatory in Health System and Policies, Copenhagen: WHO Europe.

Melhado EM (1998), Economist, public provision, and the market: changing values in policy debate, *Journal of Health Politics, Policy and Law*, 223(2): 215–263.

NHS Management Executive, UK (1989), *Working for Patients*, London: HMSO.

Nolte E and McKee M (2008), Measuring the health of nations: updating an earlier analysis, *Health Affairs*, 27: 58–71.

Rechel B, Wright S, Edwards N, Dowdeswell B and McKee M (2009), Introduction: hospitals within a changing context, In: Rechel B, Wright S, Edwards N, Dowdeswell B and McKee M eds. *Investing in Hospitals of the Future*: 3–25, European Observatory on Health Care Systems and Policies, Copenhagen: WHO Europe.

Report of Committee Dekker (1987), *Willingness to Change (Bereidheid tot verandering)*, The Hague, The Netherlands.

Saltman RB and Figueras J (1997), *European Health Care Reform, Analysis of Current Strategies*, Copenhagen: WHO Europe.

Santerre RE and Neun SP (1996), *Health Economics: Theories, Insights, and Industry Studies*, Chicago: Irwin.

Tataro K and Okamoto E (2009), *Health Systems in Transition: Japan*, European Observatory on Health Systems and Policies, Copenhagen: WHO Europe.

Thomas RK (2003), *Health Services Planning* (2nd), New York, NY: Kluwer Academic/Plenum Publishers.

WHO (1996), *Ljubljana Charter on Reforming Health Care in Europe*, Slovenia, 19 June.

WHO (2000), *The World Health Report 2000-Health Systems: Improving Performance*, Geneva: WHO.

WHO (2016), Health Systems Responsiveness(http://www.who.int/responsiveness/hcover/en/) (2016.01.18. 열람)

Yu H (2015), Universal health insurance coverage for 1.3 billion people: what accounts for China's success? *Health Policy*, 119: 1145-1152.

싱가포르 보건부 (2020)
https://www.moh.gov.sg/home/our-healthcare-system/healthcare-services-and-facilities/primary-healthcare-services (2020.06.04. 열람)

일본 후생노동성 (2020)
https://www.mhlw.go.jp/topics/bukyoku/isei/sensiniryo/kikan02.html
(2020.06.22. 열람)

일본 금일의 임상 스포트 (2018)
https://clinicalsup.jp/contentlist/shinryo/ika_1_1_1/a000.html
(2018.04.01. 보도)

일본 GemMed (2019) https://gemmed.ghc-j.com/?p=31262 (2019.11.19. 보도)

| 찾아보기 |

【ㅈ】

【ㅊ】

▧ 저자 이규식은

경북대학교 화학과를 졸업하고, 연세대학교 경제학과에서 경제학석사를
미국 University of Hawaii에서 경제학으로 Ph.D.를 받았다.

1987년 2월까지 한국인구보건연구원(현재 한국보건사회연구원)에서
의료보험연구실장을 역임했으며,
1987년 3월부터 2013년 2월까지 연세대학교 보건행정학과 교수로 재직하였다.
1992~95년간에는 한국의료관리연구원 부원장을 겸직하기도 하였다.
대학에서는 보건과학대학장과 보건환경대학원장의 보직을 역임하였다.
2009년 9월 의료기관평가인증추진위원회 위원장을 거친 후
2010년 11월부터 2012년 6월까지 의료기관평가인증원장을 역임하였다.
현재는 연세대학교 보건행정학과의 명예교수이며 (사) 건강복지정책연구원의
원장으로 일하고 있다.

학계에서는
한국보건경제학회장, 한국보건정보교육학회장, 한국보건행정학회장,
한국사회보장학회장을 역임하였다.

주요 연구보고서로는
전국민의료보험 실시를 위한 제도연구
지역의료보험 시범사업 종합평가 및 재정안정화방안 연구
건강보험급여와 수가제도의 변천과정과 문제점
Strategic Study for Social Health Insurance in the Sultanate of Oman 등
이 있다.

주요논문으로는
의료에 대한 이념과 정책(보건행정학회지)
의료체계의 반응성과 의료개혁(사회보장연구)
의료보장정책의 형성과 문제점(보건행정학회지)
보건의료체계의 발전과 성찰(보건행정학회지)
The Historical Context of Health Care System in Korea(J. of Medicine and Health) 등이 있다.

주요저서로는
건강보험통합 평가와 개혁방향
의약분업의 역사와 평가
의료보장과 의료체계
보건의료정책 - 뉴 패러다임
의료보장론 등이 있다.

의료보장과 구매이론 값 30,000원

2021년 7월 15일 제1판 인쇄
2021년 7월 20일 제1판 발행

저 자 : 이 규 식
발 행 인 : 주 영 일
발 행 처 : **계 축 문 화 사**

서울특별시 종로구 통일로12길 16-17
우편번호 03029
TEL : 735-2257 · 738-9746
FAX : 723-9025
E-mail : gyechuk@hanmail.net
홈페이지 : http://gyechuk.co.kr
1973. 10. 31 등록번호 제300-1973-8호
ISBN 978-89-5629-644-9 93510

판권소유

* 저자와의 협의하에 인지는 생략합니다.